U0259650

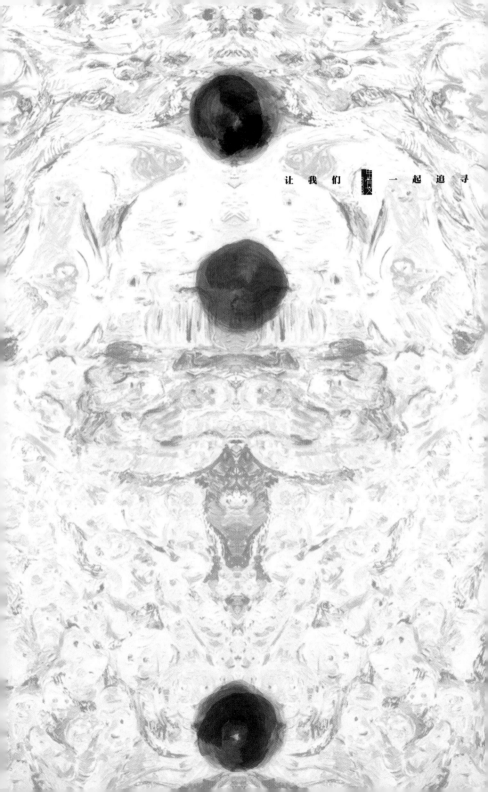

让 我 们 一 起 追 寻

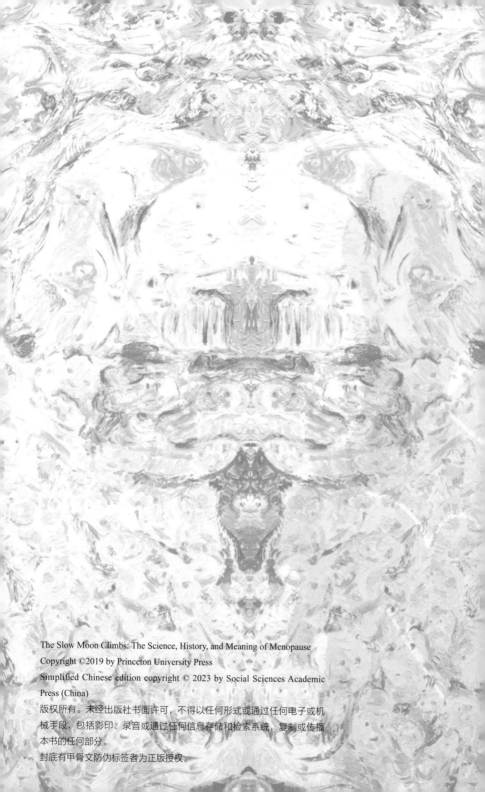

关于更年期的
科学、历史与意义
The Science, History, and Meaning
of Menopause

〔美〕苏珊·P.马特恩　著

朱邦芊　译

冰轮

THE SLOW MOON

CLIMBS

Susan P. Mattern

升

冉

社会科学文献出版社
SOCIAL SCIENCES ACADEMIC PRESS (CHINA)

献给我的母亲，
南希·加兰·马特恩，
并缅怀我的外祖母，
约瑟芬·查特菲尔德·加兰

目　录

第三部分　文化

致　谢

　　我要感谢罗布·麦奎尔金（Rob McQuilkin）和罗布·滕皮奥（Rob Tempio）对本书的信心和诸多支持。我的朋友沃尔特·沙伊德尔（Walter Scheidel）就若干问题给予了鼓励和建议。普林斯顿大学出版社的两位匿名读者也提供了有益的建议。在这里，我还要向我的丈夫肖恩·赫日巴尔（Sean Hribal）表示深深的谢意，没有他的耐心和帮助，就不可能写成本书。

长昼将尽；冰轮冉升；
大海呜咽，众声喧哗。
来吧，朋友，探寻更新的世界
为时未晚。

——阿尔弗雷德·丁尼生勋爵，《尤利西斯》

序言　我们大家的祖母

成吉思汗之母

　　一个料峭的春日，成吉思汗的母亲诃额仑被抛弃在蒙古的　　3
鄂嫩河①畔。她还带着七个孩子。最年长的孩子当年九岁，这
位亚洲大部分地区的未来征服者此时名叫铁木真。最小的两个
孩子是她丈夫的另一个妻子所生（后者是没有在我们这个故事
中现身的一个背景人物）。她的丈夫孛儿只斤·也速该死了。
诃额仑年纪尚轻，但她既未再醮，也未再生下一儿半女。尽管
她不再生育，她的未来在 1170 年的那个清晨看来也一片黯淡，
但从生物学的角度来看，诃额仑是历史上最成功的女性之
一——她是当代一大批人的祖先，后裔数量惊人。[1]

　　她的故事载于《蒙古秘史》（*The Secret History of the
Mongols*）流传下来，《蒙古秘史》（以下简称《秘史》）是一
部 13 世纪的文献，作者不详，记载了成吉思汗的一生和征战。
诃额仑在被流放之前一直与其夫孛儿只斤部的族人一起生活。
她丈夫死后，敌对的家族分支趁她的儿子们还年幼，把他们排
除在权力圈之外。过世很久的前任首领俺巴孩的两个寡妇在一
次祭祀共同祖先的宴会上不给诃额仑的家人提供食物，借此来

---

　　① 鄂嫩河（Onon River），古称黑水、斡难河，是一条主要位于蒙古国和俄罗
　　斯境内的河流，属黑龙江水系。相传是蒙古帝国奠基人成吉思汗的诞生
　　地。（本书脚注均为译者或编者所加，后文不再说明。）

羞辱她。诃额仑提出抗议，要求得到她的家人应得的部分，但两个寡妇一口回绝，连勉强的施舍都不愿意。族人抛下诃额仑和她的孩子们。他们打点毡帐，聚集牛群，收拾好马匹车辆，一走了之。他们很可能没料到她居然会活下来。

4 　诃额仑没有自己的族人可以依靠。她循例外嫁，子女以外的血亲都遥不可及。她原本的丈夫并非也速该——她最初与蔑儿乞部的一个青年定亲——但像《秘史》里的其他女性一样，她是被俘而成婚的。新郎护送他的新娘去新家时，遭到也速该和他的两个兄弟骑马袭击，诃额仑被从她不幸的未婚夫手中抢走。未婚夫死里逃生；尽管诃额仑誓死抗争，还是成了也速该的妻子。

　　如今也速该已死，诃额仑孤身一人，靠搜寻草根和野果来养活五个子女和两个继子。家里有八匹以野草为食的骟马，可供骑乘，但不能产奶。她计划复仇。儿子们长大后，最大的两个——铁木真和合撒儿——为了争夺一只鸟而在打斗中杀死了一个继子。她非常愤怒，对这两个儿子大发雷霆——他们本该严惩泰赤乌部俺巴孩的族人，自家的年轻人怎能自相残杀？他们必须有大局观。

　　他们一家经受了来自泰赤乌部和蔑儿乞部的袭击，后者是为诃额仑多年前被俘而报复。他们凭借狡猾和欺骗活了下来，逐渐得到了支持——铁木真找到了小时候订婚的女孩，并与之结婚。他通过转赠结婚礼物，赢得了他父亲的一位啮臂之交王汗的忠心，还得到了几个忠实的伙伴。在此帮助下，铁木真赢得了对蔑儿乞部的重大胜利，从此率土归心，直到他成为一个由马上游牧部落组成的超级联盟的领袖，历史上第一次，那些部落被统称为蒙古人。

即使在儿子们长大成人，能够自食其力之后，诃额仑仍然在他们生活中扮演着重要角色。她收养了年幼时被俘的四名囚犯，他们成了儿子们的忠实盟友。1207年，已经成为可汗的铁木真分配对臣民的指挥权时，首先考虑的是母亲——毕竟，正如他所说，她功劳最大——给了她10000名臣民和4000人的一支护军。她认为这些太少了，但绝口不言。

如今她垂垂老矣，但仍可威逼她的儿子可汗。他对弟弟合撒儿生了疑心，并下令将其拿下，诃额仑非常生气。她把白骆驼拴在马车上，连夜赶路，天亮抵达时看到儿子正在审问被五花大绑、惊恐万状的弟弟。她痛斥长子，露出自己的乳房，讲述自己在两个儿子的婴儿时期是如何哺育他们的。成吉思汗又惊又羞，放了兄弟。但矛盾尚未完全解决，这让诃额仑备受折磨，她的健康状况恶化了；《秘史》虽然没有提及，但暗示她很快就死了。

蒙古人的征战是世界史上最强横的事件之一，在南征北战中，诃额仑的儿子们强奸、俘虏并娶了很多女人。他们往往身居高位的后代也是如此。2003年，遗传学家宣布在Y染色体上发现了一些标记，这些标记高频率地出现在横跨亚洲大片地区的16个人口群体中，从东边的中国东北到西边的乌兹别克斯坦，这些标记最有可能识别出成吉思汗及其兄弟的直系男性后裔。在这16个人口群体中，大约有8%的人，也就是世界总人口的0.5%左右，携带了这种基因。如果今天一脉相承的女性和男性数量大致相同，那么诃额仑就通过她的儿子们拥有了逾3500万男性直系后裔。[2]

诃额仑的一生阐释了本书的几个主要主题，包括第一部分所述的更年期适应论。妇女在中年时停止生育是有充分理由的。尽管大多数动物都会在老年期繁衍——这也是演化论所预言的——但我们现在所谓的更年期这个阶段在人类中的演化，是因为女性一旦从生育中解放出来，她们贡献的价值可以弥补所失去的继续繁衍的适应度收益。虽然以现代标准来看，诃额仑有很多孩子，但她在体衰之前很久就停止了生育。她最重要的贡献是在她生完所有的孩子之后——她辛苦劳动为他们提供食物，养活他们；她领导了家族复仇行动；她带头传递的价值观使蒙古人最终成为一个民族，尽管其中有些价值观并不可取。她照料孙辈，收养非亲非故之人，抵御袭击，还出谋划策。在这些方面，她都取得了巨大的成功。虽然她年纪轻轻就停止了繁衍，但如今她的子孙有千百万之众。如果她在被丈夫的族人流放的黑暗岁月中继续生儿育女，就不太可能会有这种结果。她的故事虽然不同寻常，而且有的部分也许不足为凭，却让演化论关于更年期的描述显得十分可信。

诃额仑时代的蒙古族是一个骑马游牧（即放牧）的民族。《秘史》记载了复杂而时有矛盾的族谱，其中充斥着突袭、世仇和结盟、施恩和许诺。蒙古人用弓箭攻击，放羊，制造和移动便携式毡房（在英语中通常被称为"yurts"），劫掠妇女和马匹，最终团结起来，建立了世界史上最庞大的帝国，国土延绵辽阔。诃额仑生活在农牧时代的一个以高风险的世袭财产争夺为主导的世界里，赖以为生的基础就是世袭财产。在父权制和等级制的社会制度中，在一个她并未生长在其中也没有血缘关系的民族里，她的孤立和脆弱在那个时代十分普遍；但她在中晚年对一个没有她就无法存续的家族产生了极大的影响力，也是那个时代的典型特征。

更年期的迷思

今天，我所认识的大多数妇女都认为更年期是一个医学问题，需要隐忍或用药物控制。有数千本提供更年期医学建议的书籍，它们的建议充其量也是混乱且矛盾的，有时简直就是误导。本书的宗旨与之不同。更年期在18世纪才成为欧洲医学界关注的话题，它在现代医学中的地位也是建立在那一近代基础之上的。如我所指出的，在人类历史的大部分时间里，人们都能看清更年期的真面目：它是向人生重要阶段的发展过渡；不是问题，而是解决问题的办法。在大部分时间里，人类没有表示更年期的词语，也没有过多地关注绝经，而是认为中年是向 7 长辈、祖母或婆婆过渡的阶段。

大量的科学研究都试图解决更年期的难题：如果自然选择显然应该有利于那些继续生孩子的人，女性为什么在中年时就停止了生育？这项研究得出的解释巧妙而迷人，但大多数情况下公众无法获得，因此这些解释对于大众对更年期的理解——或者说就此问题对医学界的理解——几乎没有什么帮助。另一个由人类学家和历史学家进行的较小规模的研究探讨了更年期的观念是如何随着时间的推移而发展的，以及文化在当今的更年期体验中的作用。我写这本书的目的就是要解决这些关于更年期的宏观问题；也就是说，探索它的演变、历史和文化方面。

我希望当我们在这个更大的背景下看待更年期时，对它的理解会彻底转变。更年期是人类特有的生命周期和生育策略的一部分，这很可能是我们成功地定居于地球几乎所有地区的原因。由于女性有一个漫长的"育龄后生命阶段"，人类得以结合通常不相容的特质——快速繁殖和对后代的密集投入，人口快速增长以及经验和技术的巨大作用。多亏了包括更年期在内的生命周期和生育策略，人类人口可以在有利的情况下在各地爆炸性增长，但也限制了竞争资源的受抚养子女的数量，并最大限度地增加了成年供养人的数量。更年期是非同寻常的合作能力的重要组成部分，这种能力在过去对人类的成功至关重要，而且看似可能与我们的未来息息相关。

随着人类历史发展，当大多数人放弃了觅食的生活方式，在农庄生活时，整个经济体系依赖于家庭结构，家庭由育龄后的妇女管理，并根据现有资源的限制来控制生育。这些社会大多宗法森严，等级分明，我将在关于农业社会的章节中讨论这些趋势的起源。在最后一部分中，我将描述我们是如何以现代化的西方文化方式来思考更年期问题的——医学上的更年期新观念源自何方，以及它是如何在以前没有类似概念的世界上传播的。

我写这本书是为了回答我自己关于更年期的问题，并与其他人分享这些答案，这些人可能有同样的问题，却不能投入必要的年月去研究，因为他们没有像我这样为做这种事情而获得报酬。因为我撰写和教授前现代世界的历史，我知道在我所研究的文化中，更年期并不像今天在我自己的文化中那样意义重大。几年前，在一次研究生研讨会上，我和学生们讨论了文艺复兴时期欧洲的"绿病"① 现象，那是一种青春期少女的疾病。我想知道，青春期当时为何被认为如此艰难且危险，就像现在的更年期一样？当时是 2013 年，我已经 47 岁了，孩子们正要

---

① "绿病"（green sickness），即低色素性贫血，是一切贫血的总称，患者的红细胞颜色比正常的浅。这种红色的减少是由于红细胞血红蛋白（赋予红色的色素）相对于细胞体积的不成比例的减少。

进入青春期，我当时与第二任丈夫结婚不久，他比我年轻得多。我正试图弄清楚中年到底意味着什么。（郑重声明，后者已不再是我所担心的事情了。）

随着我对这一主题的参与，我意识到更年期与人的境况有多么深刻的联系，以及关于更年期的问题如何触及了更深层次的问题，这些问题涉及人的本质、历史轨迹、社会结构以及男女关系，更年期也构成了这问题中的一部分。我在本书中并没有试图将这些更宏观的问题排除在外，因此它的关注点比读者可能期待的要广泛，我尝试去展示的是如何将其相互关联的所有论题结合在一起。更年期的要旨不能简化为简单的公式或十分钟的 TED 演讲。相反，我提供了一个科学（没错，会有一些科学的）、历史和文化之旅，介绍了一个在文明发展中起到了重要作用，也影响了无数女性（还有男性，只不过他们可能没有意识到）的日常生活的现象。我从这个项目中学到的东西比我所从事的其他任何工作都要多，可能养育孩子是个例外。 9 几年来，它的主题一直吸引着我不懈的关注，大多是在被家庭、学生和同事的需求所占据之前的破晓时分。我很高兴与读者们分享我的发现，并希望他们会和我一样，认为这是一次迷人的、充满启发性和变革性的旅行。

因为更年期是一个具有负面内涵的现代概念，所以很难为这本书选择标题。丁尼生的《尤利西斯》是极少数以中年为主题的艺术作品之一，我把"冰轮冉升"解释为对这一人生阶段的隐喻，因为它把这一阶段解释为气势浩荡的阶段，所以很符合本书的主旨。第三章中概述了一个很好的理由，即男人和女人都有一个演化而来的育龄后生命阶段，在这个阶段，他们的生产力处于巅峰状态。出于这个原因，尽管我的书名可能会让像我们一样习惯于将更年期视为女性医学问题的读者感到惊讶，但对我来说，这似乎是个不错的选择。

本书的计划

在继续讨论之前，我应该先界定一些术语和概念。就我们的目的而言，人类历史有三个伟大的时代：旧石器时代、农牧时代和现代。本书三个部分都主要集中在其中的一个时代，不过它们只是遵循松散的时间顺序。第一部分"演化"解释了目前关于更年期在漫长的史前时代如何演变的理论。第二部分"历史"探讨了更年期和生育策略在人类社会所有三个时期中所起到的作用，但主要集中在农业时代。第三部分"文化"探讨了现代化如何改变了我们关于更年期的观念和经验。

旧石器时代始于大约 250 万年前第一件石器的出现，其主要特征是人类的生活完全依靠采集野味。这一时期不仅是迄今为止人类历史上最长的时期，也是最混沌、最不为人所知的时期——其重建必须在没有任何文献的情况下，几乎完全依赖于在地下保存了上万年的、可以找到和挖掘出土的一切东西。如今，我们可以通过对旧石器时代的另一种幸存物——我们自己，旧石器时代祖先的后裔及其基因的携带者——进行日益复杂的基因测试来补充这些材料。这些测试已经揭示了很多东西，但它们并不像人们所希望的那样善于讲述一个连贯的故事，特别是我们关心的年代顺序：事件是何时发生的。遗传科学可以尝试给事件指定日期，但并不擅长于此，而考古学家却非常精通此道。最后，一些觅食族群存活至今，是我们对旧石器时代社会结构最有价值的见解的来源。

人类历史上的第二个大时代，也是时间第二长的时代，我在本书中称之为农业时代。考古学家把发明了农业和驯化了动物之后的时期称为新石器时代。按照惯例，新石器时代之后还有其他时代——在地中海考古学中，新石器时代以学者们所说的青铜时代的开始作为结束——但就我们的目的而言，这个时代延伸到了公元 18 世纪。但为了避免混淆，我将主要使用"农业"一词来描述这个时代，并按照考古学家的通常做法，只称其最早期的那个部分为"新石器时代"。农业社会和畜牧社会的情况极为不同，但可以对人口、繁衍和家庭结构的历史做一些概括。本书第二部分的大部分讨论是关于农耕者而不是牧民的，因为农业是这一时期的主导制度。

在写农业时代时，我用"农民"一词指代在机械化之前的时代中，在其家庭拥有、长租或短租的农场工作的人，当时农场产出的利润仅略多于勉强维持生活。我在社会学的意义上使用这个词，没有附加任何贬义。

最后一个非常短暂的时代是现代时期，这个时期的经济已经实现工业化，以制造业和雇用劳动力为基础，而不再以小农农业为基础。就我们的目的而言，这个时代最重要的特征是"人口转型"。脱离了工业化的人口结构转型倒是可以想象，反之亦然，但从历史上看，两者是紧密相连的。在现代，婴幼儿的死亡率急剧下降；成人死亡率也有所下降，但青少年死亡率的变化要大得多，影响也更大。全球人口从 1700 年的大约 6 亿人激增到今天的逾 70 亿人，这个函数在图上看明显是指数型的（图 1）。在人口转型之前，大多数死亡是由传染病引起的；而在现代社会，大多数死亡是由心脏病等退行性的慢性疾病引起的，出生时的平均预期寿命要高得多。除了工业化经济和人口转型外，现代化的其他特征还包括高教育率和高识字率、城市化（越来越多的人住在城市而不是村庄或农场），以及政府趋向于更加民主。在这个时代，日益相互联系的世界第一次成为一个有意义的社会经济单位，全人类共命运。最后，这是一个医疗体系成为主导的时代，一些研究者称之为"生物医学"，这令人困惑，我称之为"现代医学"。所有这些如何联系是值得商榷的，也不一定说它们都必须同时发生，但它们在历史上的关系就是如此，实际情况也是这样，因而我们有理由说这是一种叫作现代性的单一现象，并称其为"现代化"。

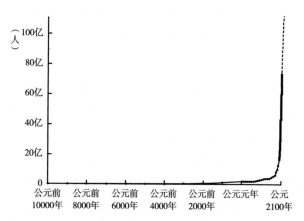

图 1　12000 年以来的世界人口和联合国对 2100 年之前的预测（修改自 Roser and Ortiz-Ospina 2018）

如此定义我们便可看到，这些时代（旧石器时代、农业时代、现代）并没有明确的时间界限。有些民族至今还主要过着觅食的生活，更多的人从事农业。但在 21 世纪，几乎没有人完全不受现代化的影响，因为几乎所有的经济，无论好坏，都已至少部分地实现了工业化，几乎全世界都已经在这些经济的基础上组成了民族国家，人口转型在全球各地都已发生或正在进行之中。不过，我还是避免使用"前现代"这个词，除非我指的就是字面的意思；未必所有的农业社会都注定要现代化，尽管这是压倒性的趋势。我特别不喜欢"发达"和"发展中"这两个词，尽量避免使用。

工业化和人口转型之前的世界有时被称作"传统"，我用"传统社会"一词来指觅食和农业这两个人群。由于语言的限制，我不得不用过去式来写觅食社会和农业社会，好像它们已经不存在了，或者用现在式来写，仿佛它们一直没有改变；读者应该记住，这两种情况都不是事实。许多社会才刚刚完成了从农民经济的部分转型，不过今天几乎没有哪个社会完全不受现代化的影响。

我不对这些制度的优劣做出价值判断，不过我将要说到的农业时代的许多事情可能会给人一种印象，即我认为这是人类历史上一个特别黑暗的转折。农业时代千姿百态，因而也很迷人；也因为其中的许多内容都有详尽的记录，便于学者们查阅，所以我花了大半生的时间来研究它。最近一个时代的变化帮助世界上的大部分地区极大地缓解了高死亡率和高生育率的负担，现代化的大多数受益者都能活到 70 岁以上的自然寿命，并从未经历过饥荒或丧子之痛。这些变化还释放出其他许多潜力。但是，现代化目前是不可持续的，其利益分配很不公平，在这个仍然被地域性、父权制和等级制的旧俗所统治的世界里，能够造成巨大的恐怖。不过，无论是从旧石器时代到农业时代的过渡，还是从农业时代到现代的过渡，都有一个特点，那就是回到过去总是伴随着巨大的苦难。人类和其他动物一样，行为上倾向于保守，价值观也落后于经济和技术的变化。但我们必须承认世界已经发生了变化，而且要放下过去，拥抱工业化时代

13

的潜力，并利用它所释放的巨大能量储备来解决它所带来的问题，也就是说，让这个世界成为一个平等、可持续发展和抵御外部灾难的世界。虽然读者可能很难看清更年期怎么会融入这一愿景，但我希望诸位看完本书后能清楚地看到，更年期不仅仅是演化史的产物，它对于我们的现在和未来都至关重要。

第一部分

演　化

第一章　为何会有更年期？

对于人来说，到了中年，停止生育似乎是很自然的事。一
想到年已古稀却还要怀孕、生育、照顾婴儿，就会感到疲惫，
简直不合天理。但其他大多数动物的生活就是这样。只有在极
少数情况下，自然界才会选择生物体的寿命比它的生育期长得
多；换言之，大多数雌性动物在老年期继续生育。人类更年期
是科学的深奥谜题之一，是关于演化的众多讨论的关键所在：
作为我们这个物种最独有的特征之一，它必须得到解释，至少
要能自圆其说。

更年期大概是适应性的。也就是说，它既非错误，也不是
女性活着通过了某种自然效用测试的现代生活的产物。这个结
论对我们该如何思考更年期，以及该如何研究和对待它有着重
要的意义。不过我们先来谈谈更年期的谜题，然后在接下来的
章节中再讨论解决方案。

有可能回答"为何会有更年期"这个问题的学科是演化生
物学——与其他的自然科学相比，这是个看起来更抽象、更不
确定的领域。演化生物学的假说可能很难检验。但只有这个学
科才能回答关于人类如何拥有其独特生命历程的大问题，其独
特性就在于童年期较长、高寿、生育间隔短，以及女性育龄后
的长久人生。大多数演化生物学家和人类学家都认为，所有这
些因素都是相关的。我将描述有关为何存在更年期及其如何产

生的不同观点——这些理论并不总能达成一致，但各自令人信
18　服。我认为这些理论中的几种很可能是正确的，而不仅仅是其
中的一种，并将尝试说明它们会如何共同发挥作用。

其他动物有更年期吗？

事实证明，要回答这个问题出奇地困难。所有对大型哺乳动
物生命周期的研究都需要很多年，即便如此，结果也可能含混不
清。例如，黑猩猩的寿命有多长？如果不知道这个问题的答案，
就无法确定它们是否有育龄后寿命，但这项工作并不像看起来那
么简单。与在自然界生长的黑猩猩相比，人工饲养的黑猩猩寿命
更长，某些野生黑猩猩群体的寿命比其他群体的更长，而在这两
个群体中，某些个体的寿命又要比平均寿命长很多。[1]

由于黑猩猩是人类的现存近亲，演化生物学家往往会研究
这两个物种之间的相似性和差异性，以确定某项性状可能在何
时以及是否发生了演化。如果我们与黑猩猩有共同的性状，那
么这个性状就有可能（虽然并不一定）在我们共同的历史中的
某个时候演化出来。例如，许多生物学家认为，人类和黑猩猩
（以及其他类人猿）在群体间交换雌性的倾向，是在人类和类
人猿谱系分化之前就已经演化出的行为。[2]在大多数哺乳动物
中，这种"雄性恋家性"（意为"雄性与其父关系友好"）的
种群扩散模式不如交换雄性的做法常见。反之，一些科学家认
为，人类的男性恋家性是农业时期社会经济发展的结果，并不
是旧石器时代祖先的典型特征。[3]

生物学家也以类似的方式，试图确定黑猩猩是否有和人类
更年期相当的情况，以及雌性黑猩猩的寿命是否普遍超过了生
育期。根据人们的定义，这可能是两个不同的问题。人类的生

育能力在卵巢停止排卵和产生性激素数年前就结束了。虽然大多数研究者所定义的人类更年期，即最后一次月经期，在大多数人口群体中发生在 50 岁左右，但历史上只有一小部分妇女在 45 岁以后生育。在具有"自然生育率"的 31 个群体的一组数据中，最后一次生育的平均年龄集中在 39 岁至 40 岁。[4]20 世纪中期，因为生育率非常高而经常被人口学家研究的胡特尔派（北美的一个再洗礼派），其最后一次生育的平均年龄是 41 岁。[5]一些动物研究会测试研究对象的激素水平或解剖其卵巢，但大多数野生动物研究靠的是观察到的雌性在其最后一个后代出生时的年龄。因为演化适应度是以繁殖来衡量的，所以在思考演化和自然选择时，通常更相关的因素是生育的终结而不是更年期本身。

　　证据表明，在大约 1000 万年至 600 万年前，也就是人类和黑猩猩分化后的某个时候，出现或演化出了人类漫长的育龄后寿命。但由于更年期出现在所有已知的人类种群中，所以它可能在我们这个物种分裂成彼此很少接触的群体之前就出现了。也就是说，可能在大约 13 万年前。

　　日本蚜虫（*Quadrartus yoshinomiyai*）是有记载的更年期动物中最壮观的例子，在昆虫研究者中以其"黏性炸弹"的生命阶段而闻名。年老的成年蚜虫停止繁殖，但腹部会分泌出一种黏性物质。捕食者攻击群落时，它们会无私地扑向战场，粘住捕食者，付出生命来保卫群落。这些蚜虫是孤雌生殖——都是雌性，它们在一系列的"单性生殖"中克隆自己——所以被称为"亲属选择"的现象在它们中间是一股特别强大的力量。一只蚜虫的牺牲可能会拯救几只具有相同基因的蚜虫。[6]

　　那与我们关系更密切的动物呢？包括我们的近亲黑猩猩在

19

内的哺乳动物有育龄后寿命吗？而什么才算育龄后寿命？这两个问题都不容易回答，但根据目前可获得的研究，其他哺乳动物似乎很少有人类的这种特征，而我们的近亲则都没有。

20　　过去，了解更年期是否为人类所特有的一个障碍是如何衡量育龄后寿命的问题。最近，南丹麦大学的丹尼尔·勒维提斯（Daniel Levitis）和同事们攻克了这个难题，他们在 2011 年和 2013 年采用了两种衡量方法。一个名为"育龄后活力"（Post-Reproductive Viability）的简单测量方法解决了如何定义一个物种的极限生殖寿命和极限自然寿命的问题；另一个更为复杂的计算方法名为"育龄后表现"（Post-Reproductive Representation，PrR），描述了在给定的种群中，生育结束后的成年存活期在其生命期中所占的比例。[7] 这两种计算方法都需要我们并不一定能得到的信息：关于生育率的详细统计数据，以及列出不同年龄段的死亡率、存活率和预期寿命的种群寿命表。

　　育龄后活力是指一个同期组里 95% 的个体活到的寿命减去该群生育了 95% 的后代时的年龄（"同期组"是指一个种群中年龄相同的成员组）。对于非洲南部卡拉哈里沙漠中以觅食为生的库恩人（!Kung）妇女，这个数字是 25 岁。这个数字还有可能是负数，在这种情况下，该动物没有育龄后活力。

　　育龄后表现就比较复杂了。我们想象有一个同期组，其成员 1000 名妇女都是同年出生的（图 2）。想象一下，该群体的成员到了 20 岁的时候，群体中有 5% 的婴儿出生了——我们可以把 20 岁这个年龄称为该群体的成年年龄。到了这个年龄，原始同期组中还有 600 人活着，她们的平均预期寿命还有 40 年。也就是说，这批 20 岁的人未来的成年寿命总共还有 24000 年。等到这些女性 40 岁时，她们已经生育了全部婴儿的 95%。有

400 人还活着，其平均剩余预期寿命为 25 年；作为一个群体，她们在这个几乎不会再生育的年纪之后总存活寿命还有 10000 年左右。为了得到育龄后成年生存年限的比例，我们用 10000 除以 24000，结果为约 0.42（或 42%），这与勒维提斯及其团队为库恩人觅食者计算的数值接近。在一个既不增长也不萎缩的 "静止" 群体中，这也是过了生育年龄的成年女性在群体中的比例。

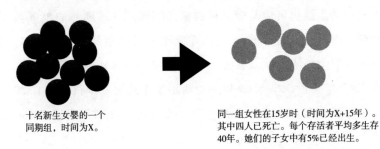

十名新生女婴的一个
同期组，时间为X。

同一组女性在15岁时（时间为X+15年）。
其中四人已死亡。每个存活者平均多生存
40年。她们的子女中有5%已经出生。

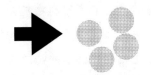

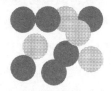

同一组女性在45岁时。每个人
平均还有25年的寿命。她们的
子女中有95%已经出生。

在这一群体的成年妇女中，大约每十人
中就有四人处在育龄后（45岁或以上）。
PrR为约0.42。

图 2　计算虚构人口的育龄后表现

由于计算方式，育龄后表现总是 0 和 1 之间的一个正值，所以需要进一步的复杂检验来确定它是否显著（不过，0.42 这么高的数值显然是显著的）。具有显著 PrR 值的动物可以说是处于育龄后的生命阶段，这表明存在着某种自然选择的力量。人类群体的 PrR 值非常高，只能是某种适应性，否则很难解释。

　　育龄后表现已经成为更年期研究的黄金标准，比包括育龄后活力在内的其他计算育龄后寿命的方法更好，因为它考虑的是活到育龄后年龄的人口的百分比。如果物种中的一些长寿动物的育龄后寿命延长了，但只有少数个体能活这么久，那么育龄后寿命在该动物的演化史上可能并不重要。许多动物都有一定的育龄后活力，但动物的 PrR 值很少有能与人类相媲美的。

　　我们已经注意到更年期研究的另一个问题：动物园和实验室动物的生活史可能与野生种群截然不同。少数圈养的黑猩猩在没有继续生育的情况下，其寿命比平均寿命长得多。例如，澳大利亚悉尼塔朗加动物园（Taronga Park Zoo）的菲菲（Fifi）在 2007 年去世，享年 60 岁，距离她生下最后一个孩子已有 20 年了。但毕竟有的人类能活过 75~80 岁的"正常"最长寿命，达到 100 岁，甚至更加高寿。

　　受保护的动物园种群就像生活在工业化国家的人类一样，死亡率很低，PrR 值要比觅食者高得多。为了了解动物是如何演化的，必须使用生活在形成其自然史的环境中的野生动物的数据；同样，我们必须使用没有工业化或现代医学的传统人类社会的数据来了解人类的演化过程。研究人员在过去的几十年里才开始发表对野生动物种群进行劳动密集型长期研究的结果。对于寿命相对较长的大型动物来说，这些"种群统计学"研究，也就是对种群规模、生育率、寿命和死亡率等问题的探究，需要很长的时间；研究人员必须在连看到动物群体都很困难的情况下，对它们进行数十年的观察。

　　值得庆幸的是，几个研究团队已经对野生黑猩猩进行了长期研究，首先是珍·古道尔（Jane Goodall）的著名工作，她自 1960 年以来一直在研究坦桑尼亚贡贝国家公园（Gombe

National Park）的卡萨克拉（Kasakela）黑猩猩群落。研究人员发表了对坦桑尼亚、几内亚和象牙海岸的其他野生种群的种群统计学研究，以及综合所有这些信息后得出的分析。[8]他们还根据动物园和灵长类实验室的记录，对圈养黑猩猩的种群结构进行了研究。[9]

在研究的大多数种群中，野生黑猩猩的自然寿命约为40岁。只有7%的野生黑猩猩活过了这个年龄，也有少数个体能活到50岁，这在人工饲养中更为常见。黑猩猩的生育能力在25~30岁达到顶峰，之后就会下降。但在少数活过40岁的野生黑猩猩中，约有半数的黑猩猩至少还有一只幼崽。黑猩猩的生育能力在50岁左右达到零，与人类的年龄差不多，但这已接近黑猩猩自然寿命的正常极限了。[10]根据勒维提斯和他的团队的计算，野生黑猩猩的典型同期组在37岁时已经活到了95%的寿限，但直到45岁才产下95%的幼崽。也就是说，按照这个标准衡量，黑猩猩的繁殖寿命其实比肉体本身的"体质"（Somatic，*soma* 在希腊语中是"身体"之意）寿命还要长，即它们没有育龄后活力。在大多数野生黑猩猩群体中，PrR 值只有0.018（图3）。[11]

随着我们对野生黑猩猩的了解越来越多，它们的种群结构也变得更加复杂。前文引用的关于黑猩猩死亡率的公开研究，其所研究的种群的个体数量大多因疾病和人类对其环境的灾难性影响而在下降；因此，这些种群的死亡率可能比大多数黑猩猩过去的真实死亡率要高。新近发表的关于健康环境中的黑猩猩的研究表明，死亡率要低得多，特别是乌干达基巴莱国家公园（Kibale National Park）的努迦（Ngogo）黑猩猩，它们正在发展壮大。[12]这个种群被其他黑猩猩群体包围，与人类的接触很

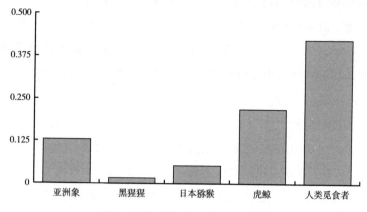

图 3　某些哺乳动物的育龄后表现

少，那里没有大型食肉动物，没有流行病，所在的森林中没有伐木史，野生食物丰富。因此，其成员的平均寿命比研究观察的其他黑猩猩群体要长得多，也许比黑猩猩历史正常水平或平均寿命还要长。努迦黑猩猩出生时的平均预期寿命为雌性 35.8 岁，雄性 29.6 岁——与人类觅食者的区间相似（但雄性和雌性死亡率之间的差异大得惊人，远远大于人类）。在幼年时期，这群黑猩猩的死亡率实际上低于人类觅食者。

　　然而，即使是这种健康长寿的群体，与老年人类的对比也很强烈。人类觅食者在 40 岁以上的存活率要高得多。与人类相比，黑猩猩群体的死亡率在 20 岁左右就开始上升了。与其他种群的成员相比，努迦群体有更多的黑猩猩在生育期之后继续存活，但它们的育龄后表现也显然无法与人类相比。[13]

　　那么，人类育龄后生命阶段有多长呢？在 20 世纪中期的库恩人中，同龄人口中的 95% 活到了 67 岁——比 95% 的成员生育期结束时的年龄 42 岁多了 25 年。在一般的觅食者中，妇女最后一次生育的平均年龄约为 39 岁，达到这一年龄之人的预期寿命会多出 25 年至 30 年。觅食者的典型 PrR 值在 0.35 至 0.5，不过有人计算出巴西的游耕者亚诺马莫人①的 PrR 值为 0.256，低得异乎寻常。18 世纪，特立尼达岛种植园的奴隶死亡率非常高，超过了生育率，因此只能通过输入更多的奴隶来维持其数量，而 PrR 值仍为 0.315。当然，现代人类社会的 PrR 值要高得多，现今的日本达到了 0.76 左右。[14]

因此，虽然人类和黑猩猩在差不多的年纪停止生育，但 40 岁的黑猩猩——仍有近 50% 的机会再次生育——已经相当老了。如果人类的生育模式类似，女性会继续生育到古稀之年。

除了黑猩猩之外，在实验室试验中常用的恒河猴②（可谓饱受苦难）是所有灵长类动物中被研究得最透彻的一种。1938 年，研究人员在波多黎各圣地亚哥岛（Cayo Santiago）上建立了一个从印度进口的恒河猴群落；该群落最初是作为实验室动物的来源，由波多黎各大学管理，如今用于研究猕猴的自然行为和生命周期。自 1970 年代以来，在佛罗里达州的洛伊斯岛（Key Lois）和浣熊岛（Raccoon Key），以及自 1950 年代以来在日本，许多野生猴园都保存了日本猕猴（一个不同物种）的种群，兼作旅游业和研究之用。其中研究得特别好的是岚山（Arashiyama）的猴子。[15]所有这些猕猴群落都是"供给型"的，也就是由人提供食物。出于这个原因，观察到的种群结构模式可能与野外的典型情况有些不同，不过很难说有多大的不同，

① 亚诺马莫人（Yanomamo），又名亚诺玛米人（Yanomami），是一个约有 35000 人的原住民群体，生活在委内瑞拉和巴西边境的亚马孙雨林中 200~250 个村庄里。
② 恒河猴（Rhesus macaque），即普通猕猴（*Macaca mulatta*）。

而且差别可能很小。

虽然与黑猩猩相比，有更多的证据表明猕猴存在育龄后的生命阶段，但该阶段很短。对日本猕猴岚山种群 50 年的数据加以分析后发现，这种动物 22 岁后生育力急剧下降，26 岁时达到零。19% 达到成熟期的雌性猕猴能活到 26 岁——超过了生育期的上限——但只有 8% 的雌性猕猴能活过 30 岁。少数几只活到了 33 岁，它们大部分来自同一个雌性血统。[16]

岚山猕猴最后一次产仔后的平均寿命约为 4.5 年。这是 1.5 年左右的平均生育间隔的 3 倍，但结果有偏差，因为少数雌性的寿命比其他雌性长得多；相比之下，最后一次产仔后的寿命中位数不到 3 年。研究人员认为，虽然存活时间足够长的雌性在其生育期过后继续存活，有些个体的寿命也可以比这长得多，但一般来说，育龄后寿命并不是日本猕猴生命史的重要组成部分。[17]日本猕猴的 PrR 值为 0.054，高于黑猩猩（并且具有统计学意义，这意味着研究人员有 95% 的置信水平认为，它反映了猕猴在繁殖期后继续存活的真实趋势），但与人类的数值相比，实在微不足道。[18]

人类漫长的育龄后生命阶段有多不寻常？事实证明，非常罕见。的确，许多或大多数哺乳动物都能像菲菲或岚山猕猴的长寿世系那样，在繁殖期后仍能存活，其他动物和生物也并非没有可能（尽管对哺乳动物的研究最多）。这也是艾伦·A. 科恩（Alan A. Cohen）发表于 2004 年的一次详尽调查的结论，[19]该调查使用的是 PrR 发明之前的旧计算方法。科恩为了该项研究，将"育龄后寿命"（PRLS）定义为动物在最后一个后代出生时的平均年龄与过了这个年龄的动物死亡时的平均年龄之间的时间段。也就是说，如果我们把第一个数字称为 x，把第二

个数字称为 y，PRLS 就等于 $y-x$。根据这个定义，所有在最后一次生育后存活下来的动物都有一定的育龄后寿命；科恩将显著的 PRLS 定义为大于该动物平均生育间隔的数字，再加上一个标准差。

科恩的研究在从狮子和狒狒到北极熊、黄鼠和其他几种哺乳动物的许多物种中发现了一种模式：繁殖力往往在自然寿命结束前就停止了，最年长的雌性可能会大大超过它们最后一次产仔的年龄。[20]科恩在其论文中研究的 42 种哺乳动物里，统计了符合其育龄后寿命标准的 35 种动物。这些研究包括圈养动物、实验室动物、家畜以及野生动物，其中一些结论受到了更多最新证据的质疑。尽管如此，还是可以说繁殖寿命和体质寿命能够各自独立地演化，而且在许多哺乳动物中，繁殖力显然在死亡前就已结束了。不过这些动物大多数育龄后的寿命很短，已经计算出的 PrR 值也很低。例如，最近的一项研究比较了在野外长期观察到的七种灵长类动物——包括黑猩猩、狒狒、大猩猩、三种猴子和一种狐猴——计算得出的 PrR 值都很低，在 0.01（狒狒）和 0.06（蜘蛛猴）之间。[21]

综上所述，人类之外的个别动物在育龄后继续存活的情况并不少见，而且繁殖寿命并不总是与体质寿命完全一致，这说明两者是可以分别演化的。但是，我们对其他动物的了解越多，我们开发出的好的计算方法越多，看起来人类就越是与它们背道而驰，育龄后表现比我们的近亲和几乎其他所有动物都要高得多。旧有的观点认为，更年期只是降低了死亡率的近现代医学进步后而被发现的一个人为现象，前现代人类很少有活过更年期的。这些观点如今可以被归入学术研究的垃圾堆里。人类有一个非常显著的、自然发生的育龄后生命阶段。

据我们所知，在未被驯化的哺乳动物中，只有两种鲸鱼的育龄后生命阶段堪比人类女性。[22]关于鲸鱼的一些种群结构研究截止到 1980 年代；1986 年，国际捕鲸委员会（International Whaling Commission）就禁止了商业捕鲸。在这一时期，驱鲸渔场一次性地围杀整群鲸鱼，让研究人员得以调查被猎杀的鲸群的种群结构。基于对鲸群的摄影调查，多年或数十年来更人道的研究也被公开发表。

其中的一项摄影调查研究分析了 1973 年至 1987 年加拿大不列颠哥伦比亚省和美国华盛顿州沿海虎鲸的数据。[23]两个独立的（"北方"和"南方"）虎鲸群落常年生活在该地区；一个"临时的"群落也会造访该地区，但没有得到研究。每个群落都由若干个虎鲸群组成；北方定居群落的虎鲸群数量较多，但平均规模小于南方群落。[24]对"南方定居"鲸鱼群的观察仍在进行之中，华盛顿州星期五港①的鲸鱼研究中心培训了许多业余志愿者，让他们能够用肉眼来识别每一条鲸鱼。

28

雌虎鲸大约从 15 岁开始平均每隔 5 年产一次幼虎鲸。雌虎鲸最后一次生育的平均年龄为 39 岁，与人类和黑猩猩的年龄相似。但这个年龄段的雌性死亡率仍然很低。在研究过程中，有几条雌虎鲸的年龄达到了 60 岁以上，研究人员估计最老的 2 条雌虎鲸的年龄分别为 76.5 岁和 77 岁；他们认为，雌虎鲸的最大寿命可能在 80 岁左右，甚至 90 岁。那么，雌虎鲸的育龄后生命阶段就与人类的相当了。一个研究小组计算出虎鲸的 PrR 值为 0.22，低于大多数人类觅食者，但高于除短鳍领航鲸（*Globicephala macrorhyncus*）以外的其他野生动物。[25]雄虎鲸的年

① 星期五港（Friday Harbor），美国华盛顿州圣胡安岛一港口。

龄更难估计，但研究人员确实查明了它们的寿命要短得多，最长约为 50 岁或 60 岁。

虎鲸生活在复杂的母系社会中，每个鲸群由几个家庭组成，鲸群在群落中合作。两种性别的幼虎鲸在成年后继续与母亲生活在一起，因此家庭可能很大，可以延续到四代。[26]这种社会结构有可能与虎鲸的育龄后生命阶段的演化有关。即使对成年虎鲸来说，母亲还活着也是非常有益的：在母亲死后一年内，成年雌性虎鲸的死亡率高出了 2.7 倍，而雄性高出了 8 倍。[27]育龄后的雌性比其他虎鲸更有可能领导捕猎鲑鱼，特别是在鲑鱼稀少的时候——这也许与它们积累的知识和经验有关。这样一来，它们的技能可能会提高群体中后代的生存能力。[28]在美国国家公共广播电台（National Public Radio）播出的一个迷人的故事中，一头虎鲸祖母似乎通过牵拉女儿的背鳍来帮助后者分娩，之后她继续与幼虎鲸一起游弋。[29]育龄后的雌性虎鲸有可能以其他难以观察或理解的方式帮助其后代生存。

目前还不太清楚雌虎鲸随着年龄的增长为何不再继续繁殖。一种理论认为，同一群体中的母女俩同时生育时，资源竞争过于激烈，幼虎鲸的死亡率也会更高。研究人员观察到，幼虎鲸出生在有这种繁殖竞争的群体中时，年长雌性后代的死亡概率更高；年轻雌性的后代实际上比没有竞争时有更高的存活概率，这可能是得益于其外祖母也在这个群体中。另外，由于虎鲸的社会结构，与年轻雌性相比，年长的雌性与群体中的其他成员关系更密切，后者很可能都是这些年长雌性的亲生后代，而年轻雌性的父亲很可能是群体外的雄性。研究人员认为，出于这些原因，亲属选择促进了对年长雌性而不是年轻雌性的繁殖抑制。[30]

直到 1980 年代初，日本太地町都在捕杀短鳍领航鲸。粕谷俊雄（Toshio Kasuya）和海伦妮·马什（Helene Marsh）于 1984 年发表的研究分析了 1965 年至 1981 年在驱鲸渔场里搁浅或死亡的逾 800 头鲸鱼的尸体数据。由于该渔场捕获了包括怀孕母鲸和幼鲸在内的整个鲸群，研究人员得以研究该物种的种群结构和繁殖生命周期。他们解剖了雌雄两性的生殖器官，还记录了长度、重量、年龄（由牙齿的生长层确定）和其他特征。[31]

与虎鲸一样，短鳍领航鲸也生活在母系群体中，雌性在这个群体中度过一生；一些雄性在成年后迁移到其他群体。雌性进入性成熟期的时间比雄性早得多，大约在 9 岁左右（而雄性在十八九岁才会性成熟）。在粕谷和马什的样本中，最年长的怀孕雌性是 34 岁，仍在排卵期的最年长雌性是 40 岁左右。育龄后期最年轻的雌性是 29 岁，40 岁以上的雌性都处于育龄后期。但研究人员发现，这个物种雌性的寿命往往会超过此年龄几十年。样本中最年长的雌性是 63 岁，他们计算出雌性的育龄后平均寿命约为 14 年。事实上，样本中约有 25% 的成年雌性处于育龄后。[32]

虽然年轻雌性的大多数幼崽在 3 岁断奶，但育龄后的雌性哺育最后一个后代的时间有时候要长得多，最长可达 15 年。平均生育间隔时间约为 7 年，但 24 岁以下的年轻雌性的生育间隔时间要短得多（约 5 年）。该物种的雄性寿命则短得多。样本中最年长的雄性为 46 岁，粕谷和马什估计，该物种雄性的寿命比雌性短 15 年左右。

由于对野生鲸鱼的研究难以进行，我们不知道的是，随着时间的推移以及在不同的生态条件下，这些显示两个物种育龄后生命阶段较长的结果是否仍然成立。但它们表明，在罕见的情况下，其他动物也发展出与人类相近的雌性繁殖生命周期。值得注意的是，在这两种鲸鱼中，雄鲸的死亡都比雌鲸早得多，并在其较短的生命中始终保持繁殖能力。这表明雌性并未提前停止繁殖，而是由于某种选择压力，雌鲸的寿命延长到繁殖期之后。无论这种压力是什么，它都没有影响雄性虎鲸或领航鲸的寿命。

和人类一样，这两种鲸鱼也很长寿——至少雌鲸如此。那么，是不是所有长寿的动物都存在育龄后的生命阶段呢？哺乳动物的繁殖是否有演化无法解决的硬性年龄限制——比如说 40 岁或 45 岁？很少有动物比人类活得更久，长寿动物的生命周期尤其难以研究，因为追踪变化需要巨大的时间跨度。但我们确实知道至少有两种哺乳动物的繁殖期大大超过了大约 45 岁的人类最高生育年龄。

辛西娅·J. 莫斯（Cynthia J. Moss）自 1972 年起便在肯尼亚的安博塞利国家公园（Amboseli National Park）研究非洲象。[33] 2001 年，根据对该种群（共 1778 头，包括在研究过程中死亡的大象）的观察和记录，她发表了当今最全面可靠的野生大象种群统计学研究报告。平均而言，安博塞利的非洲象在 14 岁左右首次分娩。幼象死亡率（在出生后一年内夭折）相对较低——20 岁以上的母象所生的幼象几乎有 90% 都能活过第一年。幼象的出生时间通常相隔大约 4.5 年。

大象的繁殖能力在 40 岁左右开始下降，这种下降在 55 岁前后的生命晚期加速。但在活到 50 岁的 38 头大象中，只有 9 头停止了繁殖（也就是说，只有这 9 头母象在最后一次繁殖后存活了 7 年以上）。在活过 60 岁的 12 头母象中，有 5 头繁殖了

31

后代。雌象的最长预期寿命约为 65 岁，雄象略短，约为 60 岁。雄象在整个生命周期中都面临着更高的死亡率，只有少数能活到繁殖年龄，这对雄象来说是很晚的，只有通常超过 30 岁的成熟雄象才有繁殖的大好机会。

另一项研究根据缅甸国家木材公司（Myanma Timber Enterprise）可以追溯到 1900 年的记录，重点研究了缅甸用于伐木的亚洲象种群。这些大象白天为人类工作，直到 54 岁退休，但除此之外，它们无人管理，可以自然觅食和繁殖。结果与莫斯发表的相似。这些大象的繁殖能力在 50 岁以后有所下降，但并非突然结束。99% 的大象直到 57 岁才停止分娩，比研究中与之对照的非工业化人群（1595~1839 年出生的逾 5000 名芬兰妇女的数据集）晚了 10 年，有记录的大象分娩最迟发生在 65 岁。此外，老象的死亡率高于人类，因此大象不太容易活过其生育期。即使研究人员控制了他们能想到的所有混杂因素，与年轻大象相比，40 岁以上的大象的生育间隔也更短——不到 5 年。缅甸亚洲象的 PrR 值为 0.13——这对于非人类哺乳动物来说相对较高——但在用于比较的人类群体中，该数值几乎是 4 倍之多，为 0.51。[34]

对野生非洲象的研究表明，老雌象（55 岁或 60 岁以上）更善于保护其象群不受狮子的伤害，更善于分辨友好象群和陌生象群的信号呼叫，也许（虽然这很难证明）还更善于在旱期找到食物和水。在 1993 年肯尼亚旱期对大象行为的一项研究中，最年长的大象似乎还记得 40 年前那场干旱时的水源！在缅甸，对于初产的年轻雌象所生的大象而言，如果其外祖母生活在同一个群体中，那么它们活到 5 岁的可能性就会高 8 倍；事实上，当外祖母和幼象一起生活时，93% 的新生大象都能活过 5

岁。虽然大象的育龄后寿命并不长，但这些研究提醒我们，在衡量觅食种群长寿的好处时，必须将经验的价值纳入其中。[35]

另一个在晚年繁衍的长寿物种是长须鲸（*Balaenoptera physalus*），它是体型仅次于蓝鲸的世上第二大动物。1987年之前一直在商业化捕杀长须鲸，对这一物种生命周期的研究都是以尸体为基础的；长期的观察研究从未尝试过，而且会很困难，因为长须鲸很长寿。在1981年的一篇文章中，萨莉·米兹罗克（Sally Mizroch）通过计算鲸鱼耳栓中的生长层来推测鲸鱼的年龄，这些耳栓和卵巢都是被杀死它们的日本探险队保存下来的。捕鲸人还记录了关于其渔获的其他信息，如长度和雌鲸是否怀孕等。12年的捕鲸数据产生了1556头雌鲸的信息。米兹罗克利用这些数字估计，在她的数据集中，最年长的鲸鱼是111岁。其次还有4头鲸鱼寿命超过了80岁。

长须鲸性成熟较早，在六七岁的时候就会达到性成熟。幼鲸的出生间隔平均为2.5年左右。虽然米兹罗克对卵巢的检查表明，排卵率随着年龄的增长而下降，但受胎率并非如此：某些怀孕的雌鲸年逾七旬，而受胎率似乎并没有随着年龄的增长而变化。[36]

所以，长寿哺乳动物的繁殖可以持续到高龄。此外，一些寿命比人类短得多的哺乳动物——例如实验室里的啮齿类动物——生育能力下降，卵母细胞异常、死胎和后代基因异常的比率在老年时增加。[37]也就是说，哺乳动物的卵子并没有标准的保质期，单凭"卵细胞老迈年高"并不能解释女性生育期为何会这么早地结束。

更年期是如何发生的？

为了理解动物——即使是密切相关的动物，比如人类和黑　33

猩猩，或者某些种类的鲸鱼——怎么会有不同的繁殖生命周期和育龄后寿命，我们必须考虑繁殖的生理学意义。不过我要提醒的是，在这一点上——当我们试图解释某些事情为什么会发生的时候——答案会变得更加复杂，更有争议，并且过度简化在所难免。大多数关于生殖衰老的理论都是基于这样的观点：哺乳动物容纳"卵母细胞"（未成熟的卵子）的卵泡会随着时间的推移而耗尽。由于包括人类在内的个体动物的卵巢所含卵泡的数量差异很大，并且卵泡只能通过解剖来计数，同时无法对任何个体进行一次以上的计数，因此很难弄清这种随着时间的推移而耗竭的过程。尽管如此，哺乳动物的繁殖生理学为自然界提供了一种现成的选择手段，能够将可育寿命与体质寿命分开选择，至少在雌性动物中如此。

哺乳动物和鸟类的雄性终生不断产生精细胞，但雌性在胚胎期的早期就会产生所有的卵母细胞，这仍然是科学界的共识。人类胚胎发育的第五个月前后，含有卵母细胞的卵泡数量就达到了最大值，约为 60 万个——平均每个卵巢约有 29.5 万个，但差异很大——并且从这个峰值开始下降，直到更年期。关于这种下降的最佳模型有一些争论，但两个主要的候选模型都假设随着年龄的增长而加速下降，虽然这两个模型都不同意更老派的"分割线段"（broken stick）理论，该理论认为，卵母细胞在 38 岁前后减少的速度急剧上升。然而，由于降速本质上越来越快，尽管随着年龄的增长，在剩余卵泡中所占比例中降速加快了，但青年时期每月减少的卵泡绝对数量要多得多，根据所使用的模型，减少的速度在 14 岁或 19 岁达到顶峰。[38]

女人的一生最多只有约 400 个卵泡成熟排卵（多次怀孕的妇女则更少）。剩余的卵泡在发育过程的不同时间点退化；这种退化有时被称为"卵泡闭锁"，有时则被称为"细胞凋亡"，后者是一种程序性细胞死亡的更笼统的名称，据推测是导致这一过程的原因。后一种说法中的这些注定会消亡的卵泡会产生雌激素、孕激素和生殖循环所需的其他激素。当剩下大约1000个卵泡时，人类就会出现更年期。大多数研究人员认为，个体之间在出生时的卵泡数量差异可以解释其更年期的差异——出生时卵泡较少的妇女进入更年期的时间也更早。

来自几项独立研究的越来越多的证据表明，包括实验室啮齿动物、某些灵长类动物和人类在内的一些雌性哺乳动物可能在整个繁殖期都会产生新的卵母细胞。[39]虽然这种"卵子永生"的假说仍然备受争议，但科学家们正在研究不孕症的新疗法，有朝一日可能会使用来自成年人类卵巢的干细胞（"卵原干细胞"）来产生可受精的新卵母细胞。

在哺乳动物繁殖生理学的传统模型中，自然选择可以通过增加出生前产生的卵母细胞数量，或通过相对成本较低的减缓闭锁速度的方法，对繁殖寿命起作用。事实上，有充分的证据表明自然选择以这种方式发生作用。寿命较长的大型哺乳动物拥有的卵泡数量多于小型哺乳动物，减少的速度也更慢。无论寿命长短，哺乳动物都表现出类似的生育能力下降模式，这种模式以卵泡数量的减少和卵母细胞质量的下降而告终。[40]如果在繁殖期产生新的卵泡是某些哺乳动物生育力的一个重要因素，那么自然界大概也可以通过延迟或关闭导致这一过程衰退的任何变化来选择在更长的时间内产生更多的卵泡。我们还不知道这些变化是什么，但"卵子永生"的新模型无疑回避不了这样的问题：如果男女两性在一生中都会产生性细胞，为什么女性会停止，而男性却不会？如果卵巢真的会在成年后更新卵子，如果这样做是有利的，那么自然界应该更容易选择出更长的繁殖期。

35　　无论导致妇女生殖衰老的原因是什么，个体的绝经年龄既各不相同，也有遗传性。更年期可以早至 40 岁（甚至更早，40 岁是"提前"绝经的随意截点），也可以晚至 60 岁。此外，女性进入更年期的年龄往往与母亲相似。迄今为止，已经发现了 17 个与绝经年龄有关的基因，但它们只能解释一小部分的遗传性，据估计占比为 40%～60%（也就是说，我们认为遗传基因可以解释大约一半的绝经年龄个体变化，而其他影响因素占另一半）。[41]这两个条件——变异性和遗传性——对自然选择的发生都很重要，它们的存在明白无误。我们开始看到更年期的演化难题：很难想象有比更长的繁殖期更大更直接的适应度收益了。虽然我们的寿命延长了，但自我们的祖先从我们与黑猩猩共享的血统中分化出来之前直到现在，绝经的年龄显然没有改变。

　　正如我们所看到的，没有理由认为自然界不能选择较短或较长的繁殖期，更重要的是，自然界事实上已经做到了这一点：我们在比较其他哺乳动物时，发现繁殖期和育龄后寿命存在着广泛的差异。关于更年期的"多效性"论点——包括后文讨论的族长假说（Patriarch Hypothesis）——所依据的是自然界不能改变或延长繁殖期的观点，但事实显然不是这样。[42]此外，生殖衰老可以独立于整个体质衰老（身体的衰老）而演化。自然选择可以偏向于在某一年龄结束繁殖，而身体的衰老主要由其他机制控制，可以单独选择。平均来说，大多数动物在选择的压力下停止生殖的年龄已接近其极限寿命或稍早于此，这时体质衰老已进入后期，即动物已进入老年期。但在每个种群中，有些个体动物繁殖期后的寿命比平均数字要长（如黑猩猩菲菲或活到了 33 岁的四只岚山雌猴），就像有些动物的繁殖时间比平均数字更长一样。这些个体为自然界提供了一个机会，如果它们有适应度优势的话，自然界就会青睐于超过其繁殖期的长寿者。这种情况至少在人类和两种鲸鱼身上发生过几次。但这很不寻常。

更年期与衰老的演变

大多数动物的寿限都不会超过其繁殖寿命太长，这并不奇怪，因为衰老理论强有力地预测到了这一点。现代的衰老理论可以追溯到 1951 年彼得·梅达沃（Peter Medawar）爵士在伦敦大学学院发表的一场著名的演讲，题为《生物学中一个未解决的问题》，他在演讲中谈到了一个问题：既然自然界应该选择长寿而不是死亡，为什么还会出现衰老？他的答案所基于的模型虽然比今天普遍使用的遗传学模型简单得多，但仍然是演化论的基础。梅达沃推测，即使没有身体的衰老或死亡，老年动物也是罕见的，因为生物体往往会因外部状况（捕食、意外、疾病）而死亡。鉴于这种情况，在生命后期对生物体起作用的有害基因只能淘汰弱者，正是这些基因的长期积累导致了衰老。[43]

1957 年，《演化》期刊上一篇著名的文章《多效性、自然选择，以及衰老的演化》进一步加强和发展了这一观点，该文作者是乔治·C. 威廉斯（George C. Williams）。"多效性"指的是一个基因引发"许多转折"或结果的能力，其中的一些结果可能是"不相容的"；也就是说，它们在不同的条件下，在不同的年龄段具有相反的效果，在威廉斯的理论中在不同年龄段的作用尤其突出。如果一个基因在生物体的生命早期（繁殖

36

潜力很高时）是有益的，同时在后期（繁殖前途较短时）却是有害的，自然界就会对这个基因进行选择。因为这种基因的产生不可避免，必然会积累起来导致衰老。自然界会继续以其他方式选择对抗衰老，但随着生物体年龄的增长，这种选择的效果会降低，因为其繁殖力在未来会下降，传递基因的机会也会减少。[44]

不同种类的动物在寿命和衰老方面的差异反映了这两种选择之间的不同平衡点，而昆虫和啮齿类动物等"外源性死亡率"高的生物，往往比该比率低的生物衰老得更快，寿命也要短得多。这是因为，对它们来说，尽早尽快地繁殖至关重要，而且当物种中很少有动物能存活很长时间时，对衰老的选择压力就很小了。威廉斯的理论预言，大型动物和那些有独特的保护、不受捕食者伤害的动物应该比小型的、更加脆弱的动物有更长的自然寿命；现实生活中的例子包括大象、鲸鱼、某些鸟类、蝙蝠（它们可以飞离捕食者）和龟类。繁殖早的动物应该比性不成熟期长的动物更早地衰老和死亡。当两性之间的外源性死亡率存在差异时，死亡率较高的性别（往往是经常争夺配偶的雄性）应该衰老和死亡得更快。这些预言大多都能成立，其中有些对后文讨论的假说非常重要。

1966 年，威廉·D. 汉密尔顿（William D. Hamilton）在威廉斯工作的基础上，发展了数学公式来表示自然选择对整个生殖寿命的影响，以及生殖和死亡率之间的关系。由于汉密尔顿的模型与威廉斯的预言相符，即认为动物的寿限不会比其繁殖寿命长多少，所以有学者称其为"死亡之墙"模型。[45]

1977 年，托马斯·B. L. 柯克伍德（Thomas B. L. Kirkwood）最终在衰老理论中加入了"一次性体细胞"的概念。[46]以前的理论没有考虑到维持身体细胞代价昂贵，需要本可用于生长或繁殖等其他事项的能量和资源。由于这些成本，自然界倾向于选择反对维持的时间超过动物在野外合理生存繁衍的时间。这种理论强调，身体只是复制携带着传递给后代的基因的生殖细胞（卵子和精子细胞）的工具，往往是用后即弃的。也就是说，身体的制造成本低廉，设计出来的使用时间也相对较短。同样，如果外源性死亡率很高，那么投资于维持一个也许无论怎样都不会存活太久的身体就不会有什么回报了，自然界应该选择不维持这个身体超过其可以繁衍的程度。

在大多数情况下，强大的选择压力看起来的确让大多数动物的生殖寿命接近了自然寿命。出现差异的地方可能是由两个主要原因造成的。威廉斯所描述的多效性和主要由汉密尔顿提出的"亲属选择"概念是演化中这种反直觉效应的共同源头。

在亲属选择中，一个可能对个体不利的性状——例如提前结束繁殖——如果对该个体的近亲有利，并且这些近亲很有可能分享该基因，则该性状仍可能得到选择（或至少不被淘汰）。在亲缘关系较高的群体中，一些对群体有利而对个体不利的性状或行为可能会得到选择。亲属选择是人类和其他动物经常表现出利他行为的一个原因，利他行为是指他们帮助别人是以自己为代价的。

亲属选择的一个组成部分是"整体适应度"（即广义适合度）的概念。这是演化论"适应度"概念的延伸，主要是指生存和繁殖——生物体将其基因的多少个副本传给后代。个体的基因不仅被其后代分享，而且被其孙辈、兄弟姐妹、甥侄等多方分享。"亲缘关系"较高的一些群体，即使不是近亲属的个体之间也会共享许多基因。汉密尔顿创造了"整体适应度"一词来描述自然选择中的这一因素。"汉密尔顿规则"建立了一个数学模型，即如果生物体的某个性状或行为的代价大于其对相关生物体的益处，那么根据它们分享这一性状基因的可能性，自然界将如何选择。遗传学家 J. B. S. 霍尔丹（J. B. S. Haldane）据说曾夸下海口说，他愿意为两个兄弟或八个堂表兄弟舍弃性命，这是该观念早期版本的一个常常被引用的说法。

有时，一个因为有利而被选择的基因也控制着其他不够有利，甚至是不利的性状；威廉斯的衰老演化理论就依赖于这种多效性的概念。镰状细胞性贫血就是一个著名的例子，在这个例子中，控制血红蛋白生产的一个基因的单一突变会引起一连串的生理效应。即使在现代医学界看来，这种突变对拥有该基因两个副本的人来说也是高度致命的，破坏性极大，但有一个副本的人对疟疾有抵抗力；因此，尽管对于某些遗传者造成了严重的不利影响，但这种基因仍然存在。自然选择优势性状的不利或中性副产品有时被称为"附带现象"。一些研究人员认为，更年期就是这样一种附带现象，[47]但目前的大多数理论认为它在某种程度上是适应性的。

无论我们是将更年期视为一种附带现象还是一种适应性，都会产生重要的影响。如果更年期是一种附带现象，那么现代医学中普遍存在的"将更年期视为疾病"的做法可能会有一定的道理。然而，如果更年期是一种适应现象，那么将更年期看作一种正常的，甚至是健康的发展，几乎完全不需要任何干预，则更为恰当。

近几十年来，关于更年期起源问题的争议、调查、测试和理论化数量惊人。参与者情绪高涨，论争阵营庞大，理念差异根深蒂固。无论结论如何，这个问题显然是目前锻炼演化生物学精英头脑的重要问题。下一章所述的"祖母假说"① 可以说是占主导地位的理论，即使那些不同意这一理论的人也必须解决它。因此，即便我自己要提出一些不同的观点，也要先概述一下祖母假说。

祖母假说对关于狩猎和一夫一妻制婚姻在人类演化中起到重要作用的重大理论提出了质疑，有关它的辩论至今仍十分激烈。无论结论是什么，这场辩论本身就很重要：更年期显然是我们物种的一个决定性特征——一个需要解释的特征。我本人的结论是，无论我们是否接受祖母假说的全部内容，更年期都不仅仅是适应性的；它与人类生命史的其他独特特征有关，也与我们在几乎所有陆地环境中取得的非凡成功有关。

①　祖母假说（Grandmother Hypothesis），英文的"祖母"和"外祖母"是同一个词。下文中的"祖母"在很多情况下都指的是外祖母，为方便起见，统称为"祖母"。

第二章 "亲爱的祖母，谢谢你的人性"：祖母假说

威廉斯和汉密尔顿都认为，由于妇女的育龄后寿命很长这一事实违背了他们关于自然选择运作方式的预测，所以需要对其做出特殊的解释，而且可能是适应性的。威廉斯提出了现在所谓"母亲假说"（Mother Hypothesis）的早期版本——该观点认为，随着女性生育能力在未来的下降，继续生育对其生命和健康的风险超过了对她已经拥有的孩子投入更多关爱的好处。汉密尔顿是亲属选择理论的奠基人之一，他最早提出育龄后妇女对子孙的照顾导致了自然界对育龄后寿命的选择。[1] 在 1900 年前后的中国台湾农业人口记录中，出生时的平均预期寿命很低，表明工业化对健康和生存的影响微乎其微，尽管如此，许多妇女仍然活过了 50 岁，受此启发，他指出：

> 育龄后女性 15 年左右的相对健康的寿命本身就很漫长，而且明显要好于男性的表现，这说明在漫长的祖先时期，老妇人作为母亲或祖母有一种特殊的价值，而出于某种原因，老年男性相对来说很少拥有这种价值。[2]

（如第一章所述，在传统人口中，育龄后妇女的平均寿命实际上接近 25 年。）

母亲可以同时帮助她们仍需受抚养的子女和孙辈，在谈论

更年期产生的原因时，没有什么明显的理由要将威廉斯的"母亲"效应和汉密尔顿的"祖母"效应分开来谈，尽管一些研究者将其描述为各自独立的理论。

直到 1998 年，在犹他大学的克丽丝滕·霍克斯（Kristen Hawkes）领导的工作中，祖母假说才完全形成并得到清晰表达，该项工作至今仍在进行之中。[3] 在发展这一假说的过程中，霍克斯和她的同事们部分依赖埃里克·恰尔诺夫①开发的一套生命史演化的数学模型。[4] 我们看到，在经典的衰老理论中，外源性死亡率低的物种有更长的寿命，是因为自然界有更多的机会来淘汰对生命后期有破坏性的基因，而对维持身体的投资有更多的回报。另外，在恰尔诺夫的理论中，不急于在死亡前快速繁殖的生物可以生长更长的时间，达到更大的体型。人类和其他灵长类动物（尤其是我们的近亲——人科的其他动物）生活史缓慢，成年死亡率也相对较低。例如，黑猩猩在五岁之前都得到母亲的哺育，直到十几岁才开始繁殖。人类的性成熟甚至比人科的其他动物还要晚，采集者第一次生育的平均年龄是 19 岁或 20 岁。[5]

恰尔诺夫的模型预测，成年死亡率和成熟年龄将以特定和可预测的方式共同变化。它还预测，生长缓慢的动物的生育间隔会更长（"年繁殖率"较低），因为在幼年期用于生长的"产量"会在动物达到最大体型后被输送给后代；产量本身或多或少保持不变。他的模型对于包括我们的近亲在内的大多数哺乳动物都很有效，但人类是个例外：我们的生育间隔比其他猿类

---

① 埃里克·恰尔诺夫（Eric Charnov, 1947~），美国演化生态学家，以其在觅食方面（边际值理论）以及生活史理论（性分配和尺度/异速生长规则）的工作而闻名。他是麦克阿瑟奖得主、美国人文与科学院院士。

短，育龄后寿命却要长得多。

如果过了生育期的老年妇女将其产量的额外配额转移给女儿和外孙子女（以及外甥女和甥孙子女），提供食物和其他支持，使年轻妇女能够更早地给婴儿断奶，更频繁地生育，那么上述两种情况就可以解释了。在这种情况下，自然界可能会选择更长的寿命，因为老妇的年轻亲属将从这一较长的生育力旺盛期中受益。选择延长生育期的压力就不一样了，因为与投入同样精力帮助外孙子女的妇女相比，老年妇女生育更多的子女并不一定有适应度优势。因此，寿命会延长，而生殖寿命却可能不会延长——虽然人类女性生殖结束的年纪与雌性黑猩猩的相同，但我们的总寿命长得多。换句话说，对于更长的生命，大自然说"好的!"；但对于更长的生殖寿命，大自然会说"喊"，至少在女性中如此。

其他一些关于人类演化的理论与祖母假说的部分内容结合得很好。其中一个是退休于加州大学戴维斯分校的萨拉·布莱弗·赫尔迪（Sarah Blaffer Hrdy）提出的，着重于育童期重叠会如何影响社会的发展。人类是唯一能同时照顾一个以上受抚养孩子的猿类，我们只有在有人帮忙的情况下才能完成此举。像许多种鸟类和其他一些哺乳动物一样，人类是共同保育孩子的"合作繁殖者"——这种行为与雌性黑猩猩的行为形成了鲜明的对比，雌性黑猩猩可能会在孩子无人照管的片刻杀死彼此的孩子。而由于人类的孩子不得不吸引多个照顾者的注意力，我们演化出了复杂形式的合作发展所必需的社交技能。[6]

虽然祖母假说从来没有直接涉及人类学家所说的"脑化"——更大的大脑和随之发展的智力的演化——但它也与强调技能和学习在人类生活史中的作用的理论相一致，如内化资

42

本假说（Embodied Capital Hypothesis）。[7]根据后一种假说，老年人熟练掌握了作为觅食者生存所必需的许多技能，就会增加他们帮助的价值。

最后，尽管"祖母假说"的拥护者和研究人类演化的其他大多数科学家一样，认为当今的冰川期在大约250万年前来临之际，气候向更凉爽、更干燥的方向变化是导致人类与其他类人猿分道扬镳、转向新的食物来源和繁殖策略的压力因素，但这一假说也被另一些研究人员引用，他们强调，过去的300万年至1000万年——尤其是过去的100万年——是一个气候变化异常且越来越不稳定的时代。[8]根据这种观点，更新世——大约250万年前开始的地质时代，直立人和包括我们在内的其后代都是在这个时代演化出来的——的气候在冰期和突然变暖之间急剧循环，这些时期内的波动也很强烈（图4）。旧石器时代东非的气候就像一部摆锤，在极端的潮湿和干旱之间摇摆，这个时代的深湖在下个时代就变成了干旱的火山口。由于在过去的一万年里，我们一直生活在一个短暂的温暖且稳定的气候条件下——被科学家们称为"全新世"的时代——而且这个时间段涵盖了我们自发明农业以来的有记录的整个历史，所以直到最近，科学家们才意识到人类演化过程中气候的不稳定性。[9]

乔纳森·C. K. 韦尔斯（Jonathan C. K. Wells，伦敦大学学院人类学和儿科营养学教授，而不是名字相近的"智能设计"倡导者①）的迷人理论发现，人类的生活史特征和某些海鸟物种有许多相似之处，这些物种适应了厄尔尼诺在一些地区造成的严重气候振荡。他提出，气候波动在几个特殊的方面塑

43

44

————————

① 指"智能设计"（intelligent design）的鼓吹者约翰·科里根·"乔纳森"·韦尔斯（John Corrigan "Jonathan" Wells，1942~ ）。

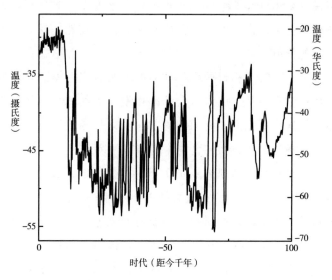

图 4　格陵兰中部的温度（摘自 Alley 2014, 119）

造了人类繁殖策略的主要特征。长寿、缓慢的生长和漫长的童年让我们能够一直等到稀缺时期的结束；后代养育期重叠（即一次照顾一个以上的孩子）和合作繁殖（在育龄后妇女的帮助下）让我们得以在有利的条件下迅速提高繁殖率，这样就可能更好地度过下一次生态锤击，避免种群数量再次急剧下降。[10]韦尔斯还认为，与我们的近亲相比，人类不同寻常的肥胖是对不断变化的环境的另一种灵活适应。脂肪不仅能让我们储存能量，作为应对困难时期的缓冲；它还能与免疫系统、生殖系统和其他系统沟通，告诉我们如何分配可用的一切能量。[11]

　　基姆·希尔（Kim Hill）和 A. 玛格达莱娜·乌尔塔多（A. Magdalena Hurtado）等研究人员发现（有关其工作的讨论见第四章），如今的大多数觅食人群以每年超过一个甚至两个百分点的速度快速增长，这似乎在支持韦尔斯提出的"兴衰交替"设想。[12]如果旧石器时代的人类以近似现代觅食者的速度繁殖，那么在那个时代中，只有先是大批死亡和灭绝，紧接着就是人口大举扩散，才能使人口增长接近于零。与其他动物的自然史的对比表明，典型的"崩溃"阶段会使种群规模减小70%至90%。[13]

在理论上——这是兴衰交替假说的一种形式——即使没有瘟疫或气候变化等外部因素，觅食经济也可能会因为食物来源的耗尽和恢复而产生人口快速下降和增长的周期。[14]由于觅食者可以通过迁移到资源尚未耗尽的新地区来暂时摆脱这种类型的循环，因此只要有可能，就有很大的动机这样做，这也可以解释过去5万年来人类在非洲以外的世界上迅速蔓延的原因。

兴衰交替的理论比较难以解释过去5000年的历史记录，那个时期的模式是增长缓慢，偶见挫折——导致人口减少几个百分点以上的灾难性事件相当罕见，尽管这种类型的事件似乎有可能发生在不久的将来。但是，随着向依赖驯养动植物的农业经济过渡，人类的经济社会发生了根本性的变化，这些变化可能缓解了兴衰交替模式（第六章会有更多的介绍），而且这一时期的气候也更加稳定。

所有形式的兴衰交替理论都将人类定义为一个殖民物种——在有利条件下能够通过快速繁殖来迅速扩张的物种。从历史的角度来看，有一种看法很有趣，那就是更年期作为繁殖策略的一部分，首先是机会性和适应性的。8万年到5万年前，人类迅速散布于欧亚大陆周围。大多数科学家都认为，人类从16000年前离开加拿大西北端的白令陆桥（Beringia）的一个创始种群开始，在不到2000年的时间里散布到了南北美洲。[15]条件有利时在大块地区迅速殖民的能力是我们的遗产之一。

虽然这些不同理论的支持者对人类生活史演化的驱动力有不同的猜测，虽然有些人不同意霍克斯所说的这种驱动力实际上是祖母哺育，但所有这些理论都与祖母假说的某些方面相一致，特别是它认为更年期有用且适应性强的观点。

祖母假说强调供给——在这一理论的经典形式中，老年妇女主要通过收集食物与女儿和外孙子女分享来提供帮助，但祖母的帮助也可能有其他的方式。研究齐曼内人（Tsimane，玻利维亚的一个以觅食-游耕为生的民族）的人类学家试图量化跨代和亲属之间的大量帮助，如供给、保育、父母一方死亡后收养孩子、照顾病人和解决冲突等，并表明老人即使到了相当高寿的年纪，也是比 40 岁以下的人更有成效的提供方。[16] 朱敬一（Cyrus Chu）和罗纳德·D. 李（Ronald D. Lee）的一个数学模型探讨了育龄后的年长妇女专门照顾孩子以支持年轻一代时的结果；研究发现，不仅自然界会选择育龄后寿命，而且一旦有了更年期，即使老妇人不再能觅得足够的食物来养活自己，用食物赡养她们、让她们更多地照管孩童，也可能会得到回报。[17] 这种模式以一种劳动分工的观点来看待更年期以及后来的孝道（赡养老人）的起源：育龄妇女为了孩子而觅食并照顾孩子；随着生育期的结束，育龄后的妇女觅食较多，照顾孩子较少；老年妇女体能下降，照顾孩子较多，觅食较少。老年人的一些贡献，比如向他人传授信息和经验（这种贡献在没有文字的社会中最为重要），是很难衡量的，目前还没有人尝试过这样做，结果是没有一项研究能展现长寿的所有优势，人类学家往往会低估老年人的价值。

祖母假说的一个长处是，它并没有假设人类曾经直到老年还能繁衍，后来才停止了这种做法，这种看法迄今没有证据。我们只需要解释为什么寿命延长了，而女性的生育期却没有迎头赶上。祖母假说的另一个长处是它把人类寿命的几个不同寻常的特征，包括妇女在育龄后的长寿，巧妙地解释为一个方程中的相关变量。

很容易想象祖母假说所预测的变化是如何产生的。也许我们像黑猩猩和其他许多哺乳动物一样，平均寿命曾经只比繁殖期长一小段时间。但由于我们在所有种群中都能看到的寿命的正常变化，或者也许是由于其他一些因素改变了成年动物的外源性死亡率，一些个体会活得更久，还有少数雌性个体活过了繁殖期——就像在岚山猕猴或努迦的黑猩猩中发生的情况。其中一些育龄后的女性没有自己的受抚养子女，她们也许是通过需要力气和技术采集的食物来帮助年长的子女抚养外孙子女。自然选择很可能青睐于扩繁一切有助于长寿的基因，而较低的成年死亡率反过来又有利于延长幼年期，因为不必急于繁殖，人类可以长得更加庞大和健壮。[18]

霍克斯的理论并不只停留在假设阶段。其灵感来自她在1985~1986年花了一年时间研究的一群哈扎人（Hadza），这是坦桑尼亚北部的一个觅食群体。她与詹姆斯·奥康内尔（James O'Connell）和尼古拉斯·布勒顿·琼斯（Nicholas Blurton Jones）一起在这个群体中生活，收集了他们的大量活动记录。[19]当时，人类演化的主流假说声称，狩猎和男性供养塑造了人类的生育策略，但霍克斯注意到，勤劳的育龄后女性在帮助年轻亲属方面发挥了重要作用。

90名研究对象中有八人是帮助喂养和照顾年轻妇女所生孩

子的育龄后妇女，其中包括四位祖母（父系和母系各有两位）、一位外曾祖母、两位姨妈和一位更远的亲戚，为了简单起见，霍克斯的团队将这些女性都称为"祖母"，但严格来讲，并非所有的女性都是这样的身份。样本中共有18名育龄妇女，共有九名育龄后妇女，她们几乎都帮助过年轻女子；此外，所有的哺乳期妇女都有一名育龄后的帮手。

在哈扎人中，老年妇女、育龄妇女和儿童都广泛地采集植物类食物。块茎——灌木状豇豆（Vigna frutescens）植物的地下储藏器官，哈扎人称之为"埃夸"（//ekwa）——是他们的主要食物。但年长的女性比其他年龄组的女性花更多的时间去觅食，也比除了十几岁未婚男孩外的其他组别多。男性单独或集体搜寻和狩猎大型猎物，有时还帮助采集植物。无论男女都采集蜂蜜。有新生儿的哺乳期母亲花在觅食上的时间较少，而"祖母"在帮助抚养新生儿时花在采集上的时间较多。成年妇女集中精力采集儿童无法自己获取的食物，特别是难以采集、通常在食用前要煮熟的块茎。

48　　人类并不是唯一帮助照顾非亲生子女的动物。但与其他动物不同的是，断奶后的人类儿童多年内都不能收集到足够的食物来养活自己，即使孩子也能采集大量食物的哈扎人同样如此。霍克斯的理论认为，通过继续为断奶的孩子提供食物，人类能够在各种生态条件下生存，并随着时间的推移适应气候变化。当母亲以外的人帮助提供食物时，母亲就可以更早地给孩子断奶，更早地生下更多的孩子。如果祖母提供了大部分食物，就可以解释妇女的育龄后寿命为什么如此之长了。

少女也是哈扎人里的重要帮手，五岁以上的儿童能够采集自己每日所需食物的一半。但是，有哺乳期手足的幼儿体重与

"祖母"的采集时间有很大关系，这表明祖母的帮助对这些儿童至关重要。

检验祖母假说，第一部分：祖母是否会帮助孙辈生存？

和大多数演化假说一样，祖母假说也很难检验，但有很多人正是为此做出了努力。霍克斯没能证明哈扎人祖母对孙辈生存的直接正面影响，但尼古拉斯·布勒顿·琼斯最近基于更多数据的研究结果表明，祖母抚育的影响很大——祖母不在世的哈扎儿童死亡的可能性更大，尤其是在母亲还很年轻的情况下。[20]此外，他还发现，大约有90%的儿童出生时有一位祖母在世，更令人惊讶的是，大约70%的人在25岁时仍有一位活着的祖母。[21]

探讨祖母在世的孩子是否有更好的生存机会的大多数研究，使用的是有良好书面记录的非工业化农业人口的信息；缺乏文字记录的觅食种群更难用这种方式研究。研究人群的这种选择不无道理，因为在觅食者和没有实现现代化的农耕者中，生育率和死亡率的模式大致相似。特别是，这两个种群的儿童死亡率都很高，通常有25%到50%的儿童在15岁之前死亡。因此，儿童存活率的差异即便微小，也会对演化适应度产生巨大的影响。

此外，我们作为觅食者的历史比发明农业以来的历史要长得多。我们所在的人属在大约200万年前演化于非洲，所在的智人物种也是在大约20万年前演化于非洲。但人类最早在1.1万年前才开始从事农业。其间已经有足够的时间来产生一些演化上的变异了，但由于我们生命历程的大多数特征——如绝经年龄和最长寿命——在各地都差不多，研究人员认为它们是在

49

我们漫长的农业前历史中演化而来的。因此，存活率研究的一个弱点是，它们反映了可能会大大改变行为的重要社会条件——农耕、定居的社会、居民大多"恋家"，以及财产继承的父权制模式，而在演化出更长的寿命后，这些条件可能并不占优势。尽管如此，重要的是，这些研究的结果倾向于支持祖母假说。

大多数研究表明，祖母健在会增加孩子的存活机会，而且这种差异的影响可能很强烈。在 20 世纪中叶的冈比亚农村，祖母在世的孩子活到五岁的可能性增加了 10% 左右；在 18 世纪和 19 世纪的芬兰和加拿大农村，50 岁以上的妇女平均每多活十年，就多两个孙辈。[22] 一些研究表明，这种效应只适用于母系的外祖母，少数研究表明只适用于父系的祖母，还有少数研究发现，祖母健在实际上降低了孩子的存活机会。

丽贝卡·西尔（Rebecca Sear）和露丝·梅斯（Ruth Mace）在 2008 年发表了一篇综述文章，回顾了受调查的亲属——母亲、父亲、兄姊、叔伯舅舅、姑妈姨妈，以及祖父母外祖父母——在婴儿和儿童存活中的作用的 45 篇论文，以确定什么样的帮助有利于妇女养育子女。作者们将这些研究分成两组，31 人的一组是比较严格的研究，试图控制财富等重要的混杂变量；13 人的另一组是没有控制其他变量的"补充"研究。

不出所料，所有的研究都表明，母亲死亡会降低孩子的生存能力，特别是年纪较小的儿童。从历史上看，母亲因分娩死亡后，只有一小部分儿童仍能存活，但在其中的几项研究中，这种影响在两岁后完全消失，这表明一旦儿童断奶，其他亲属可能会很好地接替母亲的功能。

关于其他亲属的证据比较模糊。在不到一半的较严格的分析中（15 项中有 7 项），父亲在世增加了其子女的存活机会。[23]
在更严格的研究中，约有三分之二的研究表明外祖母提高了存活率，约有 60% 的研究表明祖母提高了存活率，在几乎所有（6 项研究中的 5 项）调查兄姊作用的研究中，兄姊都有积极的影响。在 10 项研究中，仅有 2 项体现出祖父的有益影响。这些研究人员和前人一样提出了一种模式：父系的祖母在孩子出生时或出生后不久最有作用，而母系的外祖母在孩子两三岁时对后者最有益处。这可能反映出不同种类的好处：外祖母可能会直接帮忙照顾孩子，特别是在断奶前后；而经常与儿媳妇一起生活的父系祖母可能会影响母亲的环境，使其变得更好，或者（在那些显示出负面影响的研究中）更糟。

最后，最近的一项研究检验了一个理论，即祖母在世对一些孙子女的帮助可能比别人更大。因为只有女孩才会遗传 X 染色体，所以祖母与儿子的女儿（他们从她那里遗传了 2 条 X 染色体上大约一半的遗传物质）和女儿的孩子（他们从她那里遗传了大约四分之一的这种物质）的亲缘关系比与儿子的儿子的亲缘关系略高，因为儿子的儿子没有遗传她的 X 染色体。XX或 XY 这对染色体只是我们遗传的 23 对染色体中的一对，所以这种亲缘关系的差异并不是很大。不过，这还是启发了莫莉·福克斯（Molly Fox）和同事们研究根据孙辈的性别和父系血统来区分祖母效应是否会有不同。他们分析了根据孩子性别进行区分的 7 个儿童存活研究的结果后，为祖母根据亲缘关系程度对孙子女进行投资的假设找到了支持。[24]

基于统计学的研究会肤浅得令人沮丧——关于它们所描述的效果如何或为何会发生，并没有说出个所以然来。要想了解得更多，可以参考探索性的"定性"研究，这些研究可以提供

51

关于小样本对象的更深入的信息。在一项定性研究中，加纳首都和最大城市阿克拉（Accra）的研究人员采访了 24 名儿童蛋白质缺乏营养不良（夸休可尔症［kwashiorkor］会导致腹部肿胀、腹泻和其他症状，它在大多数情况下是致命的，尽管可以通过 36 个月的严格治疗计划治愈）的成年幸存者。他们还采访了幸存者的主要照管人，其中包括 17 位母亲、10 位祖母、1 位采访时已年过百岁的曾祖母、2 位父亲、3 位兄姊，以及 6 位与幸存者有不同关系的"姨妈"。研究的初衷是想了解童年营养不良的幸存者是否继续过上正常的生活，很快就确定了事实的确如此。研究人员随后对祖母们的作用产生了兴趣，尤其是外祖母和"姨妈"，她们往往是第一个发现病情的人。他们的结论是，由于祖母们的长期记忆中包含了内战时期（当时营养不良现象特别普遍），因此她们对这个问题很敏感，并且求医非常积极，还帮助她们的家庭遵循卫生部推荐的方案；为此，她们提供了从照顾孩子到金钱和交通方面的各种支持。此外，由于老年妇女被认为是社会上的医疗问题专家——此话不无道理，因为她们中的大多数人都生养了不少孩子——所以母亲们会向她们寻求关于孩子是否需要帮助的建议。研究人员的结论是，祖母和参与照顾儿童的其他老年妇女是他们存活的一个关键因素，也许正是幸存者和夭折者之间的区别所在。[25]

52   另一个例子是，对埃塞俄比亚奥罗莫（Oromo）族农村家庭进行的一项时间分配研究表明，即使在女儿嫁人并搬到其他村庄后，外祖母也会频繁看望她们。她们经常帮助做一些诸如打水等繁重的家务，把母亲从劳作中解放出来，以便她们有更多的时间照顾孩子。有祖母的孩子在幼年时期危险的头 5 年有更大的存活机会，这 5 年的总死亡率为 15%；外祖母比祖母更有助益，女孩比男孩受益更多。尽管最贫穷的家庭实行入赘，而且这些家庭的营养状况较差，但与外祖父母一起生活的外孙辈比那些母亲嫁到村外与公婆生活在一起的更容易存活。[26]

检验祖母假说，第二部分：数学

数学建模是检验演化理论的一种方法。女性在停止生育后，可以通过照顾亲戚的孩子来提高自己的整体适应度，这听起来似乎很合理，但这真的会导致选择长寿吗？研究人员建立了模型，将基因遗传给亲属的可能性、母亲的初产年龄、生育间隔、最后一次生育的年龄、孩子的性别、寿命的长度、行为的影响，以及其他变量都纳入其中。数值是基于人种学、生物学或人口学研究的最佳猜测。在可以获得非常完整的人口谱系数据的情况下，有时会严格基于这些数据来确定模型，鉴于我们在该特定人群中看到的模式，以弄清祖母的影响是否足以解释更年期的演变或维持。祖母假说在这些检验中取得了相当不错的成绩，当然，结果还是参差不齐。

在讨论更年期的演化基础时，1895 年日本殖民统治台湾后早期收集的台湾农业人口数据很重要。汉密尔顿在 1966 年发表的关于衰老的文章中，利用这些数据制成了一张死亡率表，并进行了其他计算。他发现，没有迹象表明现代医学和公共卫生对这个人群产生了影响；出生时的平均预期寿命是 26 岁，这在非工业化社会很常见；生育率非常高；人口以每年 1% 左右的速度增长。正是这些数据让汉密尔顿觉得有必要解释更年期，因为即使死亡率很高，仍有大量妇女活过了最后一次生育的年龄，这对他的部分理论提出了挑战。

2001 年，达里尔·P. 尚利（Daryl P. Shanley）和托马

53

斯·B. L. 柯克伍德假设在世的外祖母会帮助女儿和外孙子女生存，他们利用包括生育率和死亡率在内的这些数据计算了母亲和祖母的影响。他们还假设，没有一个两岁以下的孩子能在母亲死亡后存活下来，丧母的有害影响虽然会下降，但会一直持续到 15 岁。他们列入了母亲在分娩时死亡的风险，这种风险在人类中通常很小，但的确会随着年龄的增长而加大。

尚利和柯克伍德随后修改了生育率下降和停止生育的年龄，看看这会对适应度产生什么影响。尽管他们假设母亲死亡会导致新生儿夭折，并降低她的其他孩子的存活率，但他们发现，生命后期生育风险的增加对继续生育所得的好处而言几乎没有抑制作用。威廉斯最初的假设中所描述的"母亲"效应——认为更年期在死亡和失去对现有孩子投资的风险与生育更多孩子的好处之间取得了平衡——不像人们想象的那样重要，这一点已经得到了证明，并不出乎意料。1993 年，艾伦·罗杰斯（Alan Rogers）曾用这些来自台湾的相同数据证明，即使这一数字是 20 世纪初美国实测的活产 1% 死亡率的十倍，分娩死亡的风险也不能解释更年期的原因。（与觅食人群的比较表明，罗杰斯对产妇死亡率的估计是合理的：在与欧洲人和平接触之前，巴拉圭阿切人［Ache］的分娩死亡率约为每 150 个活产中就有一个；在玻利维亚的希威人［Hiwi］中，约为每 55 至 75 个活产中就有一个；在 20 世纪末的哈扎人中，约为每 100 个活产中就有一个。[27]）

尚利和柯克伍德还发现，祖母照顾本身可能不足以解释更年期：外祖母必须将女儿的总生育率提高 40% 以上，才能弥补因自己放弃继续生育而造成的适应度损失。然而，当他们将"母亲"和"祖母"这两种效应结合起来时，更年期在看似合理的条件下增强了适应度，尽管这个模型预测更年期会发生得更晚一些，在 50 岁至 60 岁。

丽贝卡·西尔根据冈比亚农村地区四个农庄的一套非常完整的数据，对祖母假说进行了另一次检验。这些数据是由伊恩·麦格雷戈（Ian McGregor）收集的，他是一位英国医生，1965 年之前为英国医学研究委员会（MRC）在英国殖民地研究疟疾（于 2007 年去世）。1974 年之前，现代医学对这一人群几乎没有影响，那里的生育率和儿童死亡率都非常高。1975 年，医学研究委员会在该地区建立了一个永久性的诊所，死亡率急剧下降，为此西尔排除了该年之后的数据。已婚妇女通常与公婆住在一起，但有时直到婚后几年才会如此，大多数妇女继续住在同一村庄的娘家附近。小孩断奶后常到外祖母家生活一段时间。大多数财产由男子继承和传承，但稻田则由妇女通过母亲继承，大部分农活都由妇女承担。人们选择了一夫多妻制，许多妇女的丈夫都有侧室。离婚、鳏寡和再婚对于男女都很常见。

在 2002 年利用这些数据进行的一项研究中，西尔及其同事们发现，外祖母和姐姐们都能提高孩子的生存机会，但父亲和一切父系亲属则无此作用。母亲对两岁前孩子的存活至关重要，但丧母对两岁后的孩子没有影响。[28]然而，祖母在世会略微缩短生育间隔；研究人员推测，最可能的解释是这增加了儿媳生育的社会压力。[29]妇女的丈夫是否有侧室并不影响生育间隔或其子女的死亡率，这与预期的有些出入。

2007 年，尚利和柯克伍德与西尔和梅斯一起发表了基于麦格雷戈数据对祖母假说的数学检验，其假设与他们此前基于台湾农民模型的类似，但使用了从冈比亚群体中获得的更精确的

55

亲属存在与否时的儿童死亡率数字。他们得到的结果与此前的分析相同：当"母亲"和"祖母"效应相结合时，更年期是适应性的，但它应该比现在的晚五至十年。

这并不是一蹴而就的事；数字起了作用，但仅此而已。然而，由于只需要很小的影响就会引起长期的演变，而且由于很可能没有任何数学模型考虑到实际发挥作用的所有因素，这些模型表明，即使它们不能起到决定性的作用，祖母假说也是可信的。

对祖母假说最早的一个数学挑战是在 1991 年，当时霍克斯及其同事刚刚开始发表他们有关哈扎人的数据和关于祖母影响的想法。人类学家基姆·希尔和 A. 玛格达莱娜·乌尔塔多将他们的模型建立在对巴拉圭阿切人的研究上，这个群体在 1971 年之前很少接触工业化世界。[30]1980 年代，研究人员利用有组织的访谈，对这一群体进行了严格的人口学研究，该群体中有 955 人出生于 1890 年至 1970 年。为了计算更年期的代价，研究人员使用了猕猴的生育率曲线——如果人类的寿命有类似的曲线，女性在 65 岁时仍保有其生育率峰值的 43%。他们利用阿切人的死亡率、生育率和儿童存活率的数据（无论其祖父母是否在世）计算得出，虽然祖母照拂的获益在生命历程中会增加，而停止生育的代价会降低，但自然选择不会偏爱这个群体的更年期，部分原因是老年妇女可以帮助的成年后代太少。

基于单一数据集的数学模型具有扎根于现实的优势，但它们受制于单一的条件组合，不一定在所有的人群中都有效。更通用的模型可以检验更年期如何演化的更多样的理论。假设某位祖先的生活史类似于今天的黑猩猩——人类演变的源头，但黑猩猩大多没有分化——这些模型能检验我们可能演化出更长的寿命和漫长的育龄后生活的条件。

2003 年，罗纳德·D. 李考虑了他所说的"代际转移"的影响，即老一代人对年轻一代福祉的全部投资，从而正式修改了汉密尔顿的衰老理论。这些食物和其他资源的转移在所有照顾后代的动物中都很重要，在像人类这样高度社会化的物种中最为重要，但在以前的衰老理论中没有被考虑过。李将影响生育率和死亡率的突变引入具有代际转移的模型种群中，模型显示，对于像哺乳动物和鸟类这样大量投资于少数存活的后代的动物，其婴幼儿死亡率很高。原因是，首先，父母在该阶段的投资沉没成本较低；另外，较高的早期死亡率也减少了后代之间对资源的竞争。因此，该模型解释了人类和其他一些动物演化的一个奥秘：幼年死亡率高。

它还解释了育龄后生命的奥秘。在李的模型中，生育率的微小变化不太可能对代际转移物种的适应度产生太大影响；与之相对，投资的变化对适应度的影响更大。成年人与儿童的比例相对较高是最有利的，育龄后的人——不会在平衡中增加更多子女的成年人——的较低死亡率得到了选择。

通过纳入转移的概念，李的模型能够解释在人类和其他一些动物中观察到的与经典的衰老理论相悖的两个特征：婴儿和儿童的高死亡率，以及育龄后的长寿。他的人类模型使用高转移值，产生了一个非常接近于在觅食和前工业社会中观察到的死亡率表。

几年后，李在一个虚构的、基因多样化的小规模家族群体中检验了这个模型，在这个模型中，孩子们在十八九岁之前都受抚养，而成年人则会生产过剩（就像今天的人类觅食者一样，也许在我们祖先生活的过去也是如此）。在这个版本中，

57

他引入了在不同的年龄段提高死亡率的随机突变，但没有影响生育率的突变。他指出在他应用的条件组合下会演化出育龄后的长寿。即使50%的资源转移给了远亲或非亲属，而不是近亲，这个结论也是成立的；事实上，最后这种模拟导致中年的死亡率低于只转移给亲属的模拟所导致的中年死亡率，但晚年死亡率要高一些，因为有更多的人可以替代去世的父母或祖父母。李的模型只考虑了单性群体，并无两性繁殖。但在理论上——这个想法在本书第三章会变得很重要——转移可能会使自然界选择男女两性的育龄后寿命。[31]

李的模型只包括一种演化变异的机制——负突变的积累——而且没有尝试模拟多效性或正向性状选择的影响。在他与朱敬一和简宏根（Hung-Ken Chien）共同发表的其他研究工作中，根据"一次性体细胞"理论——生物体有固定的能量，用于生长、繁殖、维持或（在朱的模型中）转移给年轻一代——将转移纳入模拟正向选择的模型中。[32]如果要把李在2008年的研究中探讨的复杂社会效应纳入这个模型中，那就太复杂了，但无论如何，朱、简和李再次表明，当转移被加入经典衰老理论时，童年的高死亡率和育龄后寿命均有可能演化出来。[33]

萨米埃尔·帕瓦尔（Samuel Pavard）和弗雷德里克·布朗热（Frédéric Branger）对一个模型进行了检验，该模型考虑了人类生育策略的若干特征对在现实的传统（即非工业化）社会中观测到的广泛数值的影响。他们思考了母亲的死亡对女儿存活机会的影响、子女对母亲的依赖程度，以及外祖母在世时帮助外孙辈生存甚至完全替代母亲的可能性。他们得出了一个有趣的结果，即如果成人死亡率已经相对较低，那么给予帮助的祖母（而不是取而代之的祖母，很奇怪）会大力促成长寿的演

化；在整个矩阵的范围内，祖母照拂还推动了生育率在青年期　58
较高而在中年期较低的选择。[34]

　　这里所描述的模型都考虑了无性繁殖——只有母亲和女儿——这比考虑与男性有性繁殖的情景更容易建立模型。检验祖母照拂可以驱动对更年期的选择的第一个双性别模型是弗蕾德里克·卡赫尔（Friederike Kachel）及其同事在莱比锡马克斯·普朗克演化人类学研究所（Max Planck Institute for Evolutionary Anthropology）设计的，[35]其结果广为人知，似乎挑战了祖母假说。在一个约1000人群体的模型中，生育期和自然寿命都被设定为50岁，在该模型中，无受抚养后代的在世外祖母可以通过让女儿提前断奶，以及降低女儿后代的死亡率来帮助女儿生育。该模型引入了改变男女自然寿命长度，或只改变女性生育期长度，而最大生育潜力保持不变的随机突变，因此，年轻时的生育次数越多，后期的生育次数就越少。这个模型的结果证明，对于亲属选择而言，育龄之后淘汰衰老和死亡的选择严重不足，无法造成老年妇女的长寿。卡赫尔和她的团队并不认为他们的结果与前文更广泛的理论不一致，那些理论通过将转移的概念纳入经典的衰老理论，解释了生育期后的生命是如何演化的。但是，他们确实摒弃了祖母的特别照拂推动了人类寿命延长的看法。

　　这一模型没有考虑"母亲"效应——根据这种效应，如果母亲死亡，年轻的后代就会夭折或死亡率升高——尽管尚利和柯克伍德曾提出，如果母亲效应和祖母效应结合在一起，更年期可能会演化出来。[36]它确实包括了对生育的限制，因为年轻时的高生育率降低了后期的生育率，但也许并没有体现生理代价或与资源竞争有关的成本，一些研究者认为这些成本对塑造人

59　类生命史很重要。将生育率和死亡率之间的权衡纳入其中——正如经典衰老理论所假设的那样，该理论援引了"一次性体细胞"的约束条件，其中有限的能量储存可以分配给生长、繁殖或维持——可能会改变结果。

金世焄（Peter S. Kim）及其同事在回应卡赫尔的模型时提出了最后一点，并相应地开发了自己的模型。他们在这个模型中将"祖母"定义为育龄后的全部女性，她可以照顾所在群体中的一切断奶的孩子，从而让孩子的母亲可以生育更多的子女。他们把男女两性生育率和寿命之间的权衡囊括在内：男性年纪越大就越不可能有后代，而寿命较长的妇女所生的孩子受抚养的时间也较长。

该团队开发了两个版本的模型，在更加复杂现实的版本中，更长的寿命需要很长的时间来演化（约 27.5 万年），而且并不总会发生。一些模型种群的寿命仍然停留在类似黑猩猩的年限上，而另一些的则在类似人类的寿命上达到平衡。在没有祖母照拂的情况下，一些种群因为男性的长寿选择而逃过了短寿，在这个模型中，男性一生持续繁殖，但随着寿命的延长，这些种群就都灭绝了，因为女性无法生育足够多的孩子来避免负增长率。当研究人员通过将性成熟年龄和生育间隔设定在低限进行实验时，并没有演化出长寿，这说明祖母照拂只在那些生长相对缓慢、寿命相对较长的物种中首先具有适应性——这也是更年期在各物种中并不常见的可能原因。[37]

这个模型的一个弱点是，它将生育期的结束固定在一个特定的年龄（45 岁）上，意即严格来说，它是在检验祖母照拂是否会促进长寿，而不是检验它是否会在寿命因其他原因而延长的群体中维持更年期。最近，金及其同事的模型的新版本将最后一次生育时的年龄作为另一个变量纳入模型中，这个版本是由陈皓瑭（Matthew H. Chan）、霍克斯和金发表的。[38]该研究发现，从类似猿类的生活史过渡到类似人类觅食者的生活史只发生在有祖母照拂的情况下，这并未发生在所有甚至大多数有祖母照拂的群体中，只是在一小部分群体中而已。这种情况确实发生时，要用三万年时间才能达到新的平衡，并导致人类模式的寿命和最后一次生育的平均年龄约为 48 岁，略高于在历史人口中观察到的情况。然而，决定寿命长短的主要因素并非祖母照拂，而是男性之间的竞争程度。因为祖母的照料减少了人口中育龄妇女的数量，增加了男性之间对父亲地位的竞争，当研究人员假设男性的寿命和他们所谓的"年轻时的活力"之间存在强烈的折中时，男性之间的高度竞争会缩短其寿命。在这种情况下，男性需要大量的"活力"来进行竞争，而由此导致的较短的男性寿命则削弱了女性长寿的选择效果。只有当研究人员假设男性的活力或寿命折中较弱时，寿命才会延长（这个参数的变化即使微小，也会产生很大的影响）。男性竞争对人类寿命的影响此前从未以这种方式被考虑过——尽管择偶策略在其他方面一直是有关祖母假说的辩论的重要部分——它们需要得到更多的探索。[39]觅食群体的大多数丈夫在妻子更年期后仍与后者共同生活——我将在后面讨论这种模式——这很可能缓冲了更年期对男性竞争的影响。

出于前文提到的许多原因，数学建模很困难——它无法考虑到所有的相关因素；建模依赖于来自各个社会的数据，那些社会可能与我们祖先的情况不同；它还要求研究人员做出假设，如果这些假设哪怕只有一点点不正确，都会产生误导性或异常的结果。研究者的假设被他们自己创造的方程和参数证实，也不足为奇。与证明真实发生过的事情相比，建模更能说明什么是可信的，而在这个有限的意义上，可以说是支持祖母假说的。

数学建模的另一个复杂之处在于，为了简单起见，模型几乎总是假设一个既不增长也不萎缩的静止人群。但是，如果我们的物种正常地扩张，有时会崩溃——正如本章前文提到的那样——模型的结果就可能并不准确。在成长的群体中，繁殖的时机比静止群体的更重要。人生早期的生育对适应度的影响比晚期的更大，而且会更快地达到额外生育的收益递减点。从数学上讲，这意味着其更年期的代价小于静止群体。[40]

然而在这些模型中，最突出的是李将"转移"纳入衰老如何演化的理论之中，其表述与经典的衰老理论不同，可以解释儿童的高死亡率和育龄后的寿命。这种认为生育并不是在出生时就完成的，而可能涉及父母、祖父母和其他亲属的持续投资的观点，是对衰老理论的基本补充，对于人类的生命史尤为重要，因为人类的这种投资非常庞大。

我自己并不相信祖母照拂推动了长寿的演化。我认为，假设发生了一些降低成人死亡率的事情——也许是人类开始合作分享食物——延长寿命就比较容易了。但为了使育龄后的寿命具有适应性，祖母养育不一定是推动人类长寿的唯一力量。如果祖母的养育（或许与其他因素结合在一起）维持了其他因素导致的育龄后的长寿，那么它在那个意义上就是具备适应性的。不过，霍克斯等人还是坚持认为祖母养育实际上是推动人类独特生命史演化的力量，并且提出了强有力的论据。

祖母假说更趋复杂：繁殖竞争

虽然正如许多关于儿童存活率的研究所表明的那样，人类可以有家族合作，但竞争也是普遍存在于人类中的一个因素。其中的一些竞争是我们生育策略的根本：我们在后代身上投入巨大，这意味着孩子们可能会彼此竞争食物或母亲的关注等有限资源。在农业社会，财产继承造成了新的竞争。

62

如果祖母足够年轻，可以继续生孩子，那么她们自己的孩子可能会与她后代的孩子争夺资源，两种子女的死亡率可能都会更高。观察虎鲸的研究人员对发展"繁殖竞争"可能在更年期演化中发挥作用的理论起到了尤其重要的作用。虎鲸和人类的觅食者一样，生活在共同居住的群体中，分享食物，并多年哺育和照顾后代。当同一个鲸群内各代之间的繁殖发生重叠时，年长鲸鱼的子女的生存机会就会受到影响。[41]

在研究人员寻找人类社会中繁殖竞争的破坏性影响时，他们发现这些影响在一些社会中可以忽略不计，但在另一些社会中非常强烈。也就是说，迄今为止的证据含糊混杂。[42]不过，有大量的间接证据表明，繁殖竞争是更年期演变的一个因素。在人类中，女性的生育能力可能在成为祖母时结束，与其他动物相比，代际生育重叠很小。社会习俗常常会强化这种避免竞争的观念。例如，在各个文化中，男性往往比女性结婚晚——在农业社会中是这样，在觅食群体中也是如此——而女性往往与公婆住在一起。这意味着，妇女不太可能与上一代的育龄妇女住在同一个房子里。在冈比亚，露丝·梅斯和亚历山德拉·阿尔韦涅（Alexandra Alvergne）发现，出于这些原因，妇女和她们的婆婆在生育方面几乎没有重叠。[43]妇女在成为婆婆或祖母后退出性生活和生育的习俗在各种文化中也很常见（但并非普世皆然）。[44]一项对波兰妇女的研究甚至发现，早年生女的妇女也会更早地进入更年期——如果这种效应在人类群体中普遍存在，那就是一个有趣的证据，证明大自然已经选择了不与我们的女儿进行繁殖竞争。[45]

关于衰老的一次性体细胞理论意味着一种不同的竞争：人类生育率"数量与质量"的权衡。回顾一下，根据这一理论，生物体在生育力与维持力之间进行权衡，这就意味着较高的生育力是以较高的死亡率和母亲较差的健康为代价的。[46]这些权衡效应得到了演化论者的广泛认可，而关于分娩会使人衰竭，或女人一生潜在的生育次数有限的看法在传统社会中随处可见。但出于一些原因，在真实人群中很难观察到这些折中，也很难区分彼此，寻找折中的研究结果也是水平参差不齐。[47]研究人员在玻利维亚的齐曼内人中发现，多胎或频繁生育对妇女的健康并无长期影响。[48]相反，一项对 1860 年至 1895 年在犹他州结婚的两万多对夫妇的记录进行的研究发现，多子女的妇女会较早过世，因此其子女的死亡率也较高。多子女家庭的孩子死亡率高于小家庭，后期出生的孩子尤其如此。[49]同样，最近对撒哈拉以南非洲 27 个现代国家进行的一项人口调查发现，随着家庭规模的扩大，儿童存活的概率下降，头两胎之后的孩子的存活概率会下降 14% 左右。[50]

诸如此类的因素可以降低更年期的代价，因为无论如何，生出尽可能多的孩子都并非最佳的适应度策略。换句话说，最佳适应度并不等同于最高生育率。

农业社会还有一个问题，即一个家庭的生存取决于其可继承的财产——土地，而这可能会深刻影响到生育策略和儿童的存活率。莫妮克·伯格霍夫·马尔德（Monique Borgerhoff Mulder）对肯尼亚农牧民族基普西基人（Kipsigis）的研究表明，兄弟、侧室和婆家人之间对财产的激烈竞争，有时甚至是暴力竞争，会对孩子的存活机会产生怎样的影响。[51]在基普西基人里，所有的土地都是通过父系继承的，传统上儿子们是平等继承的。只有家庭拥有的登记在册的土地才能继承，否则就必须购买新的土地（这是20世纪殖民和现代化带来的发展；在此之前，继承父亲牛群的儿子扩张荒地要容易得多）。在这项研究中，儿子和堂兄弟之间对继承权的竞争非常激烈，而且由于儿子只有在能够支付大笔牲畜聘金的情况下才能结婚，如果没有足够的姐妹带来必要的聘金，娶亲难比登天。

在伯格霍夫·马尔德的研究中，基普西基人的儿童死亡率约为18%，高于工业化世界，但低于过去的大多数农业社会。如果祖父还在世，并且父亲有在世的兄弟，儿童就不太可能会夭折，但这种效应在父亲很富有的情况下最强。这些亲戚即使住得很远，也能提高孩子的存活概率，很可能是以危机时提供帮助（看病的钱、长期匮乏时给的粮食、解决宿怨时的雇凶血钱和赎罪金等）来实现的。在贫寒家族中，父系男性亲属的作用较小——也许他们因为不得不担心将遗产分给许多孙辈，或让侄子来分享儿子的遗产而不太愿意提供帮助。

外祖父和舅舅们提高贫寒家族存活率的情况正好相反。母亲的新家庭缺乏资源时，他们会出手相助，减轻财富对儿童死亡率的影响。他们住得越远，帮助就越大，这是一个反直觉但并非独特的模式，最可能的解释是，当受到丈夫或公婆的虐待或忽视时，他们会为这位妇女及其子女提供庇护。父系祖母或许也会保护贫寒家族的孙辈，使其免受男性亲属的忽视或敌意，以此来帮助她们的孙辈生存。

父亲有侧室的正妻子女和兄弟姐妹较多的子女，其死亡率高于其他的孩子，贫寒家族尤其如此；对此可能的解释是资源和继承权的争夺。伯格霍夫·马尔德亲眼观察到后一种效应的许多例子：一个妇女试图毒死她丈夫兄弟的孩子；一个男人烧毁了兄弟的房子，他的家人也在里面；而对巫术的指控和争夺土地的诉讼也很常见。不过，伯格霍夫·马尔德也见证了令人印象深刻的合作和利他行为，基普西基人中，有祖父母的孩子确实死亡率较低。[52]

65　　可能具有重要意义的是，马拉维的切瓦人（Chewa）是唯一一个已知的外祖母在世却对儿童存活有负面影响的人群，此种情况可能意义重大，他们在另一个方面也很不寻常——在这种文化中，财产由妇女继承和控制，大多数妇女婚后住在母亲家。[53]丽贝卡·西尔对切瓦人的研究发现，外祖母健在对女孩的有害影响最大。她推测，掌握财产的外祖母可能希望避免将财产分给太多孙辈——如果家庭由女孩自己的母亲而不是外祖母领导，孩子就有更大的机会茁壮成长，因为外祖母可能更愿意将资源集中在其他孙辈身上。在这个社会中，姨妈也不利于孩子的生存，这种影响在男性控制财产的家庭中消失了，使西尔的假设更有说服力。但是，由于对切瓦人的这项研究仅仅依靠人口学调查，而不是深入的实地调研，因此，关于到底是什么导致了西尔观察到的结果，这项研究并没有提供什么见解。

　　最后，除了同一群体或家族中受抚养子女之间的资源竞争、个人之间对生育或抚养资源分配的竞争、同胞或堂表同辈之间对继承权的竞争，另一种在历史上很重要的竞争形式是婆媳之间的紧张关系，这种紧张关系在新娘搬去夫家生活的社会中非常普遍。新娘与任何一个婆家人都没有血缘关系，他们的生育和经济利益可能会与她本人的发生冲突，尽管她是家庭产生新孩子的工具。这种冲突可能会通过孙辈的母亲影响到孙子女，也可以解释为什么一些研究发现祖母对孙辈要么没有帮助，要么甚至有害。[54]婆媳问题几乎是农业时期社会的普遍特征，我将在第七章进一步讨论；目前还不清楚它在多大程度上适用于家庭结构不同的觅食时期。

继承在农业社会中比在觅食社会中重要得多，鉴于其对繁殖策略的巨大影响力，在论证旧石器时代的演化时，必须谨慎使用对农业民族的研究。只有一位研究者——尼古拉斯·布勒顿·琼斯在最近对哈扎人的研究中寻找了觅食者之间繁殖竞争的影响。[55]令人惊讶的是，他没有发现有任何证据表明如果孩子们的祖母有新生儿或幼儿，他们的生存机会就会降低；事实上，情况似乎恰恰相反。这个结果很重要，因为如果祖母能够照顾自己的年幼子女，同时并不损害她们供养孙辈的能力，这不仅会削弱繁殖竞争理论，也会破坏有关更年期适应性的大多数理论。然而布勒顿·琼斯仔细观察之后发现，几乎所有 40 岁以后生育的女性都有一个健在的母亲或婆婆，以及一个没有子女的十几岁女儿，并且这些女性的婚姻持续时间比 40 岁以后不生育的女性要长。这就是使繁殖竞争理论难以检验的那种关联性，如果哈扎人（不管出于何种原因），或者说普遍的人类，倾向于只有在顺境下才会在生育期接近尾声的时候生孩子，这就可能是支持繁殖竞争理论的间接证据。在布勒顿·琼斯研究的哈扎人中，有许多帮手可用的妇女才会在 40 岁以后生育；过了这个年纪、帮手又很少的妇女就完全不再生育了，所以无法测算其子女的死亡率。也就是说，有些母亲在帮助女儿的同时还能生育，是因为她们自己就得到了很多帮助；而另一些母亲则更早地停止了生育。

我认为繁殖竞争很可能是更年期演化的一个因素，但我也认为更年期在限制繁殖竞争方面的优势在农业时期变得更加重要。也就是说，更年期不仅帮助我们以觅食者的身份生存，它也是人类能够组织成功的农业经济的原因之一。我将在第二部分更详细地讨论农业社会。

综上所述，祖母假说认为，自然界选择妇女的寿命较长，因为育龄后的妇女会帮助女儿、儿媳、妹妹、外甥女和外孙女喂养和照顾婴幼儿。这使年轻妇女可以在更短的间隔后生下更多的婴儿，继而提高了老年妇女的整体适应度。一旦断奶的孩子可以得到难以获得的食物，就能使人类在新的环境中生活，并在全世界迅速扩张。一旦成人的寿命得到了延长，更长的童年也就因此演化出来了。人类利用这种较长的童年期发展了较高的觅食技能；随着合作在各个年龄段变得更加重要，社交技能也得到了迅速的发展。

正如艾莉森·高普尼克①在美国退休人员协会（AARP）的一篇博客上叙述霍克斯理论时所说："亲爱的祖母，谢谢你的人性。"[56]

---

① 艾莉森·高普尼克（Alison Gopnik，1955~），美国伯克利加州大学心理学教授、哲学系兼职教授。她以认知和语言发展领域的工作而闻名，专门研究语言对思维的影响、心智理论的发展和因果学习。

第三章 将"男性"纳入更年期思考：以男性为中心的人类演化理论

在祖母假说之前，解释人类生命史的最著名的理论被称为
"人即猎人"（Man the Hunter），取自人类学家理查德·B. 李
（Richard B. Lee）和欧文·德沃尔（Irven Devore）编辑的 1966
年会议论文集的标题。[1] 在这一理论中，我们的祖先转向一套新
的生存和繁衍策略时，几乎在同一时间发生了好几个变化。人
类变成了双足动物，双手解放出来，可以狩猎、携带食物和供
养家庭。他们开始使用石器来狩猎和防御。随着新的技能——
尤其是狩猎——变得愈发重要，大脑也在不断发育。但双足直
立行走限制了女性骨盆的宽度，给新生儿的头部大小造成了硬
性的上限，这意味着女性不得不生下发育较差、依赖性较强的
婴儿，并需要更长的时间来照顾他们。这一点她们是在男人的
帮助下完成的，而作为对孩子投资的回报，男人需要更大的保
证，确认孩子是本人的亲生后代；于是人类开始形成一夫一妻
的配偶关系。人即猎人假说认为，核心家庭、双足直立行走、
工具的使用、"脑化"（大脑的发育），以及狩猎都是大约 200
万年前（虽然当时认为要晚得多）直立人演化过程中密切相关
的因素，之所以如此命名，是因为这种古人类据说是第一种直
立行走的人。[2] 这是我在学校里学到的理论，本书的很多读者可
能也了解这些。

人即猎人假说中"人"的部分很重要——在今天的觅食民

69　族中，狩猎大型猎物的大多是男性，人类学家认为在旧石器时代也是如此。如果说狩猎是人类演化的推动力，那么它也是男性的活动，这也解释了关于人类演化的争论背后的一些压力和情绪——刚提出祖母假说的时候为何会引发如此大的争议，以及这些论调在今天听来为何如此刺耳。质疑"人即猎人"意味着质疑长期以来被认为是人类社会基本的特征——男性主导和核心家庭——是否真的是人类的本质。关于更年期演化的两个最有影响的理论——祖母假说和稍后讨论的内化资本假说——起初是这场关于男女两性在塑造我们物种特征的相对重要性的辩论中对立的派别。随着时间的推移，内化资本假说看起来更像祖母假说了，但性别史的问题对于理解这两种假说和辩论本身都很重要，本章将对此进行讨论。少数假说——最主要的是族长假说，我也将展开讨论——仍然认为，更年期是选择由男性推动的其他性状的多效性结果。

　　人即猎人假说被提出时非常有意义，特别是在 1950 年代路易斯·利基（Louis Leakey）和玛丽·利基（Mary Leakey）在坦桑尼亚奥杜瓦伊峡谷（Olduvai Gorge）发现早期石器和类人猿骨骼的激动人心的时代背景下。在此之前，人类学家一直认为只有尼安德特人（Neanderthals）和"现代"人类才会使用工具，但在奥杜瓦伊峡谷发现的更古老的工具提出了一种可能性，即它们可能是共同演化的一系列特征的一部分。

　　然而，几十年来，新的发现和解释逐渐削弱了人即猎人假说。[3] 也许最重要的是，人类学家现在认为，阿法南方古猿（*Australopithecus afarensis*）完全是双足动物，比石器的第一次使用早了近 200 万年，也比有可靠证据的第一次大猎物狩猎早了300 万年。此外，黑猩猩和其他灵长类动物已被观察到猎杀脊

椎动物，我们的祖先很可能在发明工具很久之前就猎杀小动物
了。这使得狩猎、双足直立行走、工具的使用和社会发展之间
不太可能存在关键的因果关系。两足行走限制了人类的骨盆，
而骨盆理论上可以在无须牺牲高效运动的情况下长得更加宽大；
早在直立人时期就已存在的配偶关系和性别劳动分工的历史；
以及直立人的大脑，甚至从广义来说的人类大脑，跟黑猩猩的
大脑相比，在出生后需要更长的时间发育——这一切似乎有待
商榷了。[4] 所有这些说法最起码都是值得商榷的。对于我们的目
的来说最重要的是，"人即猎人"没有解释更年期的原因。

　　然而，正是狩猎在人类演化中的作用，引发了人类学家和
公众最深刻、最持久的共鸣。狩猎在绝大多数情况下是（虽然
不完全是）男性的活动；除此之外，狩猎的观念还为人类发展
的故事增添了惊险、英雄的元素。通过关注祖母们的贡献和她
们采集的块茎，霍克斯的理论挑战了狩猎——以及男性——在
这个故事里的中心地位。她的团队的大部分工作都集中在重新
审视我们早期历史上狩猎大猎物的证据，以及分析狩猎对当今
觅食者饮食的贡献。

　　今天，人类学家仍在激烈争论制造工具的早期人类狩猎的
化石证据。随着直立人的出现，人类的大脑开始变得更大，一
些晚期直立人骨骼的颅骨大小与现代人发生了重叠。长期以来，
研究人员认为或假定直立人是猎人，更多的肉食是需要充足营
养的大脑开始变大的原因之一。[5] 但这么早的狩猎证据是很难解
释的——很难区分狩猎、食腐、"强力食腐"（将捕食者从猎获
物旁吓跑），以及记录中水源等地点附近人类和动物遗骸的自
然积累。一些曾经被认为是人类狩猎证据的动物骨骼和石器组
合，经过仔细检查之后，都没有发现支持狩猎的证据，甚至连

食腐的证据也很少。第一个明确的狩猎证据可能是在德国舍宁根（Schöningen）发现的木矛，其年代约为 40 万年前。以色列克塞姆洞穴（Qesem Cave）出土的工具和骨头这一稍晚一些的记录，其年代在 38 万年至 20 万年前，表明人类肯定是在剔骨，也有可能猎杀过动物（主要是鹿），但狩猎和食肉的证据在大约 13 万年前以后要丰富得多。

今天，对大型猎物在早期人类演化中的作用提出质疑的研究人员强调了狩猎的高成本——需要寻找、追踪和捕捉食物，运输食物，还要加工食物，所有这些在投射武器发明之前会更加困难。他们指出，人类和人类祖先与其他动物的区别与其说是吃肉，不如说是我们饮食的多样性：我们能够获取和消化异常广泛的食物。直立人当然吃肉，也许比他们的祖先吃的肉更多，但其他的食物来源可能更重要。[6]

最近，哈佛大学的理查德·W. 兰厄姆（Richard W. Wrangham）对人类饮食中添加肉食是使大脑发育得更大的关键因素这一论点提出了挑战，或者说将这一论点复杂化了，他认为，烹饪而非狩猎才是在营养方面的根本变化，而营养使直立人得以演化。[7]最近的另一项研究认为，烹饪块茎所释放的葡萄糖滋养了人类的大脑——这支持了包括祖母假说支持者在内的一派的观点，该派长期以来一直认为块茎而非肉类才是人类演化的关键。[8]关于烹饪的论点很有说服力，可以解释直立人在解剖学上的许多特征：这个物种的白齿和下颚比他们祖先的小（未煮熟的肉类和植物更难咀嚼），还有类似于现代人类的桶形胸腔，而不是早期人类的漏斗式胸腔和更大的内脏，这表明他们的饮食效率更高。然而，虽然我们知道直立人最终确实使用了火，但目前还没有证据表明火的出现可以追溯到该物种出现的时间。控制火种的最古老的考古证据来自中国周口店的一处遗址，可追溯到大约 78 万年前，而我们产生可快速分解熟淀粉类食物中糖类的酶的能力，则似乎可以追溯到大约 100 万年前。

狩猎是人类演化的重要力量，这一论点在武器更加先进、狩猎证据更加丰富的后期变得更加真实可信。就智人（解剖学上的现代人）而言，狩猎显然是帮助我们适应各种环境的策略之一，包括根本没有多少可食用植物的北极环境。此外，如果长寿和漫长的童年只是近期才出现的智人特有的现象（也就是说，如果现代生命史是在大脑变大后很久才发展起来的，而不是像许多研究人员所认为的那样，与发达的大脑密切相关），那么狩猎可能是形成现代人类寿命的行为模式的一部分。但霍克斯和其他研究人员为这种行为描绘了一幅全新的图景，与经典的人即猎人假说提出的完全不同。他们问道，人类，尤其是男人，为什么要狩猎？动物被杀死的时候，谁会得到肉——是否像人即猎人假说所暗示的那样，给了妻子和孩子？

霍克斯和她的同事们观察到的关于哈扎人狩猎的情况似乎并不支持人即猎人假说，这种脱节启发了祖母假说。布勒顿·琼斯在最近的一份出版物中对这些发现的思考，为接下来的复杂辩论奠定了基础：

> 我们开始疑惑，哈扎妇女为什么要供养丈夫。妇女们整天在烈日下辛勤劳作，采挖块茎，然后回家捶打猴面包树籽直到天黑，而男人们则坐在树荫下聊天、抽烟、摆弄他们的箭……男人们自称是猎人，却很少猎回肉食。女人为什么要忍受这些呢？偶尔会有男人带着一小袋蜂蜜，或者一只野鸟，甚至一捆猴面包树果荚而来，把它们留在妻

72

子家里，让她进行漫长的加工。只有在极少的情况下，男人才会扛着肉回家，把肉放在自家房顶上，告诉大家如果愿意去拿肉的话，可以多扛一些回来，然后就去男人聚集的地方抽烟了……每家每户最后都会分到一些肉，哪怕是单身老太太的家。如果等待猎人狩猎成功是供养丈夫的理由，那为什么不干脆等着别人供养的男人宣布自己有了猎获呢？

我们至今仍对此困惑不解。[9]

73　　大多数觅食社会都按照性别进行劳动分工，包括获取食物——妇女做某些工作，男子做其他工作，通常会有一些重叠。一般来说，男性从事大部分大型猎物的狩猎，而女性则采集大部分植物、昆虫、贝类和其他的"采集"食物。（因此，许多学者把觅食者称为"狩猎-采集者"；我更喜欢"觅食者"，因为它更简洁。）男女两性贡献的食物数量差异很大，女性贡献的食物仅占消耗热量的10%（在一些极端气候下）到约65%。平均而言，觅食者中的男性提供了约65%的卡路里，但在热带气候"低纬度"地区迁徙的觅食者中这一比例较低，约为50%。[10]

人类学家在进行这些计算时，有时会忽略一个因素，那就是男性平均消耗的热量比女性多得多。也就是说，男人的维护成本很高。[11]南希·豪厄尔（Nancy Howell）计算出，25~29岁的库恩妇女平均每天需要2169卡路里来维持体重，而同年龄段的男人平均需要2613卡路里，大约多出20%；妇女的数字包括352卡路里的生育（怀孕和哺乳）消耗。根据她的计算，55~59岁的育龄后女性只需要1883卡路里，而同龄男性则需要多吃36%的食物，即2568卡路里，才能度过一天。[12]相反，由于男女两性随着年龄增长而发生的包括新陈代谢率降低在内的生理变化，老年人的维护成本比生育期要低。"节俭养老假说"（Thrifty Aged Hypothesis）提出这是一种适应性，可以让我们更有效地帮助年轻的亲属——我们可以少消耗，多给予。[13]

觅食社会的妇女通常从事大部分食品加工工作，其他工作也由男女分担，大部分的育儿工作通常都会落到妇女头上。在男性获取大部分食物的社会中，妇女可能做几乎其他所有工作，专门从事技术而不是觅食（制造工具、用兽皮做衣服、建造住所、做饭等）。男性在觅食时漫游的范围更广，而女性则待在离家较近的地方。男性跟踪难以获得的食物，因而风险更大，但如果成功就会带来巨大的回报；这些食物的追踪通常也更危险。大型猎物就是主要的例子——单个的猎人可能会连续走几天或几周都一无所获，但一次猎杀就可以养活一大群人。而女性则倾向于每天都能确实获得的食物，如植物、小动物和贝类等。

但也有例外：1970年代和1980年代初对菲律宾阿埃塔人（Agta）进行的研究表明，至少在一些群体中，大多数妇女都在狩猎，而且男女的目标猎物类似；老妇和少女比有小孩的妇女狩猎得更多，过了断奶期的孩子往往由祖母、侧室或年长的兄姊照顾，而他们的母亲则参加狩猎。[14]在一些社会中，妇女在育龄后狩猎的次数更多。例如，在澳大利亚西部沙漠的马尔图人（Martu）中，老年妇女是猎杀捷蜥蜴的高手，[15]但在这里，马尔图祖母们也继续专注于通常由女性获取的更有把握的食物，而不是转而从事男性的高风险的大猎物狩猎。（一些研究者推测，中年时狩猎大型猎物不切实际，但我们缺乏证实或证伪这一点

74

的确凿证据。)

男性的食物通常与整个部落分享，往往根据严格的平等主义规则，以确保猎人及其家庭获得的肉不比其他人多。妇女的食物也常常分享，不仅在家庭内部，在家庭外部也是如此，但分享范围不如男性的广泛。

虽然劳动性别分工似乎是人类觅食社会的一个独特而普遍的特征，它是如何及为何产生的却不太清楚。许多人类学家指出，分配给妇女的任务往往与哺育和照顾幼儿的工作相适应，但可能还涉及其他因素。男性的活动往往对健康风险较大，生产效率也不太可靠，但更有利于建立广泛的联盟和赢得威望。女性的活动则更多地以养家糊口为目的。显然，通过专业化，男女双方以某种方式进行了合作。但如何合作呢？[16]

关于男女合作的性质，大部分辩论的重要背景是这个观
75　点——两性根据其生理差异，有不同的生育利益和策略。自达尔文以降的古典演化理论从观察到的生产精子的成本远低于生产卵子的成本开始——对于大多数有性繁殖的物种而言，雌性在繁殖上的投入必须比雄性更多。哺乳动物尤其如此，它们在产后会哺育自己的幼崽，但对于父亲在后代身上投入巨大的物种，如许多鸟类，这一点就不那么显著了。某些性状往往会联袂出现。（大部分）单配制的物种往往具有较高的父性投入和较低的两性异形（即在单配制物种中，雌雄两性在体格和其他属性上相似）。在这些物种中，大多数雄性都会交配和繁殖，雄性的繁殖成功率变化不大。相反，在竞争交配机会的物种中，雄性的潜在繁殖率远高于雌性。因为它们受到雌性繁殖率的限制——种群只能产生雌性所能生育的孩子——所以一些雄性可能比其他雄性拥有更多的后代。这些物种的雄性通过争夺配偶

而不是供养后代来获得更高的适应度。还有更多的两性异形，因为雄性演化出的大体型等特征有助于它们在这种竞争中获胜，这个过程往往会像军备竞赛一样升级。[17]

最近，朱敬一和罗纳德·李构建了一个巧妙的两性异形演化模型，在这个模型中，雌雄两性在不同的年龄段将不同数量的能量分配给生长、繁殖、维持身体和转移给后代。[18]前文讨论过他们的衰老和长寿模型，这是对那个模型的补充，它表明，一般来说，雄性应该减少转移，更年期应该出现在雌性身上，因为雌性的繁殖成本很高，雄性却没有，因而他们摆脱这些成本的获益较少。这个模型把雌雄两性繁殖成本之间的差异解释为雄性的能量剩余，类似于祖母假说中更年期为雌性提供的能量剩余。雄性可以利用这种盈余供养后代，长得更大或者生出鹿角或犬牙等武器，保护后代免遭杀害，以各种方式争夺配偶，在某些情况下还可能派上其他的用场。

一边是两性异形低、单配制、父亲对后代投入大的物种，另一边是两性异形高、一夫多妻制的交配（即与许多雌性交配）、父亲投入小的物种，在这两者之间的连续体中，人类似乎处于中间的某个位置，这也是对人类生育策略有这么多争论的原因之一。如果说人类是一夫一妻制交配，人类的父亲供养子女，而不是花费大部分精力去竞争配偶，而且男女之间的体格差别不大，那么传统的人类演化理论就会有更多的支持，甚至有一种理论认为，男女两性一样，也会经历育龄后的生活（后文会详细介绍）。如果我们认为男性争夺配偶的繁殖成效不一，对后代几无投入，而且体型明显大于女性，那么对强调男性供养和一夫一妻制交配的人即猎人假说的支持就会减少。男性的交配和养育行为在不同文化甚至个体之间都有很大的差异，

76

这也于事无补。正如人类学家有时会说，有"老爹"就有"无赖"，同一个人在人生的不同阶段甚至在同一时间都可能会采取不同的策略。[19]

关于现代觅食经济的许多观察并不支持人类演化的经典人即猎人假说。如果单个猎人每天的成功概率都不高——在大多数觅食社会中，即使技术高超的猎人也是如此——那么，为了让男人能够养活自己的孩子而组成配偶的理论能成立吗？此外，如果男人的食物是与整个族群分享的——有时，如果猎获量大的话，还可以与同种族的其他族群分享——那么，女人嫁给猎人又有何获益？劳动分工真的与"核心家庭"有关吗？旧石器时代的人类到底有没有形成核心家庭？

人类学家为回答这些问题做出了巨大的努力，但他们提供的答案都不是很简单。尤其是，他们不得不越过亲属选择和父母投入来解释在觅食社会中发现的高度合作，特别是分享食物；除了像蜜蜂这样的一些"完全社会性"昆虫外，人类似乎比其他任何物种的合作更多（不过我们正在更加深入地了解鲸鱼和其他脊椎动物之间的合作），而且我们的大部分合作都是和与我们没有关系的人完成的。[20]

为了解释非亲属之间的合作，演化生物学家使用了源自博弈论或与其思想重叠的一些概念，在这个世界上，我们的决定部分地取决于我们认为他人将决定做什么，博弈论就是为了解释这样的经济行为而发明的。其中最重要的概念之一是互惠，这个概念在罗伯特·特里弗斯（Robert Trivers）1971 年的一篇很有影响力的文章中被引入了演化生物学：动物可能会随着时间的推移而互相帮助，这样一个对行为者来说暂时有代价的行为会在以后带来回报。这种合作可以提供适应度的好处并得到选择，特别是如果动物寿命较长，而且生活在稳定的社会群体中，没有太多的不平等，因而所有成员都有或多或少的平等权利来互惠互利。互惠是人类形成友谊纽带的原因之一，后者在所有社会中都很重要。

人或动物不是通过互惠，而是通过实施一种同时对自己和他人都有利的行为而合作，这被称为"互利共生"，这个概念经常被用来解释群体合作。如果生活在一个群体中的利益（或被群体排挤或惩罚的成本）很大，那么付诸行动、促使自己被群体接受就属于互利共生（这种策略有时被称为"付出换留下"）。后文讨论的"容忍搜刮"（tolerated scrounging）就是互利共生的一个例子。

在这些合作策略中，作弊是一个问题：互惠伙伴可能会变节，群体成员可能会通过比别人少贡献而获得"搭便车"的机会。所有人类群体都有复杂的社会和心理方法来处理这种"集体行动"问题。例如，声誉是阻止作弊的工具，因为人类有语言，所以人们可以根据自己所知道的同伴公平互惠和为群体做出贡献的历史与他人互动，而不仅仅是根据自己与此人相处的经验。人类有诸如感激和内疚等高度发达的社会情感，可以抑制作弊，实现不同寻常的合作水平。

有鉴于此，人们提出了四种（或更多）主要的假说来解释狩猎和觅食者之间的食物分享。第一种是经典的人即猎人假说，假设男人狩猎是为了养活他们的孩子，并且由于一夫一妻制的配对结合，他们通常知道自己的孩子是谁。因此，自然选择有利于助其后代生存的男人。第二种认为，男性在狩猎和食物分享中实行互惠：他们分享食物是期望别人将来会与他们分享食物（"延迟互惠"），或者是因为他们从分享肉食中获得了非食

78

物的其他利益（"间接互惠"）。第三种观点认为，男性狩猎和分享食物是为了赢得崇拜和声望。这有时被称为"炫耀假说"（Show-Off Hypothesis，这个命名有点误导性，因为觅食者通常是谦逊平等的，但他们仍然可能是出于这些考虑）。当与信号选择理论（信号选择理论是演化理论的一个分支，它假设诸如孔雀尾巴等某些特征的演化是因为它们传递了有价值的信息，而不是因为提供了一些直接的身体优势[21]）联系起来时，这种看法被称为昂贵信号假说（Costly Signaling Hypothesis）。狩猎技能可能标志着体格的适应度（对潜在的配偶有吸引力，因为他们的后代可能会继承有利的特征），分享可能标志着慷慨和亲社会的意图（创造了对潜在盟友有吸引力的声誉）。第四个假说表明，男性分享肉食是因为保护肉食不让他人染指的成本比放弃的成本更高。这通常被称为"容忍搜刮"或"容忍盗窃"（tolerated theft）。

试图区分哪些分享食物的动机在觅食群体中最为突出的研究发现，这四种假说都得到了支持。我认为，证据表明，父亲与养育孩子的相关性比祖母假说所暗示的更为密切——至少，无论他们出于何种原因，觅食社会中的男性都会生产大量剩余的食物，并与居住群体分享，而该群体中很可能包括一些自己的孩子或其他亲属。不过说男人为了养家糊口而打猎是个过于简单的说法；人类为了合作养育后代而形成配偶关系也不够显而易见，尽管这可能是收益的一部分。

如果人类不是为了让父亲养家糊口而配对，那么他们为什么要这样做呢？其他的原因可能是，如果对女性的竞争很激烈，[22]男性最好独占一个女性，男性认为与能为他们加工食物的女性结盟会很省心，而女性会受益于免受其他男性骚扰的保护，或是防范那些可能会杀害其子女的人。同样，研究人员发现所有这些假说都得到了支持。[23]

族长假说

祖母假说的灵感来自对哈扎人的研究，在哈扎人中，勤劳祖母的作用非常明显。就连反对这一理论的哈扎人研究者弗兰克·马洛（Frank Marlowe）也认为，"以哈扎人为例，祖母假说不仅颇有道理，而且令人信服"[24]。然而，他本人的理论是基于自己在哈扎人中观察到的另一种现象：一些男人离开了育龄后的妻子，与年轻女子建立了第二个家庭，那些被誉为好猎手的男人尤其如此。在澳大利亚北部的一些土著族群中，类似模式的一个极端版本也有记载，在这些族群中，老人当政传统非常明显：只有在宗法等级制度中地位较高的老年男子才有很多的机会娶到能生育的妻子，并聚起一夫多妻制的大家庭，有时还能娶到一个家庭的所有姐妹。[25]显然，至少在一些觅食族群中，男性的繁衍可以持续到晚年。

马洛推测，随着文化的发展，产生了让已过盛年的男子得以狩猎的技术以及尊老的价值观，一些男子在争夺配偶时取得了成功，甚至在晚年也能生儿育女。这些男子将他们的繁衍优势传给了子女。寿命较长的儿子们得以比寿命较短的对手繁衍更多，因而受益。女儿们没有获得任何适应度上的好处，因为一旦卵母细胞在更年期耗尽，就不能再生育了。生理上的限制意味着她们无法演化出更长的生育期：如果自然界通过增加在出生前产生的卵母细胞数量来实现这一点，那么卵巢就必须大得多。但由于她们与兄弟们共享基因，所以她们也长寿；事实上，她们的寿命甚至更长，因为睾丸激素的有害影响降低了男性的预期寿命。马洛将这个假说命名为"族长假说"，因为它假设一群地位相对较高的男性推动了生命历程的演化，更年期并非适应性的，它是男性长寿的一种多效性的副产品。[26]

尽管这一理论胜在简单——对于持续繁衍的男性来说更容易解释的是，与不再继续生育的女性相比，长寿更有适应性——但我认为这并不能令人信服。首先，它取决于女性不可能演化出更长生育期的假设，而出于第一章中讨论过的几个原因，这似乎不太可能。至于女性为什么比男性长寿，它也没有提出很有说服力的解释。尽管在农业社会中，人们普遍认为女性比男性衰老得更快——这一观点在古希腊和中国，以及中世纪英格兰的精英们撰写的文献中得到了印证——但在那些死亡率可以估测的现代和古代群体中，各个年龄段女性的死亡率通常都较低。[27]在一些觅食和农业群体中，由于杀婴或遭到忽视，女孩比男孩更容易夭折；而在一些群体中，出于类似的原因（社会劣势），也由于与分娩有关的死亡，女性在青少年时期的死亡率略高于男性。大多数研究者认为，女性相对于男性的"自然"优势在年轻时是最小的。即使在这些群体中，45 岁或50 岁以上的妇女死亡率也几乎总是低于男子，她们的"自然"优势在这一人生阶段是最大的。也就是说，恰恰是在根据族长假说不应存在自然选择女性长寿的那个生命期，女性的生命力比男性更强。马洛解释了男性寿命较短的原因，指出他们的睾丸激素水平较高，但对于死亡率差异的直接原因，研究并没有达成共识，原因很可能非常复杂。族长假说还假设自然界无法选择男女不同的寿命。但在其他许多物种中，雌雄两性的寿命都是不同的（当然，这一直是一个被忽视的研究领域），尤其是在和人类一样有更年期的两个鲸类物种中。在这两个物种中，雄性的寿命都要短得多：选择的作用是延长了雌性的寿命，但没有延长雄性的寿命。[28]

然而，对族长假说最有趣的挑战来自那些对其基本前提（男性在晚年仍能繁衍）提出质疑的人。当然，有些男人确实如此，但这足以推动长寿的演化吗？在 2007 年一篇题为《男人为什么很重要》（也许有些辩解意味）的文章中，什里帕德·杜尔贾布尔卡（Shripad Tuljapurkar）及其斯坦福大学和圣巴巴拉加州大学的同行们回答说："是的。"此外，他们还结合几种文化中的证据（如一些男性在女性绝经年龄之后仍在继续繁衍），从数学上表明，男性晚年的一切繁衍也会导致女性的寿命延长。这是对马洛的族长假说的重要支持，但它并没有解决前文所述的缺陷。[29]

其他学者质疑，在我们的旧石器时代祖先中，男性的生育期是否真的比女性延续到更大的年纪。杜尔贾布尔卡的论文综合了来自觅食社会和农牧社会的证据，但在后者中发现的男性晚年繁衍比前者多得多。[30]这是因为一夫多妻制，即有一个以上妻子的婚姻，在有财产的社会中更常见，因为在这些社会中，女性在经济上依赖男性，而一些男性积累的资源比其他男性多。例如，太平洋西北地区捕猎鲑鱼的觅食者经济是以储存的资源（鲑鱼干）为基础的，因此与农业经济有许多共同之处，但他们也有财富不平等，有永久居住地，有包括奴隶制在内的社会分层，有比典型的觅食者更甚的一夫多妻制。[31]我们祖先的状况很可能更接近于哈扎人或库恩人这样的流动觅食者，在这些群体中，男性的晚年生育率很低。尤其是库恩人，在他们当中，男性只有 3.6% 的子女是在女性最后一次生育的平均年龄之后生育的，男性的育龄后表现几乎和女性一样高。[32]在希拉德·卡普兰（Hillard Kaplan）和迈克尔·古尔文（Michael Gurven）详尽研究过的齐曼内人中，妻子到了更年期的男人中有 90% 不再有更多的孩子了；余下的 10% 中，他们的年轻妻子在生育下一个孩子之后也大多到了更年期。[33] 看来，我们的祖先中只有少数男人在步入中年后能够娶到年轻的妻子，作为他们的育龄后妻子的补充或替代，这与当今的觅食者一样。不过，当妻子到了更年期后，他们也停止了生育。

理查德·A. 莫顿（Richard A. Morton）及其同事的研究试图解决族长假说的一个问题，即该假说不能解释生育期为何没有扩展到与妇女的体质寿命相匹配。[34] 他们假设，如果男性喜欢与年轻女性交配，男性的交配偏好就可能会导致更年期的演化。他们在模型中首先假设女性在老年期仍有生育能力，并引入了男性对年轻女性的偏好。当影响男女生育能力的基因被引入该模型时，对妇女生育能力有损害的基因在男子不再偏好这些基因的年龄之后就会积累起来，但妇女会继续长寿。

虽然这个模型解决了族长假说的一个缺陷，但它也有同样的假设，即自然界不可能选择男女不同的寿命，因此没有考虑可能对女性死亡率的影响大于对男性死亡率的影响，或反之亦然的特定性别死亡率的突变。如果容许有这些突变，女性的寿命就会缩减到其停止生育的年龄。此外也许更重要的是，该模型假设男性对年轻女性的交配偏好是排他性的——在该模型中，男性无论老少，与 30 岁（！）以上女性交配的概率都是零，而不是现实中观察到的更高概率。[35] 例如，哈扎人 55 岁以上的妇女有三分之一已婚，而库恩人 55 岁以上的妇女有一半以上已婚，这种情况应该会导致对较长生育期的巨大选择压力。[36]

但莫顿的研究中最常被其他研究者提到的不足是，它假设男性更喜欢年轻女性。[37]这种偏好是演化心理学家最喜欢的话题，并且已经在现代人群中进行了详尽的研究。然而莫顿模型的批评者认为，男性如果对年轻女性有任何先天偏好，更可能是更年期的结果，而不是更年期的原因。也就是说，在一个假想的世界里，女性在80岁之前都能保持完全的生育能力（莫顿模型的世界），那么抛弃一个40岁的女人而与一个20岁的女人一起养育更多的孩子，并没有明显的适应度好处。实际上，研究人员发现，在黑猩猩这个晚年生育能力仍然很强的物种中，雄性更喜欢与年老的雌性交配——而且是越老越好！[38]对于黑猩猩来说，年龄大可能是"基因良好"或者育儿经验丰富的信号，有助于下一个后代的存活。

　　除了更年期，人们通常引用的另一个解释人类男性偏爱年轻女性的原因是，人类会形成长期的配偶关系，年轻女性的生育前途更佳。但如果说人类形成长期的配偶关系，未免有过度简化之嫌。在觅食社会中，年轻人短暂的实验性婚姻和频繁的离婚都很常见，但随着双方年龄的增长，婚姻会变得更长更稳定，恰恰与莫顿等理论所预测的相反。总之，基于这些原因，我对"男性交配偏好"的假说持怀疑态度。

　　最后，或许可以在这里提一下取决于男性交配偏好理论的另一个复杂之处，具体而言，就是男性偏好于年轻女性的理论。如果女性也喜欢年轻的男性，那么这种理论就会遭到削弱，因为这种偶发事件降低了"族长"成功繁衍的机会，特别是在流动的觅食社会中，女性会选择与谁结婚，而且积累的资源并非考虑因素。在这些社会，没有用金钱弥补年龄劣势的老富男。的确，从跨文化的角度看，男人往往比妻子大几岁——哈扎人年龄差的中位数是六岁，而阿切人的一般是五岁或六岁。在现

84

代化的群体中，配偶之间的平均年龄差距通常只有两三岁，但通常仍是男子的年龄较大。[39]女性与年长男性结婚的这种倾向可能有几种解释：一是男性比女性成熟得晚；二是对于群体来说，他们在生育期前的工作可能是很好的食物来源；三是，当然，男性的生育能力比女性持续的时间长，在农业社会和工业化社会，年长的男性通常更加富有。在有些社会中，老年男子垄断繁衍，妻妾成群，而年轻男子则被迫等待——这些社会包括澳大利亚的某些觅食民族、东非牧民和北美宗教教派。

然而，我们没有证据表明年轻妇女普遍倾向于选择年长得多的男子，有几个原因可以解释为什么她们不这样做。在觅食者中，就男性养家糊口之事而言，女性应该更喜欢一个自己以前没有孩子的男人，他未来的狩猎生产率高峰期较长，并且在她的孩子还小的时候死亡的可能性较低。也就是说，长期的配偶关系导致男性更喜欢年轻女性的说法对于双方都是适用的。[40]另外，和女性一样，男性的生殖细胞也会随着年龄的增长而质量下降，所以年长男性的孩子患遗传病和出现问题的风险更高。（从 1990 年代开始的研究表明，这种效应在人类身上很明显，尽管它没有像高龄产妇的风险那样得到更多的关注。[41]）最后，哈扎人和其他觅食者中的许多或大多数老年男子事实上都与育龄后的妻子保持着婚姻关系，这表明尽管他们也许想要年轻女子并继续生育，但不总是有机会，可能是因为年轻妇女更喜欢与自己年龄接近的男子。[42]在澳大利亚的一夫多妻制社会中，老年男子垄断了许多年轻妇女。而在森林时代的阿切人中，男子的数量远远超过育龄妇女，年轻男子在等待机会迎娶年轻妇女时，先娶个老妻的情况并不罕见。也就是说，恰恰是在老年男子繁衍最多的社会中，老年妇女仍然有交配的机会。[43]对于任何依靠男性对年轻女性的交配偏好来解释更年期（或其他任何情况）的理论来说，这些因素都是一种挑战。

内化资本，或者把更年期放在男人身上来考虑

作为对更年期演化的解释，祖母假说的主要竞争对手强调了习得的技能在人类觅食策略中的作用。这一理论由新墨西哥大学的希拉德·卡普兰和圣巴巴拉加州大学的迈克尔·古尔文提出，有时被称为内化资本假说。这一说法指的是人类对大脑的投资、对旷日持久才能获得的技能的投资、对知识和经验的投资、对高度训练的"肌肉记忆"的投资，以及对其他需要大量前期成本但日后终有回报之事的投资，也就是对各类"资本"的投资。[44]古尔文和卡普兰是齐曼内人健康和生活史项目的联合负责人，他们的理论来源于他们对齐曼内人的长期深入研究，不过这两位研究者还研究了南美和其他地方的一些民族。齐曼内人是一个觅食和游耕的民族，这意味着除了觅食，他们还用手工工具耕种一些食物，但不使用犁具或畜力。虽然他们的大部分食物来自觅食，但他们的经济与哈扎人等流动觅食者的不同——他们住在村落里，种植一些作物，分享食物的方式也不一样。但由于死亡模式属于非工业化群体，他们一直是人类健康和生活史科学研究的重要来源。如今，随着研究项目将基本医疗服务带到他们的村庄，齐曼内人的死亡率正在发生变化。

内化资本假说始于以下观察：觅食者直到十几岁或二十出头才开始获得足够的食物来养活自己，他们在中年（通常是40岁以后）达到生产率的高峰，年轻一代的家庭在"卡路里摄入不足"的情况下运作（父母共同获得的食物没有家庭消耗的食

物多)，许多或大多数男子在妻子进入更年期后停止生育。卡普兰和古尔文经常提到人类家庭的"三代"组织模式，即祖父母、父母和子女都是相互依存的，且转移多是由老一代转移到年轻一代。在内化资本假说中，大脑是一个昂贵的器官，需要儿童长时间成长和大量的供给才能发育。因此，它一直是一些最独有的人类特质的驱动力——长寿、较长的童年期，以及高度的社会组织与合作。

最初，内化资本假说主要关注的是狩猎技能、资源在代际间的转移，以及对长寿的解释，而不是对更年期的解释；男人供养子女这一主题一直是它的重要组成部分。因此，它更接近于传统的人即猎人假说，而不是更激进的祖母假说，并且受到霍克斯等人提出的一些质疑，比如：男性到底为家庭付出了多少？男性的供养是不是配偶关系形成的原因？学会狩猎需要多长时间？甚至觅得的某些食物的卡路里数量等问题也引起了激烈的争议。

2002 年和 2003 年，希拉德·卡普兰和阿瑟·罗布森（Arthur Robson）发表了数学模型，他们在模型中借鉴了经济资本理论，给经典的衰老理论增加了一个维度——生物体可能会投资于一些不能马上得到回报的功能，但假以时日，终得补偿。这种资本最重要的例子就是大脑。在卡普兰和罗布森的模型中，大脑的发育是昂贵的，但在成年后，当它们被用来获得技能和经验，使生物体的生产率更高，也更有望存活时，投资就会得到回报。通过这种方式，作者将对大脑的生理投资与观察到的觅食者在整个生命周期中的生产率联系起来——觅食者在很长一段时间内保持依赖性，但最终开始产生盈余，并在中年时达到顶峰；从成人向儿童的向下转移使天平两端实现了平衡。结合这些观点，他们展示了人类的死亡率如何能有其特有的 U 型曲线——在童年降低，而在晚年升高——并认为大脑一定是随着寿命的延长而变大的，反之亦然（也就是说，这些东西是"共同演化"的）。因此，尽管他们的模型与李的（第二章讨论过）在要点上有所不同——李的模型侧重于代际的资源转移，而卡普兰和罗布森的模型则强调对昂贵生理机能的前期投资——但他们都给衰老理论增加了细微的差别，并得出了一些相同的结果。[45]

最初的内化资本假说认为，因为人类依赖大脑和需要长时间学习的技能，才演化出长寿；当且仅当成人寿命长的情况下，这种投资才会得到回报。而祖母假说则认为，由于年长的女性帮助年轻的女性繁衍，自然界才选择了更长的成人寿命。因此，严格说来，祖母假说认为，祖母养育导致人类寿命延长；而内化资本假说则认为，对大脑和技能的投资导致了寿命延长。

然而，对一些研究者来说更简单和容易的，似乎是假设是成人外源性死亡率（例如，来自捕食者或疾病）的降低导致演化出更长的自然寿命，这种效应很容易解释，也与经典的衰老理论和对许多物种的观察结果一致——回顾一下，在外源性死亡率较低的物种中，之所以会演化出自然的长寿，是因为投资于生长和发育的好处超过了急于繁殖的需要。较新版本的内化资本假说正是提出了这种情况——先是外源性死亡率的降低，然后演化出较长的自然寿命，而人类在长寿的同时也发展出庞大的脑部和复杂的技能。那么，首先导致成人死亡率下降的是什么呢？在这个理论中，最先出现的是合作。人类开始分享食物（可能与他们创造出下一章所述的平等主义社会制度同时发生），这降低了疾病导致的死亡率，因为他们能够在令人身心俱疲的疾病反复发作中存活下来，否则他们就会因为饥饿或过于虚弱而无法康复。[46]研究人员发现，在传统社会中，猎人因病而无法狩猎的天数约占总天数的10%到20%，而长时间的病痛并不罕见——在阿切人中，超过三分之一的男子在三年内身体衰弱的时间达30天或更长。[47]合作可能为更长的寿命和其他明显的人类适应性的出现创造了选择的良好条件——更年期、庞大的脑部、漫长的童年和高水平的觅食技能。

合作在萨拉·布莱弗·赫尔迪的理论中也是至关重要的，该理论认为，作为一种高度适应性的生育策略的一部分，共同照顾孩子推动了长寿的演化。合作照顾孩子的人类能够"堆叠"后代，即同时照顾一个以上的受抚养孩子，从而在不牺牲照料质量的前提下加快繁衍速度。作为回应，儿童演化出缓慢的成长模式以及复杂的社会技能和情感；因为童年已经很长了，所以庞大的脑部可以在不付出太多代价的情况下演化出来。[48]

因此，关于人类演化的几个不同的假说都将合作作为我们区别于其他动物的一系列特征（包括更年期）的根本驱动力，而不仅仅是其结果。祖母假说、新版本的内化资本假说，以及赫尔迪的合作繁衍假说（Cooperative Breeding Hypothesis）都将合作的形式放在中心的地位。觅食者的社会组织有可能与长寿、更年期、庞大的脑部等让我们与众不同的生物特征的发展紧密相关。

如果漫长的童年和长寿（以及因此而出现的更年期）都是智人所独有的特征，那么就会出现对其中一些理论的质疑，特别是内化资本假说及合作繁衍假说。那就是这些特征是在大脑已经很大之后才出现的，还是在此之前或与大脑一起演化的。如果尼安德特人有和智人一样庞大的大脑，但寿命和童年都更短，我们就必须承认，昂贵的大脑并不是推动我们感兴趣的那些人类生活史特征演化的引擎的一部分——我们用大脑做了什么（行为）才更重要。祖母假说并没有提及大脑是长寿的驱动力，在这一点上比较灵活。 89

　　我将在第五章进一步讨论所有这些发育的时间。就目前而言，只要说更年期符合人类的一项策略就足够了，这种策略最终包括长寿、合作养育、平等主义的社会组织与食物分享、高度熟练的觅食策略，以及童年时期的长期依赖性。它是生育策略的一部分，让我们在快速繁衍的同时也投资于长寿而高质量的后代——这是一个能够适应许多环境的系统；抗压能力很强；能够在良好的生态条件下"繁荣"；并以其成人与儿童的高比例和较长的自然寿命，支持人类日益依赖的技术、技能和文化，以适应和改变环境。

　　内化资本假说和祖母假说的一个主要区别是，在前者中，男女两性都帮助了年轻一代——祖父和祖母一样重要，出于类似的原因，自然选择对男女两性都起到了延长寿命的作用。最初，内化资本假说并没有直接尝试对育龄后寿命的出现进行建模，但其作者最近将祖母假说的一些元素融入他们的理论中，将其扩展到男性。在这个较新版本的假说中，随着年龄的增长，男性的生育能力不仅会因为生理而下降，并且由于男性往往留在育龄后的妻子身边，这种效应加强了。也就是说，男性和女性一样，也有一个育龄后的生命阶段，即更年期。[49]

　　我们有理由认为选择压力对男性有不同的影响——男女两性可能会有相互冲突的生育利益和策略，有很多证据表明，在人类中确实如此。因为男性在怀孕、哺乳和育儿方面的投入较少，所以他们身上的繁衍负担要轻得多，而且他们摆脱这些负担的获益较少——他们可以在继续繁衍的同时帮助自己的亲属，有些男性确实在晚年繁衍。不过，适应性更年期的一些逻辑也适用于男性：无论他们是直接供养孩子，还是只与群体分享资源，男性的孩子和女性的孩子一样，都要争夺成年人获得的资源，也就是说，在某个时间点之后，抚养孩子多的父亲获得的回报可能会递减。另外，除非男性以其他方式繁衍，比如帮助自己的亲人，否则很难理解他们为什么不去更加积极地争夺有生育能力的配偶，一直到死。也许，通过退出他们不太可能获得成功的对年轻女性的竞争，而将剩余的精力投资于家庭，老年男性在繁衍适应度方面得到了足够的回报，大多数人在生育期过后都活了很长时间。

有利于男性长寿的看来很可能是多种因素的结合：有些因素与选择女性育龄后生命的压力类似，但男性一生均可持续生育的事实表明，经典的选择压力也是有影响的。男人为什么长寿就不那么神秘了。大多数动物都会为了繁衍的好机会而活下去。

我们为什么不更像鼹鼠？

那么，更年期是如何演变而来的呢？它是在分享与合作的背景下出现和存在的——而在这种背景下，它非常有效。它在事实上具有适应性的方式可能很难用数学方法来建模，也难以用存活者研究或其他方法来追踪，但这并没有给我造成太多的障碍：大自然已经为我们算清了这笔账。外祖母通过帮助女儿繁衍而成为系统的一部分，该系统让人类把 50 年的生育期压缩到一半，这个因素帮助维持了我们四十多岁结束生育时的平衡点，而不是选择女性在晚年繁衍，否则肯定会发生这种情况。

　　由于人类儿童的长期依赖性以及接连不断的降生，因此在
觅食者的任何一个居住群体中，成人与儿童的比例对群体的生
存都是至关重要的问题。如果有许多小孩的家庭出现热量不足，
那么过多的受供养孩子会使整个群体处于热量不足的状态。群
体可以通过交换成员来重新取得平衡，但一个家庭中如果受供
养的孩子很多，而成年人却很少，该家庭可能在任何群体中都
不受欢迎。在这种情况下，断奶期较长和生育间隔长得多就可
能是有利的，生态环境确实会影响这些因素：库恩人居住在几
乎不能养活自己的环境中，与食物更丰富的觅食者相比，生育
间隔更长，子女也更少（尽管很难证明这些因素直接相关）。
但总的来说，人类的一个显著特点是，生育间隔比我们的近亲
短。人类妇女年轻时的生育能力更强，这种特质让人口得以在
有利的环境中迅速膨胀。

　　在这种情况下，不难想象，与不断生育的妇女相比，中年
停止生育的妇女在适应度上可能不会有太大的劣势。一生不断
生育的妇女会生出她的其他子孙的竞争者，其子孙会争夺成年
人带来的食物份额，而只要她还在哺育婴儿，自己的生产率就
会降低。她的家庭将在更长的时间里处于热量不足的状态，可
能会一直延续到她生命的尽头。年长的子女可能会帮助她抚养
年幼的孩子——如今在许多觅食者社会中，兄姊都会保育儿
童——但他们在能够养活自己之后不久就会开始生育自己的受
供养子女。群体会努力供养她的孩子和营地里的其他孩子，如
果没有群体，这个家庭就无法自给自足。

　　尚未讨论过的一个解决方案是推迟或抑制这个妇女的一些
成年女儿的生育，这样她们就可以帮助抚养弟弟妹妹了。自然
界在一些物种中选择了这种解决方案。它之所以有效，是因为

在有性繁殖的物种中，我们与同胞兄弟姐妹（如果我们有同样的父母）的关系，就像我们与自己的孩子一样——在这两种情况下，我们都共享一半的基因。因此，如果由于条件所限，生育成功的可能性不大，那么和父母待在一起，做个动物学家所谓的"巢中帮手"就是有利的（这种行为得名自亚历山大·斯库奇［Alexander Skutch］1935 年的一篇著名文章）。[50]在狐獴、非洲野犬和其他一些动物中，这种"合作繁殖"是义务性的（这些动物不如此就无法成功繁殖），繁殖仅限于少数雌性"首领"。裸鼹鼠是一个极端的例子——这些地下啮齿动物的群落有专事繁殖的"女王"，它们像蜂后一样强行占取群落中其他裸鼹鼠的劳动。

但在人类中，生育受到抑制的是老年女性，而不是年轻女性。何以至此？一些研究者提出，这是因为人类的居住模式是男性恋家或称以男方家庭为中心，也就是妻子婚后与丈夫的家人生活在一起，因此，老年妇女比年轻妇女与群体中的其他人有更多的联系，其结果是亲属选择通过她们发挥出更大的作用。[51]虽然我同意这些研究者的观点，即资源竞争的影响可能是人类更年期演化的关键，但我不确定以男方家庭为中心的婚姻模式能否解释自然界为什么主要选择抑制老年妇女的生育。现代觅食者并非格外以男方家庭为中心。[52]我们或者也可以将内化资本假说的逻辑应用在这里：因为技能和经验对人类的生存策略非常重要，而且觅食者在中年后期往往会变得更有效率，所以当老年妇女而不是她们的女儿从繁衍的负担中解脱出来时，可能会对自己的亲属更有帮助。最后，人类所面临的选择压力很可能与其他物种合作繁殖的压力不同。根据最有影响力的理论，在其他动物中，当没有足够的栖息地供后代占据时，就会产生合作繁殖；自己繁殖的机会很小，所以后代就会留下来帮助弟妹（"延迟扩散"）。在人类中，合作繁殖似乎不是对生态约束的反应，而是系统的一部分，这个系统还包括子女的长期受供养与群体分享食物和劳动的社会组织。[53]然而，即使在其他动物中，也有延迟扩散不能解释合作繁殖的情况，但与抑制母亲的繁殖相比，抑制女儿的繁殖仍然是比较正常的。

　　我不确定我们是否理解为什么是老年妇女而不是年轻妇女的生育受到了抑制。但我们很幸运结果正是如此，因为人类的解决方案——更年期——比年轻动物推迟或放弃生育的替代方案要人道和公平得多。在我们这个物种中，育龄后的帮手大部分都已经生育了，事实上，她们可能已经生下了自己想要的所有孩子。在其他物种中，雌性领袖可能会残暴地谋杀桀骜属下的后代，属下也可能会对压迫者图谋暴力，而"帮手"一有机会就会作弊。但在人类中，向育龄后生活和祖母身份的过渡并不会引起这些类型的冲突。[54]

第四章　当今的觅食者：狩猎、共享和超级叔叔

　　对人类觅食者的观察为前几章所讨论的有关更年期的观点和理论提供了重要支持。也就是说，近几十年来对觅食者社会的深入了解，为我们如何演化出包括更年期在内的一系列独特的生命史特征的新理论提供了许多基础。但我至今没有详细讨论过任何觅食社会。这些社会中有两个已经得到了详尽的研究，深刻影响了人类演化的理论，而其中的差异一直是试图解释更年期的研究者们大量争论的源头，这两个社会是坦桑尼亚的哈扎人（在第二章中介绍过）和巴拉圭的阿切人。这些例子将充实我们对已经介绍过的理论的理解，说明"人类适应复合体"在起作用，并为我们讨论有关狩猎、家庭和性别分工等难以解答的问题增加深度和复杂性。

　　世界各地的觅食社会极其多样化，因为觅食者实际上栖息在所有的生态环境中，从肉类和鱼类几乎是仅可获得的食物的北极，到亚马孙雨林，再到澳大利亚西部的沙漠。我在这里强调，虽然猜测当地的生态环境如何塑造了个别的觅食社会相对容易，虽然了解和解释觅食者之间的差异很重要，但更重要的是了解我们作为一个物种有哪些特征，使我们能够如此容易地适应不同的环境。合作、长寿、掌握技能和开发技术的能力，以及灵活的生育策略，这些相互关联的人类基本特质使我们的适应能力非常强——更年期也是其中的一部分。

前文讨论过的哈扎人是启发霍克斯、奥康内尔和布勒顿·琼斯提出"祖母假说"的族群。2010 年，布勒顿·琼斯曾经的研究生、剑桥大学的弗兰克·W. 马洛根据哈扎人研究的累积记录和他自己从 1995 年开始的研究，出版了一本有关哈扎人的著作。以下的大部分说明都是基于这本名为《哈扎人：坦桑尼亚的狩猎-采集者》（The Hadza: Hunter-Gatherers of Tanzania）的书，其中还列出了更多的参考资料，不过，对于马洛依赖于其他研究并看来很重要的结论，我也引用了他的资料来源。[1]（马洛本人并不支持更年期的祖母假说，与其相对的族长假说已在第三章进行了讨论。）到出版《哈扎人》时，在前后十多年的时间里，马洛在他们中间总共生活了大约四年，收集了包括食物的获取和分享在内的非常详尽的数据。

哈扎人是极少数仍然几乎完全靠觅食生存的社会之一，很少使用现代技术。今天，其他大多数觅食者也种植一些作物或使用制成品和工具，许多觅食社会只能从（有时是愚钝和沙文主义的）欧洲人在殖民主义时代写成的人种学描述中了解。虽然许多非专业人士认为哈扎人和其他觅食者是原始低等的，因为他们不使用复杂的技术——部分是出于这个原因，政府和传教士在 20 世纪多次努力迫使哈扎人采取定居的生活方式——但这种态度在今天包括马洛在内的人类学家中并不那么典型，在他的著作中，他对哈扎人及其文化的尊重显而易见。农业和工业化给人类状况带来的变化怎么说都不为过，甚至远超我们的想象。因此，要了解我们这个物种的历史，世上仅存的哈扎人等少数几个觅食者群体是一个极其宝贵而且正在迅速消失的洞察来源。人类在我们几乎全部的历史中都是觅食者，而且这是一种非常有效的策略。取代觅食的策略只应用了很短的时间，96

并且仍在试验中；我们还不知道它们未来的效果如何。

当然，我们有必要认识到，哈扎人并没有被时代束缚；他们的历史与其他任何民族的历史一样长，而且与其他一切民族一样，他们在过去的一万年里也发生了变化，因为世界上其他大多数的民族都开始从事农业，并最终实现了工业化。他们与牧民和农耕民族有了接触，后者日益包围和渗透到哈扎地区（Hadzaland），其活动（如砍伐树木、放牧和杀死狮子）改变了那里的生态环境。然而，马洛指出，在现代觅食者中，哈扎人是洞察我们如何走到今天的最佳来源。正如他所言，哈扎人是"低纬度觅食者的中位数"，也就是说，就营地人口、生育率和结婚年龄等诸多因素而言，哈扎人大致处于中间的位置。

在描述传统社会时，可能很难知道该用什么动词时态。从历史上看，人类学家经常使用"人种学现在时"，即使现有的资料是旧的，而且在某些情况下，甚至他们所描述的民族都已经不存在了。这可能会产生很大的误导性，也可能会给人留下传统社会从未改变的错误印象。近年来，由于牧民、农民和游客的日益蚕食，哈扎人的生活发生了很大的变化，甚至与研究者的接触也可能会引起变化。但由于马洛在哈扎人中的实地调查至少持续到 2012 年，而且他的书也是最近才出版的，我在本节中大都还是使用了现在时态，虽然因为有些信息是基于几十年前收集的数据，可能已经过时了。

与大多数觅食者一样，哈扎人生活在由二三十人组成的流动群体中，虽然大多数人至少与一些亲属生活在一起，但营地并不是严格的亲属群体，而是关系松散的家庭联盟。营地的人口变化很大，大的营地可以有一百多名居民；平均来说，营地的人口在旱季时更多，因为群体在旱季时被迫聚集在水坑周围。

哈扎人的总数约为 1000 人。

哈扎人改变了我们在工业化文化中自己以为知道的关于人类发育生理学的许多东西。例如，"解剖学上的现代人"个头到底有多大？体型在现存的不同群体中差异巨大，不仅是因为遗传，还因为营养、气候、疾病负担和其他因素，因为我们的基因在子宫内和生命早期会对大量的环境线索做出反应。[2] 按照西方的标准，和大多数觅食者一样，哈扎人也是小个子。我在美国被认为是个小个子女人，但哈扎男子的平均身高和我差不多，5 英尺 4 英寸，117 磅；女人则更小，大约 4 英尺 11 英寸，101 磅。[①] 哈扎人的生长速度比工业化群体中的人要慢，大约在24 岁（女性）或 25 岁（男性）才能达到完全的身高。在美国，青春期的"生长高峰"非常明显，许多研究者认为这是人类生命过程中的一个显著特征，但在他们中间不那么显著。[3] 和许多觅食者一样，哈扎妇女和男子的体重在青年时期（大约在 30 岁前后）达到顶峰，并在余下的一生中逐渐减轻。

今天，大多数觅食者的体型都比大多数工业化族群要小，西方研究者有时将觅食者的生长速度较慢、青春期较晚、身材较矮小的模式归结为"营养压力"。尽管哈扎人的觅食生活很艰苦，饮食也被许多工业化文明的人认为是贫乏粗劣的，但哈扎人是健康的族群，身体适应度很好，生育能力很强。[4] 与其把哈扎人的小个子看作是因为营养不够，倒不如把现代西方人的大块头看作是因为营养异常充足。

哈扎女孩的初潮——她们第一次来月经的年龄——在 16.5岁前后，比工业化世界的女孩晚得多。虽然她们在初潮时或甚

---

① 即男子平均身高约 162.6 厘米，体重约 53 千克；女子平均身高约 149.9 厘米，体重约 45.8 千克。

至更早的时候性生活就开始活跃并结婚，但哈扎妇女平均在 19 岁时才第一次生育；研究人员通常将这一差距归因于"青春期低生育力"，即这个时期年轻妇女尚未获得完全的生育能力。显然没有足够的证据来计算哈扎人最后一次生育的平均年龄；一些研究表明，生理更年期的平均年龄约为 43 岁，但我们缺乏充分可信的数据，而且这个数字可能太早了，因为马洛和其他人已经观察到，哈扎妇女在 40 岁以后生育的情况十分常见。[5]哈扎妇女与具有"自然生育能力"的其他许多群体中的妇女一样，没有报告任何更年期的症状。

根据 1966 年、1967 年、1977 年和 1985 年收集的数据进行的一项人口学研究表明，存活到生育期结束的妇女平均生育约 6.2 个孩子。[6]根据马洛的研究，平均生育间隔约为 3.4 年；母亲哺育孩子约 2.5 年，然后再次怀孕。在这些孩子中，有一半多一点——54%——长大成人，约 21% 的孩子在出生后第一年就夭折了，这些数字对于现代之前的觅食者和农业群体来说都是典型的。因为按现代的标准来说哈扎人的婴幼儿死亡率很高，所以出生时的预期寿命很低，约为 32.5 岁，但活到 45 岁的妇女平均预期寿命增加了 21.3 岁，有些哈扎人能活到 80 岁或以上。在收集数据的 20 年间，哈扎人人口一直在增长，年增长率约为 1.3%。

死亡的原因很难衡量。当研究人员布勒顿·琼斯、霍克斯和奥康内尔在 1990 年代要求确定人们死亡的原因时，哈扎人最常提到的是肺结核和其他呼吸道疾病、麻疹（在 1986 年的一次未成功的重新定居期间，几名儿童死于流行的麻疹）、其他疾病和老龄。其他原因包括分娩（在向布勒顿·琼斯小组说明的死亡人数中占 4%）、从树上坠落（可能是在采蜜的时候）、中毒或被非哈扎人施了魔法，以及谋杀。高达 40% 的死亡没有被归

98

咎于任何原因。[7] 在马洛自己的研究中，哈扎人倾向于把死亡归结为老龄、从树上坠落、动物袭击（比如被狮子袭击）、魔法攻击，或违反了吃肉的禁忌。[8] 暴力导致的死亡在哈扎人中比较罕见，但马洛听说过两起三角恋导致谋杀的案例，而争夺女性本来也是各种觅食者中最常见的暴力原因。另外，不幸的是，近年来由于部分哈扎人的饮酒量大大增加，身体暴力变得更加普遍了。[9]

马洛在他的研究中没有看到任何杀婴的证据；即使是生下双胞胎，哈扎人母亲也会努力抚养两个孩子，不过成功的概率很低。哈扎人也没有重男轻女的表现，反之亦然，不过父亲往往给予儿子更多的照顾，母亲则更青睐女儿。

与其他觅食者和一般的工业化前族群一样，哈扎人的死亡率在童年最高，婴儿期尤其如此。男性在成人晚期的死亡率较高，这也是大多数人口的典型特征。总体男女比约为 0.97，但 60 岁以上人口的男女比要低得多，为 0.73。据马洛统计，在 55 岁以上的 71 名哈扎妇女中，约有三分之二（63%）是单身，因为她们的上一任丈夫不是去世了，就是离开她们与年轻的女性组建了家庭，这让她们有些苦恼；但仍有约三分之一的人有配偶。这些老年妇女是霍克斯研究中的"勤劳的哈扎祖母"，马洛和霍克斯一样，发现她们的生产效率很高，为营地带来的食物比其他任何年龄和性别组的人都多。她们通常住在自己的一个女儿附近，不仅积极觅食，还帮忙照顾孩子，协助从事其他的工作。

马洛谈到了哈扎妇女甚至儿童的惊人的独立性。由于妇女自己采集大部分食物，也可以依靠母亲和其他亲属的支持，她们似乎不太需要丈夫（他反复提到这一点）。诚然，哈扎人中间也存在着性别不平等和男性主导的现象：男人应该是首领和决策者，而且有一些文化上的重要禁忌，只有发育成熟的成年猎人才能吃到大猎物的某些部分。男人有时会打女人，与大多数觅食者不同的是，哈扎人给青春期的女性实行割礼，而男孩则不必如此。但与大多数农牧业社会相比，男女要平等得多，与大多数现代社会相比也是如此。因此，与牧民结婚的哈扎妇女往往会离婚，带着孩子回到营地。

母亲们在觅食时抱着哺乳期的婴儿，但断奶期后的孩子则被留在营地里由大孩子照管，在听力所及的距离之内会有一个或多个成年人负责吓退食肉动物，并在紧急情况下加以干预（马洛及其团队有时会被迫承担这种保姆的职责而动弹不得）。研究人员在其他一些觅食社会中也观察到了这种类型的群体关怀，当然，有些生态环境似乎不允许这样做（比如雨林，这对儿童来说是一个比较危险的环境）。[10]八岁左右的哈扎儿童与其他同龄同性别的儿童成群睡眠，青春期的男女也会在性别隔离的群体中宿营。哈扎儿童的食物大部分是他们自己获取的——大约有一半是由八岁或十岁的儿童获取的，这可能是他们高度独立的原因。然而，与其他觅食者一样，儿童在十几岁之前所生产的食物赶不上自己的食量，男孩尤其如此。

婚姻不是包办的，也没有法定的模式或仪式；夫妇开始同居就被视为已婚。与其他的一些觅食者一样，对哈扎人婚姻制度最好的描述是"连续性一夫一妻制"。早期的试验性关系和头一两次婚姻往往不成功。例如，马洛和其他研究人员发现，1985 年至 1990 年的 28 对婚姻中，有 11 对（近 40%）在四年内结束。[11]结婚五年以上的哈扎人夫妇的离婚率仍然很高，即使与其他觅食者相比也是如此，但有一些婚姻经久不散，老夫老妻比新人更有可能长相厮守。未婚生子几乎不会让人感到羞耻，再婚也比比皆是。离婚后，孩子们与母亲一起生活，有时也会与外祖母生活在一起；在马洛的研究中，约有 45% 的八岁及以下的孩子（总共 59 个孩子中的 26 个）没有与遗传学上的父亲共同生活。[12]男人的年龄通常比妻子大（平均大约六岁），少数男人有两个妻子，不过这些一夫多妻制的婚姻往往不是很稳定；大多数哈扎妇女和男人如果认为配偶在追求别人，就会因妒生怒，而男性不忠是最常见的离婚原因。（布勒顿·琼斯还指出，一妻多夫制——一个女人同时拥有两个丈夫——尽管很罕见，哈扎人对它却并不陌生，这种关系平均持续不到两年。[13]）根据哈扎人的习俗，男人死后，寡妇有时会嫁给他的兄弟，这种做法被称为"娶寡嫂"，但并非强制性的。

101

男人应该通过供应肉食让丈母娘高兴，在哈扎人的故事中，是新郎的丈母娘提出的要求让她的受害者痛苦不堪，而不是像许多农耕文明中的那样，婆婆让新娘饱受折磨。类似的"聘娶劳役"传统在其他觅食群体中也很典型，并支持这样的观点，即子女年幼的妇女很可能住在母亲附近，至少在婚后初期是这样，这与大多数农业社会的做法不同，在大多数的农业社会，妇女与公婆住在一起。1990 年代进行的研究表明，大多数哈扎人夫妇实际上的确与妻子的母亲住在同一个营地里，如果她还在世的话。不过哈扎人与其他觅食者一样，在选择与谁同住时八面玲珑，随机应变。[14]这一点对我们的讨论很重要，因为如果年轻的妈妈住在自己母亲附近，并能从母亲的帮助中获益，那么祖母假说才是最可信的，尽管父系祖母、姨妈和其他女性亲属也可以充当"祖母"这个角色。

哈扎人非常依赖"替代养育"（这个词指的是父母以外的人照顾儿童的所有情况，例如将小孩子留在营地，由大孩子和青少年照顾）。对于四岁以下的儿童，母亲提供大部分的"直接"照料，如怀抱和喂食。许多不是由母亲提供的直接照料来自父亲和外祖母，他们似乎在交替履行这一职责：母亲是单身或与孩子的亲生父亲以外的人结婚时，外祖母就会做得更多。[15]哈扎人有一种强烈的伦理观念，认为继父应该平等地照顾亲生子女和继子女，但马洛的研究表明，在现实中，男性在自己孩子身上投入的精力更多。不过，布勒顿·琼斯发现，有小孩的妇女在离婚后再婚的速度比没有小孩的快；原因不清楚，但他的研究结果反驳了哈扎男子认为供养继子女是负担的说法。[16]

102　　哈扎人继父对继子女进行全方位的投入，甚至公开声明要这样做，这一事实说明，有配偶关系的男子抚养子女时，并不仅仅是为了传宗接代的适应度收益。这也可以是人类学家所说的"交配投入"；男人表明他们会供养（至少不会伤害）女人的孩子以赢得她的性青睐，为的是将来的孩子是自己所出。

　　虽然外祖母提供了对于哈扎幼儿最重要的替代照顾，但其他亲属（如姐妹或姨妈）和无血缘关系的人共同提供了大量的直接照顾——对于三四岁以上的儿童来说，这一比例还在增加，他们不仅有兄姊照顾，还有游戏小组中无血缘关系的大孩子照顾。这种把孩子托付给他人照顾的习惯，并不是与我们最接近的灵长类动物的典型特征，而是普遍存在于所有的人类社会中——人类是有天赋和创造力的替代父母。许多研究者将刚果民主共和国伊图里（Ituri）雨林中身材矮小的埃菲人（Efe）视作替代养育的世界冠军。基于1980年代初调查的著名研究表明，埃菲人的一岁婴儿平均有11个照顾者。由于这一群体的成人死亡率非常高，许多婴儿都是由包括其兄姊在内的其他儿童照顾的。外祖母如果在世的话就会提供大部分的替代照顾，但婴儿很少会有在世的外祖母。由于不孕率很高，没有生育能力的姨妈也会填补这一空缺。有婴儿的家庭有时会从其他营地招募孤儿或有许多兄弟姐妹的孩子作为帮手，与亲生兄姊相比，这些寄养的孩子是更勤快的替代父母。[17]萨拉·布莱弗·赫尔迪假设分担育儿责任是推动人类演化的行为，她在 2009 年的那本备受推崇的《母亲与他人》（*Mothers and Others*）中详细讨论了这个问题。[18]

人类在彼此迥异、不断变化的环境中适应性地应用替代养育，这也是很难发现亲属对儿童福祉或存活的影响的原因之一。也就是说，很难记录外祖母在世，或者更难记录父亲在世给儿童带来的实际好处。亲属可能会出面填补空缺或适时地提供帮助——如果外祖母不在了就是姨妈，如果父亲弃养就是祖母，如果娘家不在附近就是父亲，如果父亲去世就是叔伯，如果姐妹二人同嫁一夫就是姐妹（20 世纪澳大利亚部分地区的原住民觅食者普遍如此）。在大多数觅食社会中，"模拟亲属关系"，即与非亲属的仪式化关系，也很重要，而非亲属的帮助者往往会在养育子女方面做出贡献，在农业社会中同样如此。无血缘关系的人可能会提供帮助，因为他们希望得到报答；或是因为提供帮助的成本低于被人看到尽一份力的社会效益；或者诸如埃菲人寄养儿童等情况，因为他们特别脆弱。

回到哈扎人上来，马洛的大部分研究都是为了了解这个族群如何获取和分享食物。哈扎妇女偶尔会采集乌龟，猎杀小型哺乳动物或鸟类，或是把捕食者从猎物身边吓跑，但多半会带回植物类食物，尤其是用石制长工具挖出的块茎。虽然男人、女人和孩子们会吃一些他们在野外采集的食物（结果是男女的饮食有所不同），但所有的群体会把食物带回营地，这里也是

103

共享大多数食物的地方。男人通常独自狩猎——可能是因为这样更容易追踪动物——并且使用带有铁尖的毒箭。与霍克斯和其他研究人员一样，马洛观察到大多数狩猎都是不成功的：猎人每年只有几次会带回大猎物。哈扎男性也会搜寻猴面包树和浆果（当季时，大家都吃浆果，很少吃其他东西），他们使用楔子爬上猴面包树，用烟来安抚刺蜂，收集蜂蜜，这是一种很有价值的食物。妇女们也会带回蜂蜜，但主要是无刺蜜蜂在离地面较近的蜂巢所产的蜂蜜，在采集这种蜂蜜时危险要小得多。妇女通常带着哺乳期的孩子成群结队地觅食；她们往往会带上一个大男孩来保护她们，因为她们害怕食肉动物，或是怕遭到牧民（而非其他的哈扎人，因为这种情况很罕见或是不为人知）的袭击和强奸。[19]哈扎妇女不用弓箭保护自己，尽管这样做似乎很有效。

和其他觅食者一样，哈扎人也会分享食物，这种现象在非人类动物中是很少见的，除非是为了供养自己的后代。男女两性在野外觅食时都会分享食物，而不仅仅是在营地，但带到营地的食物特别难以独享。在哈扎人营地里，几乎没有隐私可言：夫妇和年幼的孩子共用一个炉灶，同住一间小屋，但一般情况下，每个人都知道带回来的食物是什么，每个人都要求分到一份，因此，研究者要追踪食物的去向相当困难。根据马洛的观察，没有人会给不在营地的人保留食物，甚至连配偶和孩子也不例外，任何带到营地的食物都会被立即吃掉，直到吃完为止。人们常常试图把蜂蜜藏起来以与家人分享，但收效甚微。对于某些小猎物以及女人的食物，一般来说并不强制在家庭之外分享，但这种限制不算严格，路过正在烹煮的炉灶的人也会得到一部分。男人杀死一只大型动物时，不仅营地里的每个人都要求分到一份，其他营地也会分到一部分；群体可能会尽量保密，但消息会迅速传播。研究人员发现，大多数情况下，哈扎人会轻松分享，没有乞求或争吵。但马洛观察到，大营地更容易藏匿食物，因为分享不公而争吵的情况也更多，这支持了即使不涉及其他因素，高密度人口也会产生社会不公的理论。

大型猎物是分配最广泛的食物——它难以获得，价值很高，是一笔巨大的意外之财，人人都想分一杯羹。除了已经提到的禁忌之外，哈扎人似乎并没有关于如何分配肉食的规则，但某些觅食社会确实有这样的规则。在哈扎人中，似乎每个人都能分得一份肉，直到肉分完为止。

通过仔细观察，马洛和他的研究生布赖恩·伍德（Brian Wood）注意到，猎人保留的猎物比其他家庭得到的多，并以此来论证家庭中"男性供养"的重要性。但这种食物分享的不均等只有在非常仔细分析时才会显现出来。对父亲供养家庭这一假说更明显的支持是马洛发现，有小孩特别是婴儿的男人会带更多的食物回营地，前提是孩子是自己的骨血而不是继子女，而婴儿的母亲带回的食物会比较少，可能是因为带着哺乳期的小婴儿觅食比较困难。（生身父亲提供的额外食物主要是蜂蜜，而不是更多的肉。）然而，这种供养并没有妨碍哈扎人的高离婚率，母亲与生身父亲结婚的孩子的死亡率也并不比其他孩子低，[20]这可能是因为外祖母或其他亲属也可以帮助母亲。妇女显然是在养家糊口，因为她们每天都会把食物带回家与子女分享，尽管她们可能也会与没有血缘关系的孩子以及营地中的其他人分享食物。

虽然平均而言，优秀的猎人没有更多的妻子，但他们会有更多的亲生骨肉（只计算妻子所生的子女，没有人试过量化哈扎人的婚外情)，在其他觅食文化中也发现了这种效应。[21]优秀的猎人无论老少，离婚后再婚的速度都会更快，新妻子也常常比那些平庸猎人的更年轻。[22]男性生育率的个体差异比女性的更大——有些男性比其他人繁衍的更多，这是人类的普遍情况，任何似乎与男性生育能力相关的因素都可能是一种重要的适应度收益。优秀猎人的名声就是其中一个因素，在一些觅食社会中，优秀猎人的生育能力是平庸猎人的两倍。因此，人类学家花了大量的精力来解释这种效应。优秀的猎人为什么孩子更多，换言之，为什么他们有更高的生育成功率？

其中的一个原因可能是优秀猎人带回家的额外食物提高了妻子的生育能力，这就是马洛的论点——猎人在为家庭提供食物。但其他几种理论也可以解释同样的效应。例如，每个人都希望他们的群体中有优秀猎人，因为肉食是如此高价值的食物；如果这些人的待遇比平庸猎人的要好，他们较高的社会声望就可能会使他们更容易早婚，更容易留住妻子，或者在妻子到更年期时再娶一个年轻的女人。女性可能因为男人享有的威望而更愿意嫁给优秀的猎人。这种效应有时被称为"间接互惠"——因为猎人用肉来换取其他东西，在这种情况下是无形的社会利益——而且这种效应特别难以证明，但似乎在哈扎人这样的社会中很可能是重要的。

106　　在马洛的研究中，当被问及配偶的重要品质是什么时，哈扎男女都将觅食技能排在了很高的位置（男女都将这一点与性格和长相一起列为最重要的品质）。如果优秀的猎人与能带回更多食物的优秀采集者结婚，反过来又可以解释更高的生育率，这种效应被称为"选型交配"。霍克斯、奥康内尔和布勒顿·琼斯对哈扎人的研究表明，优秀的猎人确实倾向于与优秀的采集者结婚。[23]

　　根据另一个假说，也就是前面提到的昂贵信号假说，优秀的猎人可能更有吸引力，也会有更多的孩子，是因为狩猎的成功标志着孩子遗传了有价值的特征，如力量和智力，或者因为它标志着一个人作为盟友的潜在价值或作为竞争者的可怕。最后，狩猎的成功可能通过"表型相关"而与生育能力有关——有助于狩猎技能的遗传素质也可能使猎人的生育能力更强（也就是说，优秀的猎人就是普遍状态更好）。这一假设几乎无法验证，但或许能够解释好猎手和一般猎手之间在生育能力方面被观察到的差异。

　　埃里克·奥尔登·史密斯（Eric Alden Smith）在研究几种文化中的狩猎和生育能力时，发现对昂贵信号假说的支持最多，但也发现对前文描述的所有效应都有一些支持。[24]马洛在对哈扎人的研究中试图证明供养实际上是优秀猎人的吸引力的一部分，从而反对霍克斯和其他挑战这一传统观点的人。但在以哈扎人为主体的情况下，这个观点很难证明。布勒顿·琼斯使用与马洛相同的所有证据，继续指出男性供养在哈扎人中并不重要，而代价高昂的信号传递，即炫耀假说，最能解释哈扎人的关系。[25]毕竟，当人类学家问他们为什么狩猎时，哈扎人自己的回答与这个假说最为一致——女人喜欢狩猎！

　　不过，关于哈扎人的狩猎和食物分享，最引人注目的不是上文讨论的一切，而是普遍存在的"容忍搜刮"和与此相关的高度平等主义的价值体系。哈扎猎人可能希望把肉留给自己或家人，但他们并不会这样做；他们认可每个看到肉的人都能分到一份。在这个制度中，需求和不均是分享的绝佳理由——理想情况下，每个人都应该得到同样的数量。的确，哈扎人几乎

107

没有健康上的不平等，因为群体中的每个人都能得到差不多数量的食物。也没有什么社会不公——哈扎人没有首领，没有萨满，也没有任何形式的专家。虽然出于刚才解释的原因，优秀的猎人可能比一般的猎人享有更多的声望，但这种影响微妙且难以觉察，因为强烈的谦逊伦理不鼓励傲慢、吹嘘和指手画脚。

南希·豪厄尔最近在她的著作《多贝的库恩人生活史》（*Life Histories of the Dobe ! Kung*）中，根据她在 1960 年代末进行的调查，对类似的但可能更极端的容忍搜刮式经济进行了大量研究。[26]可能是因为他们家乡的生态环境比哈扎人的更危险，食物产量也更少，豪厄尔发现库恩人更瘦弱，生育能力也更低，他们的孩子在十几岁之前几乎采集不到多少食物。虽然最后一次生育的平均年龄只有 35 岁，但年长的妇女仍然是精力充沛的觅食者，在年逾五旬后生产率达到高峰。与哈扎人一样，库恩人广泛分享大猎物；而他们分享小猎物和采集食物就不那么广泛了。家家户户每天都要交换食物，大多数有小孩的家庭所消耗的食物超过了自己的生产量。然而，与哈扎人一样，由于分享食物，库恩人各家庭之间在健康状况方面（这里用身体质量指数的变化来衡量）也几乎没有差别。

库恩人以"极端的平等主义者"而著称，他们有大量方式来挫人锐气或指出不公——虽然一些西方研究者被他们善于利用幽默和其他策略来实现这一目的所吸引，但也有人似乎被他们所谓的"抱怨话语"所激怒。无论如何，豪厄尔认为，对于这个瘦弱而又缺乏营养的社会来说，分享和平等主义是其根本，以至于她提出了一个"肥胖假说"来解释人类为什么会缺乏毛发而有大量的脂肪沉积，儿童尤甚。在她看来，肥胖的形成是为了让我们更容易估计需求，并据此分享食物。

108

　　当然，对觅食社会的研究——包括库恩人、哈扎人和（下文将讨论的）阿切人——通常显示，即使在没有什么正式的地位区分和广泛分享食物的文化中，在与福祉相关的衡量标准上也存在不平等，如握力、体重、狩猎成功率和生育成功率等。库恩人也承认某些水坑的可继承的觅食权，这些权利转化为社会关系，因为人们必须与这些家庭协商并维持送礼关系。刚才提到的其他一些优势也可以继承。但总的来说，这种继承性的程度并不突出。与福祉最直接相关的衡量标准——体重——是遗传性最强的，但它也是变化最小的衡量标准。[27]因此，每当社会转向允许人们积累与继承牲畜和土地等物质产品的经济时，就会出现社会分层，但觅食社会典型的不平等现象与社会分层迥然不同。

　　哈扎人的平等社会制度会令其很难达成群体决定或采取集体行动。这可能是哈扎人、库恩人，以及除少数例外的其他大多数流动觅食者不参与战争或其他类型的集体暴力的原因之一——很难组织起来。今天许多研究者认为，战争、袭击和争斗是新石器时代农民和牧民，而不是我们旧石器时代的祖先的典型创造。[28]

　　过去几十年来对哈扎人的研究主要证实而不是削弱了对觅食者的一种看法，并进而证实了我们觅食的过去，这种看法自1960年代末以来在人类学中一直很有影响：觅食社会是平等的，食物共享、共同育儿和男女平等普遍存在。[29]虽然这种形象常常带有不幸的浪漫主义色彩，却未必错误。但并不是所有的觅食者都像哈扎人一样——觅食者栖息在地球上的几乎每一个生态位上，觅食社会也大不相同。在非洲之外，被研究得最彻底的觅食族群之一是巴拉圭的阿切人，他们与哈扎人的对比说明了几点，可以加深我们对人类繁衍策略的理解。[30]

北方阿切人是现存最大的阿切人群体，也是巴拉圭土著中最后一个得到接触和安抚的民族。阿切人与巴拉圭人之间的第一次和平接触发生在 1970 年。随后便是一段动荡的岁月，其间因为政府寻求出售和开发阿切人曾经栖居的森林，他们迁徙去了保留区，所处的环境恶劣，医疗不足，近半数死于传染病（通常死于肺炎等呼吸系统并发症）。（基姆·希尔根据自己的观察认为，如果有足够的食物和基本的医疗服务，大多数初次与外界接触就死于疾病的阿切人会存活下来，他自己也帮助许多阿切人恢复了健康。[31]）1970 年第一次接触时，北方阿切人有557 人。

1970 年代末，如今均就职于亚利桑那州立大学的希尔和（在短短数年后开始）安娜·玛格达莱娜·乌尔塔多在北方阿切人中开始了实地考察，并一直与他们合作到最近。虽然在他们的研究开始之前，几乎所有的阿切人都已迁徙到保留区，但由于最近才刚刚发生了接触，在研究开始的最初几年，与他们交谈的阿切成年人还记得在森林时的美好生活；并且，因为阿切人继续在森林中长途觅食跋涉，同时住在保留区，希尔和乌尔塔多得以观察他们的森林生活。他们利用结构化访谈的详尽过程，汇编了 20 世纪大部分时间的阿切人人口数据，并重建了森林时期以及接触和保留区时期的人口史。1996 年，他们出版了一本有关北方阿切人的权威性研究报告，名为《阿切人生活史：一个觅食民族的生态学和人口学》（*Ache Life History：The Ecology and Demography of a Foraging People*）。我认为这是人类学领域中最引人入胜的读物。

森林时期的阿切人与哈扎人一样，生活在不稳定的营居群中，各群的平均人数约为 50 人。他们的雨林环境中有巨型犰狳和南美浣熊等大量猎物，不难捕获，阿切人猎手的成功率也比哈扎人高得多。不过，在巴拉圭雨林中狩猎比在哈扎地区更危险：被蛇咬伤是猎人死亡的常见原因，美洲豹的袭击也让人非常恐惧。在森林环境中，蛇、昆虫、蜘蛛和意外事故对婴幼儿的危险极大。婴儿一刻也不能被放在森林地面上，哺乳期的母亲坐着睡觉，弯腰抱着膝上的婴儿。孩子三岁时，才开始在离母亲一米以外的地方待着。不过，到了八岁左右，孩子们还是有了相当大的独立性，晚上经常和其他亲戚或非亲属共寝，而不是和父母睡在一处。

110

由于在这种条件下狩猎相对容易，而且照顾孩子的要求很高，因此男性觅食获得的食物远多于女性——约占总热量的87%。妇女花在觅食上的时间较少，而她们的觅食所获也主要是棕榈淀粉。在森林中，阿切人每天都要移动营地，男人们打猎时，妇女们则负责拆除、运输和重建营地。这种极强的机动性对体弱多病的人来说非常困难，他们可能会被落在后面，有时很晚才能手脚并用地爬进营地；有些阿切人再也坚持不下去了，就会要求活埋，以免被秃鹫活活吃掉，这种突发事件在森林时期很少见，但随着与外界接触和新疾病的传播而越来越普遍。

哈扎人和阿切人之间的一些差异可能要追溯到阿切人在食物供应方面发挥的更大作用。[32]阿切人森林生活的一个显著特点是杀婴和杀童率高。特别是在父亲去世时，或有时在父母离婚时，婴儿和幼童可能会被献祭（关于这一点，希尔和乌尔塔多收集了许多令人毛骨悚然的故事）。女孩比男孩更有可能被杀，结果是森林时期阿切人的性别比例在中年之前一直严重偏向男性（女性由于成年后死亡率较低，最终赶上了男性）。总的来

说，大约 14% 的男孩和 23% 的女孩在婴幼儿时期被杀害。在文
化上，阿切人认为孤儿是有食物需求的消费者，这个社会的男
性狩猎者提供了大部分的食物，而群体中杀婴和杀童率高，最
有可能的原因是这确保了成年供养者与受抚养儿童之间的有利
比例，也确保了男女两性之间的有利比例。研究人员长期以来
一直在描述北极觅食者中类似的高杀婴率和偏向男性的性别比
例，对这些人来说，狩猎和捕鱼几乎是唯一的食物来源。[33]虽然
希尔和乌尔塔多没有发现阿切人中存在生育成本的直接证
据——生育子女最多的家庭似乎并没有因为子女或成人死亡率
较高而适应度较低——但很难相信杀婴和杀童行为会在森林阿
切人中如此普遍，除非对资源的竞争、抚养负担和生育成本是
对这一族群的有力制约因素。

　　希尔和乌尔塔多研究阿切人之间的食物分享和食物转移时，
发现有几个受供养子女的家庭消耗的热量比他们生产的多，就
像豪厄尔在库恩人里发现的那样。[34]额外的食物来自同一营地的
未婚男子或子女少的已婚男子。与哈扎人和库恩人一样，阿切
人也在整个营地中平均分享肉食，且这种情况更为突出。尽管
父亲提供给自己后代的食物并不比为其他孩子提供的多，但拥
有适当数量的猎人来供养群体很重要，而且由于男女性别比例
很高，每个群体都可能有一些额外的单身男子，他们的贡献对
该群体的生存至关重要。[35]在这里可能需要回顾一下，在大多数
或所有的觅食者中，男性结婚的时间都比女性晚——通常是在
他们开始获得比自身消耗量更多的食物几年后。其中的一个原
因可能是，群体中拥有非生育的额外猎手来弥补生育家庭的热
量不足是很有帮助的。炫耀假说对这一群体尤其合理：未婚的
年轻男子狩猎和分享食物的一个可能动机是打动年轻女性的

芳心。

在北极人中，一些没有兄弟的寡妇和女儿干脆学会了打猎。[36]遗憾的是，阿切人和其他依赖狩猎的觅食者没有更广泛地采用这种解决办法，甚至没有采取将女儿养成男孩的权宜之计来调整性别比例（跨性别者是包括阿切人在内的许多传统社会的一个特点，下文将讨论）。也许是因为婴儿和儿童死亡率在觅食社会无论如何都会很高，杀婴是比调整性别和男女分工的文化理想更简单的解决办法。

可能与这些因素有关的是阿切人森林社会最著名的特征之一，即"可分父权"的做法。换言之，阿切人与南美洲其他几个土著民族一样，承认孩子有一个以上的父亲。他们将可能的生身父亲（致孕的人）与其他父亲区分开来，但认为在妇女怀孕期间与她发生性关系的所有男人都是从属父亲。平均每个人大约有两个父亲（这似乎是最理想的数字），而后代是关于额外父亲的最佳通报人（也就是说，他们最有可能记住并说出所有父亲的名字，可能是因为这对他们有利）。如果父亲去世了，孩子们可能会称叔叔为父亲，叔叔也往往是从属父亲。在其他动物中，一雌多雄的交配，即与一个以上的雄性交配，是一种常见的策略，原因有很多。雌性倾向于选择拥有最理想基因的雄性（即使该雄性不是自己的配偶），从一个以上的父亲那里确保父母的投入能分散风险，而且群体中的雄性如果认为自己可能是父亲，就不太可能杀死雌性的后代。[37]其中的一些策略可能解释了某些人类觅食者中可分父权的传统。在阿切人中，有从属父亲的孩子事实上不太可能被杀，不过这种影响在统计学上并不显著。当男性人数超过妇女，并且还提供大部分食物时，可分父权特别有利，阿切人在森林时期就是如此。

森林时期的阿切人的婚姻比哈扎人的更不稳定，到 30 岁时，阿切妇女平均已结婚十次了。尽管离婚会提高孩子被杀的概率，但对父母双方来说，这种适应度代价不足以迫使他们维持夫妻关系。虽然一夫多妻制的婚姻既很少见也不稳定，一妻多夫制更是如此，但大多数男性还是报告说，他们一生中至少有过一次一妻多夫制的婚姻，而几乎所有女性的丈夫都在某个时刻有过一个侧室。婚前甚至在青春期之前的试验性性行为也很常见，女孩青春期的仪式就包括清洗迄今为止与她发生过性关系的所有男人。

与哈扎人一样，在森林时期，有相当数量的阿切人活到了老年。1970 年与外界接触时，547 名阿切人当中有 30 人（约 5.5%）超过 60 岁。虽然年轻时男子人数大大超过妇女，但这一年龄组的性别比例大致相等（16 名男子，14 名妇女），因为妇女的成年死亡率较低。一些中年男子抛弃妻子与其他的妇女生儿育女，还有少数人娶了第二任妻子，但最常见的情况是他们仍与育龄后的妻子在一起。希尔和乌尔塔多报告说，阿切人对更年期有一个叫法，但没有谈及这个词对他们的意义——不知道他们是否把更年期简单地理解为停止生育，或者是否经历过相关的症状或赋予其意义。两位研究人员注意到，女性通常要到相当年长的时候才会承认自己过了生育期，最后出生的孩子也得到了宠爱甚至溺爱。虽然由于阿切人的性别分工不同，阿切人祖母没有像哈扎人祖母那样生产那么多的食物，但她们还是尽可能地探望和帮助自己的成年子女——中年时采集食物和做家务，而在 60 岁左右以后转为照顾孩子。祖父们在老得不能打猎后，也转而与妇女们一起觅食和照顾孩子。

阿切人在人种学文献中因杀死老人而变得有些臭名昭著，

希尔和乌尔塔多报告说，他们在 1985 年采访了一名 75 岁的阿切人，他描述了自己在年轻时曾踩在老年妇女的身上并扭断她们的脖子，杀了她们。虽然希尔和乌尔塔多不确定该对这个说法给予多大的重视，因为在他们自己对阿切人与外界接触之前死亡原因的统计中，只把一名 60 岁以上的妇女的死亡归结为"埋葬"（阿切人的安乐死形式）；他们报告说，只有两个 60 岁以上的人遭到"遗弃"，两人都是男人，而且这个年龄段没有发生凶杀案。[38]我当然不想轻视此事，暗示他们的受访者只是在恶作剧，但没有足够的证据证明阿切人在过去的觅食过程中普遍存在杀老的行为。

　　每天移动营地的生活方式对病人、老人和其他任何跟不上脚步的人来说都肯定是非常辛苦的，抛弃年迈老者或对其实施安乐死在较早的游牧民族学文献中并不罕见，[39]但这种极度流动的生活方式也许并不是阿切人长期以来的典型做法。豪厄尔在库恩人中观察到，家庭试图照顾老人，但通常不需要长期赡养他们，因为大多数人在身体虚弱到无法觅食后不久就去世了。她强调，与养育孩子的负担相比，照顾老人的负担在这个社会里微不足道，孩子们直到二十多岁还得依靠父母。与其他觅食者一样，库恩人的资源绝大部分都是通过世代相传的方式向下转移的。[40]

　　跟哈扎人相比，暴力造成的成人死亡率在森林阿切人中要高得多：暴力造成了约 36% 的成人以及大量儿童的死亡（希尔和乌尔塔多将儿童被巴拉圭人绑架并卖为奴隶的案例视为死亡）。森林时期的阿切人、土著农民和巴拉圭人之间充满敌意。阿切人有时会劫掠农场以获取食物和补给，而农场主、农民、赏金猎人、保留地管理者，甚至一些 20 世纪初的探险家和人类

114

学家都曾大量绑架、杀害、奴役或迁移阿切人。自 1970 年代初以来，人们对巴拉圭总统阿尔弗雷多·斯特罗斯纳（Alfredo Stroessner，1956 年至 1989 年在位）的政权多次提出了种族灭绝的指控，不过希尔和乌尔塔多认为，阿切人和巴拉圭人之间的冲突并没有上升到种族灭绝的程度，而是类似于对南美洲其他许多土著民族的征服。[41]2014 年，阿切人提起了种族灭绝的刑事诉讼，由于巴拉圭司法部门拒绝审理，将在阿根廷进行审判。虽然希尔和乌尔塔多以及其他一些学者认为，现代政府的干预是哈扎人和其他非洲觅食者如此和平的原因，而且暴力导致的死亡率相当低，但阿切人的案例表明，现代国家和定居社会的存在可能会导致更多的暴力冲突，而不是更少。

115　　虽然北方阿切人中有许多成年人死于暴力，但他们很少杀人，甚至也极少相互打斗。但与哈扎人不同的是，他们确实有一种仪式化的团体内暴力形式，希尔和乌尔塔多称之为"械斗"。顾名思义，就是用木制的器械打架。这种搏斗有时会自发地发生，但有时阿切人团体会集合起来，在森林中为所有成年男子都参加的大规模械斗清理出一个开阔的空间。男人会以敌人为目标，这些人通常是争夺女人的竞争对手或侮辱过他们的人。有些男人会在械斗中死亡，但这些械斗也是社交的场合，人们可以在这些场合寻找结婚对象，与亲戚叙旧，如果他们愿意的话，还可以交换营居群。

　　阿切人的生育率高于哈扎人，也高于我们所知的其他任何觅食民族。一个活到更年期的妇女平均会生超过八个孩子。虽然阿切人与哈扎人开始生育的年龄差不多，但她们的生育间隔较短，最后一次生育的中位年龄也较晚，为 43 岁（也就是说，森林时期有一半的阿切妇女在 43 岁以后还能生育）。希尔和乌尔塔多估测，在森林时期，他们的人口以每年 2.5% 的惊人速度增长。这在历史上不可能是典型的，因为按照这样的扩张速度，他们的人口数量在 1000 年内就会达到 1060 亿！希尔和乌尔塔多提出，阿切人直到近期才迁入他们现在居住的地域，也许是在 17 世纪和 18 世纪的掠人为奴使该地区人口减少之后；他们还发现这里的食物供应特别丰富。这些研究人员已成为一种理论的影响广泛的支持者，该理论认为，人类群体的历史与其他许多动物的历史一样，是一系列的繁荣和萧条交替的过程，快速增长期每隔几代人就会被灾难性的衰退打断——这一观点在第二章中讨论过。[42]

因此，阿切人采用了大有讲究的繁衍策略。但还有更复杂的问题需要讨论。希尔和乌尔塔多观察到，在这个群体中，有少数表现型为男性的个体选择不去打猎，他们承担了制作手工艺品、采集女性食物、做饭、照顾孩子等女性的角色，按照现代的说法，他们大体上表现为女性。这些跨性别的阿切人被称为帕内吉（panegi），有一次，一个帕内吉留下来照顾一些被他们的团体遗弃在森林里的病人，后来一个被他救了命的猎人感慨地回忆了这一幕。[43]其他阿切人都接受帕内吉，但在希尔和乌尔塔多看来，他们的地位很低。1970 年，也就是首次接触外界的那一年，在 150 名 20 岁以上的阿切男子中有三人是帕内吉，占比为 2%。

阿切人为一个更广泛的论点提供了支持，即跨性别者的角色是人类社会的一个古老的特征——也许与更年期一样，是演化生育策略的一部分。跨性别者在传统文化中并不罕见（当然，在现代文化中也是如此）。至少有一些研究者提出了跨性别者角色的演化论解释，类似于对更年期的说明：通过选择放

116

弃生育而专注于其他工作，像帕内吉这样的人可能会帮助他们的兄弟姐妹茁壮成长和繁衍。

大多数研究者认为，性取向和性别表现至少有一些遗传因素。这就造成了一个类似于更年期悖论的矛盾，因为与其他同性形成配偶关系的人，其生育率往往远低于异性恋者。这些特征之所以持续存在，是否因为它们以某种方式适应性地弥补了它们所带来的生育劣势？为了回答这个问题，研究人员把注意力集中在男性的同性配偶关系上，这种关系通常比女同性恋关系更常见，或者至少拥有更明显和详细的记录。在研究男性同性恋时，一些研究者使用了"男性恋男癖"（androphilia 一词的希腊语意为"爱男人"）这一术语，因为它比"同性恋"（homosexual）更具体，也更没有包袱。（有时也会使用相反的术语 gynephilia，即"恋女癖"。）

许多传统社会接受了男性的恋男癖行为，或者至少是广为流传。在以夫妻为单位的农业社会中，由于社会和经济压力太大，恋男癖的男性娶妻组建家庭是一种常见的模式。例如，在清代中国，同性恋性行为和异性恋性行为一样影响了统治阶级，将女性和地位低的男性（被动的性伴侣）与地位高的男性（主动的性伴侣）区分开来。被插入意味着被污名化为处于从属地位和较弱的男子气概，清朝的立法在理论上禁止同性恋，作为治理纲领的一部分，其旨在废除旧的等级制度，在所有自由的中国人中力促统一的、最低水平的荣誉和地位感。尽管如此，同性恋性行为仍然在社会中发挥着巨大的作用，许多同性恋性关系的例子，包括一些长期的关系，可见于起诉参与者递交的法律文件中。有时，从属被动的年轻伴侣后来也会结婚，变成家庭的男主人和实施插入式性行为的角色。[44]所有这些都在斯蒂芬·O. 默里（Stephen O. Murray）2000 年出版的颇具影响力且被大力推荐的《同性恋》（*Homosexualities*）一书中，被他典型地称为"年龄分层的同性恋"。

不过，也有一些性别表现不一致的群体，他们选择了完全放弃生育，比如阿切人中的帕内吉。一些研究者认为，这种被默里称为"性别分层"的同性恋可能是我们旧石器时代觅食者祖先的典型特征，就像年龄分层的同性恋是农耕文化的典型特征一样。在传统社会中，跨性别女性的伴侣通常是"直"男，而不是同一群体的其他人。（虽然我在这次讨论中会使用"跨性别者"这个词，但根据最近的学术研究，这些群体中的大多数成员并不认为自己是男性或女性，而是像帕内吉一样，认为自己是另一类人——"第三性"，或者说是一种特殊的男性或女性。）

与之相对，"性向和性别一致的同性恋"或"平等主义的同性恋"，即伴侣双方都认定为男性，不必僵硬地扮演不同的社会或性别角色，是现代文化中比较典型的现象，许多学者都认为这是一种现代现象。根据这种观点，男性的恋男癖是在不同的文化环境中表现出的不同特征，在我们旧石器时代祖先的文化中，很可能主要表现为跨性别的形式，也就是我们在阿切人中所见的形式。

传统社会中的跨性别者可能结合了男女两性的性别表现元素，当然即使在同一文化中，个体也有差异。关于男性到女性的角色变化的研究要比反向变化的研究更多。从女性到男性的性别角色变化似乎常常服务于关乎财产和法律地位的目的，例如允许女儿继承或领导家庭，正如伊菲·阿马迪乌米（Ifi Amadiume）在尼日利亚的伊博人（Igbo）中所观察的那样，或

118

者像佩帕·赫里斯托娃（Pepa Hristova）在一系列尖锐的摄影肖像中记录的以男性身份生活的阿尔巴尼亚最后一代守贞女。[45]在农业社会中，女性能做的事情通常会受很多限制，所以这些策略很重要。尽管例如阿尔巴尼亚的一些守贞女从婴儿时期就被当作男孩抚养——父母为她们做出了这个决定——但近几十年来，赫里斯托娃和人类学家所采访的大多数人都说，至少她们自己做出了部分选择。[46]或许可以说，一些传统的女性到男性的角色变化有可能像男性到女性的角色变化一样具有生物性的因素，使这种解决文化问题的方法更加切实可行。

诸如阿切人等其他许多传统文化承认一种或多种跨性别者。例如，读者可能知道，在一些北美土著民族中，有人接受了另一种性别的社会和经济职责，有时还以这种性别结婚。研究人员以前称之为"博达切"（berdache）——这个词起源于欧洲人种学者，现在这些跨性别者通常被称为"双灵"，不过各国的术语有所不同。

学者们长期以来一直推测，男性恋男癖可能是亲属选择所青睐的一种演化适应——不生育的男性帮助他们的亲属，从而帮助他们的基因存活。研究人员一直在寻找现代文化中男同性恋者比直男更为利他的证据，但是没有找到。然而，现代西方文化的许多方面都可能会影响这些结果：现代社会有高度个人主义的价值体系；人们往往住得离家族很远；传统社会中的跨性别者通常受到尊重或至少被接受，而现代文化中的男性恋男癖往往不被接受，这意味着男同性恋者可能会被家族疏远。

保罗·瓦齐（Paul Vasey）和道格·范德兰（Doug VanderLaan）决定研究非西方文化的恋男癖男人——萨摩亚的第三性别法法菲妮（*fa'afafine*）——的利他主义时，本以为会发现与其他研究者报告的西方群体相同的无效结果。然而，他们发现法法菲妮对自己的亲属投入了大量的关爱，特别是对姐妹的孩子，而且比直男同胞更利他、更"如叔叔般慈爱"（avuncular）。[47]萨摩亚人的价值观是以群落为导向的，接受瓦齐和范德兰采访的萨摩亚人认为，法法菲妮特别致力于帮助他们的家庭和群落。许多家庭都依靠身为法法菲妮的儿子来帮助做家务和准备婚礼等繁重的仪式活动，而且由于法法菲妮往往比直男的受教育程度更高，收入也更高，他们有能力在经济上提供帮助。瓦齐和范德兰认为，这种对亲属的无私关怀可能是我们祖先中的男性恋男癖的典型特征，亲属选择可以解释男性恋男癖。作为这一假说的支持性证据，他们发现，像现代文化中的男同性恋者一样，法法菲妮更有可能在家里的排行靠后，出生前家里就有了其他许多孩子。这一发现表明，虽然平等主义和跨性别恋男癖看起来不同，但它们是同一种事物在不同的文化环境中的表现。如果这个理论——有时被称为"超级叔叔假说"①——是正确的，那么男性恋男癖就像更年期一样，是大自然的另一个巧妙的把戏，以确保成人（供养者）对儿童（消耗者）的有利平衡，在一个男女分工的环境中，这或许也是男性对女性的有利平衡。不过，在我们能确定超级叔叔假说到底有多可信之前，还需要对除法法菲妮以外的群体进行更多的研究。

另一种假说认为，导致男性被其他男性吸引的相同基因会导致女性更有生育能力；男同性恋者的女性亲属有更大的家庭，因此基因持续存在。[48]在这种情况下，男性恋男癖是一种使女性

---

① 超级叔叔假说（Super-Uncle Hypothesis），与祖母假说的情况相同，英文的"叔叔"和"舅舅"也是同一个词。为方便起见，统称为"叔叔"。

更有生育能力的基因的多效性副产品，但这是一种偶然，因为来自恋男癖兄弟或叔伯舅舅的额外供养让大家庭更欣欣向荣。也许是因为这些优势共同作用，相互加强，男性恋男癖尽管在生育方面处于劣势，但在我们这个物种中很稳定地存在着，虽然所占的比例一直很低。

120　　综上所述，我们从这些对现代觅食者的研究中得到了什么启示？首先，同时也是最重要的一点是，在每一个人类社会中，育龄后的妇女群体都是一种内在的、自然更新的替代养育和生产力的储备，可以在广泛的情况下发挥巨大的作用。但其他的人群也可以发挥类似的功能——尚未结婚的兄姊；在男性人数超过女性的群体中，如森林时期阿切人等群体中的成年单身兄弟或舅舅；超级叔叔假说中的男同性恋或跨性别者；或者没有子嗣的所有"多余"的成年人。对觅食者的研究所呈现的情况与强调核心家庭的人即猎人假说的经典预测大相径庭，也与强调母女关系的祖母假说的预测略有不同。虽然我确实认为祖母（可能也包括老年男子）的贡献可以解释人类的长寿和更年期，但人类生育策略最突出的是它的适应性。具体而言，基于男女之间配偶关系的家庭是人类社会的组织原则，这一假设看来是错误的。觅食者显然形成了配偶关系，但营居群而非核心家庭才是基本的经济和社会单位——无论怎样尝试，核心家庭通常都无法在生命周期的某些阶段自给自足。在本书下一部分讨论的农业社会中，契约婚姻和核心家庭很重要。但是，如果后农业的工业化文化中的人们要回归到"连续性一夫一妻制"的一种更松散的形式，如果他们依靠祖母和群体关怀来帮助养家糊口，并且如果妇女不与孩子的生父一起生活的话，那么他们的所作所为也不过是在继承财富和复杂而不平等的社会制度兴起之前，在人类历史上 95％ 的时间里行之有效的事情。

　　接下来最好在这里明确指出（当然我本人认为这是不言自明的），要消除任何"男人供养，女人吃喝"的刻板观念，这种文化假设很可能是最初的人即猎人假说的根源。更准确的说法是：在很长的一段时间内，成人供养，儿童吃喝。对觅食者的研究显示了按性别进行的分工（这种模式也存在于农业社会中）。即使女性获得的食物不如男性多，但她们在其他方面同样努力（甚至更努力）。育龄妇女可能承担着最大的劳动负担，因为她们在继续工作和觅食的同时，还要为哺乳期的孩子提供大部分的照顾。[49]也就是说，觅食者中的妇女，以及我们将要看到的耕作的妇女，在以物质供养儿童上做出了贡献，不仅在照料儿童上如此，甚至在她们提供的食物不如男性多的文化中也是如此。如果说男子在觅食社会中的地位高于妇女，这并不是因为他们工作得更多或贡献更大，而是因为他们利用生养子女的负担比妇女轻，从而使用剩余的能量盈余的方式——他们猎取的大猎物价值很高并被广泛分享，这增加了他们赢得声望和结成同盟的机会。

　　尽管各觅食社会之间存在很大的差异，但可以说，大多数这类社会的性别不平等都不如农业社会那般显眼，在农业社会中，本书下一部分所讨论的几个因素结合在一起，使得父权制更加明显，近乎普遍存在。觅食者典型的居住模式（一般来说是适度关联的混合营居群）表明在这样的社会中，男女在决定与谁生活时影响力大致相等。[50]在哈扎人和森林时代的阿切人中，婚姻都不是包办的；没有妻子在婚后与丈夫的家庭一起生活的传统；离婚很常见，男女都可以提出离婚；几乎没有什么控制妇女性行为（例如通过对婚前性行为或通奸的严厉惩罚）的有力措施；血统可以追溯到父母双方，而且因为没有资源或地位可以继承，无论如何都不很重要；男女都不控制财产，因为没有什么财产可以控制；出于同样的原因，婚姻中没有财产交换；并且因为领导权在这两个社会里都不是很重要，男子并不垄断领导的角色。不过出于生态环境的原因，阿切女性更依赖男性来获得食物，这可能影响了她们的地位。在这一群体中，女孩比男孩更有可能遭到杀害。

122　　最后，在像我这样一生都在研究农业社会的人看来，与几乎所有的农业或牧业社会相比，许多觅食社会所特有的平等主义、合作、性别平等，以及（在某些方面）和平的程度出人意料，甚至令人震惊。与只研究农业社会或只研究最近刚刚走出农业社会的现代社会所得的结论相比，人类行为的范围要广泛得多。

　　人类学家克里斯托弗·贝姆（Christopher Boehm）直接解决了旧石器时代的社会组织问题，他的理论在这一点上非常有趣，值得在这里用一段话来说明。[51]贝姆的论点基于人种学报告以及他自己对现代觅食者和黑猩猩的观察（在他的模型中，黑猩猩是我们与其他类人猿的共同祖先的代表），认为觅食者的平等主义实际上是一种逆向的等级制度，在这种制度下，群体用合作来阻止自大之人（几乎总是男性）获得对其他人的权力。常用的方法是嘲笑、责备、无视和说闲话；贝姆还发现了一些更极端的措施，比如避而不见、离弃（在这种情况下，营居群会干脆抛弃一个令人讨厌的自大者），甚至对特别危险和顽固的恶霸（通常是杀过人的累犯）处以死刑。因此，虽然觅食者营居群没有明显的政治结构，但当一个人试图对他人施加权力时，他们的确实施了平等。这种平等主义的意识形态基础是觅食者对个人自由的重视。（许多有文化的历史社会，例如古雅典，都保留了这种价值体系的一个版本，在种族群体或特权群体的"公民"中坚持所有男性的根本平等。）正如贝姆所言，人类从祖先那里继承了一些争夺统治地位的自然倾向，并能借助这种倾向组织成等级社会，显然，自觅食时期结束以后，我们就已经这样做了。但在我们历史的大部分时间里，这种驱动力完全是反向的——人类发展了价值体系，形成了联盟，以防止任何人在主导权的竞争中获胜。贝姆认为，这种压制潜在老板和首领的平等主义策略是如此成功、如此广泛、如此长期运作，以至于人类演化出有利于合作和利他行为的特质，而这些特质不可能以其他方式产生。

123

　　像大多数历史学家一样，我是一个极度愤世嫉俗的怀疑论者，对浪漫说法不感兴趣。由于我的研究兴趣，我比大多数人更清楚"高贵野蛮人"的比喻对人种学的污染，更清楚文化人类学在帝国主义和殖民主义中的根基，也更清楚要摆脱将我们研究的对象物化并把我们自己的价值观和关注点投射到他们身上的倾向是多么困难。我不会认为觅食社会，甚至非常平等的觅食社会就是理想的社会。在觅食经济中，有很大比例的儿童未能长大成人，饥饿和对食物的焦虑是有关觅食者的研究中的一个永恒主题，关于阿切人谋杀儿童的目击实录让我夜不能寐。不过，如果现代的低纬度流动觅食者是我们旧石器时代过去的指南，我们就不能说人类的起源在于父权制、男性供养、核心家庭、统治等级或战争，无论这些东西在大多数农业社会中扮演了多么核心的角色。相反，人类觅食社会最鲜明的特征似乎是食物共享、合作育儿、平等主义和性别分工。

结　论

那么，想象一个假设中的觅食者妇女在中年时停止了生育。她不再为自己受供养的子孙生出竞争者，而是为他们提供食物或替代照顾。如果她的女儿有许多受供养的孩子，这个女儿就会因为有一个额外的育龄后帮手而更容易被群体接受。只要外祖母至少能采集到足够的食物养活自己（在哈扎人和库恩人中，妇女在五十多岁时达到觅食生产率的顶峰，并在年老时继续产生热量盈余[52]），并有能力从事一些替代照顾，成人与儿童的较高比例就对群体中的每个人都有好处，包括她自己的后代以及生活在她附近、与她共有一些基因的亲属。在这种情况下，考虑到转移、亲属竞争和共享经济可能产生的影响，这些老年妇女不仅通过生育，而且通过不生育提供了帮助。

这样一来，即使外祖母不直接生育，大自然也可能选择女性的寿命更长，因为更长的寿命仍然可以提高她们的整体适应度。这种思维实验在男女两性获得的食物一样多的经济中效果最好——许多人类学家认为，"低纬度"觅食经济就是我们祖先在非洲的典型情况。在男性和狩猎几乎提供了所有食物的生态环境中，觅食者采取了杀害女婴的方式来调整自然界提供的人口结构。但在任何一个儿童长期接受供养的群体中，在成人与儿童的理想比例因此很高的情况下（也就是在所有的人类群体中），一种提高这一比例的机制（比如更年期）就可能会得到很好的利用。

正如我们所看到的，所有关于更年期的理论和模型都存在问题，这并不意味着它们都是错误的。其中的一些可能是正确的，而反对意见可能是错误的。或者各种理论的综合可能是正确的。这是演化科学的本质，我们可能永远不知道实际发生了什么。但我在过去的几年里广泛阅读并思考了这个问题，对于在前面几章提出的观点中哪些最有说服力，我有一些看法。

首先，我认为更年期一定是适应性的，因为它的适应度收益大于其代价，这不仅仅是因为群体中的一部分，即育龄后妇女在任何意义上纯粹只能拖后腿，那么人类不可能带着这一巨大的拖累，冒着恶劣和剧烈波动的气候涌入并占领世界的每一个角落。似乎更有可能的是，育龄后的生命阶段这一不同寻常的人类特征在某种程度上起到了帮助的作用。但不止于此，如果更年期不是适应性的，我不明白生育期怎么会不延长到与体质寿命一致的程度，这种速度可能会很快。如果出于某种原因，生理上不可能做到这一点（我们没有证据来证明这种偶然性），那么女性的体质寿命就会缩短到与其生育期相匹配的程度，同样可能会很快。

亲属选择对解释更年期的起源有令人信服的力量：不直接 125 生育的妇女可以通过帮助自己的亲属，特别是孙辈、侄子和侄女来间接地继续生育，即使这种策略不能解释一切，也很可能是一个重要的因素。

资源转移——不仅是祖母向子女和孙辈的转移，而且是一系列亲属和非亲属之间的转移——是我们历史的根基，也可能是发展出更年期的原因之一；事实上，数学模型已经表明，转移可以导致育龄后的生命演化。转移理论使我们能够从能量收支、赤字和盈余的角度来想象人类群体，并描述令人着迷的效应，其中能量在亲属和非亲属之间的重新分配可以导致更高的适应度，即使部分群体不生育，包括育龄后妇女、"多余"的男人、同性恋男人等。

由于转移的重要性，亲属竞争很可能一直很重要——转移意味着成人与儿童的相对高比例是有利的，这提高了最佳的后代数量绝非最大数量的可能性；换句话说，在某个点上，多一个孩子就会显得太多了。另外，似乎可信的是我们这个物种依靠需要很长时间才能掌握的技能（内化资本），这一策略使育龄后的生活更加有利——中年人是最有效率的帮手，因为他们善于获取资源。

最后，有观点认为人类是一个殖民物种，其在旧石器时代的正常人口增长率可能相当高，这让我很感兴趣。在中年时停止繁衍以帮助年轻女性更快地生育，这可能是一种在增长的人口中传播自己基因的好方法，结果是人类将人口快速增长的潜力与寿命长的优势结合起来。这些特点共同帮助我们在更新世的动荡气候中生存下来，并在挫折和人口崩溃中反弹。我们的生活史和生育策略的特殊组合是人类最不寻常的特质之一，而更年期则是其中一个关键部分。

第二部分

历　史

第五章　石器时代的漫长过去：祖母（也许）如何征服了世界

　　按照今天的一种定义，"历史"始于文献，也就是说大约在 5000 年前，即最早的文字被发明出来之前，历史无迹可寻。如此一来，历史便主要是以农业为经济基础的社会叙事。以牧业——放养家畜——为基础的社会留下的文字痕迹较少，尽管向农业和向牧业的转变大约在同一时间开始，并产生了一些相同的深刻影响。

　　但历史也是一个民族的年代叙事——在本书中，它是所有人，也就是人类的叙事。在第一部分中，我们讨论了关于更年期如何演化的理论。通过序言中描述的三个伟大时代——旧石器时代、农业时代和现代——的徐徐展开，我将这部分构思为一部关于生育和非生育的历史以及更普遍的人口史的叙事，并特别关注中间的农业时代。

　　我认为，智人的生命演化史（包括更年期在内）很可能是我们在旧石器时代战胜其他人类，遍及世界各地的主要原因。我们至今仍然保持着与他人合作，并在必要的时候快速繁衍的能力。在发明农业和定居社会形成之后，人类围绕着我们包括更年期在内的生命演化史和生育策略组织了各类农民经济。大多数农民经济限制了家庭和普遍意义上的人类群体的增长规模。在这个时代，更年期限制生育竞争和亲属竞争的功能尤为重要，育龄后妇女的能量剩余被用于管理家庭农场。在现代，不生育对我们的未来至关重要，不生育或育龄后的人比以往任何时候都多；如此解放出来的能量改变了我们的世界。

那么，从哪里开始呢？"人类"的历史始于何时？具体而言，我们想知道我们这个物种是从什么时候开始变得长寿的，因为我们的寿命延长到黑猩猩的 40 年寿命之后很可能就是产生更年期的原因。但这种变化并不容易界定。

近在大约 20 年前，学者们还在争论这样一种观点，即长寿可能是一种没有生物学基础的现代现象，是工业化时代和人口转型的产物。以这种观点看来，人类的寿命比黑猩猩长，女性的寿命也超过了她们的生育期，这与动物园里的一些黑猩猩比野生黑猩猩寿命长的原因相同。[1]"古人口学"这一学科似乎为该论点提供了支持：人类学家利用骨骼来估计古代人口的年龄结构和死亡率表，发现几乎没有人能活过其生育年龄——50 岁以上的史前骨骼相当稀少。该观点认为，旧石器时代人类的寿命与黑猩猩相近。[2]

但出于某些原因，基于骨骼的古人口学可能极其靠不住。用于将骨骼迹象与实足年龄相匹配的统计方法可能会导致系统性误差，低估老年人的数量，尽管新方法可以纠正这个问题，但目前还不知道它们将如何改变我们对早期人类群体史的描述。另外，许多墓葬遗址并非人口结构的良好信息来源，因为它们不能代表整个人口——它们可能反映了根据年龄、性别和阶级处理尸体的不同习俗，有些墓葬遗址反映了非常特殊的情况，如流行病或大屠杀。对我们的目的来说更重要的是，老人和幼童的骨骼由于骨质密度较低，保存率不如青壮年。在 1988 年发表的一篇论文中，菲利普·沃克（Philip Walker）领导的一个小组将从因建筑开发而搬迁的加州拉普里西马传教团墓地中找到的骸骨与传教团记录的年龄进行了比较，结果发现，虽然墓地中应该大部分是婴儿和老人（正如人类群体的正常模式所预期的那样），但找到的骸骨大部分都是青壮年的。一方面，这个墓地的土壤不利于良好的保存，后来的研究表明，婴儿的骨骼在某些条件下可以保存得很好。另一方面，这个可以追溯到19世纪初的墓地年代并不久远，在与了解人类演化最相关的古遗址上，保存偏差可能最为显著。[3]

最后，在从遗迹中推断年龄结构和死亡率模式时，大多数人口学家都假定人口是静态的，没有增长，也没有移民或外迁。但如果旧石器时代的人口通常是增长的，偶尔也会崩溃，那么他们的遗骸可能会产生低估平均预期寿命的印象，事实上，这些遗骸看起来很像古人口统计学家所描述的一些组合。[4]

近年来，我们对现代觅食者和人口转型前有记录的农业社会的人口结构有了更多了解。虽然这些群体之间存在着差异，但传统社会所表现出的人口模式不仅与现代社会不同，而且与黑猩猩的群体模式以及古人口学所描绘的图景也大相径庭。虽然大多数读者都知道，在现代之前，出生时的平均预期寿命很短（通常在20岁到40岁），但这些比率是由未成年死亡率所驱动的，通常在婴儿时期非常高，并在整个童年时期逐渐下降。未成年死亡率的变化也比成人死亡率的变化大得多，因此死亡率的危险性往往在生命后期趋于一致。即使是在死亡率特别高的传统人口中，如在19世纪初的特立尼达岛，出生时的预期寿命只有17年、人口不会自我繁衍的种植园奴隶，或是哥伦比亚和委内瑞拉的希威人，或者是引起汉密尔顿注意并启发了祖母假说闪念的台湾农业人口中，许多妇女也都活到了育龄后的年纪。例如在活到 15 岁的希威人女孩中，约有一半人活到了 45 岁，而在这些妇女中，约有一半还能再活 25 年。特立尼达奴隶的死亡率甚至更高，但育龄后表现仍有近三分之一（0.315）。因此我们可以看到，育龄后寿命是人类种群的正常特征，人体的"设计"寿命约为 70 年。迈克尔·古尔文和希拉德·卡普兰在对觅食社会人口学的综合研究中写道："对于生活中没有现代医疗、公共卫生、免疫或充足且可预测的食物供应的群体来说，似乎仍有至少四分之一的人口可能以祖父母的身份再生活 15～20 年。"[5]

世界各地的觅食者都有这种模式，这有力地表明，人类的生命史有其生物学基础，而且是在智人群体之间最早的深刻分化出现之前演化而成的。[6] 那么，关于更长的寿命是什么时候演化出来的问题，答案就不是"根本没有演化出来"。这种发展至少在 13 万年前就发生了。

典型的人类生活史模式的一个例外（而且是一个证明了规则的例外），就是世界上的许多身材矮小的民族（即成年男性平均身高低于 155 厘米，约五英尺一英寸的群体），在非洲、泰国、安达曼群岛、菲律宾、巴布亚新几内亚、巴西和其他地方都可以找到这样的例子。这些都是世界上死亡率最高的人群。例如，我们在第四章中看到，埃菲人的婴儿有在世外祖母的可能性比大多数觅食社会的儿童都要小得多。与其他觅食者相比，身材矮小的族群在出生时的预期寿命（15～24 岁）和 15 岁时的预期寿命（20～32 岁）均较低。一些研究人员认为，这些群体演化出了不同的生活史——生长期较短，成熟年龄较早，寿命也较短——作为对异常高的外源性死亡率的适应；也就是说，他们的生活史是对风险和敌对环境的演化反应，在这种环境中，较早开始繁衍非常重要。这种短小身材的适应性似乎在不同的地方独立发生了许多次。[7]

虽然这个关于矮小人种生活史的论点本身很重要，但它也表明，如果昔日旧石器时代的智人经历了高死亡率，比（例如）现代的埃菲人或阿埃塔人的死亡率更高这一点从他们的骨骼上就一目了然：他们会更小，因为身材矮小是今天觅食者对高死亡率的一种常见适应。但旧石器时代的智人比有史以来的人类要高大，因为在过去的五万年里，平均体型有所减小。[8]

如此说来，人类的长寿就不是新近才出现的——它是在我们从黑猩猩的谱系中分化出来和我们彼此分散之间的某个时候演化出来的。但在这些限定条件下，它到底有多古老？要想知道这个问题的答案异常困难，原因有很多。第一也最明显的是，除了岩石之外，很少有东西能很好地保存数百万年。因此，我们对旧石器时代早期的推断所能依据的证据极少。第二，我们无法直接研究我们感兴趣的因素——生活史和行为，最多只能根据间接证据进行猜测，比如大脑的体积或体型的大小，但这些方法中没有一个被证明是非常可靠的。第三，遗传学分析方法已经达到了惊人的复杂程度，但它们仍是新生事物。遗传学研究经常相互矛盾，可能需要经历几十年和许多研究之后才能达成共识。特别是遗传科学仍然不太擅长告诉我们某事是何时发生的；这需要知道一个基因组或其中的一部分累积变化的速度，而后者又须事先确定基因组过去的一个事件，并以一个已知的日期来校准时钟。由于校准有时只是一种猜测，而且在许多情况下，对使用哪种突变率存在争议，因此，基于遗传学的日期可能有几万年或几十万年的巨大误差，对于更遥远的事件，甚至有数百万年的误差。

研究人员长期以来一直认为，直立人这个大约 200 万年前在非洲演化并散布到远至印度尼西亚等旧世界几处地方的物种，是第一种生长缓慢的长寿人类。最近，一些学者认为，智人，即"现代"人类，是第一种长寿的人，我自己也倾向于这种观点。不过，如果我们想了解自己现今存在的、经过巧妙改进的全新版本有什么不同，那么从直立人——他们是我们非常成功的祖先——开始讲述人类历史是很有帮助的。

直立人是谁？*Homo* 是我们这个属的名字，在拉丁文中的意思只是"人"（在希腊文中，一个不相关但听起来相似的词是"相同"的意思）。物种形成的界限很模糊：一些科学家将生活在非洲的物种与可能是其在印度尼西亚、中国和高加索地区的直接后裔区分开来，这些地区的类人猿最早出现在 190 万年至 180 万年前；但大多数人用直立人来指代所有这些人。[9]

虽然大多数科学家认为直立人是在非洲演化并从那里向旧世界迁移的，但在这一点上存在争议。特别是高加索地区格鲁吉亚德马尼西（Dmanisi）的一处非常古老的遗址让考古学家们颇感困惑，该遗址中大脑较小的人类遗骸可能是直立人的一种非常早期的形式，也可能属于 200 万年前同样生活在非洲的另一个物种——能人（*Homo habilis*）。（还有一种可能是，在德马尼西发现的骨头属于两个不同的物种。）直立人真的是第一个走出非洲的物种吗，还是更早的类人猿也散布出去了？直立人是否有可能是一种更早离开非洲的人类，他们在西亚某地演化，然后又迁徙回来？[10]

虽然最后一个论点有可能成立，但大多数研究者认为，直立人是在非洲从南方古猿属演化而来的，而德马尼西人是早期迁徙到中亚的直立人群体。人们还普遍认为，直立人是我们直

134

接或经过了一两个中间物种的祖先。（关于如何对有时被称为先驱人［Homo antecessor］的人种进行分类的问题还存在争论，这个种群仅可以从西班牙的化石以及英格兰诺福克的一些脚印中了解到，西班牙化石的历史可追溯到大约 80 万年前。还有一种被称为海德堡人［Homo heidelbergensis］的人种，这个名字有时被用于欧洲和非洲似乎介于直立人和智人之间的化石。）也有人提出，人类的祖先可能是由欧亚大陆的直立人演化而来，其中一个分支迁回非洲，在那里产生了现代人，而其他分支则继续演化成尼安德特人和欧亚大陆的其他古人类物种。也就是说，虽然直立人和解剖学上的现代人很可能都是在非洲演化的，但中间的一个祖先物种可能是在亚洲演化的。[11]

135

很有可能的情况是，直立人及其后代，包括解剖学上的现代人（智人），其实都是同一个物种，而直立人可以被称为"古代智人"。例如，我们的 DNA 很清楚地显示，直立人的一些所谓不同物种的后代会杂交，这些所谓的不同物种包括我们自己、尼安德特人和丹尼索瓦人（Denisovans），关于这些人下文还会有更多的说明。不过为了避免混淆，我还是会用传统的学名来区分直立人及其后代。

虽然细节可能很模糊，但有一点是清楚的：从几百万年前直到最近，有许多不同种类的人类。我们在旧石器时代早期的非洲已经确认了如此众多的人属种或亚种，以至于很难逐年追踪他们的动向——本书出版时，很可能已经发现了我在写作时还不知道的新物种。与早期直立人共享这片大陆的有能人、鲁道夫人（Homo rudolfensis）、几种南方古猿、纳莱迪人（Homo naledi）等，可能还有其他尚未知晓的人种。能人之所以如此命名，是因为这个物种被认为制造并使用了在奥杜瓦伊峡谷发现的最早的石器（尽管人类学家如今还不能确定是哪个物种使用了这些工具）；鲁道夫人是个可能与能人有所区别，也可能并无二致的物种；南方古猿是体型较小、大脑也较小的人属后裔，并一直繁衍生息到大约 100 万年前；纳莱迪人的骨骼最近才从南非一个险峻的洞穴中被找到。同样，从 250 万年前到几十万年前的这段时间里，新的人类物种和亚种不断在非洲出现——也有少数出现在非洲以外的地方——并且偶尔也会散布开来。

2003 年，在印度尼西亚的一个偏远岛屿上发现了弗洛雷斯人（*Homo floresiensis*），这是一种约一米高的小生灵，有时被称为"霍比特人"。这种人种被认为要么是很早便在印尼定居的直立人的直接后裔，要么是一种更早的南方古猿祖先的嫡系后代，直到现在我们才知道，这种南方古猿从非洲迁徙到了远至印度尼西亚这样的地方。研究人员将"霍比特人"最晚近遗迹的年代确定为大约五万年前。[12]我们知道，直到大约四万年前，甚至可能更近，还有两个其他的智人物种——尼安德特人和丹尼索瓦人——一直存在着，其中一些人与现代智人生下了孩子，因此也是我们的祖先之一。

也就是说，就在四五万年前，地球上还至少有四种不同类型的人类，而现在只有一种了。为什么呢？毕竟，我们这个由哭哭啼啼的婴儿、负担过重的妻子、照看孩子的姐姐、单亲妈妈、尽职的老爹和靠不住的无赖汉、喜欢卖弄的少年郎、同性恋叔叔、老家伙和老祖母结成的乱七八糟的组合，似乎不太可能成为统治世界的候选者，但这就是最终的结果。我们古怪的生活史和生育策略有可能是解剖学上的现代人类和其他人类物种之间的决定性差异，尽管并非一定如此。也就是说——以我们今天所掌握的知识，这个论点只能是推测性的——我打算提出的"为什么是我们"这个问题与我们在本章开始时提出的"更年期是何时演化出来的"这个问题直接相关。答案是一样的：当产生了更年期和相关的一系列人类生活史特征时，其他的人种就都消失了，人类因为这些特征而殖民了世界。

　　直立人通常被描述为第一种身材高大、大脑相对较大的人种。[13]这个物种可能是第一种缺乏毛发的人类，如果是这样，其皮肤就可能是暗色的，这是在阳光充足的炎热气候下对抗紫外线的必要防护。直立人的手臂比祖先更短，是第一种爬树能力很差的人种，南方古猿在成为完全的两足行走动物之后，爬树的技能还保留了很长时间。然而，其行为更难猜测。许多研究人员认为，这个物种可以使用某种形式的语言，尽管其缺乏今天人类的许多发音所必需的胸腔的精细运动控制。对石器的分析表明，大多数直立人都是右撇子，这种发展与语言有关，而语言取决于大脑两个半球的分化功能。（直立人和其他人种的头颅也显示出不对称性，但就其本身而言，这种骨骼证据更难解释。[14]）有人认为，控制火对直立人的演化至关重要，这个物种最终确实使用了火。[15]

　　由于直立人的两性异形明显少于南方古猿（即雄性的体型更接近雌性），一些科学家认为，配偶关系就是从这个物种开始的，虽然两性异形与生殖行为有关，但这种相关性很松散。一些研究人员现在对直立人和我们更古老的祖先之间的两性异形有明显差异提出了质疑。当然，在这一点上很难下结论，因为研究人员通常不知道他们所测量的化石骨骼的性别。[16]

　　与其他大多数陆地哺乳动物相比，直立人可能是我们祖先中的第一个胖子。[17]虽然比现代人类更强壮，肌肉更发达（更加

137

"健硕"），但该物种的肌肉比现代猿类的少，这表明脂肪储存取代了一些肌肉量。人类的肥胖很可能是对环境多变和食物供应无常的一种适应，对于婴儿和哺乳期的妇女来说尤其重要，因为婴儿在食物匮乏时更容易受到伤害，而哺乳期的妇女必须供应婴儿的所有能量。像增加了人类在不同环境下的灵活性的其他适应性一样，肥胖可能是解释直立人广泛分布的优势之一。

　　这是一个非常成功的物种。虽然直立人可能不是第一种走出非洲的人种——如果德马尼西和弗洛雷斯的骨骼代表了早期迁徙痕迹的话——但大多数人认为，直立人是第一种取得重大成功的人种。爪哇岛上的直立人骨骼——海平面较低时，那里曾通过一座陆桥周期性地与亚洲相连——其年代已被确定为180万年前，该物种在那里存活了很长一段时间，也许直到大约15万年前，如果弗洛雷斯人属于这个物种，那么时间就更久了。[18]德马尼西最古老的人类骨骼属于差不多同一个时期；来自中国的遗骸至少可以追溯到100万年前，有些可能有170万年之久。在140万年前，人类已经到达西班牙安达卢西亚（Andalusia）的巴兰科莱昂（Barranco León，2013年公布的在该地发现的一颗牙齿将欧洲最早的人种日期推前了；[19]欧洲第二古老的化石在西班牙的阿塔普埃尔卡［Atapuerca］，估计有120万年的历史）。在100万年或更久的时间里，许多直立人种群很可能散布开去、彼此混合，并从中亚和欧洲返回非洲，但东亚和印度尼西亚的独立技术传统表明，他们仍然与更西边的种群保持着隔离。

　　大约170万年前，直立人（也有可能是另一种人种）发明了被考古学家称为手斧的工具——石芯两侧剥落，形状对称，通常呈泪珠形，边缘锋利。这些器物遍布非洲、西亚和欧洲的旧石器时代遗址，是"阿舍利"[①] 传统的主要标志，该名取自它们被首次发现的那座法国小镇。手斧是一种多用途的工具，也可以用来制造锋利的薄片，而薄片是直立人宰杀动物的首选工具。

通常只有石制或骨制的工具才能在考古记录中长久地留存下来——尼安德特人用过的 40 万年前的著名木矛保存在如今德国舍宁根附近的泥土中，是一个罕见的例外。我们在印尼没有发现手斧的原因之一，可能是那里的人使用的是竹制工具，竹制工具可以像石头一样坚硬和锋利，但从长远来看则容易腐烂变质。所以手斧可能并非直立人制造的唯一工具，但与后期的相比，阿舍利文化的技术传统相当保守。当今的人们认为要等好几个月才有新版的 iPhone 都未免太久，实在难以想象在过去，一种工具在逾百万年的时间里仍然是技术的最高峰。但直立人仍在继续制作手斧，在公元前 50 万年左右之后，一些手斧变得非常漂亮和对称，直到 25 万年前左右被勒瓦娄哇传统[②]取代。虽然这一时期大脑的体积急剧增长，技术却并未发生太大的变化。

直立人的手斧供应充足，他们身躯庞大，可以广泛地寻找食物，有能力吃掉几乎一切东西，或许还会使用火和语言，外加一层脂肪，很好地适应了所处的不断变化的环境。地球的气候在冰川期的干燥和极度严寒，以及较短暂的间冰期的温暖潮

139

---

① 阿舍利（Acheulian），考古学上对于一类史前人族（Hominini）石器工艺技术的称呼。阿舍利文化是旧石器文化中的一个阶段，距今 170 万年至 20 万年，因最早发现于法国亚眠市郊的圣阿舍利而得名。

② 勒瓦娄哇传统（Levallois tradition），旧石器时代人类采用的一种打制石器的独特技法，因 19 世纪在法国巴黎近郊的勒瓦娄哇-佩雷发现了使用该技法制作的石器而得名。

湿之间摇摆，直立人在三块大陆上生存了下来，尽管他们并未尝试在一些子孙后来称之为家乡的非常寒冷的地区殖民。

为了回答本章提出的问题，我们需要更多地了解这个物种的生活史和行为，特别是直立人是否具有本书第一部分中出现的重要特征——替代照顾、后代"堆叠"、分享食物、漫长的童年，以及长寿——这将意味着更年期和祖母照料。[20]遗憾的是，很难从化石记录中评估这些特征存在与否。出于前面讨论过的原因，直接用骨骼测量寿命尤其困难，不过一些研究人员仍在继续尝试。[21]另一些人则采取了更间接的方法。在哺乳动物中，大脑的体积和体格的大小是与长寿和长期发育相关的两个特征，虽然这些特征的衡量范围很宽泛，这一点很重要。牙齿萌出的时机（如果可以确定的话）以及牙根和牙冠形成的时间也有可能提供关于断奶和其他生活史事件的线索，但这些方法都不是很准确，也不容易应用于化石证据。大脑发育的时间表也可以用来作为儿童发育的非常微妙的证据。[22]

直立人是第一种与解剖学上的现代人类体格差不多的人种，其大脑起初约为智人大脑的一半至三分之二，不过两个物种各自的大脑体积差异很大。这个物种的"脑化指数"（基于大脑质量和身体质量之间关系的数值）比祖先要高，延续了一种趋势；起初这种差异很小，但久而久之，大脑增大，晚期直立人的颅容量（即颅骨内的空间）范围与现代人类的重叠。由于脑组织会消耗大量的能量，维护成本很高，所以研究人员试图从颅容量中得出关于行为和生活史的推论。直立人较大的脑体积很可能与饮食的变化有关——更多的肉、更多的块茎、烹饪的开始、更多样化的饮食，或者这些因素的某种组合（如第二章所讨论的）。一种理论认为，直立人不可能在没有替代照顾的情况下长出这么大的大脑。[23]

　　由于直立人比早期的人类体型更大，大脑也更大，所以人类学家长期以来一直假设并认为，这一定是第一个与我们一样拥有更长的寿命和童年，并经历了更年期的物种。但现在的共识正朝着另一个方向发展。我们对直立人早期生命历程的理解依赖于对仅仅两副化石的仔细分析：一副是被称为"莫佐克托①小孩"的头盖骨，它属于一个可能只有一岁的婴儿，其年代为180万年前；另一副是被称为"纳利奥克托米②男孩"的少年骨骼，他死于120万年前的肯尼亚，时年八岁左右。根据这些化石——特别是纳利奥克托米男孩的牙齿——可知，似乎直立人比猿类更早地给婴儿断了奶，而且和现代人类一样，这个物种的生活史也有一个早期的童年阶段，在这个阶段，成年人为超过断奶年龄的后代提供食物。但纳利奥克托米男孩夭折时离成年体格还有几年时间，这表明在其后期阶段，直立人的生活史有一个不同的过程——快速成长、较短的童年和可能较短的寿命（后两项往往是共同变化的，原因见第一章的解释），这个过程也许与我们今天在黑猩猩身上看到的相似，又或许在某些方面与现代人类和黑猩猩都不相同。[24]

　　如果这种说法正确，这幅场景就倾向于支持布莱弗·赫尔迪的假说，即在现代人类生活史体系和行为的演化中，首先出现的是替代照顾。[25]如果直立人为断奶后的儿童提供食物，那么替代照顾就可能很重要。但由于童年时期变短了，依赖期也较短，与现代人类相比，需要的替代照顾也较少；也许是这个原

---

①　莫佐克托（Mojokerto），印度尼西亚东爪哇省一城市，又称"惹班"。
②　纳利奥克托米（Nariokotome），肯尼亚图尔卡纳湖附近的一条河流。"纳利奥克托米男孩"又被称作"图尔卡纳男孩"（Turkana Boy）。

因，替代照顾没有立即导致其他生活史的变化。大脑的扩充随之而来，正如卡罗尔·P. 范斯海克（Carol P. van Schaik）① 等人所预测的那样，他们将替代照顾与大脑发育联系起来（媒介是更好的营养），但这种发展经历了很长一段时间。漫长的童年和长寿是最后才出现的，也许是新的行为（包括更广泛的食物分享和更多的替代照顾）降低了年长一些的孩子和成年人的死亡率。一旦所有这些因素都到位了，就会以全新的方式共同作用。例如，一旦祖母数目很多，就可能会提供更多的替代照顾，这会提高生育率，降低儿童死亡率。然而，我们仍然不知道这些最后的变化究竟是何时发生的。完全现代的人类生活历程有可能只是随着我们智人这个物种的演化而出现的。

智人很可能是直立人的后裔，但我们并不是该物种在演化枝上的唯一后代。尼安德特人是我们最著名的表亲，他们在时间上与我们重叠，在地点上则没有那么大的重叠度——在尼安德特人消失之前，两个物种在一些地点共存了数千年。[26]随着这个物种的出现，我们进入了一个有更多证据的时代。早期人类所栖息的洞穴已经随着时间的流逝而坍塌或被冲毁了，但较新的洞穴遗址保存得较好。此外，人们还可以从尼安德特人和其他旧石器时代中期的人种身上找出 DNA 并进行测序，结果令人惊讶乃至震惊。2010 年，科学家发表了尼安德特人基因组的草图。2014 年，他们利用从西伯利亚阿尔泰共和国丹尼索瓦洞穴中约在 13 万年前死亡的女性脚趾骨中提取的 DNA，生成了一个更完整的基因组。因此，我们现在知道尼安德特人和解剖学上的现代人类在一定程度上进行了杂交——非洲以外的几乎所

① 原文如此，此人疑为荷兰灵长类动物学家卡罗勒斯·菲利普斯·"卡雷尔"·范斯海克（Carolus Philippus "Carel" van Schaik）。

有人类都有少量尼安德特人祖先的血脉，平均为 1.5%~2%。（由于尼安德特人是在非洲以外的地方演化的，所以在纯非洲血统的人当中，他们的基因不太常见。）2016 年，研究人员确定，基因还有另一种流向：阿尔泰尼安德特人的一些基因来自与智人种群，或者与我们的直系祖先的杂交。这种来自非洲的"基因渗入"至少发生在 27 万年前。[27]

　　出自丹尼索瓦洞穴的尼安德特人孩子的父母是同父异母的兄妹、叔叔和侄女，或者是双重表亲兄妹，这说明尼安德特人的繁殖种群很小，至少在那个地区如此。研究人员认定尼安德特人的遗传多样性很低，到公元前 13 万年，也就是 2014 年 DNA 研究的骨头的主人去世时，这个种群数量下降已有一段时间了。[28]

142

　　尼安德特人并不是我们的祖先；我们在 76.5 万年到 55 万年前之间的某个时候从共同的祖先那里分化出来，沿着不同的但在某些方面平行的路径演化。被人类学家归类为尼安德特人的最早的骨骼大约有 23 万年的历史，这说明这个物种的形成时间与我们差不多。大部分或全部的尼安德特人在大约三万年前就已经灭绝了。

　　尼安德特人分布在西欧到中亚，在过去的两个冰期长年生活在冰柜般的条件下，他们对寒冷有很好的适应性，身材比解剖学上属于热带的智人略为矮小而健壮。但尼安德特人也在地中海周围的温暖地区，如西班牙南部、意大利、法国和黎凡特地区繁衍生息。一般来说，尼安德特人是大型猎物的狂热猎手，尤其是鹿和马，但也有长毛猛犸象和披毛犀。对他们的骨骼进行的化学同位素研究表明，所有气候条件下的尼安德特人均以肉类为主食，一些研究者认为包括妇女和长大后的孩子在内的整个群体都在狩猎。[29]一个 11 岁左右死于法国的尼安德特人儿童的骨架显示，他断裂的下颌已经愈合，门牙有被用作工具的磨损痕迹，头部的伤口可能是他死亡的原因。[30]用长矛近距离狩猎这种大多数尼安德特人可能采取的狩猎方式非常危险，一些研究人员将尼安德特人受伤和骨折的数量与那些马术骑手进行了比较，在他们的骨骼中读出了这种艰难生活方式的记录。

尼安德特人是依赖单一食物来源的壮硕猎手，这种描述被用来解释他们最终消失的原因：当现代人类在大约 4.5 万年前抵达欧洲，并开始与他们竞争大型猎物时，他们未能适应。然而，一些研究人员对尼安德特人的这一形象提出了异议，他们认为尼安德特人并没有比解剖学上的现代人类留下更多的伤痕，他们的饮食适应了环境，而且猎杀了一系列的小型猎物以及大型食草动物，这些动物在考古记录中保存得很好。植物类食物的证据可能很难恢复，但确实在尼安德特人的几个遗址中留存下来，西班牙北部一个尼安德特人的牙菌斑保存了许多植物类食物的痕迹，而根本没有肉的踪影。有证据表明，一些尼安德特人猎杀动作敏捷的小型动物，包括兔子、鸟类，甚至（虽然这一点比较可疑）鱼类。一些鸟类似乎主要是因为羽毛而被捕获的。还有其他证据表明尼安德特人使用了装饰品或首饰——赭石另有他用，但也是一种装饰性的亮橙色颜料，在尼安德特人的遗址中很常见，而西班牙的两个遗址出土了大约五万年前穿孔涂色的贝壳。尼安德特人的"脑化指数"略高于解剖学上的现代人类。[31]

尼安德特人是我们最著名的表亲，但他们并不是晚至四万年前还存世的直立人的唯一其他后裔。另一个近代人类物种丹尼索瓦人的发现，是上个十年里最令人惊讶的进展之一。[32]2008

年，考古学家找到了一个死于丹尼索瓦洞穴的小女孩的指骨，这个洞穴正是出土尼安德特人趾骨的地方，科学家们从趾骨中提取了一个完整的基因组。这根指骨来自洞穴中的一层，年代大约在五万年到三万年前，科学家们期望证实它属于解剖学上的现代人类或尼安德特人，因为在那个时期前后，这两个物种都存在于该地区。但 2010 年的基因组测序和 2012 年更完整的测序显示，这块骨头来自一种既非人类也非尼安德特人的人种，它属于另一种未知的人种，与尼安德特人的关系比与现代人类的更密切。研究人员将这一仅从基因组中得知的种群命名为"丹尼索瓦人"，并猜测他们是在大约 80 万年前从智人分化出来的。他们还发现，大洋洲（澳大利亚和南太平洋）的现代土著从丹尼索瓦人那里继承了部分 DNA，平均约 5%。一些研究人员认为，丹尼索瓦人越过了华莱士线[①]，这是南太平洋的一道开阔水域的屏障，除了啮齿类动物外，大多数哺乳动物物种都无法穿越。第一批智人到达澳大利亚时，也许发现丹尼索瓦人已经在那里了。[33]

144

这个丹尼索瓦女孩的 DNA 保存完好，研究人员得以对其父母双方的基因组进行测序。根据他们之间的差异，科学家们得出结论，这个物种的遗传多样性很低，和同一时代的尼安德特人种群一样，这个种群也相对较小，而且人口正在下降。有些尼安德特人可能是红发白肤，与其相比，丹尼索瓦人的皮肤、

① 华莱士线（Wallace's Line），生物地理学中，区分东洋区（又名极东区）和澳大拉西亚区的分界线。1854~1862 年，英国动物地理学者阿尔弗雷德·拉塞尔·华莱士在马来群岛研究岛屿上的动物时发现，婆罗洲与苏拉威西岛、巴厘岛和龙目岛之间似乎有一条隐形的界线将两边的生物分开：界线以西接近东南亚的生物相，界线以东则接近新几内亚的生物相。为纪念他的发现，科学界将划分这两区的界线称为华莱士线。

头发和眼睛都是深色的。

最近，研究人员对在西班牙北部西玛德罗斯赫索斯（Sima de los Huesos）的一个洞穴中发现的骨骼——距离丹尼索瓦洞穴非常远——进行线粒体 DNA 检测时，愕然发现那里的骨骼与丹尼索瓦人的关系比与尼安德特人或解剖学上的现代人类的关系更为密切。西玛德罗斯赫索斯的骨骼距今已有逾 30 万年的历史，研究人员曾将其归类为海德堡人，这是一个据称介于直立人与更现代的尼安德特人和智人血统之间的物种。[34] 更复杂的是，西玛德罗斯赫索斯人的细胞核 DNA 更接近尼安德特人，而不是丹尼索瓦人。有的遗传学家解释说，这是尼安德特人母系及其线粒体 DNA 通过与另一个大概 30 万年前走出非洲的现代人类的祖先群体杂交，在全种群范围内被完全取代的结果。也就是说，现代人类的一个祖先群体在尼安德特人从丹尼索瓦人分化出来时，帮助塑造了尼安德特人的血统。[35]

最后，丹尼索瓦人似乎还曾与第三种未知的人种杂交，其既不同于尼安德特人，也不同于智人——也许是晚期幸存的直立人或另一种我们尚未发现的人种。[36]

我们智人这个物种在所有的原人中最后出现。长期以来，科学家们一直在争论，有的认为智人是在非洲演化并扩散到世界各地，取代了其他所有人类种群；有的则认为现代人类是在不同地区从分布在非洲、亚洲和欧洲的直立人祖先种群中单独演化而来的。1987 年，丽贝卡·卡恩（Rebecca Cann）及其同事的文章发表在《自然》杂志上，比较了全世界 147 种人类的线粒体 DNA，以追溯他们最近的共同女性祖先（"线粒体夏娃"），上述第一组，也就是支持"走出非洲"假说的人获得了决定性的胜利。线粒体是生活在细胞中的有机体，我们从母亲那里继承了它们，其 DNA 经常被用来重建祖先关系，因为与细胞核中的 DNA 不同，它不会"重组"——母亲将相同的副本传给子女，一切变化仅限于突变。线粒体 DNA 的突变速度比细胞核 DNA 更快，由于自然选择没有作用于它的明显方式，研究人员认为其变化速度是稳定的，因此可以作为一个"时钟"，通过母系来追溯种群历史。它的数量也比细胞核 DNA 丰富得多，因此更容易找到和分离。卡恩及其同事认为，"线粒体夏娃"可能在大约 20 万年前生活在撒哈拉以南的非洲地区（当时还有其他的女性，但如果她们只有男性后代或者没有后代，其血脉就会断绝）。

最近几十年的遗传学研究将"线粒体夏娃"的年代定在 20 万年至 16 万年前，证实了卡恩的观点。（然而，最近一些遗传科学家认为智人的起源日期更早，也许是在 30 万年前。）[37] 对同样不会重组的 Y 染色体的研究追溯了男性的血脉，结果比较多变。大多数研究显示出比"线粒体夏娃"更晚近的共同祖先，但随着商业化的基因祖先测试的兴起，研究人员发现了一个源自喀麦隆西部的罕见的男性血统，该血统在 30 多万年前就与其他血统分化了——在现代人类出现之前！最近在尼日利亚伊沃埃莱鲁（Iwo Eleru）发现的化石显示出一些近在 1.3 万年前的（类似直立人和尼安德特人的）"古老"特征，可能是一个非常古老的种群后期幸存的遗留物；这个种群有可能与现代人类混杂在一起，产生了喀麦隆的神秘男性血统。[38] 随着更多遗迹的发现和基因检测技术的提高，想象一下会有什么新的发现在等着我们，真是令人兴奋。

无论如何，卡恩在 1987 年的研究确定了许多人类学家已经持有的观点，即解剖学上的现代人类是最近在非洲演化的，并

146

从那里迁徙过来取代了以前所有的人类群体，这就是"走出非洲"假说。我们现在知道，较早的人种并没有被完全取代；相反，其中一些人种与解剖学上的现代人类进行了杂交（所以，这个理论现在有时被称为"大部分走出非洲"假说）。然而，我们的祖先绝大多数是最近在非洲演化的一个种群的祖先，这个种群被称为智人。

科学家一致认为，目前发现的最古老的解剖学现代人类骨骼可追溯到大约 19.5 万年前，来自埃塞俄比亚的奥莫基比什（Omo Kibish）。[39]虽然其生活史特征一如既往地难以从古代遗骸中重建，但大多数研究人员都接受基于对 16 万年前死于摩洛哥的一名七岁儿童牙齿的研究所得出的结论——这个早期的智人拥有现代人类的漫长童年，而且可能拥有现代人类的寿命。[40]

最早与其他生物种群分离的人是非洲南部讲科伊和桑语系①的人——科伊桑人（Khoisan），他们中的许多人今天仍然是觅食者（库恩人就属于这一类），他们似乎早在 13 万年前就从其他群体中分化出来了。人类的遗传多样性在撒哈拉以南非洲地区最高，这可能是因为我们在那里的历史在时间上比其他任何地方都要长久，程度也更深远。[41]在不久之前，即大约 8 万年至 5 万年前，非洲以外的所有人类群体都有一个共同的祖先。在这一时期内的某个时候，一群现代人类走出非洲，穿越亚洲南部，渡海来到古代的萨赫勒陆棚（现在的澳大利亚、塔斯马尼亚岛和巴布亚新几内亚），沿途获得了尼安德特人和丹尼索

---

① 科伊和桑语系（Khoi and San languages），又称科依桑语系（Khoisan languages），是非洲东部坦桑尼亚的桑达韦人（Sandawe）和哈扎人，以及非洲南部卡喀拉哈里沙漠的科伊科伊人和布须曼人（或称桑人）所使用语言所属的语系。

瓦人的基因；其分支到达欧洲的时间稍晚一些，最后才到达美洲。这并不是解剖学上的现代人类第一次走出非洲。考古学证据显示，早在 12 万年至 10 万年前，黎凡特、印度和中国就有智人的存在，今天的巴布亚人大约有 2% 的 DNA 可追溯到较早期的现代人类群体，这些群体早在 8 万年至 5 万年前主要的扩散发生之前就离开非洲了。但大体说来，欧亚大陆周围的早期人类种群逐渐灭绝，他们返回了非洲，或是被最后一次走出非洲的人类取代。[42]

147

大约在这最后一次迁徙的时候（即大约 5 万年前），技术和文化变得更加复杂，各群体之间的差异也更大了。与以前的人类史相比，技术的变化非常快，尽管按照现代标准，"上旧石器时代"（欧洲如此称呼）或"石器时代晚期"（非洲的叫法）的全面发展经历了很长时间，有数万年的过渡期。"细小石器"的新技术——极细的石尖、石刃和其他石器——变得非常普遍，其他材料制成的工具、小雕像、首饰和乐器也是如此，这些都是有时被称为象征性思维的证据。

新技术的出现可能反映了劳动专业化的新水平——今天在觅食者中普遍存在的按性别的劳动分工也许就是从这一时期开始的。这个时代发明的许多新工具都是用于准备食物、缝纫、捕鱼和小猎物的，这些工作通常由女性完成，这提醒我们，虽然在一些现代社会中，"技术"是男性的领域，但在旧石器时代并不一定如此。（同样，雌性黑猩猩比雄性更有可能使用工具来觅食白蚁、砸碎坚果。）[43] 狩猎用的武器也有了进步，特别是弓和投矛器的发明，后一种工具与用手投矛相比威力大为提高。

尼安德特人在智人最后一次从非洲扩散出去的几千年后就

从考古学记录中消失了，大约是在技术变得更加复杂的同一时间。在公元前 5 万年幸存的几种人类中，只有一种人在不久之后还存活于世。最后一波从非洲迁出的解剖学上的现代人类将他们全部取代了。

对于化石记录中的这一惊人变化，最有可能的解释是，智人比尼安德特人和与他们同时代的其他人类物种在认知上有一定优势，这解释了他们更复杂的技术发展，通过这种技术上的优势，还能解释他们的统治地位。认为尼安德特人不太聪明的这种看法在直觉上很有吸引力，但很难被证明。尼安德特人并没有参与上旧石器时代的全面技术革命，但为什么没有呢？在很长一段时间里，解剖学上的现代人类和尼安德特人使用了非常相似的技术——石尖、刮削器和有凹口的"细齿状"锯子，这些锯子通常是由勒瓦娄哇技术从石芯上敲下的片状物制成的，有时还被装上（可能是）木质的手柄。在黎凡特地区，尼安德特人和现代人类在大约 10 万年前的一段时间内共存，两种不同的种群所使用的技术是无法区分的。同样，在大约 4.5 万年至 4 万年前，法国西南部尼安德特人的沙泰尔佩龙（Châtelperronian）文化与同时生活在该地区的解剖学上的现代人类的文化也很难区分。一些尼安德特人使用首饰等旧石器时代晚期的器物，给自己的身体或其他物品涂色，并埋葬死者，也就是说，这些类似的证据表明他们与解剖学上的现代人类有一些相同的象征性思维。他们甚至可能绘制了在西班牙的几个遗址中发现的洞穴壁画，其中一些比该地区解剖学上的现代人类的任何证据都要古老得多。[44] 所以，现代人因为天生更聪明而取代了尼安德特人的说法并不那么有说服力。

寻找智人比尼安德特人在智力方面的天然优势也有其他的

形式。一些研究人员认为，尼安德特人的大脑形状不同，比解剖学上的现代人类的球状大脑更长、更扁平，[45] 这让智人有了优势，但没有人对尼安德特人的大脑至少与现代人的一样大提出过异议。寻找认知差异的遗传证据的努力并没有取得成效。当尼安德特人被证明拥有同样的基因时，由 FOXP2 基因的发现所激发的理论就落空了，该基因是复杂语言所必需的，似乎是最近才演化出来的。对人类和其他灵长类动物中与认知有关的 51 个不同基因的研究发现，智人、尼安德特人和丹尼索瓦人之间没有明显差异。[46]

　　还有一个问题是，从解剖学上看，现代人类及其大脑是在技术革命的十多万年前演化而来的。一些研究人员推测，五万年前一定有了一种全新的智力基因，才能解释之后不久发生的变化。在这种模型中，这样的突变必须席卷八万年前分化且大多保持着隔离的全部智人种群。这在理论上是可能的，但对今天存世的人类群体进行的基因分析并没有发现这种"选择性席卷"的证据。[47]

　　虽然"更强大脑"模型仍有其拥护者，但在我看来这有点荒谬。试想一下，如果未来的考古学家不能在数千年的窗口期内更精确地确定物件的年代，那么石器时代以来的人类史在他们看来会是怎样的呢？人类是一个稀疏分布的物种，放牧山羊，制作粗陶罐，然后突然——一夜之间！——一个庞大的 70 亿人口，挥舞着智能手机，操纵着无人机，乘坐着飞机在地球上巡游，用垃圾填满海洋，并改变了大气的化学成分。生活在数千年或数百万年后的未来考古学家可能会怀疑外星人从另一个星球入侵了，要不就是人类大脑新的生物学变化导致突然出现了非常先进的技术。我们知道答案并非如此——人类在生物学意

149

义上能够生产无人机和智能手机已经有很长一段时间了，社会、文化、经济和人口因素才是解释过去几个世纪技术变化如此迅速的原因。但除非未来的考古学家能够精细地重建人类史，否则这些过程就难以追溯。

我们重建旧石器时代的能力有限，但证据积累得越多，情况就越复杂。旧石器时代晚期的革命所特有的技术在南非和非洲北部的部分地区出现得早很多；它们要么昙花一现，要么为后来的变化埋下了种子。同样，像珠子和骨器这样的新技术在欧洲和其他地方出现，有时又消失了，在解剖学上的现代人类

150 到来之前和之后均是如此。一些科学家对上旧石器时代的技术"革命"完全避而不谈。[48]

更有说服力的解释是将旧石器时代晚期的文化变革与其他因素联系起来，如人口密度和群体间的迁移等。智人的决定性优势也许不是智力上的，而是人口上的，也就是说，他们的数量更多。[49]尼安德特人和丹尼索瓦人的人口似乎从来没有很多。[50]更大的种群可以产生更多的新思想、更多交流思想的机会，以及更多掌握和传授技术的潜在专家。另外，密集的人口如果过度消耗食物供应，也会产生创新的压力——这个重要的理论经常应用于农业时代，将在下一章进一步讨论。

尼安德特人和丹尼索瓦人并没有完全消亡，而是与现代人类进行了杂交，许多研究人员认为，我们通过这种方式获得了宝贵的基因，包括一些对非洲祖先没有遇过的新疾病的强化免疫力。[51]如果现代人类通过成功地争夺栖息地而部分取代了其他种群，并以其较多的人数在基因上"淹没"了他们，就可以解释我们今天看到的结果了。

有几位科学家认为，群体的规模可以解释解剖学上的现代

人类的崛起和优势，他们的理由很充分，但据我所知，他们都没有把人口优势与生活史联系起来。然而，这似乎是一个显而易见的观点——如果现代人类的生活史至少就其全面性而言是我们所独有的，就可以解释很多事情。现代人类是一种快速繁衍并殖民的动物，而尼安德特人或许不是这样。较低的死亡率和较高的生育率意味着智人可以在危机后比其他人类更快地反弹，并在有利的情况下迅速开拓地盘。男女两性的寿命都更长，女性的育龄后寿命也更长，这意味着一些人有更多的时间来掌握、推进、传授文化和技术，在种群中造就了较高的知识和经验水平。也就是说，生活史，而不是更佳的大脑——或者说，（我们独有的）生活史与（和其他人类共享的）庞大的大脑相结合——可能是我们成功的原因。

然而，我们的生活史模式是解剖学上的现代人类所独有的，151 而不是和我们的近亲所共有的，这是一个很难证明的论点。即使直立人没有完全分享现代人类的生活历程，这种模式也可能在中间物种或在尼安德特人当中（或在丹尼索瓦人中，尽管我们没有办法调查这一点）独立演化。情况是这样的吗？许多研究者试图根据尼安德特人的骨骼、头骨和牙齿来重建他们的生活史，但对于他们是否与我们一样拥有漫长的童年、更长的寿命、较低的外源性死亡率、较短的生育间隔，以及育龄后的生命阶段，或者他们是否与我们共有可能伴随或导致这些变化的行为——食物分享、替代照顾和后代重叠的现代模式，这些问题还没有达成共识。[52]基于牙齿磨损量的一项创新研究比较了化石记录中老年人和年轻人的比例，得出结论说，只有解剖学上的现代人类才演化出了更长的寿命。但研究结果异常，说明方法有问题。[53]研究人员还试图根据头骨和牙齿的研究来描述尼安德特人生命周期的早期阶段，但同样只取得了不确定的成功，因为使用的方法非常靠不住。根据目前的研究，人们可以初步得出结论：尼安德特人和现代人类一样，给孩子断奶的时间比类人猿更早，而且成年人很可能在断奶后供养孩子，因为他们的大脑在断奶后继续发育了几年。但至少有一些对尼安德特人骨骼的研究表明，这个物种在青春期的生长速度比智人更快，更早达到成熟期（大约 13 岁或 14 岁）。这个证据不算确凿，但它确实考虑到了只有智人拥有完全现代的生活史的可能性。

那么，解剖学上的现代人类——及其现代生活史——的演化与石器时代晚期的繁荣之间为何会有如此长的间隔呢？也许必须在正确的因素组合之后才会出现快速的变化，不仅要有更多的人，还要有对新思想和行为的刺激。有几个原因可以解释为什么会发生，或者看起来会发生既迅速又罕见的重大技术革命。当一个过程是指数式的（以自身的倍数增加）而不是线性的（随着时间的推移而增加固定的数量）——人口增长和信息传递都可能具有这种性质——那么变化开始得很慢，然后速度逐渐提高；对于研究这些记录的考古学家来说，在强烈的信号出现之前，这些变化都是看不见的，这种信号有时似乎是凭空出现的。（罗马史上基督教的传播就是这样的一个例子，碑文中基督教的鲜明印记在 4 世纪后期呈爆炸式增长）。当两个因素共同作用时——这里指的是人口密度和技术创新——如果不满足维持这些因素的必要条件，比如当群体规模或密度下降到某个阈值以下时，变化在出现后旋即停息。（这种效应最著名的案例发生在塔斯马尼亚岛，该岛上住的是来自澳大利亚的移民，后来在最后一次冰川期结束时被上升的海水切断了与大陆的联系。一万年后接触到欧洲人时，塔斯马尼亚岛上只有几千人，他们只制造了 24 种工具，而大陆上的觅食者则使用了数百种工具。[54]）相反，如果技术进步促进了人口增长，则可能出现正向的反馈回路，迅速提高变化的速度。由于现代人类的人口可能是以繁荣和萧条交替循环的方式波动的，因此，文化变革会在很长一段时间内频繁遭受挫折就很好理解了。最终席卷整个世界人口的快速变化的可能性始终存在，但它只在极少数情况下才会实现。

就解剖学上的现代人类的最终统治地位而言，生活史的作用并不确定——我在这里强调它，是因为它是我认为最有说服力的解释，也因为它符合本书的论点，但并不是所有（可能也不是大多数）人类学家都会对此表示赞同。有些人仍然认为，"更强大脑"可以解释智人的崛起，不过这个立场听来已然老套了。有些人认为，解剖学上的现代人类和其他人类之间无论是大脑还是生活史都没有太大的不同，而是气候变化、当地生态环境、迁移到新环境等因素造成了上旧石器时代的变化。然而，这些外部因素对智人的适用性为何不同于对其他人类，要解释这个问题仍然是一项艰巨的任务，而且我并不觉得所提供的解释很有说服力——以最近的三篇文章为例，它们归结为一个古老而可疑的论断，即尼安德特人过于依赖大猎物狩猎，这是对他们人口太少的一个循环论证，也无异于坦白我们根本不清楚状况。[55]这场辩论很可能会持续一段时间。

除了其他人类物种的灭绝或濒临灭绝，旧石器时代晚期最重大的变化就是技术和文化成为适应不同环境和气候变化的快速有效的新方法。到旧石器时代末期，智人生活在除南极洲以外的每一块大陆上。他们可以在任何地方生存，就算在东欧和西伯利亚大约 26000 年到 16000 年前的最后一次冰川极盛期的深处也不在话下。他们最终开拓了美洲，速度可能非常迅捷，在几千年甚至几百年内就完成了。[56]

人类给非洲以外的每一个地方都带来了毁灭的浪潮，在澳大利亚和美洲尤其如此。自人类从白令陆桥南迁后不久，美洲大约三分之二的大型哺乳动物就灭绝了（尽管人类是不是它们消失的唯一原因尚有争议，目前的共识是人类和气候变化的共同作用）。[57]正是在这个时间点上——人类已经殖民了所有六个可居住的大陆，发展了先进的技术，并灭绝了他们喜欢的许多猎物之后——在大约 11000 年前被称为新仙女木期（Younger Dryas）的时期结束时，发生了地球气候史上最后一次重大的突发性变暖事件。过去行之有效的策略——跨越草原、苔原和森林的大迁徙，其证据写在我们的遗传密码中，并显现于深埋地下的零星遗迹——被新的适应方法取代。

第六章　农民的时代：父权制、财产和生育控制

我们当今温暖的间冰期，即全新世，开始于大约 12000
年~11000 年前，或者以我从现在即将开始使用的系统而言，是
在公元前 10000~前 9000 年。人类有记录的全部历史，加上我
们这个物种在大部分放弃了觅食生活方式之后发展的所有故事，
都发生在这个时期。也就是说，我们只记住了自己这个物种历
史中很小的一部分，所有这些历史都发生在一个温暖和相对稳
定的气候条件下，尽管其间也发生了一些气候波动（图 4）。

我在本书的前四章中提出了证据，证明在我们旧石器时代
的过去，更年期是作为一种灵活的生育策略的一部分演化出来
的，这种策略使人类能够在良好的条件下迅速繁衍，同时还能
在后代身上大量投入。我在第五章中指出，这些特性的组合可
以解释我们对其他人类物种的优势，其中的某些种群很可能和
我们一样聪明。但是，更年期也作为一种提高成人相对于儿童
的比例、生产者相对于消耗者的数量，以及减少后代及其他亲
属之间的竞争的方式而演化出来，这些因素在第二章叙述亲属
竞争的部分中讨论过。也就是说，更年期是一种高度灵活的生
育策略的一部分，这种策略既可以在顺境（快速繁衍在此时是
一种优势），也可以在逆境（资源紧张，不生育才是重要的）
中发挥作用。我认为更年期的这两个优势——快速繁衍和减少
竞争，在我们历史上旧石器时代之后的农业时代很重要，但第

155　二个优势尤其重要。更年期是一幅广阔图景的一部分，在这幅图景中，生育控制对生存和繁荣至关重要；更年期和中年妇女是这个时代发展起来的农民经济的基础。为了了解这一点是如何运作的，我们首先需要了解农业时代的社会结构，及其与觅食者的社会结构有何不同。与觅食社会相比，农民社会的父权制和不平等更严重，他们以家庭而不是营居群为中心。

　　全新世开始，迅速变暖后不久，人类就开始在世界上几个不同的地方养殖被驯化的动植物了。我们并不真正确定为什么会发生这种情况。一个简单的解释是，气温升高时人口数量激增，而旧石器时代晚期的文化变革给人类带来了更多的优势。当首选的食物消耗殆尽，可供迁入的空地越来越少时，"集约化"——用额外的劳动力或新技术来提高土地的生产力，在这里具体是指驯化——成为比迁徙更好的策略。丹麦经济学家埃斯特尔·博塞鲁普（Ester Boserup）在她 1965 年出版的《农业增长的条件》（*The Conditions of Agricultural Growth*）一书中，首次在农业社会的背景下描述了这种策略，认为它是对马尔萨斯理论的一种必要的增补和修正。马尔萨斯的理论认为，人口如果不对自身的增长或扩张加以限制，就会遭到营养不良、疾病和战争的制约。集约化是第三种选择。动植物的驯化是集约化的早期例子，这是新石器时代革命的一个经典且可信的理论，该理论以马克·内森·科恩（Mark Nathan Cohen）1977 年出版的《史前的粮食危机》（*The Food Crisis in Prehistory*）一书而最广为人知。我自己也倾向于这样的观点，尽管今天许多考古学家和人类学家倾向于后文将要讨论的一种不同的场景。科恩本人也修改了他的观点，承认全新世的气候变化——在他看来，其直接影响是减少了旧石器时代晚期人类的资源——在迫使人类采用农业方面可能比人口增长更重要。[1]

起初，大多数从事农业的人都在经营游耕，即用挖掘棒或锄头来"刀耕火种"，没有犁具或畜力，非洲、南美和东南亚的一些社会至今还在延续这种做法。这种形式的耕作比依赖技术的密集型方法更具流动性。它迅速消耗土壤，需要 20 年或更长时间的休耕，然后才能用火再次清除森林进行耕种。在人口过于密集而无法支撑刀耕火种的地方，森林因无法长期空置以供重新生长而变成了草地，人们开始使用犁具和畜力来开垦永久性的地块。这些地块上的树桩和其他障碍物必须被清除，耗费了大量的人力。在一些地方，通过进一步集约化，人们开始每年种植同一块土地，没有休耕期，甚至每年种植两到三种灌溉作物。[2]

随着土地成为限制生产的因素，财产变得重要起来；家族控制和继承了特定的土地。人们开始制作陶器来储存货物，拥有更多土地的家族可以积累盈余。在美索不达米亚，人们发明了一种陶土代币系统，用来追踪农产品的储存和贸易，最终演变成楔形文字系统。[3] 又过了很长时间，最早从公元前 3000 年左右开始，国家出现了，把剩余的农产品作为税赋收集起来，然后再分配给统治者、管理者、寺庙、建筑工程的工人、手艺人和军队。[4] 当然，这是一个极其简化的故事版本。但转向农业后的变化导致了一些跨文化的模式，对人类的社会结构产生了深远的影响。这些模式的传播如此广泛，持续时间如此之长——起源于文字被发明出来记录它们之前——以至于许多研究者认为它们是人类的正常状况或自然状况。然而，最好将它们视为农业社会的代表，但对于觅食者、现代社会，或者普遍的人类

156

而言，这不一定是平常之事。

农业时代是家族的时代。我们已经看到，在觅食民族中，一夫一妻制的婚姻所起的作用远不如在农耕民族中那般典型——流动、合作、定居的群体比核心家庭更重要，但后者在农业时代上升到了中心的地位。农业时代也是不平等的时代，这两种制度是相辅相成的。[5]一旦财富可以积累起来，一向对后代大力投入的人类就希望自己的孩子能够继承财富。于是，一些人从一开始就有了优势，不仅有继承了资源的物质优势，而且在这个日益分化为阶级，尤其是自由阶级和不自由阶级的世界里，也有了社会优势。社会因此变得极为不平等。

在集中起来的资源可以被保护、继承和储存的地方，就会出现不平等。一些觅食社会满足了这一条件，就要比不满足这一条件的社会更不平等（如那些以在太平洋西北地区的河流中产卵的鲑鱼为经济基础的觅食者），但在农业经济中，不平等的可能性要大得多。

在游耕社会，与发展出精耕细作的社会相比，不平等现象通常不是很严重。各民族长期轮流耕种大量林地，虽然对某些地区提出了权利要求，但他们之间仍在大量分享。私有财产并不那么重要，土地一般不进行买卖，因为每个家族只能耕种一小块土地；家庭也没能积累多少财富。然而，与大多数觅食者不同的是，定居或半定居的游耕者和小规模农业社会可能非常暴力和好战，与邻近民族争夺资源或妇女的冲突相当常见。

土耳其的加泰土丘（Çatalhöyük）是一个巨大而神秘的新石器时代城镇，距今已有 9500 年的历史，高峰时有多达 8000 人定居此地，是一个异常庞大的平等主义游耕聚落的例子。房屋聚在一处，共用界墙（人们从屋顶进入各自的家），经久不变，每隔60年左右才会以同样的方式重建一次。一些证据表明，每座房屋都有像烹饪用具这样的可移动物品，也就是说，它们是私人财产，但城镇居民共享磨石，这些用具体积大，生产成本高。已发现的大多数磨石都是被故意弄坏的，这说明加泰土丘人采取了一些措施来防止有人继承这些磨石，增加不平等。他们将死者的尸骨埋在房屋的地板下，分析表明，这些遗骸彼此之间没有特别的关系，这更加证实了该村落不实行财产继承，并表明家庭在社会组织中并不像后来那样处于核心地位。[6]

但随着财富，特别是土地和动物开始被继承，家庭成为主要的生产单位，这几乎是农业社会的普遍模式。如此说来，导致最重要的社会变革的不是植物的驯化本身，而是那种用工具和畜力实现的永久地块的精耕细作。

农业社会的婚姻与家庭

一百多年前，卡尔·马克思的著名合作者弗里德里希·恩格斯在其《家庭、私有制和国家的起源》一书中认为，一夫一妻制婚姻和以男性为首的家庭是随着财产的发明而产生的，取代了妇女拥有更大权力的制度。[7] 其后几十年，反驳这一理论一直很时髦，但我们对有历史记载以前的社会组织可能是什么样的知之甚少。随着人类学家对觅食社会和游耕社会的了解越来越多，恩格斯的观点——核心家庭和严格的一夫一妻制（针对女性）的兴起与财产制度有关——开始显得更加可信了，我个人认为他是对的。如果我们用"觅食"、"农业"和"现代"这些词来代替他的维多利亚时代术语（他称之为"蒙昧"、"野蛮"和"文明"的发展阶段），如果我们在他的群婚概念中看到了作为觅食社会基本社会单位的营居群（我承认这

么做篡改了在他的思想中至关重要的性史），那么恩格斯的大
部分理论就相当站得住脚。我不确定我们是否能像他所尝试的
那样，继人类学家路易斯·摩尔根①之后，证明母系继嗣和母
权制是觅食社会的典型制度，但父权制和农业之间的联系是令
人信服的。

159 　　从历史上看，在大多数农业社会中，男子拥有和控制全部
或大多数财产，并优先将其传给儿子。即使在大多通过女性继
承的社会（即"母系"社会）中，这样的一般规则也同样适
用。[8] 这种对男性继承人的偏爱可能有几个原因。财产一旦存
在，就必须守住。农业经济创造了从掠夺、偷盗、劫持他人为
奴或性侵，以及其他各类侵犯中获得大笔回报的机会。随着侵
犯和防卫的任务落到了男人身上——男人曾经用武器来打猎，
现在则为了获得本书第一部分所讨论的能量剩余，把武器派上
了土匪活动、争斗和战争等新用场——男人的联盟变得更加重
要了。男人需要靠近他们的兄弟和其他亲属，这就解释了为什
么在大多数农业社会中，妇女结婚后就会搬离娘家，成为丈夫
家庭的一部分，而不是相反。[9]

　　在这种情况下，在女儿身上投入的资源最终会离家而去，
那些给女儿贴嫁妆的社会对此一直抱怨不休。在蒙泰卢
（Montaillou）这个中世纪的村落，牧师曾经因此为乱伦婚姻进
行了热情的辩护——如果他的兄弟们能迎娶他的姐妹们，家族
就能避免毁灭！几乎所有的社会都避免兄妹婚姻，很可能是因

---

① 路易斯·摩尔根（Lewis Morgan，1818~1881），美国开创性的人类学家和
　社会理论家，19世纪美国最伟大的社会科学家之一。他最广为人知的是讨
　论亲属和社会结构的著作、社会演化理论和易洛魁人民族志。

为人类天生厌恶与手足结婚，即所谓的"韦斯特马克效应"①，但承认叔侄婚姻和同父异母兄妹的婚配并不罕见，在许多文化中，表兄妹结婚是首选。在罗马帝国时期的埃及，兄妹婚配很常见，这可能是因为土地稀缺，继承的习俗将财产几乎平均分配给儿女。[10]女儿离开家庭，只为丈夫的家庭贡献劳动、生儿育女，这是后文将要讨论的一些社会杀女婴的主要原因。也就是说，是农业经济中的财产和继承等限制条件促使人类做出了一些极端的行为。无论如何，由于农业社会的妇女会离家而去，赠予她们的财产通常是现金或货物等动产，而不是生产性财产（土地），这往往限制了妇女独立生活的能力。

农耕者可能会倾向于让儿子而不是女儿继承的另一个原因是，人类男性争夺配偶的情况多于女性——男性繁衍成功率的差异通常比女性的差异更大。[11]因此，男性从继承资源的有利条件中获益更多。最后，当社会围绕着继承的财富而组织起来，男性在自己孩子身上大量投入之后，确保自己是妻子后代的生父对他们来说就利害攸关了。男性控制女性变得更加重要，而通过控制大部分财产使女性产生依赖性就是这样一种手段。出于这些原因，在财产得以积累和继承的文化中，婚姻是一个更加正式、更加严格，也在法律上更加复杂的概念，或者说这些文化中的男子通常控制了大部分财产，也就不足为奇了。

已婚夫妇及其子女是农业社会基本的经济和社会单位。严格的一夫一妻制对妇女很重要，而对男子则未必如此；大多数

160

---

① 韦斯特马克效应（Westermarck effect），指两个早年共同长大的儿童在成年后不会对彼此产生性吸引力。这个现象是芬兰人类学家爱德华·韦斯特马克（Edvard Westermarck, 1862~1939）在其著作《人类婚姻史》（*The History of Human Marriage*）中提出的。

农耕者允许一些人有一个以上的妻子，或容忍男子的婚外性行为。然而，在农业制度中，大多数男子都有强烈的动机限制其合法继承人的数量，因此，即使在允许一夫多妻制的地方，通常也只有富人才会这样做。[12]农业时代的其他典型模式有：以男方家庭为中心的婚姻（新娘迁入夫家生活）、父系（通过夫家谱系确定亲属关系和继承权的做法）、男性继承、男性控制财产，尤其是赖以生存的生产性财产。为了方便起见，我把这种制度称为"父权制"。

因为本书涉猎很广，所以我将主要讨论父权制等主导模式。我会在这里指出这些模式中的某些例外和局限性。有一些农业社会，大部分财产由妇女继承，婚姻是从妻而居的（uxorilocal，男人入赘到妻子家，"uxor"在拉丁语中是"妻子"之意），比如印度东北部和孟加拉国的卡西人（Khasi）。[13]阶级，而不仅仅是性别，是农业社会不平等的一个根源，阶级的不平等超越了性别的不平等，也使后者复杂化。在富人阶级剥削穷人的地方，或者在一个民族压迫另一个民族的帝国主义社会，妇女精英即使在自己的群体中受到了压迫，也会参与这些制度。

最后，有些社会比其他社会更重男轻女。一般来说，如果妇女能够继承或控制至少一些财产（例如，如果妇女的嫁妆或彩礼更多的是属于她本人而非其亲属、丈夫或婆家亲属的财产），如果她们有机会独立于男人养活自己和子女（尽管与男子相比通常处于非常不利的地位），如果她们在婚后与自己的原生家庭保持密切联系，或继续与原生家庭生活在一起，如果妇女的贞操不再是一种困扰，并且她们受到的严格控制较少，那么她们相对于男子的福祉就会更好，地位就会更高。诸如一夫多妻制（相比于一夫一妻制）或彩礼（相比于嫁妆）等其他因素可能也与妇女的福祉有关，但并不总会产生影响，或者说在各地的影响并不相同。

虽然我在本章中采纳了许多学者的观点，即在农业时代，夫妻的"婚姻单位"是各地家庭的基础，但这一概括对撒哈拉以南非洲的大部分地区不太适用。与欧亚社会相比，这一地区的一夫多妻制更加普遍，妻子更独立于丈夫。在这种制度下，基本的经济单位是母亲和她的孩子，妻子通过交易农产品或从事其他类型的生产来养活自己和孩子。农业集约化程度较低，妇女承担了更多的农业劳动，产量大于消耗，这更有利于一夫多妻制和以母亲为中心的"母系"家族模式。因此，欧洲的殖民和"发展"项目往往建立在关于家族的假设上，而这些假设在非洲并不成立。不过在撒哈拉以南非洲，如同在亚洲或欧洲一样，大多数不动产由男子持有和继承，妇女主要通过与男子的关系而获得土地。[14]

虽有这些限制，但大多数家庭学者仍认为婚姻单位是家庭的基础，并根据其包含多少个婚姻单位对家族分类——"核心"家庭包含一对夫妇及其子女；"联合"家庭包含一对以上的已婚夫妇；"扩展"家庭包含一些与已婚夫妇有关的成员，但不包含第二对夫妇。他们还根据组成家庭的规则来区分一家人：如前所述，在从夫而居的婚姻中，新娘与丈夫的父母同住，已婚的兄弟们往往一起与父母共处一房；在从妻而居的婚姻中，丈夫入赘妻子的家庭；而在"新居制"的模式中，夫妇结婚后组成自己的家庭，往往采取核心家庭的模式。

自1970年代初以来，关于家庭的研究一直强调农业社会的家庭通常是小家庭，平均有五个人左右，无论他们遵循怎样的家庭组成规则；由于死亡率很高，即使在从夫而居式的社会中，

162

大多数家庭也是"核心"家庭，不同的是，大多数从夫而居的家庭经过了同堂家庭的阶段，而新居制的家庭则没有。[15]广为流传的假设认为远古时代的大家庭人员众多，尽管纠正这种假设非常重要，但这些关于家庭规模小的概括说法可能过于简单化了：例如在传统中国的一些地区，大多数人生活在同堂家庭中，甚至普通的农民家庭也可以成为大家庭。[16]

只要以已婚夫妇为基础的家庭是主要的生产单位，而且继承财富非常重要，就会提高父亲的地位——男子及其父母和家族都希望能确保消耗其资源并将继承其财富的后代是他的亲生骨肉。父权制越强大的社会，家庭通过保证女儿在婚前和婚后的贞洁而获得的利益就越多。有能力让女儿待字闺中、只从事室内家务劳动的家庭这样做是为了保证有利的匹配；同样，有能力让妻子留在家里的男人也是为了控制妻子。崇尚女性纯洁、贞操、谦虚、正派的价值观，以及诸如皮肤苍白、佩戴面纱、缠足、极度年轻等标志或象征，是农业社会的典型特征。对于拥有更多资源的家庭来说，纯洁的形象更容易获得，而关于正派的价值观通常与阶级有关——精英认为穷人德行较差。与之相对，当渴望向上流动的家庭模仿上层阶级时，精英阶层压抑的做法就更可能会扩大到整个人口，中国缠足的习俗正是如此。

163　　从历史上看，婚姻的一个功能，或许是主要功能，[17]是确定财产的合法继承人——既是为了保证妻子的贞操，限制她接触其他男人，又是为了把那些将要继承父亲财产的后代和无权继承的后代区分开来。婚内子女是男性的一项重要投资，代表了一种"重质不重量"的生育策略，意即后代较少，但对每个孩子的投入较大。然而，许多农业社会也为男子提供了机会，使他们可以同时采取相反的"重量不重质"的策略，也就是提供了男子可以投入很少或根本不投入的生养孩子的方式。这样一来，他们在妻子、妾和奴隶之间做出了对现代观察者来说晦涩难懂的区分，在这些类别中又有额外的深浅之分。例如，罗马贵族中的富人家里可以有数百名奴隶，其中还有许多亲生子女；这些精英人士立遗嘱释放奴隶，并给他们留下财产，这是很常见的事，到了那个时候，以前的奴隶就会成为罗马公民，并冠以已故主人的姓氏。奴役人口众多的罗马时期的制度特别适合有能力的男人的双重生育策略，但许多农业大国也有类似的制度，让精英人士的繁衍比其他人的成功得多。[18]

婚姻是引导财产传承的工具，一对新人结婚时，通常必须将财产转让或分配给他们。在大多数农牧社会中，家庭之间在联姻时都会进行某种财产交换。[19]这种转移可以从新郎的家庭转移到新娘的家庭（在这种情况下，人类学家称之为聘金或彩礼），或者从新娘的家庭转移到新郎的家庭（在这种情况下，称之为嫁妆），或者两种类型的交换都发生。聘金在世界各地都有证据；嫁妆在欧亚大陆最为常见，尤其是在中层和上层阶级中间；许多社会两种情况皆有。新娘的嫁妆往往是她从家庭中继承的份额。它的作用是确保姻缘般配，后代可以从额外的资源中受益；如果嫁妆赢得了婆家的善意，也可以作为对新娘的保护，否则离婚时就必须还给新娘，或者在新娘死亡后必须还给娘家。在一些社会中，新娘对其嫁妆或最终将通过她们传给其继承人的遗产几乎没有控制权；在另一些社会中，嫁妆是自主权力和经济权力的来源。

作为前一种模式的例子，我们对公元前 4 世纪古雅典的财产和继承问题了解甚多，因为这些事项往往是诉讼的主题，并有大量的演讲稿存世。[20]和许多社会一样，雅典妇女在结婚时也带着她们的那份财产作为嫁妆。这笔钱从她们的男性亲属那里转到了丈夫的控制（*kyrieia*）之下，丈夫拥有对这笔钱的支配权，但有一个重要的制约，那就是丈夫在离婚时必须将这笔钱归还给妻子的家人，否则就要支付高额的利息。妻子去世后，其子女会继承这笔嫁妆。

古雅典的法律和习俗严格限制了妇女自行处置财产的能力——她们的丈夫或最亲近的男性亲属（通常是父亲或兄弟）会管理她们的嫁妆。妇女只在有限的情况下才能亲自继承财产。在只有女儿的父亲去世后，其财产继承有详细的规定——与父亲血缘最近的男性亲属，通常是其兄弟，有权娶女儿为妻，在古雅典的资料中，叔侄婚姻的证据比比皆是。丈夫继而成为财产的主人（*kyrios*），直到这对夫妇的儿子成年后继承。妇女继承财产的另一种情况是在她们的没有继承人的唯一兄弟去世后：如果她们没有其他兄弟，她们的继承权就将优先于父系的叔伯和堂兄弟。在妇女继承遗产的所有情况下，人们都强烈地期望她们的一个儿子能被领养回外祖父的家庭，这样财产就能继续由该家庭持有。

雅典关于女继承人的规定只是许多种可能的创造性办法之一，旨在解决没有男性继承人的家庭所面临的困境。无论在雅典还是别处，收养成年的儿子都是另一种常见的策略。其他的解决办法包括阿尔巴尼亚的女变男的性别转换，尼日利亚的伊博人同样如此，这种情况无疑也出现在其他文化中（见第四章），以及在中国古代出现的各种入赘婚姻，我将在第七章中讨论这种情况。

根据习俗，雅典妇女无权继承丈夫或其家庭的遗产，不过丈夫有时会给她们留下少量的遗赠。丈夫有时还会给妻子留下再婚的嫁妆，甚至为她们指定新的丈夫——就像著名演说家德摩斯梯尼（Demosthenes）的母亲克里奥布勒（Cleobule）的情况一样，根据丈夫的遗嘱，她本应嫁给丈夫的侄子，但她通过把嫁妆的控制权让给侄子，设法使自己保持单身。她有这条路可走，因为她恰好是一个没有男性亲属在世的富裕家庭的女继承人，因而总算有计可施。

虽然学者们理所当然地强调，雅典妇女在日常生活中尽管受到限制，却还是进行了许多经济交易，而且习俗颇有变通之处，并不总是强行限制，但可以说，古雅典比其他大多数文化更重男轻女；在这一点上，雅典人承认自己与其他社会，特别是与斯巴达人之间差别巨大。雅典妇女在经济上几乎没有独立于丈夫或男性近亲的能力。相反，罗马法律承认男女有相近的财产权利。虽然在法理上只有尊贵的男性，即男性家长（*paterfamilias*）才能拥有一切财产，但法律对待父亲或祖父离世的成年男女几乎是一样的，而且严格区分婚姻中配偶的财产。

有关嫁妆和聘金的习俗在几个重要的方面有所不同——这种财产有时是送给新娘本人或其中一个家庭的礼物；有时在离婚的情况下可以归还，或者（这种情况较不普遍）不归还。这些不同对妇女的福祉有重要影响。向新娘家庭赠送一大笔聘金，并在离婚时被归还，会严重限制女儿的选择。女儿可能被视为可以买卖的资产，而花大价钱买下妻子的丈夫可能会拥有更绝对的权力。希望摆脱婚姻的妇女必须为自己的自由买单，因为家庭为女儿收下的财产往往被用来给儿子娶媳妇，不付出重大的牺牲是无法偿还的。因此，有聘金的婚姻与奴隶制之间就有一定的重合，尽管实行这两种制度的社会对它们之间的地位做了细致的区分。同样对妇女的福祉造成伤害的是，在这种制度下，女儿年幼时就把她嫁出去提前牟利，对家庭是有利的。但如果习俗上的彩礼不可撤销，如果这笔钱不是太大，特别是如果彩礼是由新娘自己控制的，她就有了更多的自主权。

虽然父权制是农业社会的典型特征，但这并不等于说男人作为一个群体在压迫妇女群体。社会结构——通常非常僵硬——支持男性的主导地位，但妇女充分参与了这一结构的再造；有人反抗，有人逃避，但大多数人都尽最大努力帮助家庭在这些结构中兴旺，并将自己的准则传授给她们养育的孩子。在父系的牢固形式，即前文概述的从夫而居的制度中，妇女只有生儿子才能获得安全感，她们最终将以婆婆的身份控制和指导其子成为丈夫和父亲的家庭；女儿则会离去，这个家庭将会失去她们的劳作和后代。因此，如果这种制度下的妇女重男轻女，婆婆剥削儿媳，以期在长期牺牲之后获得一些回报，也就不足为奇了。农业社会的妇女是否感觉自己受压迫是一个浩瀚的题目，我对此不予置评。但可以肯定地说，大多数妇女并不认为自己有能力对此做些什么，而是在她们唯一知道的世界，即她们出生的社会的种种约束之下，尽其所能。[21]

男人的工作，女人的工作

正如觅食者按性别分工，农民和牧民也无一例外地做了同样的事情，界定了"男人的工作"和"女人的工作"。[22]一个合理的猜测是，女性是大多数植物的最初驯化者，因为在觅食社会中，女性专门采集植物类食物，而在早期的游耕社会中，女性耕种而男性继续狩猎可能是很常见的，这也是今天一些民族的做法。在过去的农业社会中，获取植物与动物的劳动分工并不十分重要，分配给男女两性的耕作任务也有很大的差异。长期以来一直妨碍我们对农业社会的妇女进行研究的一个问题是，由于男性在社会上占主导地位，无论是在古代资料中，还是在现代历史学家的研究中，妇女的工作往往遭到忽视或贬低，有时甚至不被认为是工作。这种视角贯穿于学术界有关农业社会妇女的大部分讨论，甚至包括下文讨论的埃斯特尔·博塞鲁普的著名研究，不过近年来研究者已经开始纠正这种观点。

1970 年，博塞鲁普在《妇女在经济发展中的作用》（*Woman's Role in Economic Development*）一书中认为，随着社会从游耕转向农业，性别角色发生了变化，妇女的社会地位下降。由于集约型农业比游耕业要辛苦得多，所以男性接管了大部分的耕种任务，尤其是犁地。另外，由于继承的财产在农业社会中很重要，所以阶层更加分化；他们把可以受雇充当劳力的无土地之人纳入旗下，这使某些经济条件较好的家庭可以将妇女排除在户外劳动之外。博塞鲁普认为，妇女因此失去了地位和自主权，价值主要在于生育。虽然这一论点的大部分内容仍然成立，但有必要进行一些修正。

博塞鲁普没有考虑耕种以外的工作，但不断变化的农艺措施创造了其他种类的工作，这些工作几乎一概是由妇女完成的。其中的一项工作是纺织：一旦人类开始种植植物和养殖动物以获取纤维，妇女就开始了纺纱、染色、织布和缝纫等劳动与技术密集型工作，事实上，早在这之前就已经开始了。在中国古代，养蚕也是妇女的工作。[23]在各种文化中，食品加工仍然主要是妇女的工作，而且变得更加耗时，因为谷物必须经过脱粒、去壳、舂捣、粉碎、碾磨、煮沸、烘烤，如此等等；必须给动物挤奶，用奶汁制成奶酪和酸奶；收获的食物必须通过干燥、腌制或烟熏来保存；植物被榨出油或发酵成酒精饮料。与游耕

168

相比，使用犁具和畜力的集约型农业增加了男女的工作量；对妇女来说，家务劳动量增加了，而户外劳动量却大致没变。[24]

除了生产粮食和布匹外，某些类型的医药和保健也是农业社会中妇女的职责，与觅食文化不同，农业社会有着复杂的植物医学传统。育龄后的年长妇女往往大量出现在"草药师"以及在农业文化中几乎普遍存在的接生婆等职业中。明代中国对"六婆"——在性别分工僵化的社会中，大多是为妇孺服务的治疗师、草药师和接生婆等——的刻板印象就是一个例子。婆婆们在那个时代的文学作品中无处不在，尽管写这些作品的男性精英阶层对她们抱有怀疑和鄙视的态度。有些婆婆年纪不大（奶妈也是一种"婆"），但在刻板印象中都是年长的女人。[25]

然而，农业文化并不总是严格遵守性别分工。只要家庭是生产单位和居住地，男女双方就必须能在没有对方的情况下发挥作用。男女或儿童过多的觅食群体可以通过交换成员来重新取得平衡，农业家庭虽然可以诉诸寄养或遗弃儿童、与兄弟联户、雇用帮手、买下奴隶、推迟结婚等方法，但这些策略并不那么容易或灵活，有些策略只有富人才能采用。大多数农庄都是在接近生存极限的情况下运作的，家里没有劳动严格分工的空间；伴侣经常会死亡；特别是男子可能因战争或从事有偿劳动而长期离家，而贫困家庭的妇女也可能受雇成为有偿劳动力。

按照性别进行劳动分工也有意识形态层面的意义，并与阶级和特权密切相关。农业时期的遗存资料中所主张的理想反映了精英阶层的愿望，但不一定是所有妇女活生生的经验。被奴役的妇女往往与男子从事同样的工作，因为关于劳动分工的文化理想没有那么严格地适用于她们，或者根本不适用。古典时期的雅典人以让具有公民身份的妇女待在家里和室内为荣，而

169

从古代地中海世界遗留下来的关于农村妇女的稀少证据显示，她们收割谷物并脱粒、采摘橄榄和葡萄、耙地、锄草、挖土、照料牲畜、运水，普遍从事各种繁重的劳动。即使是在封建社会晚期中国大陆的缠足妇女中，在 1990 年代接受采访的许多人也记得曾做户外农活、采摘棉花、运水担柴。上海附近的华阳桥是一个显例，说明男女工作之间的区分有多么武断和灵活：在那里，插秧被认为是繁重的技术性劳动，插秧男人的工资三倍于准备稻秧的女人。但在中国革命后，男女都插秧，而事实证明妇女更擅长此事，结果在一些村子里，插秧就成了低薪的"妇人家的工作"[26]。

　　出于上文解释过的原因，大多数农业社会都能从妇女的从属地位和控制妇女中大大获益。区分男女领域对父权议题很重要，这些价值观，而非经济效率，可以解释性别分工为何在农业社会如此普遍。例如，犁地在各个文化中均通常由男性完成，但正如许多观察者所指出的那样，女性也可以犁地，而且经常这样做。关于犁地为什么是男人的工作，一个有趣的猜测是，犁地是一项直立的工作，而不是像其他许多农活一样弯腰进行的——这种说法也可以解释在欧洲用镰刀收割为何是妇女的工作，但一旦长柄大镰刀问世，就主要由男人使用了。[27]另外，关于为何减少女性的户外工作，使她们免于从事有偿劳动，一个常常被清楚表达的理由是，家务劳动使她们远离无关男人的注视。在重视女性与世隔离的社会里，有能力让自家的女性在室内做家务，而雇用劳力或奴隶做户外工作的家庭，都尽可能地如此而为。

　　由于农业社会的男子为了战争和劫掠而合作，并控制妇女的活动以确保其子女都是亲生骨肉，他们开始主导领导地位和

170　群落组织等公共领域。这同样也有例外：就算在以最严格的方式将妇女排除在男性政治活动之外的地方，她们也可能保持着在外部观察者和历史记录中都不太明显的独立的关系网络和组织。在某些社会，特别是撒哈拉以南非洲，妇女的政治组织一直非常重要。但几乎在所有以农耕或放牧为经济基础的地方，男子都掌握了大部分的政经权力。

　　因此，一般来说很难恢复有关妇女，特别是老年妇女的资料，因为编纂了大部分文学和文献记录的男子对妇女并不怎么感兴趣（而地位较高的老年男子却得到了充分的体现）。人类学家对她们也不太感兴趣，使得比较方法难以应用。我们瞥见了几个人的身影，我在这里记下其中的一些人，以方便那些可能有兴趣进一步阅读的人。成吉思汗的母亲诃额仑是《蒙古秘史》中的一个重要人物，她的故事在本书的序言中也有讲述。[28] 1300 年代初法国宗教裁判所的卷宗保存了贵妇人贝亚特丽斯·德普拉尼索尔（Béatrice de Planissoles）的证词，她是法国南部朗格多克（Languedoc）的一个小山村蒙泰卢的封建城主（*châtelain*）的遗孀，那里也是卡特里派①异端的温床。在审讯中，她透露了许多私生活的细节，其中包括与蒙泰卢村的神父有一段旷日持久的风流韵事，以及与一个同样是神父的年轻男子的冲动冒险，她自己说这段私情始于她过了更年期之后。[29] 最早的英文自传是马格丽·肯普（Margery Kempe）的，1438 年，她向一位抄书吏口述自己的人生故事时已经年逾六旬。马格丽皈依宗教时已 40 岁，生了 14 个孩子，她在皈依后说服丈夫和

---

　　①　卡特里派（Cathar），又称为纯洁派或清洁派，是一个中世纪的基督教派别，受摩尼教思想的影响，兴盛于 12 世纪与 13 世纪的西欧，主要分布在法国南部。

她一起发誓守贞，在她看来，她成了上帝的新娘。马格丽因其惊人的神秘哭泣表演而为人所知，也因此常常遭人谩骂，她余生的大部分时间都在欧洲各城市朝圣和照顾病人，特别是她的丈夫，因为她的丈夫在楼梯上摔了一跤，结果脑部受伤，大小便失禁。[30]尼日利亚殖民时期的伊博人妇女阿赫比·乌格巴贝（Ahebi Ugbabe）的故事特别有趣。她年仅 15 岁便逃离家乡，当时她的父亲计划将她作为新娘献给奥赫（Ohe）女神，以补偿他们的某种无心之过，他们认为家庭因为这种过失而受到了惩罚。为了生存，她当过妓女，做过成功的马匹商人，与英国官员建立了联系，最终在英国政府的支持下回到故乡。1918 年她 38 岁时，开始以委任酋长的身份执政，最终转换性别当上了国王，直到 30 年后去世。[31]这个例子将我们带入了现代社会，女性的育龄后生活得到了更好的印证。

171

　　虽然像这样的少数著名女性的故事尚存于文学作品中，但像遗嘱或法律记录之类的文件往往保存了地位较为卑微的女性的生活细节。我在本书中没有过多地关注精英妇女，而是在下一章提供了普通妇女生活的几个例子。

农业社会的出生与死亡

　　因此，与觅食社会相比，农业社会的社会结构大不相同。那么生育策略和与之密切相关的人口动态问题呢？旧石器时代演化的生育策略在农业时代是如何发挥作用的？我们已经看到，更年期是复杂的合作繁衍策略的一部分，那种策略使人类可以将繁衍委托给一部分人。这是一种适应性极强的灵活策略，它既能在良好的条件下帮助种群"繁荣"，又能在其他条件下或甚至同时限制亲属的竞争，保持成年生产者与儿童消耗者的高比例。人们在农业时代应用了这些相同的生育策略，但在刚才所述的重点有所不同的父权制家庭制度内，导致了不同的人口模式。

172　　农业世界与现代世界的人口结构之间的反差一直很明显：农业时期的生育率和死亡率都要高得多。农业制度中的总生育率（平均每个妇女活到 50 岁时所生的孩子数量）可以低至 3 个，也可以高至 8 个左右，最典型的数字是 5~7 个。15 岁前的死亡率可能在 20% 左右的最低值和 50% 以上的最高值之间变化，有时在几英里范围内的地区之间存在着巨大差异，比方说一个地区的小气候适合传播疟疾的蚊子生长。[32] 由于人口和污物集中，城市通常比农村更致命。受婴儿和儿童死亡率的影响，出生时的预期寿命通常在 20 多岁到 30 多岁，不过我们知道有些人口的平均预期寿命低于 20 岁或高于 40 岁，甚至 50 岁。这些差异非常大，但它们仍然描述了一种与现代工业化世界截然不同的模式。大多数死亡率"过高"的年龄都在 15 岁以下，尤其是在 5 岁以下。现代的创新并不是在人类自然寿命结束时延长其寿命，而是显著降低了儿童死亡率。因此，一个 60 岁觅食者的死亡风险固然是现代工业化世界同龄人的 4 倍，但觅食者幼儿的死亡风险则要高 100 倍。[33]

那么，如果我们将农业社会与觅食社会进行比较，是否会发现死亡率和生育率有同样明显的差异呢？许多研究者相信与此类似的论点，认为农业社会的生育率和死亡率都较高。今天，以法国国家科学研究中心（CNRS）的让-皮埃尔·博凯-阿佩尔（Jean-Pierre Bocquet-Appel）为主要支持者的一个很有影响力的理论认为，随着新石器时代革命发生，生育率急剧上升，并在（主要是由传染病引起的）较高的死亡率抵消掉较高的生育率之前造成了人口的飞跃。博凯-阿佩尔及其同事认为，全世界都发生了这种现象，他们称之为新石器时代的人口转型，认为它是现代人口转型的一种平行和镜像。有些人认为，与旧石器时代的遗址相比，在新石器时代遗址中发现的骨骼中儿童的比例较大，这是生育率上升的"标志"。[34]另一些人则使用了一种名为"汇总校准日期概率分布"的技术——该技术基于多个考古遗址的放射性碳测年汇总——得出了新石器时代早期社会人口激增的类似结论。这些研究者中有很多人反对科恩等人的理论，即人口压力导致人类在全新世转向农业；相反，他们认为，更新世末期人类人口数量较少，人们之所以采用农业，是因为农业是一个伟大的新概念，比起觅食，他们更喜欢农业，或者是因为农业人口增长太快，觅食人口无容身之地，他们别无选择，只能转变。[35]

虽然新石器时代人口转型的观念乍听上去很吸引人，而且与本书的主题并不相悖，虽然可以说科学界普遍接受了这一观点，但我并不相信它发生过，至少不是以使用这一术语的人所描述的方式发生的。出于前面讨论过的原因，从骨骼的年龄分布进行推断是有问题的。特别是当人类开始在村落定居生活后，如果埋葬的方式或骨骼的留存方式在不同的文化中发生了类似的变化，也就不足为奇了。依靠放射性碳测年分布的方法也有许多问题，不畏艰难的读者可以在注释中了解到更多的细节。[36]

更重要的是，并没有很多证据表明觅食者的生育率或死亡率低于农耕者。当今的觅食者，如哈扎人和阿切人的生育率都很高，而且觅食者和农耕者各自的生育率差异都很大。一些分析表明，这两个群体之间没有显著差异，而其他研究者则认为，只有从事集约型农业——在社会首次驯化农作物并开始在村庄生活数千年后可能出现的发展——的人的生育率才会比觅食者的更高一些。[37]至于死亡率，对所有关于觅食者的最佳人口数据的分析显示，其与在农耕者中观察到的模式没有明显的差异（还发现了在第五章中讨论过的一些身材矮小的觅食者死亡率非常高）。[38]虽然大多数科学家都认为，随着定居点变得密集，对农业更加依赖，传染病、寄生虫病，很可能还有营养缺乏症变得更加普遍也更致命，但这并不一定意味着死亡率更高。另外，对细菌的基因研究有时也会让我们感到惊讶，它们无法证实农业时代最广泛的疾病是随着新石器时代的过渡而产生的——恶性疟是最致命的疟疾，可能确实是在这个时候出现的，但研究人员发现，有些疾病（如虱子、结核病、梅毒和"良性间日疟"[间日疟原虫，*P. vivax*]）出现得更早，而另一些疾病（如麻疹和痢疾）则出现得更晚。此外，虽然我们曾经认为人类是通过与家养动物亲密接触而有了绦虫和肺结核的，但现在看来，事实恰恰相反：动物是从我们身上获得的！[39]换句话说，虽然农业时代和现代在生育率、死亡率和死亡原因上有极其明显的差异，但我们不能对觅食时期和农业时期的差异得出同样的结论。

即使是生育率或死亡率的微妙变化也可能导致我们人口史模式的巨大变化——虽然在我看来，以我们目前使用的方法无法可靠地检测到这一变化。具体而言，农业时代的典型特征似乎是缓慢但稳定的人口增长模式以及较窄的振荡，而不是旧石器时代可能盛行的大起大落模式。在农业时代，所有地区的人口确实增加了，这并不奇怪，因为一旦采用了农业，每平方千米能养活的人口就会多于觅食时期。另外，农业人口在某些情况下可以迅速且适时地增长，尽管这些边缘型的情况并不是常态。但是和旧石器时代一样，长期的净增长率很低。农业时代世界人口的长期平均年增长率为 0.01%~0.1%，随着时间的变化而在这些参数范围内变化。

应该如何理解这种平衡？我曾提出，在农业时代，我们并没有看到被频繁的灾难性衰退打断的快速增长这种大起大落的周期——在这个时代，平均生育率与平均死亡率密切匹配，因此人口增长（或多或少）稳定而缓慢。大多数学者都接受这种观点，但这是真的吗？环境危机和"危机死亡率"的主题最近在研究农业时代的历史学家中流行起来，因此我们或许应该更仔细地审视大起大落周期的可能性。[40]

几次大规模的人口倒退在历史记录中显而易见，也众所周知，其中包括 13 世纪的蒙古征战；14 世纪的黑死病；16 世纪和 17 世纪的美洲人口减少；19 世纪使中国整个地区人口锐减的太平天国运动等。在青铜时代末期，即公元前 1100 年前后，地中海东部地区也发生过某种崩溃，但我们对此了解得更少。[41]在这些案例中，大多数情况下要用 200 年到 300 年人口才会恢复。美洲的土著人口并没有恢复，而是在 300 年到 400 年的时间里被欧洲人口取代。但我们只知道这种规模的灾难在过去发生了几次，而且没有明显的证据表明会有更频繁的事件发生，足以抵消生育率和死亡率之间持续的严重失衡。

传染病是农业时代最常见的死因，对传染病的抑制是现代平均寿命如此之长的主要原因。传染病不仅稳定地提高了基线死亡率，还可能在流行病蔓延时发作，造成比通常情况更多的死亡。理论上，流行病"危机"可能会导致人口的大起大落周期，人口会快速增长，直到（或多或少）随机发生的流行病大杀四方。在阿卜杜勒·奥姆兰（Abdel Omran）1971 年经典的

175

"流行病学转型"（Epidemiologic Transition）理论中，第一个阶段是"大流行病消退时代"，在这个阶段，以前制约着人口数量的死亡率高峰逐渐稀少，直至消失殆尽。

我们只知道少数像黑死病这样的大流行病，但偶尔发生的小规模流行病有多重要？要回答这个问题，我们必须更仔细地寻找各地危机死亡率的证据。对于某些人口——尤其是公元1500年以后的英格兰——是可以做到这一点的。人口学家早就得出结论说，危机死亡率在那里和同一时代的欧洲其他地方都很重要，但他们使用"危机死亡率"一词的意义与我的用法有些不同。死亡率高于正常水平10%或更多的年份很常见——平均每隔几年就出现一次，有时甚至是连续几年——但只有一次发生在1500~1750年的危机死亡率翻倍了（1557~1560年的一次流行病可能是流感，但证据不足）。从长期来看，危机造成的额外死亡只占所有死亡人数的一小部分。英格兰的人口并没有以大起大落的模式摇摆不定，尽管频繁的死亡率高峰是残酷的事实。[42]我们想更多地了解危机死亡率对个别教区或城镇的影响，已经进行了一些这样的研究，但由于样本量小，分析起来比较困难。[43]

农业时代的增长为何应该比史前时期更加平稳，对此的解释有理论成因。[44]通过驯化动植物，人类缓和了消耗与恢复的周期，这种周期被认为是依赖野生食物时发生的，而农耕者实现了自己的资源再生，维持了稳定的供应。农耕者还储存食物，作为抵御困难时期的安全保障，尽管储存食物比通常认为的要困难得多。由于这些社会不那么平等，富人可以聚集资源，以牺牲穷人为代价活下来，这可能导致了发生危机时死亡人数少于食物共享文化中的情况，在后一种文化中，人们要么一起挨饿，要么共同富足。最后，与我们史前的大部分时间相比，过去一万年的气候异常稳定。因此，虽然我们推测，旧石器时代的人类人口十有八九在繁荣和萧条之间摇摆——迅速增长，然后因灾难大幅下降——但在农业时代，这种意义上的危机死亡率是一个不那么重要的因素。尽管有周期性的波动和偶尔发生的突发极端事件，但在农业时代的大部分时间里，即使出生率和死亡率在不同的人群中差异很大，这两个比率也都长期处于接近平衡的状态。这种平衡是如何实现的？

1798 年，托马斯·罗伯特·马尔萨斯（Thomas Robert Malthus）牧师首次发表了他的著名论点，论述了农业人口如何在开发资源以及随之而来的供不应求的过程中增长、停滞或下降。他认为人口是以几何级数或指数增长的，但粮食产量的增长受到了诸多限制。因此，人类人口不断增长，直到营养不良、饥荒、恶劣的工作条件和疾病导致穷人的死亡率达到很高的水平——他把这种机制称为自然界的"积极抑制"。随着人口的增长，劳动力变得廉价；粮食、租金和土地的价格上涨；人们要么生活悲惨并痛苦而死，要么想办法减少生育。

马尔萨斯的理论在农业时代的适用性高于现代——至少不适用于现在这个时间点，虽然我们所处的还是现代史早期。早在 1844 年，恩格斯就在《国民经济学批判大纲》（Outlines of a Critique of Political Economy）中提出，科学可以无限提高土壤的潜在生产力，并称马尔萨斯主义是"有史以来最粗糙、最野蛮的理论"[45]。马尔萨斯理论的阶级维度认为，支持最贫困的阶级只会鼓励他们生育更多，这让他在马克思主义者中不受欢迎。在现代，机械化、对土壤化学更深入的理解、作物杂交、包括集装箱和长途冷藏卡车的发明在内的运输革命，以及基因工程等因素，至少暂时改变了人口与粮食供应之间的关系。

　　然而就农业时代而言，对马尔萨斯理论最重要的修改是埃斯特尔·博塞鲁普在 1965 年出版的《农业增长的条件》一书中的论述。她强调，"承载力"这个常被人口学家引用的概念是灵活的：土地的生产力可高可低，这取决于人口是处在实行刀耕火种的农业、休耕期长达 25 年的极端，还是处在实行灌溉农业，每块地每年种植两次甚至三次作物的另一个极端。如果人口增长了，农民就会通过更多的工作和使用更密集的方法来应对。博塞鲁普对马尔萨斯提出了挑战，她把人口增长描述为进步的动力，而不是痛苦的原因。她的理论解释了为什么随着时间的流逝人口趋势是上升的——集约化的作用就像一个棘轮。一旦用更密集的农业技术来维持较多的人口数量，人们就必须继续使用它们，否则就会饿死。[46]

　　今天，研究农业社会人口学的学者大多同意，马尔萨斯和博塞鲁普的力量都塑造了我们的历史，粮食供应是人口动态的核心。[47]在马尔萨斯和博塞鲁普两人的理论中，人口的增长都不能超出食物的供应量。食物供应不足时，人们可以更加努力地工作，开垦更多的土地，或应用密集程度更高的新技术，所有这些都在环境所决定的范围之内。作为一种替代方案，人们可以控制生育率，这种选择尽管在其他方面代价高昂，但受到的外部限制较少。或者，如果他们无所作为，死亡率就会上升到人口和食物供应相匹配的程度——现代学者认为这种死亡率上升的主要机制是疾病导致婴幼儿死亡率更高。[48]在整个农业历史上，短途和长途迁徙也很重要，但总的来说，与旧石器时代的觅食者相比，农业人口定居更普遍，流动性更低。

　　斯坦福大学研究人员最近开发的一个农业社会人口模型探

178

讨了人口在两种情况下如何增长、减少和遭受痛苦：新土地资源丰富的边疆型情况，以及土地资源有限的情况。[49]人口扩张到新地盘时，额外的工作可以增加人口的数量和福祉。生育率控制可以在一定指标内增加福祉，但边疆型群体因为处于发展初期，总体数量通常较少，所以必须保持较高的增长率，否则在灾难发生时就很容易灭绝。在某些方面，边疆的状况与我们旧石器时代祖先的正常情况相似。然而，当农业人口的扩张空间耗尽时，情况就会发生变化。在这一阶段，该模型的严峻预测是，人口规模只稳定在许多人饥饿的水平上。加大工作力度或强迫更小的孩子参与劳役可以暂时增加人口数量、改善福利，但并不能在平衡水平上缓解饥饿；也就是说，在人口恢复稳定的时候，人们还是和以前一样饿肚子。提高产量的技术革新也有同样的效果。这些人口最终将会遭遇这样的情况：额外的工作对增加产量没有什么作用，更多的人从事非农业的专门工作。生育控制成为提高福利、减少饥饿人口和延长平均预期寿命的核心和关键策略，导致高死亡率的危机增加了幸存者的福祉，但代价惨重，一般来说，人口在平衡时必须协调福祉和规模，规模较大的人口遭受的损失也更大。毋庸置疑，农耕人口的大部分历史通常都在这一周期的土地受限的第二阶段度过，尽管他们在灾难发生后可能会暂时恢复到边疆状态。[50]

　　我比较详细地概述了农业人口动态的斯坦福模型，不仅是为了说明研究者如何调和马尔萨斯和博塞鲁普的思想，而且因为它解释了我们在农业人口历史上看到的很多东西——孩子们为什么从小就开始工作，人们为什么要学习专业工作，边疆社会的生育率为什么要高得多，特别是生育控制在大多数农民社会中的作用。正如我们在本书第一部分所看到的那样，当条件

179

有利时（即第一个斯坦福模型中的"边疆"条件），人类能够快速繁衍，人口增长，但我们将生育分配给特定群体的演化策略在资源有限的情况下也能很好地发挥作用，比如第二个斯坦福模型所探讨的场景。正如森林时期的阿切人修改所有人类都继承了的生育策略，以调整社会中的男女比例，在农业时代，创造更多的男性供养者、不生育的男性帮手和农民也修改了同样的继承策略，纳入了更多类型的生育控制。这个论点颇有争议，但我认为，等本书的讨论结束后，它会具备说服力。

幸运的是，我们掌握的农业时代的资料来源比觅食时代的好得多。我们关于觅食者生育率和死亡率的最佳数据都来自对存世的少数人口的长期观察，但许多农业人口都留下了良好的记录，足以进行人口统计研究。伯克利加州大学有一个人类死亡率数据库，其中有 38 个国家的历史资料。学者们出版和发表了关于罗马帝国时期的埃及、现代早期的英格兰、19 世纪的瑞典、德川幕府时期的日本、特立尼达岛被奴役人口、19 世纪犹他州的摩门教殖民者、19 世纪中国辽宁的农民人口，以及其他许多非工业化社会的人口统计学的书籍和文章。[51]

虽然通常将传统的高死亡率、高生育率模式范围内的所有社会称为"自然生育率"人口，但历史上的大多数人口，哪怕是非常稳定和营养良好的人口，都没有达到理论上应该是"自然"生育率的水平。生育期为 30 年的女性每两年生一次孩子，就会生出 15 个孩子；一生有多达 24 个孩子也没有超出人类的生物能力。但是，我们所知道的最高的已婚总和生育率（TMFRs，这个术语指的是一个假设的已婚妇女在婚姻完整的情况下活到生育期结束时所生孩子的平均数量）是 11 个或 12 个。20 世纪中叶的胡特尔派经常被认为是现实世界最高生育率的基准，过去的其他一些人口也曾有这么高的生育率。但在大多数传统社会中，已婚总和生育率都要低得多，可能还不到胡特尔派的一半。[52]包括未婚成年妇女在内的总和生育率（TFRs）总是低于已婚总和生育率，对于大多数农业人口来说，总和生育率已经接近了更替水平。

高生育率似乎在可以获得无限土地的殖民边疆民族中很常见，比如犹他州的摩门教群体，在 19 世纪中叶的几十年中，他们的生育率与胡特尔派或北美的英国殖民者一样高。[53]同样，我们看到，巴拉圭的阿切人在向人口稀少的新地盘扩张的时期，生育率也非常高。但在包括这些种群在内的所有被观察群体中，我们的生育潜力至少有一部分留存未用，而且往往是大部分。

某些生育控制是生物性的：人类的生育力可以对环境，特别是营养和体力劳动的信号做出反应。[54]在诸如现代西方社会等食物充足的地方，女孩很早就会进入青春期；而在农业人口中，（月经开始时的）初潮平均年龄可能是 16 岁或 17 岁。在死亡风险异常高的地方，如埃菲人和其他身材矮小的人口中，女孩成熟得更早——身体通过提前生育来应对较高的早死概率。很多农业社会都是低营养、中风险、初潮年龄较晚的社会。目前还不太清楚的是，农业时代常见的那种长期营养不良和艰苦的体力劳动是否会对成年女性的怀孕和生育能力造成重大影响；生育率相近的群体在这几点上会有很大的差异，而生活方式相似的群体，生育率也会不同。不过，研究人员发现，在一些群体中，营养不良和辛勤工作会对卵巢功能有影响，这些情况可能会延长妇女两次生育之间不孕的时间。在食物极度短缺的饥荒期间，女性可能会停止排卵，生育能力可能会急剧下降（但通常随后会反弹）。与更年期一样，这些对生育能力的"自然"

181

调整可能在史前就已经演化出来了，在农业经济中，它们可能起到了"预防性抑制"的作用，有助于使人口接近其资源的极限。

与绝经年龄的变化有关的环境因素更难确定，我们也不知道营养不良的妇女是否比营养良好的妇女更早或更晚进入更年期——我们将在第十章中看到，有一些证据表明，现代化国家的妇女比传统社会的妇女晚几年进入更年期，但由于方法问题，很难进行比较，至于可能存在的任何差异，其原因也不清楚。在传统社会中，最后一次生育的平均年龄似乎比绝经年龄的变化要小，即使在彼此差异很大的文化中也差不多，在 38 岁至 42 岁。[55]因此，并没有很多证据表明生育结束的年龄对环境因素敏感。但与那些根据环境因素调整初潮年龄和生育能力的机制相比，更年期总体上是对人类生育能力更重要的自然限制。

许多学者按照法国历史学家路易·亨利（Louis Henry）1961 年首次确立的标准，试图对"自然生育率"和控制生育率进行区分，一些学者坚决否认大多数或任何传统群体实行过生育控制。[56]然而，要区分自然限制对生育率的影响和人类为控制生育而采取的更为刻意的方法，可能非常困难。这些方法包括延迟结婚、长期母乳喂养、不鼓励寡妇再婚的习俗或法律、部分人口独身（即有一定比例的男性或女性不结婚），以及杀婴。另外，自马尔萨斯以来，大多数学者都否定了婚内节制生育的观点，认为性激情是不可逾越的障碍，但也有人认为，婚内禁欲或性交中断（coitus interruptus）一直是普遍的做法，性交中断即"体外射精"，世界各地的社会都为之创造了许多有趣的比喻。避免生育间隔过短的产后禁欲是撒哈拉以南非洲特别常见的习俗。[57]

少数学者认为，传统医学中使用的一些节育或堕胎方法能有效地控制生育，对此我比较怀疑。避孕秘方和更常见的堕胎秘方是大多数民间医学传统的一部分，但验方五花八门，很难证明其中任何一种方法在实际使用时会有效，也没有说明如何获得其中必要的成分，或有多少人用过这些方法。[58]不过，其中一些方法如果被广泛使用，还是有可能对群体层面的生育率产生影响的。到19世纪中期，欧洲的节育措施越来越有效：橡胶避孕套得到了广泛使用，而且已经发明了子宫帽。[59]

在历史学家观察到的传统社会生育率的巨大差异中，行为可能是比外部因素更重要的原因，因为行为干预的效果要强得多。例如，如果在一个食物丰富的社会中，初潮年龄下降了大约两年，那么生育率就会相应地提高4%，但妇女推迟到二十多岁才结婚则会使生育率降低30%。[60]

1990年代，卡罗琳·布莱索（Caroline Bledsoe）在冈比亚进行的一项研究表明，在一个重视大家庭、已婚总和生育率为7~8、符合"自然生育"的大多数标准和测试的社会中，可以通过行为来控制生育率。冈比亚妇女（通常也包括男人，因为大多数决定都是由妇女和丈夫一起做出的）通过禁欲、传统的处理方法和一些西方的避孕措施，试图避免生育间隔太近，或者在被认为对每个孩子都很重要的漫长哺乳期结束前怀孕。大多数妇女都在丈夫或儿子的支持下（或者更具体地说，是在新来的年轻侧室或儿媳的支持下，她们接管了生育的功能以及家庭中更偏重体力的工作），更年期之前就停止了生育。虽然冈比亚妇女认为自己是在保护而不是限制生育——选择将家庭限制在特定的子女数量上的想法对她们没有意义——但如果没有生育间隔和提前停止生育，已婚总和生育率就会更高。

183

　　这里的一个重要问题是，对于何时结婚以及是否抚养亲生骨肉的决定，农业社会的妇女并不总能拥有控制权——这些影响其生育能力的决定往往是由她们的父母、丈夫或公婆做出的。关于给孩子哺乳多长时间，以及是否使用任何传统的避孕和堕胎的方法，妇女或许有更多的自主权。[61]是否与丈夫发生性关系以及多久发生一次也可能是谈判的主题，不一定完全由丈夫独自决定。[62]

　　但为什么要控制生育？我们从理论模型中得知，在土地有限的农业社会中，控制生育对福祉很重要。人口学证据也显示，大多数农业社会都可能以某种方式控制了生育率。但要解释个人的决策和行为，必须在农民家庭的层面上回答这个问题。俄国学者亚历山大·恰亚诺夫（Alexander Chayanov）的著作是关于农民家庭农场经济的基础性工作，是在对革命前俄国农场进行详尽研究的基础上写成的。这部著作在 1925 年以俄语出版，后来在 1966 年又以《农民经济理论》（*The Theory of Peasant Economy*）之名出版了英文版。由于俄国制度的限制，恰亚诺夫的理论有其局限性，因为俄国的制度几乎不使用雇佣劳动，而且在这种制度下，家庭可以很容易地随着结构的变化而增减租种的土地。他在 1930 年被捕，1937 年被处决，因而无法将自己的理论推广到其他制度。但许多学者对他的工作进行了扩展，我下文的内容就借鉴了这批文献。[63]

　　在农民社会中，小孩子是一种负担，就像在觅食社会中一样，有许多小孩的家庭都在为生存挣扎。当然，随着孩子长大，他们的贡献会更大；即使是五六岁的孩子也能帮着干农活，未婚的十几岁孩子也会劳动挣钱、放牧或开荒，投资于未来的祖传产业或嫁妆，希望有一天能有自己的家庭。他们还帮助照顾自己的弟妹，使父母更容易拥有更多的孩子。因此，约翰·C. 考德威尔（John C. Caldwell）等人在 1970 年代首次提出，大家庭是提供农耕所需的劳动力的关键，这一论点既合理又重要。

　　然而，大多数研究发现，农业社会中的儿童在家中生产的产品不会超过他们的消耗——因为在觅食者中，资源通常是代代相传，儿童不会使他们的父母更富有。同时，由于土地必须由继承人分享，如果继承人数量太多，即使富裕的家庭也会在一代人之后陷入贫困。用嫁妆或祖产来安排孩子成年后的生育生活，可能需要父母和兄弟姐妹做出巨大的牺牲。在有许多孩子已成年的家庭中，有些孩子可能因为没有继承权或嫁妆而不结婚或生育。

　　与其说多子多福，不如说农业社会的家庭养得起多少孩子就生多少，这可能更接近事实。这个结论看起来不够明显直接的一个原因是，社会因素在个人决定什么是负担得起的问题上所起的作用。例如，虽然富裕家庭的资源更多，但他们因为把资源分给孩子而失去的权力和地位也更多。因此，富裕家庭的孩子不一定比穷人的更多，尽管控制足够多变量的分析可能会表明，在群体内部，资源占有和家庭规模之间存在着相关性。[64]同样有必要记住，在富人采取双重生育策略的地方，历史学家或人口学家通常都找不到关于其私生子的文献记录；分析只基于婚生子女，这可能会掩盖经济群体之间的差异。

　　对于农民家庭来说，生命周期中最容易也最有盼头的岁月是在更年期之后，这也是更年期的结果——此时父母停止生育，家中只有年长一些的儿童和少年。[65]单代的家庭正是如此；在多代同堂的家庭中，由于有小孩子的夫妻与育龄后的父母一起生活，生育的负担在生命周期中分摊得比较平均。在这种制度下，

185

夫妻结婚时的年纪可以更早，因为他们与上一代人分担工作，共享土地和资源。在婚后头几年，孩子还没出生的时候，儿媳的劳作有助于供养仍有许多未成年消耗者负担的家庭；后来，随着年轻家庭自身负担的增加，就会受益于上一代更有利的工作者与消耗者的比例。也就是说，在家庭生命周期中，多代同堂的策略往往能够消除生产者与消耗者比例的波动。

虽然与现代社会相比，农业时代的生育控制收效甚微，但仍然非常重要；这些社会的总和生育率可能相差两倍或更多，没有一个群体可以维持人类所能达到的最高生育率。因此，更年期是农业时代不生育的这幅宏大图景的一部分。即使它的好处很难直接证明（见第二章对检验祖母假说的讨论），但把农业时代的历史解释为更年期的演化效益适应了新经济制度是合情合理的。人们在机会出现时迅速繁衍，并吞并了大量的地盘和资源，但他们也充分利用自己的能力，在有利的时候限制生育，并很好地利用了不再生育的老年妇女的技能、经验和劳动。在农业时代，最后一次生育时的年龄在事实上并没有增长；尽管人类的生活方式发生了深刻的变化，但更年期并没有消失。

第七章　某些农业社会中的生育和不生育

马尔萨斯是人口科学的奠基人，也是最早探讨人口如何随
着资源的增减而兴衰问题的人之一，他在著名的《人口原理》
（*Essay on the Principle of Population*）一书中，想象了一个考虑
结婚和养家的典型年轻人的想法：

> 人受……强大的本能驱使而繁衍自己的物种，但理性
> 却出面加以干预，向他提出这样的问题，即若无力供养子
> 女，是否可以不生育……若生育孩子，生活地位是否会降
> 低？生活是否会遇到比现在更多的困难？是否要更卖力地
> 干活？若家庭人口很多，尽最大努力能否养活他们？是否
> 会眼看着子女受冻挨饿而自己又无能为力？是否会陷于不
> 能自食其力的贫困境地而不得不依靠他人施舍过活？[1]①

马尔萨斯惊恐地面对着肮脏、疾病、营养不良和贫穷，他把这
些归咎于后来 20 世纪中叶的人口学家所谓的人口过剩。他认
为，人类要么顺应自然的繁殖倾向，直到穷人的死亡率达到很
高的水平——这是自然对人口增长的"积极抑制"；要么通过
晚婚或根本不结婚来进行自我控制的理性"预防性抑制"。马
尔萨斯将对人口的第三组抑制归入"邪恶"一类：包括战争、

---

① 引自〔英〕马尔萨斯：《人口原理》，朱泱、胡企林、朱和中译，商务印书
馆，1996 年，第 13 页。

卖淫（他认为这在社会中很常见）、奢侈和杀婴。马尔萨斯推崇的社会制度是一种简朴的制度，男人（他头脑中仅有的读者）将实行婚前禁欲并推迟结婚，直到他们攒够了养家糊口的钱。他承认，在经济困难的时候，贫穷的男子可能要等很久才能结婚，有些人可能永远不结婚了。

马尔萨斯指出，在他的时代，推迟结婚可能在英格兰和整个西北欧起到了限制生育的作用，这没有错。[2] 然而比男性的结婚年龄更重要的是女性的年纪，因为女性才是生育的限制因素——只要几乎所有的年轻女性都结婚了，那么即使所有的男性都没有孩子，或者有些人推迟结婚，人口也能以最高的生育率进行繁衍。如果一夫多妻制很普遍，如果妇女在群体外结婚，让群体男子更难找到妻子，如果人口的萎缩让年轻组的人数少于年长组，或者如果性别比例不平衡，男性多于女性，就可能发生这种情况。无论如何，由于妇女在 20 岁出头时生育能力最强，一些人口学家计算出，如果将女性结婚年龄推迟到 26 岁，将会使婚内生育率降低约 30%。[3]

在马尔萨斯出生的世界，即处于工业化边缘的英格兰（学者们通常将"现代早期"一词应用于欧洲 1600 年至 1800 年的时代，这个叫法对我们的目的来说会造成混淆，但我有时无法避免），是一个记录异常翔实的农业社会，也是大量家庭和人口史学术研究的主题。有鉴于此，我选择以它为例，更深入地说明上一章的主题。出于同样的原因，我选择的另一个主要的例子是位于欧亚大陆另一端的中国封建社会晚期，从 1644 年到 1912 年由清王朝统治。将这两个社会并置讨论，会让我们了解农业家庭结构可能出现的差异，以及农耕者在生育策略上带来的独创性，同时也显示出农民经济的限制如何在大相径庭的文化中创造模式。马尔萨斯本人将他那个时代的中国视为终极的"他者",这就为这种例子的选择增添了诗意的成分。

在这个时代的英格兰,一夫一妻制的婚姻是常态,没有证据表明男女比例严重失衡,妇女结婚相对较晚——平均在二十多岁。[4]在那之前,年轻人通常在其他家庭中做用人,大多数家庭都是由一对已婚夫妇、他们的孩子和用人(如果这对夫妇负担得起的话)组成的"核心家庭"单位,因而这一时期的英格兰家庭建立的原则是夫妻应该是一个独立自给的经济单位。如果可以的话,父母和他们的成年后代更倾向于分居(尽管因为英格兰家庭中丧偶的父母和其他亲属经常在记录中缺失或被列为"寄宿者",很容易低估他们的数量)。由于不存在妇女一到性成熟就结婚的社会期待,所以夫妻之间的年龄差距比其他大多数农业人口的要小,妻子的年龄比丈夫大的屡见不鲜(嫁给单身汉的寡妇可能要年长得多)。总和生育率处于传统社会中的下游水平,对于活到更年期的一般妇女来说,总和生育率徘徊在四到五胎之间,有时会降到四胎以下。在某些时期,英格兰有四分之一的人口从未结婚。[5]不过,当马尔萨斯在 18 世纪末写出他那部著名的《人口原理》时,英格兰的婚姻正在发生变化——年纪轻轻就嫁人的妇女更多了,随着现代人口的激增,生育率也在提高。

虽然许多不结婚的英格兰男女可能是出于马尔萨斯所描述的那种主动考虑,但社会强制也是一个因素。必须在教会批准婚姻之前几个星期发布公告,在此期间,社会上的任何人都可以反对这桩婚事,而且他们经常如此,理由是双方太穷了,不能结婚,教区有供养这种家庭的危险(根据英格兰规定救济穷人的法律)。虽然教会并没有正式承认贫穷是反对的理由(乱

190

伦——这是教会明令禁止的一种涉及范围非常广泛的家庭关系——是婚姻的唯一正式障碍，也是实行公告制度的原因），但这些反对往往是有效的。因此，虽然许多学者强调英格兰的个人主义及其在生育控制中的作用（即认为每对已婚夫妇都需要自食其力的观念），但社会压力是人们推迟结婚或不结婚的另一个原因。[6]

其他控制生育的方法又如何？我们已经看到，某些觅食者将杀婴作为一种生育策略。正如前文讨论的人口学理论所预测的那样，这种做法在农业时代比在觅食者中更为明显和普遍。1624 年，杀婴在英格兰成为死罪。对杀婴的正式法律指控很少，但人们普遍认为这是一种常见的做法。被控杀婴的人，也就是我们有记录的人，通常是未婚妇女。怀孕的年轻仆人（雇主往往是罪魁祸首）失去了工作，无法就业，而且几乎没有追索权，如果她们诉诸这一罪行的次数比法律记录所反映的更多，也就不足为奇了。

杀婴是一项难以证明的指控——必须能够证明婴儿是活产，而没有死于疾病或意外。在中世纪和文艺复兴时期，整个欧洲的常见托词是，父母夜里翻身压在婴儿身上。（与之类似，有些读者会记得 1996 年瓦内塔·霍伊特［Waneta Hoyt］因杀死她的五个孩子并声称他们死于婴儿猝死综合征而被定罪）。然而，在欧洲和地中海文化中，比直接杀婴更常见的做法是遗弃婴儿，这在各个时代都有广泛的证据。例如，在希腊和罗马时期的埃及，传统的弃婴地点是村里的粪堆，有些婴儿被从粪堆里救出来，作为奴隶抚养，偶尔也会被当作养子或养女。尽管基督教的法律和习俗很早就禁止杀婴，基督教社会对这一罪行的处罚有时也很残酷，但遗弃婴儿通常被认为另当别论，是一

种较轻的罪行。并非所有被遗弃的儿童都会死亡，在中世纪时　191
期，除了充作仆人、奴隶和妓女外，一些被遗弃的婴儿会在男
女修道院中长大。[7]

　　弃婴现象显然在马尔萨斯的英格兰得到了证实。在他撰写
《人口原理》第一版时，1741 年开业的伦敦弃婴医院每年接收
约 100 名婴儿，并在严格的配额下运作。18 世纪初，在议会拨
款的支持下，医院有几年接收了所有的婴儿，入院人数激增到
每年超过 4000 人，由于满足需求所需的资金量似乎失控，拨款
被撤销了。人们曾经认为英格兰的大多数弃婴都是私生子，但
现在有学者认为，许多弃婴是已婚穷人的孩子，这些穷人往往
是在教友的压力下抛弃他们的。[8]

　　弃婴医院于 18 世纪在欧洲北部普及，但从 15 世纪开始，
欧洲南部的弃婴医院就很常见了，那里的有些医院每年要接收
数千名婴儿。在现代的营养强化配方、净化水和消毒措施出现
之前，这些机构中的绝大多数婴儿在入院后一年内就死于疾病
或饥饿。能否存活取决于能否迅速被安置在有偿的奶妈家中；
即便如此，也只有幸运的婴儿能在这些替代母亲典型的低投入
护理下存活下来。被迫留在医院里的婴儿几乎都夭折了。伦敦
弃婴医院收治的婴儿中，有略多于三分之一的人活到了 10 岁或
11 岁的学徒年龄，这是此类机构中一个相对成功的例子，但大
多数弃婴还是死了。这家医院的良好结果与其新入院人数较少
有关；在 1750 年代后期大量接收期间，新入院婴儿的死亡率高
达 80%，与欧洲其他弃婴医院的情况相似。这些机构的死亡率
如此之高，以至于正如马尔萨斯所写的那样："如果希望控制
人口，而又对手段不感兴趣，就不可能提出比建立足够数量的
弃婴医院更有效的措施，因为这些医院在接收儿童方面不受

限制。"[9]

192 　　被离弃在弃婴医院的婴儿大多来自伦敦或附近的教区，而英格兰没有其他的此类医院。在伦敦以外的地方，被遗弃的儿童应该由教区照顾，根据《救贫法》，教区负责寻找奶妈并支付抚养费用。有记录的这些案例数量很少，这可能意味着弃婴现象在英格兰农村并不普遍，或者大多数弃婴并没有被交给教区，因为那样做就意味着母亲必须公开承认自己的生育。最后一种猜测并非不可信；正是因为看到伦敦周边乡下弃婴尸体腐烂的景象，弃婴医院的创始人才受激发迈出了这一步。[10]

　　马尔萨斯具有他那个时代（以及大多数时代）所特有的沙文主义，他认为他所谓的"道德约束"（即延迟结婚）的预防性抑制是欧洲文化所特有的；他认为，世界其他地方只受"痛苦和邪恶"的约束。与当时的其他英国人一样，马尔萨斯对有关中国的报道非常着迷，特别是乔治·斯当东①爵士的报道，斯当东爵士作为外交官和英国东印度公司的雇员在中国生活多年，马尔萨斯在他《人口原理》一书后来的版本中收录了斯当东爵士的出版物，他一直在修订此书，直到1826年出了第六版。尤其让人印象深刻的是中国庞大的人口，被认为有三亿人以上（实际的数字更高：1800年世界人口中有三分之一以上生活在中国）。马尔萨斯根据他的资料来源，将中国人口众多的原因归结为天时、地利、人民勤劳、农业在文化上的重要性、普遍平等的社会结构，最后是对后代的重视和早婚及普婚的做法。在马尔萨斯对中国的描述中，那里的工资是最低的，家庭

---

①　乔治·斯当东（George Staunton，1781~1859），英格兰旅行家及东方文化研究者。他曾在1792年随身为副使的父亲陪同乔治·马戛尔尼前往中国庆贺乾隆帝的八十大寿。后于英国东印度公司广州代理处任职。

生活在极端贫困和痛苦之中，而且——这无疑是他们赤贫状态的一个标志——中国人主要吃植物，很少吃肉。他写道，婴儿经常被绝望的父母遗弃或杀害；饥荒频仍，造成大面积的死亡。[11]

在很长的一段时间里，学者们都接受马尔萨斯的假设，即在传统人口中，只有西欧人控制了自己的生育能力，而其他人则像兔子一样繁衍，以至于陷入了彻底的贫穷；有些人甚至将此解释为欧洲在工业革命中领先的关键因素。但近几十年来，研究者们加大了批评的力度，尤其对马尔萨斯在欧洲和中国之间的对比提出了质疑，或者至少试图给它增加一些微妙的细节。[12]

一个学者团队分析了 19 世纪中国东北边疆辽宁的一个军官群落的记录。这个农民群体没有履行徭役、赋税和兵役，国家为此保留了登记记录。人口学家詹姆斯·李（James Lee）和卡梅伦·坎贝尔（Cameron Campbell）认为，这个群体和现代早期的英格兰群体一样，为适应经济环境而调整了生育率：粮价低时生育率高，反之亦然。[13]然而，最重要的生育控制方法并不是延迟结婚或弃婴，而是杀女婴（杀女性）——20%～25% 的女孩很可能在出生头一天就被杀死了。这种做法不仅通过消除一些孩子直接影响了生育，还通过减少未来母亲的数量，降低了下一代的生育潜力。

当时辽宁妇女的平均结婚年龄约为 18 岁，几乎所有妇女都至少结过一次婚；丧偶后再婚在妇女中很少，但在男子中比较常见。尽管大多数妇女很早就嫁人了，但如果一个妻子生育期结束时仍然在世，且仍然保持着最初的婚姻关系的话（即这样的女人不一定有代表性），平均会有大约 6.3 个孩子（这个数字不包括出生时被杀的婴儿，他们没有出现在记录中）。因此，虽然在马尔萨斯的时代，中国的总和生育率高于英格兰，但其已婚总和生育率低于英格兰，尽管人们结婚的时间更早。在辽宁，从结婚到生育第一个孩子的平均时间推迟了 4 年，推迟到10 年的也不罕见。妇女生育最后一个孩子的平均年龄约为 33.5岁，而在大多数传统人口中，该平均年龄约为 40 岁。

辽宁不一定能代表传统中国的全部状况，中国的经济和生态环境都非常多样化。辽宁的资源比较紧张，国有土地有限，工业很少，人口被禁止迁徙。然而，大多数学者都认为，辽宁的一些模式——早婚、婚内的中低生育率、妇女几乎普遍嫁人，以及杀女婴——是这一时期中国大部分地区的典型特征。包办婚姻的传统在中国很牢固，如果像有些人指出的那样，夫妻双方在婚礼上往往还是陌生人，就能部分地解释从结婚到第一胎之间的延迟，这是限制生育的另一个例子。[14] "童婚" 在中国某些时期和地方很常见（后文将讨论），其生育率也比成人的婚姻低。

从我们可以追溯到的最早的资料来源来看，根据中国法律，杀婴是非法的，几个世纪以来，道德家和哲学家都尽责地声讨这种行为，但它仍然广泛存在，正如欧洲广泛存在弃婴现象一样。杀婴的模式与欧洲的不同之处在于，孩子的性别很重要：父母杀害女儿的频率远远高于杀害儿子，通常是将其溺死。[15] 在道德故事和文章之作者想象的场景中，杀婴的决定是在婴儿出生后立即做出的，气氛紧张，只有女人在场——接生婆、母亲、婆婆和女性亲属（在这些故事中，接生婆和婆婆受到的指责最多）。

我们能够解释为什么在某些民族中，觅食社会的女孩比男

194

孩更容易遭到杀害，但要解释农业社会中的同样现象就比较复杂了——为什么杀女婴在某些民族很重要，而在另一些民族中却不重要，后者在杀害或遗弃婴儿时并不考虑性别。学者们通常会指向文化上的解释：例如，现代早期英格兰的价值观念更多的是个人主义，而家族认同和与祖先的联系在中国文化中却重要得多（现在仍然如此）。在中国，血统、遗产和与祖先的仪轨联系是通过儿子来传承的。婚姻习俗具有强烈的从夫而居的性质——因为新娘搬进丈夫的家庭，不再为其原生家庭提供帮助和劳动，所以她们被认为消耗了家庭资源。在父母提供嫁妆的地方，这种情况尤其严重，有时甚至要做出巨大的牺牲。即使在那些娶媳妇成本较高的地方，儿子不仅要支付聘金，还需要足够的遗产来养家糊口，对养育女儿的偏见也可能很强烈；由于儿子留在家里，在他们身上的支出被视为一种投资，而不是浪费。在这种家庭格局中，只有儿子才能供养年老到无法工作的父母，女儿则做不到这些，赡养老人至今仍是重男轻女的常见原因。只生了女儿的母亲可能会遭到她们所依赖的丈夫和公婆的排斥和虐待，她们自己现在和将来的幸福都取决于儿子。

　　在一些农业社会中，有利于针对性别的杀婴行为的文化模式非常强大，而在其他社会中则无足轻重，即使这些社会也大规模地实施杀婴行为。在以男性家庭为中心、父系习俗特别浓厚的社会中，有性别偏见的杀婴行为最为常见，因为在这种条件下，养育女儿是非常不利的——等到女儿足以产出超过其消耗的工作后就会出嫁，她们的贡献也会丧失。我认为，关于某些社会比其他社会更严格地实行从夫而居制的更大原因，目前的了解仍然不够；内战、严格的性别劳动分工、缺乏婚外经济生产的机会（即除了家庭农场的自给性劳动之外的收入来源）、

195

大规模的社会组织（例如，王国或国家而不是氏族或村庄），以及稳定的环境都被提出作为促成因素。不论如何解释，这些原因在中国、印度西北部、韩国，以及中亚、南亚和东亚的其他一些地区尤为突出，在这些地区，杀害女性一直是一个不容忽视的现象。[16]

　　虽然中国的平民和精英阶层都有杀害女性的行为，但在其他地方，不同社会阶层的这种现象可能有所不同，这让问题变得更加复杂了。由于农业社会典型的"高攀"现象，即父母试图将女儿安置在地位较高的家庭，以其生育能力换取社会地位的提高和孙子女更多的成功机会，因此高阶层家庭不得不比低阶层家庭付出更多，为女儿找到理想的对象。精英家庭几乎不可能找到这样的匹配对象，他们或许宁愿根本不养女儿。欧洲观察者在印度北部的部分地区观察到，这种社会地位对杀害妇女率的影响最为明显。有关于此的历史证据来自东印度公司在18世纪末和19世纪的报告，当时英国人对其殖民地这一地区的杀戮妇女现象感到震惊（这种反应有点虚伪，因为同一时期欧洲的弃婴习俗达到了可怕的程度），于是着手根除这种现象。[17]英国的消息来源和报告人将杀害妇女的行为描述为某些民族特有的做法，特别是精英武士部族的群体拉杰普特人（Rajputs）。这个群体的部分特点是对妇女的限制性规定，包括关禁闭和戴面纱、寡妇自我献祭、女儿的策略性高攀，以及不愿意抚养女儿。

　　高攀的影响可能与演化的影响相重叠。特里弗斯-威拉德假说（Trivers-Willard Hypothesis）这个著名的理论预测，"条件"相对较差的家庭应该投资于女儿而不是儿子，因为儿子的生育机会很少；而条件好的家庭应该投资于儿子，因为他们会比其他男性更有竞争力，产生的后代比女儿的更多。如果地位高的家庭比地位低的家庭条件好，那么根据这个理论，他们养儿子的偏好是有演化意义的。在人类乃至其他动物中寻找特里弗斯-威拉德假说效果的研究，产生了参差不齐的结果，一般来说，人们认为这个假说只适用于从受孕到出生的生物过程，而不适用于出生后的养育决定，但它所描述的效果有可能是性别选择性杀婴的一个因素。[18]

　　由于杀戮女性的行为，以及不鼓励寡妇再婚，在中国，适婚的男性通常多于女性，而许多男性无法结婚。某些出身高贵的男子有一个以上的妻子——张艺谋 1991 年的电影《大红灯笼高高挂》以充满戏剧冲突的情节描述了这一刻板印象——而一夫多妻制很可能加剧了这一问题。20 世纪以来，尽管现代化和中国政府削弱并抨击了重男轻女的习俗和价值观，但性别比例失衡现象至今仍在。一旦技术使父母更容易在不想要的女儿出生前就堕胎——这种方法尽管非法，但很有可能会取代杀婴的做法——其结果便是 21 世纪初中国的男女出生性别比约为 120（以女性为 100），而大多数科学家认为正常的范围是 102 ~ 107；近年来，中国的这一比例下降到 115 左右。[19]

197

　　我在本章中讨论了英格兰和中国封建社会的杀婴问题，在第二章中讨论了觅食者的这一问题，说明在许多情况下，不生育和家庭限制对人类的生存是多么关键。杀婴和弃婴（在人类的大部分历史中，这算是一回事）在这两个社会和其他许多社会中都是常见且有效的控制生育的方法。可以说，人们杀死自己的孩子，并不是因为现代化之前的人类不道德或无情，而是环境所迫；许多时候，摆脱了无论如何都会夭折的新生婴儿之后，他们会有更好的生存和未来繁衍的机会。很少能找到描述父母这种选择的感受或动机的原始资料，但有一位叶氏女的回忆在她儿子后来所写的父亲（叶氏丈夫）的纪念传记中有所记录，她的寿命跨越了中国 16 世纪下半叶和 17 世纪上半叶。即使到了晚年，她回忆起自己亲手淹死刚出生的女儿时（这一行为显然给她带来了创伤），读者也能清楚而揪心地看到她的痛苦。根据她的回忆，她当时对自己的贫穷生活和家人的无力或不愿帮助备感绝望。[20]

我刻意回避了这种容易从许多人口史的字里行间读出的说法，即因为中国社会实行了不同的杀婴方法，所以比欧洲社会更野蛮、更原始或更不道德，我不相信这是真的。遗弃婴儿，任其死于冻馁、动物捕食或疾病，其残忍程度不亚于溺亡，而在欧洲的基督教国家，弃婴率可能非常高。19 世纪上半叶，在佛罗伦萨受洗的婴儿中弃婴的比例达到了惊人的 30% ~ 40%，其中大多数注定会迅速夭折。[21]

现代在避孕和堕胎方面的进步使今天的大多数人避免了这些选择，不过世界各地的工业化国家和"发展中"国家仍然存在杀婴行为。[22]在美国，杀婴事件的发生率估计为每十万名新生儿中约有八人，即每年约有 2000 名新生儿被杀（每年还有 31000 名新生儿被遗弃在医院）。美国和其他地方都少报了杀婴行为，而且往往不予起诉，法院既不愿意将母亲定罪，也不愿意因此对她们判处严厉的刑罚。在英国，对于在精神不正常时杀死其一岁以下子女的妇女，1922 年和 1938 年的《杀婴法》均废除了死刑，将惩罚降至过失杀人罪的水平。今天，根据这项法律或其他几个西方国家的类似规定而被定罪的妇女很少会被送进监狱。

因此，在一些公共话语颂扬儿童、婴儿甚至胎儿，并将其浪漫化的文化中，人们对杀婴的理解度和接受程度着实高得出人意料。这种接受又反映了杀婴作为人类的一种生育策略有着悠久而深厚的历史（而且在我看来，也不仅仅是对母性的浪漫化令我们无法像通常的解释那样，将母亲视为杀人犯）。反复的研究表明，在产后一天内杀死婴儿（这是最常见的做法）的妇女通常是年轻人（十几岁或二十出头），没有伴侣，没有工作，或依赖于父母；没有精神疾病；隐瞒了自己的意外怀孕。这些特征加上其他的证据，使一些研究者得出结论认为杀婴是一种演化的策略，也许是与替代照顾一起出现的一种策略，因为后代"堆叠"的父母面临着投入何种资源，以及他人是否愿意帮助的复杂决策。[23]（这种对他人承诺的算计正是我们在叶氏的决定中看到的，她的父母和公婆在其女儿出生时都辜负了她。）虽然杀幼在哺乳动物中很常见，但大多数其他动物杀死的都不是自己的幼崽——只有少数灵长类动物会攻击自己的骨肉，这些动物也是实行合作繁殖的。不管史前的情况如何，在农业时代，各种各样的情况下都会发生杀婴行为。

　　传统中国的控制生育并不限于节育和杀婴。[24]例如，没有儿子的家庭必须以某种方式弥补不足。一种常见的策略是安排各种类型的入赘，在这种婚姻中，女婿放弃其父母的部分权利和自家血统的权利，而承担延续妻子血统的责任，通常与岳父母生活一段时间或永远生活在一起。他的部分或全部子女将继承妻子父亲的遗产；作为回报，他的家庭几乎不用支付聘金，甚至会收倒贴的彩礼。人们认为这种婚姻不如传统的"主流"婚姻体面，对新郎也很苛刻，因为他不得不接受从属的地位，且往往对继承权或一家之主的地位不抱任何希望。但对于儿子太多的家庭来说，这种婚姻可能是一种替代办法，可以避免更糟

199

的结果。相反，急于从有限的供应中争取到儿媳的家庭，特别是如果穷得付不起聘金，那么有时会收养小女孩或女婴；如果她们还没有断奶，未来的婆婆往往会亲自哺育她们。对于无力抚养女儿的家庭来说，将幼女卖给未来女婿家是杀女的替代选择。（这种选择在中国台湾的海山地区特别流行，海山地区是台湾岛北部台北盆地的一部分，在武雅士［Arthur Wolf］和黄介山所著的经典研究《中国的婚姻与收养，1895～1945 年》［*Marriage and Adoption in China，1895-1945*］中，描述了生活在海山地区的主要来自中国大陆的农民的情况。）这种被称为"童婚"的做法被认为是穷人不得已而为之，但有充分的证据表明各个阶层都会采取这种做法。童婚缓和了婆媳之间可能会很严重的紧张关系，但往往令新婚夫妇反感，因为他们是作为兄弟姐妹一起长大的，却不得不结婚。出于这个原因，童婚比成人婚姻的生育率低。

最后，在传统中国的一些地方还出现了另一种婚姻，被称为"招夫养夫"。在这种形式的婚姻中，妻子在第一个丈夫的允许甚至坚持下另嫁他人。作为回报，第二个丈夫帮助养家糊口。与招赘婚姻一样，在结婚时会商谈父母的权利，两个男性血统之间往往会有一些权利分享。通常情况下，采用这种一妻多夫制的夫妇，其子女的年纪都太小而不能生产，并且丈夫都抱病在身或有残疾。第二个丈夫通常是外来的未婚移民劳动力，明媒正娶基本无望。尽管这种婚姻是非法的，而且与招赘和童婚一样，绝非人们心目中的良缘佳配，但它还是被习俗承认和接受的。以这种方式结婚的夫妇往往会用媒人和证婚人，有时还起草书面合同，而且"招夫养夫"一词得到了广泛的使用和认可。[25]

传统中国家庭不一定像马尔萨斯所想的那样一直生育，最终陷入贫穷和疾病，相反，他们往往做出策略性决定和牺牲。马尔萨斯担心人们凭借直觉随心所欲地早婚，而中国人的婚姻是由家庭包办的，并不是个人的冲动决定。中国夫妻虽然早婚，但婚内生育有所节制。一个学者团队认为，这些传统解释了中国过渡到现代避孕和低生育率的速度为什么比西方世界更快，当然他们提出的理由存在争议。[26]

中国封建社会的家庭模式与英格兰的不同，他们很少有仆人或房客，而更可能与核心家庭以外的亲属同住一个屋檐下。男女双方年纪轻轻就结婚了，而不是像英格兰的那样，在结婚前要做十年或更长时间的仆人。按照传统，新娘在结婚时就搬去夫家，只要公婆还在世，夫妻俩就一直住在那里，共同生活的还有夫家的兄弟妯娌和未婚的兄弟姐妹。在理论上这可以形成非常庞大的家庭群体，有时也确实如此，但由于死亡率很高，大家庭往往会分裂，所以平均家庭规模和英格兰的差不多，大多数个体家庭在任何时候都是"核心"家庭。然而，大多数人在一生中至少有一部分时间是与已婚父母、子女或兄弟姐妹共同生活在一起的。

因此，在结婚初期，年轻的新娘与婆婆同住是很常见的，对大多数中年妇女来说，婆婆的角色是她们最主要的身份。在现代化之前，这种与生育期结束相伴的向婆婆地位的过渡，是到这时为止妇女中年时期最重要的事件，也就是说，更年期最重要的意义是作为一种社会现象而非生理现象。婆婆的地位是一种领导地位，而在多代同堂的家庭中，新娘和妻子则是一种从属的角色：婆婆将自己最不喜欢的工作分配给儿媳，并控制家庭的决策权。这种从夫而居的父系家庭结构在农民社会中非

201

常典型，对年轻妇女来说则相当艰难。如前所述，婆媳在生育利益上有一定的竞争，她们之间的冲突非常普遍；在中国文化中，这既属正常，也符合预期。[27]中国的文学、传说、歌谣和神话都很同情年轻儿媳的困境，通常把婆婆描绘成无情、自私、剥削和霸道的形象（现代历史学家和社会科学家也有这些偏见）。虽然这种描写可能有一定的真实性，但要从史料中恢复婆婆的视角困难得多。我在这里还要指出，当典型的经济单位是家庭农场时，家庭经济极其复杂，因此，对几十年的丰富经验给予高度重视并非没有道理。

恶婆婆的刻板形象被祖母可以提高孙子女存活机会的证据所抵消。虽然这种相关性的证据不像支持外祖母的证据那样直接，但在许多情况下，父系祖母似乎确实有助于孩子的生存。对婆婆在养育子女方面的作用进行的一些定性研究，可以使我们对传统社会中婆婆的想象有一些细微差别。

在尼泊尔，接受研究人员采访的塔芒人（Tamang）祖母将自己视为儿媳在怀孕、分娩和哺乳期间的建议和照顾来源，并热心地履行这一职责。她们参与分娩，鼓励母乳喂养，确保准妈妈吃到适当的传统食物，并在需要时举行适当的传统治疗仪式。大多数人对现代医疗持积极的看法，认为这些做法即使与传统相抵触，从而损害了她们自己作为建议和护理来源的地位，却也改善了母婴的预后。尽管儿媳在这个社会里没有什么权力，但婆婆认为自己起到了建设性的有利作用，而鉴于她们对分娩和新生儿的护理做出大部分的决定，她们对现代医学的开放态度大概就对家庭的健康非常重要。[28]

在非洲东南部马拉维的农村地区进行的一项研究在某些方面也呈现出相似（但在其他方面不同）的结果。在那里，婆婆也出现在分娩现场，帮助开始母乳喂养，对何时使用传统药物或辅食做出大部分决定，在母亲忙碌时照顾孩子，为他们种植粮食，把刚断奶的孩子带到自己身边生活，提供有关怀孕和育儿的建议，并收养丧母的孩子。像尼泊尔和其他地方的婆婆一样，她们对儿媳拥有绝对的权威。但与尼泊尔的婆婆不同的是，马拉维的婆婆抵制现代医学执业人员提出的新生儿在六个月内纯母乳喂养的建议以及其他的措施。在她们看来，现代做法增加了她们的工作量，让儿媳变懒了，还鼓励儿媳忽视传统的产后禁欲期，她们认为这给孙辈造成了危险的健康问题，还在一个被艾滋病病毒弄得千疮百孔的社会中增加了感染这种病毒的风险。这些冲突的结果是，年轻母亲通常假装遵守医嘱，但实际上并没有这样做。在这一案例研究中，婆婆做了儿媳的主，有时还在婴儿喂养问题上给出错误的建议，但她们也为家庭辛劳，并为照顾孩子做出很大的贡献。[29]

　　大多数旨在改善母婴健康的"发展"方案都是以西方社会模式为基础的；这些方案看不起祖母所使用的传统医学（实际上也看不起老年妇女本身），侧重于育龄妇女，并采取"传播－劝说"的方法，基本上是告诉人们该怎么做。但有几个方案与祖母建立了联系，承认她们在家庭中的权威及其建议对家庭的重要性。其中最著名的是1990年代末的一个实验性项目，涉及塞内加尔13个文化保守的塞雷尔人（Serer）村落。与其他地方一样，那里的婆婆也在健康和育儿方面有决定权，是传统医学和健康知识的宝库，并为家务和育儿辛勤操劳。根据该项目研究人员的说法，对祖母或婆婆的刻板印象是智慧、耐心、仁慈和致力于孙辈福祉的正面形象。出乎研究者意料的是，在这项研究中，祖母们都渴望参加健康课堂，更新自己的传统。传统智慧建议孕妇要勤劳，不要吃得太多，这样她们的身体才会强壮，孩子也会小一些，容易分娩；另外，按照传统社会的普遍做法，大多数人认为婴儿仅靠母乳无法生存，需要补充水。研究人员重点改变了婆婆对这几点和其他一些问题的建议。他们采用了一种以对话为基础的问题解决教学法，更适合高龄妇女的地位和权威，还使用了熟悉的交流方法，特别是歌曲。这种方法非常成功，村里的祖母们几乎都参加了这个项目；到项目结束时，几乎所有的婆婆都给儿媳提供了良好的营养建议，几乎所有的育龄妇女都遵循了这些建议，而在研究的对照村里，只有一小部分婆婆向年轻妇女提供了健康教育。访谈中的一位男性群落领袖评论说："祖母们非常受人尊敬，不分男女，每个人都会征求她们的意见。要想成功地促进健康习惯的改变，就必须与作为传统守护者的祖母合作。"[30]

关于传统婆婆和本章讨论的其他许多主题的另一个"定性"的见解来源是宁老太太的故事，她的自传是根据她在 1930 年代向她的朋友——一位名叫蒲爱德（Ida Pruitt）的教师讲述的故事编辑而成的，蒲爱德被身为美国传教士的父母在中国抚养长大。1867 年，宁老太太出生在一个失去了土地的家庭。她的父亲在山东蓬莱靠卖烧饼和做其他工作来养活他们。13 岁时，她嫁给了一个三十多岁的男人，他因为母亲过世而被认为是个佳偶，这样宁老太太就不用对婆婆忍气吞声了。她的姐姐与自己的婆婆问题多多，以至于她精神崩溃，不得不归宁一段时间，当然姐姐的婚姻在其他方面还算美满——喜欢丈夫，公公也负担家计。宁老太太的丈夫则沉迷鸦片，把她没看住的一切东西都偷走了。她和女儿靠着自己的母亲和兄弟（家中独子，一直未婚）送来的食物维生。（即便宁老太太有可能很讨厌强势的婆婆,但也许这样的人会让她的丈夫乖乖听话。)

起初,宁老太太试图顺应体面妇人的活动应主要限制在家里的社会规范,但在母亲去世、兄弟参军阵亡后,她就沦落到当街乞讨了。她犹豫了很长时间之后,最后不得不把二女儿卖给人家收养。为了养活自己和大女儿,她做过好几份不同的工作,当过家庭用人和小贩,最后又生了两个女儿(都夭折了)和一个儿子。儿子给她带来了极大的满足感,因为他保证了她家庭的延续。

宁老太太无疑控制着家庭的规模。她经常离丈夫而去,在她认为该多生孩子来延续家庭时,就和丈夫和解。(她甚至对女儿也是如此,当她觉得可以养活孙辈时,就把女婿叫回家。)最后,她的五个孩子中有三个活到了成年,但被卖给别人收养的女儿因为霍乱年纪轻轻就死了。

因为宁老太太包办的婚姻,女儿一直没有原谅她,女儿嫁给了一个年轻的鞋匠,此人看上去很有前途,结果却是另一个偷东西不养家的瘾君子。婚后不久,他的父母就去了东北,宁老太太竭力帮助女儿和外孙女(都是女孩)生存。在她的世界里,男人应该赚钱养家,妻子应该由公婆供养,孩子应该赡养年迈的父母。但在她实际描述的世界里,丈夫帮不上什么忙,父母一生都在供养成年的孩子、侄子、侄女、弟妹、表弟妹和孙辈,很少有人能得到后辈的实质性赡养。主要的例外是宁老太太自己。她的长外孙女苟德去美国留学,成为一名教育工作者。她用这份工作的收入养活了自己的母亲、外祖母宁老太太、姊子和小表妹,但自己一直没有结婚;她拒绝了外祖母为她安排相亲的一次努力,宁老太太也明白时代变了,没有再尝试。最终苟德参加了抗日运动和创建中华人民共和国的革命。

205

在宁老太太的家庭中，由于年轻一代受益于大众教育等变革，向现代的转型暂时扭转了资源的正常流动。（宁老太太说："能读书当然是好事。"）另外，芍德在工作中获得的满足感，以及帮助新中国建设的满足感，也是她拒绝结婚生子的部分原因。

儿子结婚时，宁老太太与新娘家吵了起来，夹在冲突中间的儿媳妇美云显然一度很不开心。但宁老太太也非常重视帮助和供养儿媳的责任，曾经拒绝了一份可以去外地的好工作，因为让美云一个人在怀孕时独自生活是不可想象的。久而久之，她和美云的关系似乎有所改善，无论如何，她们依然对彼此忠心耿耿。蒲爱德认识宁老太太的时候，她已经年逾花甲，虽然因中风而身体虚弱，但仍在竭尽全力地帮助儿孙，尽管那时她的儿子已是家里的主要经济支柱。"老人要为年轻人着想，"宁老太太对蒲爱德说，"一个家庭要想团结起来，老人就要为年轻人做出牺牲。"[31]

老年妇女不仅可能是婆婆，也可能是寡妇（尽管在成人死亡率高的环境中，寡妇也会很年轻）。寡妇在历史记录中往往比其他妇女更显眼，原因很快就会明了，因此，当我们试图多了解农民社会中一些育龄后妇女的生活和角色时，寡妇是很不错的研究对象。在传统中国，关于寡妇的价值观念特别有趣和复杂。[32]在一些社会中，老年妇女在家庭中的权力取决于其丈夫是否在世，但中国寡妇拥有已婚妇女或未婚女儿都没有的权力。根据清朝法律，寡妇有权管理亡夫的财产，直到财产传给她的儿子或由丈夫家族指定的继承人。获得这种特殊地位的条件是对亡夫保持忠诚；如果寡妇再婚，就要放弃子女和前夫的财产，加入新丈夫的家族。如果婆家能证明她与任何男人发生过性关系，就有权把她卖给别人成亲。（有些寡妇为争取自己的权利，坚持说自己没有发生性关系就怀孕了——还打赢了官司！）

从法律上讲，不能强迫贞节的寡妇改嫁，但公婆往往会向她们施加压力，因为他们想控制寡妇的财产或是为此而收到的聘金。如果丈夫没有留下足够的财产来养活她们，寡妇就别无选择，只能再醮。有一些土地、丈夫又没有兄弟幸存的寡妇地位最有利。这些幸运的寡妇可以招赘，与未婚伴侣同居，或者做任何对她们有利的事情，因为没有人可以靠剥夺她们的财产权获益。

1876 年，清朝县令在江西审理的一个案例显示了某些发挥作用的力量。[33]吴罗氏是个寡妇，家里只有一个 20 岁的成年儿子。她雇了一个无地的长工来帮助耕种，然后与他有了苟且之事（这是涉及寡妇的法律案件中常见的模式）。儿子发现了奸情但不发一言，他不想家丑外扬。长工想入赘寡妇家；她宁愿保持单身，但他威胁要揭发这桩婚外情，所以她同意了。儿子不予干预。然而几年后，这个前劳工企图出售妻子的一些财产，此时儿子的继承权面临危险，他终于采取了行动：他和一帮朋友谋杀了继父。这就是案件提交县衙的原因。

1762 年，河南的另一名寡妇陈氏就更不走运了。她有三个未成年的儿子，还有两个与她的丈夫分了家产的小叔子。她爱上了雇工，想招赘他成亲，亡夫的一个兄弟却不答应。她还是和那个雇工开始了婚外情，并生下了一个女婴，但不幸夭折了。小叔子发现后，她承认了这段婚外情，希望他能接受这段婚姻，而不要等丑闻缠身，但他恼羞成怒，扬言要根据禁止奸情的法律起诉她。故事的悲剧性高潮是案件最终诉诸县衙的原因：陈氏带着她的三个孩子一起跳水身亡了。

207

在武雅士和黄介山对日本统治下的海山地区进行的人类学研究中，30 岁以下的寡妇中有一半以上再嫁。[34] 在这些寡妇中，有很大比例的寡妇是招赘的——约占所有 24 岁以下年轻寡妇的三分之一，随着妇女年龄的增长，这一比例也在增加。在这一群体中，还有很大比例的寡妇与男子未婚同居，25 岁至 29 岁没有再婚的寡妇中，几乎有一半人又生了孩子。40 岁以上的寡妇很可能是有成年儿子的婆婆了，在家庭中的地位很高，很少再婚，但我们无法判断有多少寡妇在生育期后的岁月中与未婚伴侣生活在一起。表面上看，这幅图景似乎很难与清代法律资料所描绘的更为严酷的场景相协调。可能是海山的风俗比较宽松，也可能是那里的寡妇大多没有婆家人的干涉，有权力为所欲为。由于没有人将她们告上法庭，我们没有关于她们的法律记录。

对婚姻和家庭模式的研究会给人留下这样的印象，即这些制度是僵化而永不过时的，它植根于神秘的力量，而不具备灵活适应环境的能力。虽然为了简洁起见，我在讨论现代早期英格兰和传统中国的生育策略时必须简化，但也试图提及一些家庭为了确保有继承人、保持家产完整、为这两个目标而优化性别比例、在农场上实现"男人的工作"和"女人的工作"之间的适当平衡，或者仅仅为了生存而采取的一些巧妙的替代方法和漏洞。关于贞操和礼节的规则往往被选择性地执行。虽然本书没有篇幅来阐述很多历史学家所谓的细微差别，但我会以 20 世纪初日本统治者详细记录中所记载的、由武雅士和黄介山重建的一个台湾农村家庭的故事作为例子。即使在这里，我也难免过于简单化，因为在武雅士和黄介山的书中，对这个家庭哪怕只是叙述个大概，也要好几页的篇幅和多幅图表（图 5）。[35]

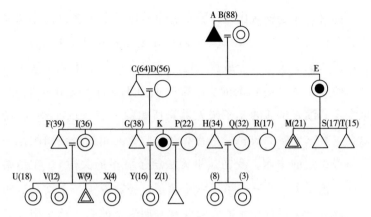

图 5　1933 年 3 月 28 日的谭家（摘自 Wolf and Huang 1980，361）。
括号内是每个在世的家庭成员当日的年龄

1906 年，谭家由年逾六旬的祖父和祖母、一个养子（一种常见但昂贵的延续香火的策略）、他的妻子，以及一个养女组成。他们与另一户人家同住在一个凵型的大院里，那户人家为首的是祖父的兄弟。养子和他的妻子已经生了四个孩子，并为其中一个儿子找了一个童养媳。这对夫妻最终有 12 个亲生子女，最小的孩子出生时，母亲已经 42 岁了，还收养了另一个儿媳妇。在这 14 个亲生和领养的子女中，有四个女孩和一个男孩幼年夭折，两个女儿被送人收养。有四个孩子——两个亲生儿子和两个童养媳——成亲了。祖父去世后，养子成为一家之主。

　　祖父的养女一直没有结婚，但与一个未婚伴侣生了三个儿子。这些儿子都留在了祖父的血脉中，母亲去世时他们还未成年。他们由外祖母，也就是族长的遗孀抚养，她活过了 90 岁，看到了自己的玄孙辈。最后，当长子年长到足以自己当家做主时，这个支系就另立门户，成为另起炉灶单设祖先牌位的经济和社会单位，不过其成员仍然住在这个凵形院落里。

209

　　同时，在这些后代里，养子所出的族长七个在世的孙辈又生了合计六个亲生子女（其中四个在婴幼儿期便夭折了），还收养了八个女孩和一个男孩。这一代只有一个亲生儿子活了下来，他娶了父亲情妇的养女。唯一的亲生女儿被送出去收养。这个家庭没有足够的儿子来做养家所需的"男人的工作"，所以至少有三个养女被雇去当妓女（对收养儿童的经济剥削是一个值得关注的主题，我在这里无法给予更多的关注）。在结婚之前，这三个女儿一共生了六个孩子，还收养了一个女儿。两女外嫁，一女招赘；在她们的妓女时期生下的六个孩子中，有两个女孩被送出去收养，两个儿子留在母亲身边。这个家庭在1936年分家时共有22名成员，其中大部分是收养的。

　　就像在觅食社会中一样，农业社会中并不是每个人都会繁衍后代——只有存在不生育的群体时，这个系统才会发挥作用。除了育龄后的妇女，觅食社会还有其他不生育的成员——同性恋叔叔、少年郎，以及性别比例不平衡或高一夫多妻率群体中的"多余"男人。在现代早期英格兰盛行的制度中，仆人是成年不生育者中最大的群体。有些是家庭用人，是在《唐顿庄园》（Downton Abbey）或《长日将尽》（Remains of the Day）中被浪漫化的那个阶级的前身（尽管这些人更多的是在城市工作，特别是在伦敦——如《楼上楼下》［Upstairs, Downstairs］中的情形——而不是在乡间庄园工作）。大多数人是农业工人，在农场上做些辅助的工作，在如今的我们看来更像是托马斯·哈代小说中的情况。许多人或大多数人在其成年的一部分时间里都在帮佣，而且这种做法几乎没有什么社会耻辱感。传统的做法是在结婚时离职，结果是很少有仆人结婚。仆役是成年期中的一个不生育的阶段，这并不像更年期阶段那样"自然"，而是在这个特殊的社会中起到了控制生育和提高生产率的作用。英格兰的模式大概是独一无二的，我们不知道在现代早期的西北欧之外还有哪个社会有同样的制度。马尔萨斯认为这种制度很灵活，可能会对经济条件十分敏感，他大概所言不虚——当这些条件不利于建立新的家庭和家族时，人们可以更久地充当仆役。劳役制度意味着妇女比其他大多数制度中的女人更加独立，因为她们可以攒下积蓄（尽管女仆的工资比男仆低），可以自行决定签订或解除合同，还因为她们结婚较晚，从而在一定时间内摆脱了丈夫法律权威的约束。这个群体的婚姻通常是求爱所致，而不由父母包办。

英格兰制度的一个弱点是，一旦子女到了可以为家庭经济做出净贡献的年纪，他们就会去挣工钱，侍候其他的家庭，而这些工钱大多留作己用。当年纪较大的后代去其他家庭当仆人时，有些父母就从其他家庭雇用年轻人作为自己家的仆人。虽然这种做法看似有些自相矛盾，但它可能有助于更有效地分配年轻劳动力，因为大户人家的多余子女会转移到需要他们的小户人家。

工业化前的英格兰有许多人一生未婚，始终单身、从未生育的妇女这一有趣的阶层引起了学者的研究兴趣。[36]在这个社会中，如果女儿有兄弟，她们通常不会继承土地，当然有很多例外，地区之间也有差异，而且未婚妇女在中年之前很少成为自己家庭的户主，因为法律和习俗特别不鼓励这样做。人们期望单身妇女过虔诚节俭的依赖生活，照顾年迈的父母，抚养丧亲的侄子侄女，为单身的兄弟和负担过重的已婚姐妹操持家务，并辅导年轻的亲戚，而且根据需求她们确实这样做了。那些不在农场生活的人则从事管家、侍伴和裁缝的工作，18 世纪妇女教育变得更加普及后，她们还担任教师、私人教师和家庭教师。由于法律和习俗不鼓励有财产的妇女另立门户，她们便慷慨地与亲属分享财产，并在死后将财产留给有需要的亲属，从而保存了家庭中的资源，使之不致散失。这种模式有一个更黑暗的版本：父母遗嘱中责成兄弟们将遗产和妆奁支付给他们的姐妹，而他们有时会抵制或拒绝这样做；更符合他们的利益的做法，是利用单身姐妹的劳役，而不放弃她那份家庭财产。

尽管在现代早期的英格兰，不结婚是很普遍的现象，但这个社会严格限制单身妇女的经济选择，以阻止她们与有受抚养子女的户主竞争。在所有工作中妇女的工资都比男子低得多。从未结婚的妇女很少得到贫困救济。英格兰监狱里的女性人数大大超过男性，这些女囚大多是单身女性——都是因商店行窃或小偷小摸等罪行被捕的女仆和妓女。许多单身妇女都做过妓女，至少有一段时间以此为生，她们要么失去了工作，要么是无依无靠的孤儿，或者无法靠裁缝的工资生存。尽管在那个时代的公共言论中，对妓女连篇累牍的指责比比皆是，但这个行当并没有带来毁灭性的社会耻辱，许多当过一段时间妓女的人最终又回到了更有尊严的工作岗位上（尽管工资较低），或者嫁人了。

212 　　虽然她们就像下面讨论的寡妇一样，在文学作品中经常遭到嘲笑和鄙视，虽然社会为她们提供的发财或者哪怕是自给自足的手段很少，但单身妇女仍是家庭和社群的支柱，就像萨摩亚非生产性的法法菲妮一样，也是被服务和教育部门无情剥削的劳动力来源。事实上，阅读关于工业化前英格兰单身妇女的学术研究时，很难想象如果没有至少一个这样的单身妇女，家庭如何维持得下去。杂货商威廉·斯托特（William Stout）的姐姐埃琳·斯托特（Elin Stout）就是这样的一个例子，威廉的自传里充斥着她生活的许多细节。埃琳生于 1629 年，自幼体弱多病，她一直没有结婚，而是帮助寡居的母亲抚养弟弟妹妹。她借钱给单身汉弟弟威廉盘下一家商店，帮他经营，在他生病时照顾他，最后还搬去他家操持家务。她还在威廉家为他们的兄弟伦纳德及其不堪重负的妻子抚养两个上学年纪的孩子，并在日渐衰弱的岁月里照顾母亲，直到她自己 65 岁时去世。[37]

像埃琳·斯托特这样的后代可以照顾年迈的父母，尽管这种角色不像在中国那样制度化，而年老体弱无法工作的妇女搬到成年子女家居住也很常见。英格兰社会为无法工作的老人提供了其他选择。有时，农民退休后会把自己的财产交给一个子女，条件是后代要继续提供食宿，赡养父母的余生。另外，从 16 世纪末开始，法律规定教区必须供养穷人。然而，正如我在本书中试图强调的那样，对过了更年期的妇女的研究与对年老体弱者的研究是不一样的——后者本身就是一个重要的课题，但在人类历史的大部分时间里，体弱和不能工作一直是生命最后那个短暂阶段的典型特征。英格兰与其他社会一样，大多数中老年妇女（和男子）都常常工作直到去世。

工业化前的英格兰与中国封建社会一样，文献记录的老年妇女中最显眼的是寡妇。由于英格兰法律在这一点上很严厉，规定妇女的财产在婚后几乎都会归属丈夫，所以普通已婚妇女的生活在记录中几不可见。不过，寡妇拥有自己的财产，这些财产都记录在遗嘱和证明文件中。[38]虽然与男子相比，寡妇面临许多经济上的不利因素，但她们的选择范围远不如终生未婚的妇女那般狭窄。最近根据 1534 年至 1699 年的文件对寡妇的工

213

作进行的研究表明，寡妇通常继续从事其丈夫在世时所从事的相同种类的工作——畜牧业、种植业、纺织生产、食品加工（制作奶酪、黄油、麦芽酒和啤酒）、经营旅馆和酒馆、出租房间或（如果她们很富有）土地，以及放贷。[39] 毫不奇怪，寡妇的家庭不如已婚家庭富裕——平均而言，她们拥有的财富约为已婚家庭的 70%。在所研究的 75 名寡妇中，约有三分之二的寡妇去世前仍在从事艰苦的体力劳动——农业、纺织生产、食品生产或招待工作；只有 7 人，即 16% 的寡妇"退休"，没有为挣钱而从事工作。有 5 人没有获得足够的财产来独立生活，这些妇女去世时都在从事饲养牲畜和生产麦芽酒的工作。

这些文献虽然枯燥无味，有时却也讲述了非凡的韧性和进取心的故事。伯马什[①]的伊丽莎白·格兰姆斯（Elizabeth Grimes）在身为农民的丈夫詹姆斯于 1685 年去世时继承并管理了他的财产。他留下了 151 镑的存货资产和 266 镑的债务。当妻子履行了遗嘱中的所有义务后，她面临的赤字是 166 镑。但她自己 5 年后去世时仍然拥有农场，另外还有价值 77 镑的存货财产，也就是说她已经能够养活自己，大概还能偿还在婚姻期间积累的债务。切斯特菲尔德[②]的另一个寡妇玛格丽特·格里夫斯（Margaret Greaves）在 1620 年丈夫去世时继承了所有的婚后财产；当时他们的 6 个孩子还不到 21 岁，年纪太小无法继承。这对夫妇在结婚期间曾以制革为生，过得不错，但玛格丽特放弃了制革生意——这可能是她丈夫的工作，而不是她的工作——通过耕种、酿酒、制作布匹、经营餐馆和面包店来支撑她的大家庭。当她 1635 年去世时，存货资产仍然是其夫留下的

214

---

① 伯马什（Burmarsh），英格兰肯特郡的一个村庄和民政教区。
② 切斯特菲尔德（Chesterfield），英格兰德比郡的一个大型集镇和自治市镇。

三分之二，还有 23 镑她借出的钱的利息没被归还。

　　许多寡妇都很穷，部分原因是法律和习俗使她们在经济上处于不利地位。由于已婚妇女大多不能合法地拥有财产，因此，妻子去世时，婚后财产不受影响，但丈夫去世时，必须对财产进行清算，偿还债务，分配遗产。男子可以再婚并获得属于新妻子的全部财产，而妇女结婚时则须交出财产。虽然妇女继承丈夫的部分或大部分财产事属平常——在部分地区，根据教会法，留给寡妇的遗产的最低限度是三分之一，大多数丈夫会把大部分财产留给妻子——但许多男子留下的债务多于资产。劳动妇女的工作所得比男人少得多，这进一步限制了她们养家糊口的能力。在城市里，寡妇和大龄未婚女性无论有无血缘关系，有时都会"群居"，这样才可以凭着做衣服绣花边所获的无法满足温饱的工钱来维持生计。工业化前的英格兰就像如今一样，接受贫困救济的大都是有受抚养子女的妇女。统计数据很难重建，但在一个教区，三分之一的寡妇都在接受穷困救济（与之相对，只有一小部分人住在济贫院等机构里）。[40]尽管她们贫困不堪，但只要继承了任何一种财产，在工业化之前的几个世纪里，寡妇就是英格兰妇女中最自由的阶层（在文学作品的刻板印象中她们经常被嘲讽为轻率花痴的"风流寡妇"）。绝大多数没有改嫁的寡妇（约四分之三）主持着自己的家庭，所有家庭中约有 13% 的户主是寡妇。[41]

　　由于英格兰妇女结婚的时间比大多数农业社会晚，她们作为祖母的平均时间较短。此外，由于父母通常不与成年子女同住，祖母帮助孙辈的机会可能也较少。然而，有少量但相当可观的家庭由祖父母和孙子女组成，这很可能反映了一种传统，即子女去世或去远方寻找机会时，祖父母会接下这个烂摊子。尽管有非常多的数据，以及对现代早期英格兰的家庭和人口结构进行的详尽的人口学研究，但学者们并没有尝试在其他一些社会中对祖母假说进行检验的那种研究，因而总的来说就祖母在这一人群中的作用发表的文章很少。我们确实知道，尽管单身女性在体制上处于不利地位，但寡妇们仍努力养活自己和受抚养人；未婚姐妹和女儿在许多家庭中扮演了非常有用的角色，有时甚至至关重要；而且每个家庭的平均子女人数相对较少。

在此，我想离题万里，就"女户主家庭"提出一个观点（按照惯例，大多数现代社会学理论认为，凡是有成年男性存在的家庭都是"男户主家庭"）。在男性控制大部分资源和权力的任何社会中，女户主的家庭都会比男户主的家庭更艰难；这在本章讨论的以寡妇为户主的家庭史例子中显而易见。在 20 世纪末和 21 世纪初，大量研究致力于证明这一无谓的重复，特别是表明女户主家庭在育儿方面环境恶劣。稳定的一夫一妻制婚姻往往被作为解决方案提出来，处理女户主家庭日益增多所导致的社会问题。在 20 世纪末的美国，这种论点具有种族色彩，因为女户主家庭在非裔美国人中更为普遍，部分原因是该群体中男子的高失业率和高监禁率；这是《莫伊尼汉报告》①及其思想余波的时代。[42] 由于几个世纪的压迫，黑人家庭的财产也比白人家庭少得多（现在仍然如此），这对孩子们的福祉产生了可预见的影响，就像制度性的性别歧视对女户主家庭的影

---

① 《莫伊尼汉报告》（Moynihan Report）是《黑人家庭：国家行动的理由》（*The Negro Family：The Case For National Action*）一书的俗称，其作者是美国社会学家丹尼尔·帕特里克·莫伊尼汉（Daniel Patrick Moynihan），时任美国林登·约翰逊政府的劳工部助理部长。

响一样。非常遗憾的是，长期以来，贫穷和压迫的结果并未归咎于不公平的社会经济制度中的不平等，而是推脱给价值观和单亲等"文化"因素。

与强化和农业社会的其他父权制机器一起形成的制度（婚姻）相比，更好的解决办法是解决给妇女和受压迫群体造成困难和不平等的问题。这种做法的一个例子可见于冰岛，政府政策规定了性别平等，自 2009 年以来，冰岛在世界经济论坛的性别差距指数中排名第一，不平等程度最低。三分之二的冰岛儿童为未婚母亲所生，但冰岛的儿童贫困率是世界最低的。冰岛的家庭政策提倡男女平等地参与养育子女，作为对两性平等承诺的一部分；其政策包括父母双方的长期带薪休假和补贴托儿服务，支持家庭和儿童，但并不必然支持婚姻。与之相对，美国尽管有强烈支持婚姻的文化，法律和政策导致单亲家庭举步维艰（例如，联邦政府不要求带薪育儿假，允许医疗福利与婚姻状况挂钩，对收入相同的已婚夫妇征收的税率高于一方［通常是妻子］在经济上有依赖性的夫妇），但仍有 40% 以上的孩子是未婚母亲所生。同时，以大多数标准来看，美国的儿童贫困率在现代化国家中独占鳌头或是屈居第二（从某些标准来看，罗马尼亚更高）。事实证明，通过促进婚姻来解决社会问题的策略是无效的，值得庆幸的是，家庭社会学现在正朝着新的方向发展。[43]

贞女与剩男：农业时期的无后之人

在工业化之前的几个世纪里，不生育与生育在维持英格兰社会的发展方面同样重要。这种制度下的生育率相对较低，妇女在成年早期和晚期的生产率相对较高。中国封建社会中妇女结婚的比例较高，初婚年龄较低，几乎所有的妇女都至少结过一次婚。即便如此，也还有一些不生育的妇女。已婚妇女比其他的社会更早地停止生育。并非所有的寡妇都会再婚，即使她们很年轻。（许多没有改嫁的寡妇继续与未婚伴侣生儿育女，但她们的生育率在各年龄段都较低。）一些女童被买来当奴婢。虽然她们的地位在其他方面类似于以聘金买来的儿媳，或者实际上类似于新娘的地位，但人们并不期望奴婢结婚或生育。中国封建社会与许多农业社会一样，伎人和妓女的生育率均低于妻子。这些妇女中读者最熟悉的例子恐怕就是古时莱斯沃斯岛（Lesbos）的萨福了，她们是引人入胜的历史题材，我希望能用更多的篇幅来加以介绍。在中国封建社会，这些类别的妇女大多是育龄妇女，但实际上没有生育能力，她们数量不多，可能对生育率也影响不大，但她们确实存在。不过，已经停止生育或尚未生育的已婚育龄妇女似乎数量不少。

虽然在这里全面罗列农民社会中的不生育或低生育群体的类别并不现实，但我还是要提及其中最引人注目的：传统宗教的独身修道士、修女和圣徒。这些从很早的时候就有了广泛的证据。在古巴比伦的美索不达米亚，纳迪图（naditu）是由家庭献给寺庙的未婚女性，她们遁世群居，远离男子；她们的许多合同记录留存至今，也出现在《汉谟拉比法典》中。纳迪图妇女通常会从家庭那里得到一份土地，似乎对其有一定的控制权，包括出售或遗赠土地权，不过她们仍然依靠兄弟来维持和管理自己的财产。[44]

在数量上，这些群体可大可小。罗马只有六名维斯塔贞女①，

---

① 维斯塔贞女（Vestal Virgin），古罗马炉灶和家庭女神维斯塔的女祭司，年龄介于六至十岁，必须守贞、侍奉神祇至少 30 年。

但在古巴比伦的尼普尔①文献中幸存的所有合同中，约有 10%
与纳迪图妇女有关。在严格限制妇女经济独立的社会中，宗教
独身往往是婚姻之外唯一有吸引力的选择，并因此而重要，即
使采取这种生活方式的妇女总人数很少。资料来源往往明确地
将典型的女性生命期和婚姻生育的命运与独身的选择进行对比，
他们将独身视为从苦役中解放出来，与超自然的存在结成灵婚，218
无限期地延长处女的贞洁状态，摒弃女性的邪恶和弱点，或是
上述全部。

　　为了说明妇女的宗教独身问题，我简要讨论一下中世纪印
度教的女圣徒，其中许多人是公元 12 世纪开始在印度教中传播
的奉爱（bhakti）运动（巴克提运动）的一部分。[45]奉爱一词意
味着一系列不同的传统，这些传统有共同的个人奉献给神的主
题，以及平等主义和批评传统的印度教社会等级制度的趋势。
圣徒们创作的诗歌大多是以歌曲等口头形式表演的；其中一些
流传很广，妇孺皆知，并与创作诗歌的圣徒的故事和传说一起
保存和流传下来。在某些情况下，归属于某位圣徒的歌曲很有
可能或实际上就是由其追随者创作的，因此其作品的主体包含
了更多的声音，而不仅仅是那些署名的作者。虽然中世纪的女
圣徒人数不多，但她们以这些方式为更广泛的人口发声，并且
至今依然。我之所以选择这个例子，是因为它来自一个我到目
前为止一直忽视的地区，也因为印度教圣徒诗歌中的一个主题
是她们对传统的婚育生命期的抗拒或逃避。婚姻被认为是与精
神解放对立的，而女圣徒的故事强调了她们反对听命于丈夫、
父母和婆家人的抗争。

————————————

①　尼普尔（Nippur），目前已知苏美尔文明最古老的城邦之一，一些历史学家
　　认为这座城市的历史可追溯至公元前 5262 年。

印度教女圣徒通常要么是寡妇，要么因为身份而未婚（其中最著名的是歌妓和家庭用人），或者她们以某种方式放弃了婚姻。最早也最著名的一位是泰米尔圣徒阿夫瓦耶尔（Avvaiyār），据说她年纪轻轻便奇迹般地变成了一名老妇，这样她就不必嫁给任何一个富有的追求者了。14世纪克什米尔的瑜伽女修行者拉拉（Lalla）12岁就嫁人了，但她抛弃了丈夫和残忍的婆婆，裸体游荡了一辈子，丝毫不顾及这种违反女性节操的行为会招来嘲笑。一些圣徒在诗歌中把自己描述为通奸者或妓女，因为另有所爱（即超自然的人或神）而抛弃了自己的丈夫，这个比喻非常有力，男性圣徒也喜欢用它。

证据最多的女奉爱之一是巴希纳拜（Bahiṇābāī），她生活在17世纪的马哈拉施特拉（Maharashtra）地区，用当地语言马拉地语（Marathi）留下了数百首诗，包括一长串的自传体诗歌。她3岁便嫁给了一名30岁的鳏夫，11岁时与丈夫开始婚姻生活。但她在幼年就成了梦中出现的奉爱圣徒斗迦蓝（Tukārām）和维托巴（Viṭhobā）神的信徒。她11岁时，丈夫对她施暴，并在她皈依宗教时将她打得不省人事。然而，当他想抛弃她时，他病倒了，并将此解释为神对他反对妻子信仰的惩罚。与此同时，身怀六甲的巴希纳拜决定申明自己服从丈夫：

> 我要侍奉我的丈夫——他就是我的神
> 我的丈夫是至高无上的梵天本身。[46]

因此，与大多数印度教女圣徒不同，巴希纳拜显然一直保持着婚姻关系，直到丈夫去世，具体时间没有记录；她本人在72岁时去世。她在诗中特别强调了这样一个概念：宗教虔诚和婚姻生活这两个经常不相容的原则是可以调和的。她的生活经历表明，尽管传统上女人和男人一样，可以成为奉献给神的圣徒，但在她的世界里，逃避正常女性的生命历程是不被承认的。"女人的身体是由别人控制的身体，"她写道，"因此，宣布放弃的道路不会对她开放。"[47]

生活在 16 世纪上半叶的拉贾斯坦（Rajasthan）一个精英家庭的女儿米拉拜（Mīrābāī）的故事特别有趣，因为她出身于高度父权制的拉杰普特人，前面已经简单讨论过这个群体。[48]有关她一生的传说告诉我们，她违背自己的意愿嫁给了一位王公，但她是个糟糕的妻子，拒绝屈从于新家庭，追随一位低种姓的导师，并投身于对黑天①的崇拜。她年纪轻轻就成了寡妇。在她故事的某些版本中，公婆施加压力让她殉死（sati）——在丈夫的葬礼上自杀——但她拒绝了，她决心将余生献给她的真爱黑天。婆家人密谋对策，企图鸩杀她，最后她离家朝圣，成了无家可归的流浪者，最终消失在一座寺庙里，与神融为一体。

关于米拉拜的传说认为，她不仅拒绝婚姻，而且拒绝了拉杰普特妻子、儿媳和寡妇的所有传统角色。在她以印地语的布拉杰（Brajbasha）方言和其他一些地区方言创作的诗歌中，她公然放弃了自己所生之地的社会习俗。例如，她没有浪漫化她的家乡和娘家（这是印度妇女诗歌中的一个共同主题），而是将自己与所有的亲属关系和婚姻关系分开：

就像脱下面纱轻轻一抛

① 黑天（Krishna），又译作奎师那。印度教中最重要的神祇之一，被很多印度教派别认为是至高无上的神。

荣誉、羞耻、家庭自豪感都被摒弃了

尊重、轻蔑、婚姻、出生的家园

在寻找智慧的过程中都不值一提……

父亲、母亲、兄弟、亲戚，我一个也没有。[49]

米拉拜在现代遭到了拉杰普特人的谩骂，但也有一些拉杰普特妇女私下接受采访时说，她们钦佩她的勇气，但不能宽恕她对妻子职责的拒绝。她的歌曲在拉贾斯坦邦的贱民、农民、寡妇、乞丐和其他受压迫群体中传唱颂扬，甘地把她当作社会正义的英雄。[50]

虽然今天有米拉拜的几个女性门徒社群存在，[51]但中世纪的印度社会没有类似于中国的尼姑庵或中世纪法国的天主教女修道院等得到社会承认的机构，那里的妇女即使不受宗教团体的约束，也可以拒绝婚姻，脱离家庭独立生活，因此米拉拜、巴希纳拜和其他印度教女圣徒都是罕见的个体。她们的诗歌表明，印度妇女一直很清楚限制她们生活的严格的社会和经济束缚；讲述圣徒的故事或传唱她们的诗歌只是她们批评这些束缚的一种方式。

不生育的"多余"男人阶层在农业社会中也很重要，而且可能相当庞大，特别是在一夫多妻制或杀女婴率很高的地方，或者在除长子之外的儿子不能指望继承足够的土地来养家的地方。历史学家最常把多余的男人看作一个问题，并倾向于认为高性别比（即男性人数多于女性的群体）会导致男性竞争配偶更激烈，并提高社会的暴力程度。但很明显，有不少多余男人在家庭农场工作或从事雇佣劳动，寄钱回家来帮助他们的家庭。与帮助抚养外甥和外甥女的阿切人单身舅舅一样，在许多农业社会中，未婚的多余兄弟和叔舅们在不增加家庭抚养负担的情况下贡献了劳动。例如，在辽宁，本人不是户主的兄弟等待结婚的时间较长，生的孩子也较少，扮演的是低生育率的帮手角色。19世纪瑞典的农业家庭也有类似的模式。[52]

然而，这些未婚兄弟的处境一般来说都不值得羡慕。中国的"光棍"——清朝官员在17世纪末发明的一个术语——指的是那些因性别失衡而被排除在婚姻市场之外的男人，他们通常是穷人，因此在大多数男人养家糊口的年纪他们仍然未婚；其处境在21世纪仍然很艰难。光棍大多是穷人，生活在农村地区，他们所在的世界认为，必须有妻有子才是完全成年的社会成员，在这样的世界里他们遭到了排斥和鄙视。尽管由于国家的控制生育政策，他们通常没有兄弟帮忙，尽管他们懒惰无能的名声在外，这些单身汉却仍然发挥着重要的作用——他们赡养自己的父母。因此，尽管大多数村干部仍有偏见，却也认为单身汉们乐于助人，孝顺父母。到目前为止，这个群体还没有实现社会学家的可怕预言，后者认为这些人是社会的不稳定因素和潜在的暴力威胁。[53]

在农民社会中，男性比女性有更多的机会在农业以外的领域试试自己的运气，比如当矿工、水手、土匪、学者、艺术家，或者官僚。向不生育的多余男性开放的很多职业都是不使用暴力的物质生产行业，而且有些职业具有文化意义上的重要性。在传统中国子孙满堂的上层社会家庭，常见的做法是让多余的儿子参加文官考试，加入执政官僚机构。在许多社会中，多余的儿子加入了修道会，虽然这些修道会里既没有田园诗般的和平，也不像人们想象的那样贞洁和不生育，但他们确实创造、保存和传播了大量的高雅文化。[54]

222

　　因此，多余的男人并不一定是人们有时认为的问题所在。最近学者对关于性别比例和暴力之间关系的大量研究进行了回顾，发现结果不一，没有证据表明性别比例高和对女性的竞争加剧会导致更多的暴力犯罪。这些作者还指出，并非所有的性竞争都是暴力的，有些还可能颇有益处。[55]拥有健身房会员资格或者在技术或学术界等男性主导领域工作的人，都能想到男性非暴力竞争的无数例子。

　　然而，这并不是说多余的男人与暴力在历史上没有关联。所有时代的国家都热衷于将多余的男性能量用于战争和征服，这些行动也可以通过消灭一些男性和俘获奴役新的女性来帮助纠正性别比例。[56]对于没有什么其他手段获得妇女和财产的多余儿子来说，有组织的暴力一直是一个有吸引力的选择。乔治·杜比（Georges Duby）在其著名的文章《贵族社会中的青年》（Youth in Aristocratic Society）中，描绘了12世纪法国贵族家庭中非继承人的年轻儿子们的惊人景象，他们成群结队地在乡间游荡，在阶段性的骑士比武中竞争，造成了困扰地方的掠夺和争斗，最终加入十字军东征寻求财富。[57]14世纪的葡萄牙和被英国吞并之前的印度北部的北方邦（Uttar Pradesh）也出现了类似的情况，即高贵家庭的幼子结伙掠夺乡间或相互争斗，或者被更高的权力机构招安去打对外战争。在另一种暴力模式中，尽管有特别的宵禁，也部署了数以百计的警卫和民兵，但16世纪和17世纪伦敦的年轻学徒们在每年的节假日都照例会发生骚乱；这些骚乱规模庞大、吵吵闹闹，他们全副武装，攻击移民商人，打破窗户，烧毁庄稼，还摧毁了剧院和妓院。[58]

　　土匪行为是农业社会中常见的一种掠夺性乡村暴力，也是多余的未婚男子显而易见的选择。土匪行为无疑是一种复杂的现象，特别是因为国家通常将任何有组织的反对派或藐视其控制的团体称为"土匪"等（与现代的"恐怖分子"有类似之处）。少数土匪（E. J. 霍布斯鲍姆①著名作品中的"绿林好汉"[59]）与当地农民群落有联系，农民们认为他们是弱势群体的捍卫者，就像罗宾汉一样；其他土匪与有钱的地主合作，后者利用他们抢劫、欺凌和敲诈邻里；还有一些土匪占据了易守难攻的地方，不受国家或地方当局的管辖。从某种程度来说，土匪是靠偷盗、抢劫、勒索、绑架索要赎金或将受害者卖为奴隶、公路抢劫和谋杀来维生的群体，他们大多是男性，而且尽管缺乏确凿的人口统计学证据，我们有理由认为他们大多未婚。（土匪中也有女性，还有一些著名的女土匪头目，但她们无论在哪里都是极少数。）霍布斯鲍姆认为，土匪来自"农村无产阶级"，这个词是指以未婚男青年为主的流动劳动力阶层，他们是贫穷或无地家庭的儿子。罗马帝国的许多土匪都是在文明边缘的农村高地活动的牧羊奴、被革职的军人或是军队的逃兵，也就是说，是流动的、无牵无挂的、多少有些绝望的男性群体。[60]

在清朝的中国南方，大多数被判犯有土匪罪行的人都是没有土地的劳动者，他们组成临时的帮派，犯下了一种乃至数种罪行。在这里，大多数土匪的年纪都比霍布斯鲍姆宣扬的刻板印象要大——超过 30 岁，中位年龄约为 32 岁。当时的资料和现代历史学家都将中国封建时期的土匪活动与光棍联系起来。在 19 世纪的中国南方，大多数被定罪的土匪——根据法庭记

---

① 埃里克·约翰·霍布斯鲍姆（Eric John Hobsbawm, 1917~2012），英国历史学家及作家，著有《原始的叛乱》（*Primitive Rebels*）等书。

录，大约有 55%——都是单身汉。[61]

在历史上的多余男性中，最有趣的是蒙泰卢村的异教徒皮埃尔·莫里（Pierre Maury），他在朗格多克的高地牧场和比利牛斯山外的加泰罗尼亚（Catalonia）放羊。皮埃尔不是家里的长子，注定无法作为户主继承父亲的家业。他一生都在随季节变化将牧群迁往遥远的地方，从一个村庄到另一个村庄，住在农民家里，或者与其他牧民一起住在偏远的小屋里，他们一起做饭，制作奶酪，招待朋友。牧羊人有自己的规矩，皮埃尔作为独立的代理人与不同的雇主签订工作合同；他还拥有自己的羊群，有时多达 100 只。他是朋友和兄弟姐妹的坚强后盾，有一次他绑架了自己的妹妹纪尧姆特（Guillaumette），把她从家暴的丈夫那里救了出来。

虽然大多数季节性迁徙的牧羊人都是单身汉，但对皮埃尔来说，婚姻并非绝无可能：在他 20 岁的时候，一个雇主向他提婚，希望他和自己的六岁女儿订婚，但要等她到了青春期才能成婚，这让他很受诱惑。这个提议包括有希望被他没有儿子的岳父收养，并继承家庭的财产。后来，尽管他抗议说自己没有能力养活妻子，却还是受骗与一个朋友的情妇蕾蒙德·皮基耶（Raymonde Piquier）结婚了，不过为期甚短。在这个朋友的坚持下，他们几天之内就解除了婚姻，其目的无疑是让蕾蒙德已经怀上的孩子是合法婚姻所出，这个孩子不久后就降生了。在此期间，我们听到了有关调情、勾搭和情妇的暗示，与其他牧羊人的亲密友谊，以及与包括几个女地主在内的一长串雇主的联系。

牧羊人是一个卑微的职业，往往是穷人和无产者最后的谋生手段，皮埃尔的生活很艰苦，饱受天气和意外的影响，但并不特别孤独或悲惨，他是自由之身。凭借流动性的优势，他逃脱宗教裁判所管辖的时间比大多数家人和朋友都长。但宗教裁判所的权力无远弗届，1324 年，他最终被捕，锒铛入狱。我们有他在审讯时的证词，但不知道他的命运如何。[62]

第八章 现代世界

　　在许多被俗气地称为"大历史"的作品中，人类漫长的远古时代被匆匆翻过，随着现代的接近，人们对逐渐缩小的时间单位的关注度逐渐提高。过去只是工业革命和随后一切的背景。但在这本书中，现代只是过去的尾声，那个过去深沉得多、黑暗得多、晦涩得多、不祥得多，是冰山隐匿水下的部分，而现代只是冰山一角。我们对这个过去的回顾固然是过于简单化了，却也提出了一些理解当下的广泛方法。我们发现，农业经济产生了许多制度，这些制度可能并不适合一个不再基于家庭农场和继承财产，而是基于雇佣劳动、资本主义、工厂模式生产、机械化以及最近的通信和信息技术的经济，这些技术已将这种经济"全球化"了。特别是最基本的生活必需品——食品——的生产，现在可以由少数专家来完成，在现代化的经济中，很少有人依靠耕种一块土地的继承权来生存。在世界上完全现代化的国家，只有大约4%的人从事农业，不过在世界其他地方，这个数字仍然接近一半。在全球范围内，约有40%的人口仍以务农为生。

　　在因现代化而过时的制度中，最明显的是领土型民族国家，它是在土地作为经济的基础，必须争夺和捍卫的情况下产生的。正如我们所看到的，其他产生于农业时代、不一定与现代社会相关的制度包括战争、经济不平等、父权制和正式婚姻。按照

性别的劳动分工可以追溯到旧石器时代，并在农业时代持续存

在，但差异很大，而且很可能是出于社会原因而不是经济原因。这些东西都不是人类社会的必然特征。我想我们还不知道现代经济的可能性，因为它太新了，而且最主要国家的态度一直是避免把人为设置的结果强加给现代经济。

如果说觅食时期的基本经济和社会单位是营居群，在农业时期是家庭，那么在现代，这个单位就是个人，个人权利的概念是现代化知识框架的一部分。最后这一种发展带来了明显的优势，但也带来了许多挑战。在顾及集体利益的同时，围绕个人来组织社会制度是很困难的，这种紧张关系还没有完全解决。

现代化是我们历史上的一个新现象，但它是由我们作为人类最古老的一些演化特征促成的。随着现代化而兴盛起来的对经验、技术和文化的投入，是我们的演化生命史的延伸。与其他的类人猿相比，我们的繁殖速度很快，随着资源的扩张和死亡率的下降，这一点造成了大规模的人口膨胀。不过，我们对子孙的大量投入，以及在某些情况下重质不重量的生育策略的倾向，使得生育率在人口膨胀之后急剧下降，尽管到目前为止在大多数地区还没有骤降到人口稳定的程度。虽然我们习惯于把现代化看作把能量从生产粮食的工作中解放出来（当然是这样），但对妇女来说，现代化同样是，乃至更是从生育工作中解放出来的过程，因为少子化的家庭也可以繁衍。现代是母亲和祖母的能量盈余堪比男性的第一个时代，在这个时代里，大多数人都可以从相对较大的能量储备中抽出精力来投资于勉强维持生计和繁衍之外的活动。这些变化并不都是好的，而且造成了一些问题——这些问题应该能够用我们现有的能量盈余来解决，但我们在这方面还没有取得足够的进展。

227 　　我想确保自己对现代化的理解不显得过于幼稚，但我相信它的潜力。现代化的一些好处（或潜在的好处）是如此重要，以至于让每个人都能获得并保持它们大概应该是我们的最高优先事项，这些好处包括低死亡率；普及教育；逐渐承认妇女（甚至儿童）是个人而不是家庭的附属成员；摆脱饥饿、苦役和传染病的摧残；闪电般快速的通信手段传遍全世界，提高我们追求和分享知识的效率；大大扩展非生存活动（艺术、科学、娱乐和一般意义上的"文化"）的作用。但是，现代化的代价和危险也非常大，包括剥削工人；环境的迅速退化；现代技术提供的监视、胁迫和腐败的机会增多；以及在从农业经济向工业经济过渡的过程中失去的大量人口。

　　现代化从一开始就与西方对世界其他地区的剥削联系在一起。工业革命首先出现在欧洲，早期的工业化国家通过在世界各地占领殖民地，为其蓬勃发展的人口寻找新的原材料、市场和出路。殖民地独立之后，"全球化"进程由美国主导，其规则有利于富国。[1]自第二次世界大战以来，全球化的大部分历史都与"新自由主义"经济理论密切相关，其基础是，如果听任企业和市场逐利（或者更准确地说，如果在追求利润的过程中得到政府的支持），就会自动惠及每一个人——这些原则被世界银行等机构强加于全世界，并与美国的政治和军事统治策略相联系。在实际应用中，新自由主义意识形态往往使少数人非常富有，鼓励形成巨大的跨国企业集团，并加剧了国家内部和国家之间的贫富不均。（随着印度和中国等人口众多的"新兴"经济体开始迎头赶上，后一种趋势在某种程度上已经开始逆转，

228 但国家内部的不平等现象越来越严重。）全球化往往是一场"逐底竞争"，因为公司会将工厂迁往劳动力最廉价、法规最少

的地方。

与农民经济相比，现代经济有可能消除贫困，保证每个人享有较高的最低生活标准。"极端"贫困（现在世界银行将其定义为每天收入低于1.9美元或同等购买力）在全世界范围内不断减少，这是一个好消息。极端贫困率已经从农业和工业化早期几乎人人都只能温饱的极高水平下降到2012年的13%左右，要知道1981年这一比率还高达44%。[2]（虽然对工业化经济体和农民经济体的贫困状况进行比较是有问题的，但我认为这个观点大致没问题。）不过，13%仍然代表了一个巨大的人数，与工业化和现代人口激增之前的绝对数字差不多，全球的很多劳动力仍在从事着苦役。有些地区的情况比其他地区的好。大约一半的赤贫人口生活在撒哈拉以南非洲，超过2.5亿的赤贫人口生活在印度。这么说吧，如果当初在现代化进程中把消除饥饿和赤贫作为更优先的事项，这些情况现在应该很罕见了。

除了造成极大的不平等、为了商业利益颠覆民主、与美国领导下的新型殖民主义建立联系，以及产生大量废物和污染之外，当前形式的现代化的另一个问题是它对长期的指数级经济增长的依赖。即使是富国，每年1%的经济增长率也几乎都被描述为"贫血"。这些预期显然是不可持续的，原因与人口的指数级增长不可持续一样，尤其是因为经济增长是造成碳排放等环境问题的更直接原因。此外，人口学家至少可以预见人口转型完成后人口可能稳定或下降的方式，但经济学家并没有提出类似的设想。

最后，还有一个问题，即现代化的世界将如何应对可能恢复到遥远的过去那种多变的气候。回到我在本章开头使用的比喻，海平面以下的巨大冰山告诉我们，在我们作为一个物种存

229

在的头 20 万年里，外部灾难在控制我们的人口方面发挥了很大作用。我们利用快速繁殖的能力，在几代人的时间里就能殖民到遥远的地方，才领先了两步而没有灭绝。农业时代的气候要稳定得多，对资源的限制也比以前发挥了更大的作用，同时传染病的死亡率也很高。马尔萨斯所言的"痛苦和邪恶"——贫穷、营养不良和战争——限制了人口的增长，我们的问题是自己造成的。不过从长远来看，我们不可能无限期地摆脱自然灾难的力量。虽然我们可以看到世界以气候变化的形式恢复到以前的状况，虽然可以用马尔萨斯的方式指责我们自己过度消耗资源和过度生产废物也造成了其他许多问题，但地球的历史告诉我们，这始终只是一个时间问题。农业制度和现代制度产生于气候异常稳定的时期，未必能灵活适应。我们这个曾经穿越中亚，把那里当作松饼屋①的停车场一样的物种，如今生活在依赖于大量基础设施的密集定居点。人数也多了很多。

在过去一万年气候温和稳定的情况下，特别是在传染病较少、粮食生产技术较新的现代，人类人丁"兴旺"并不奇怪。但把眼光放得长远一些我们就会知道，这种繁荣只是周期的一部分。在相对短暂的农业时代，每一次繁荣之后通常都会有一个高台期，人口受资源的制约稳定在一个上限，这也是大多数人认为总有一天会发生的事情。然而，旧石器时代的过去警告说，"萧条"是另一种可能性，特别是如果气候突然发生变化或恢复到不稳定的状态。我们应对这种危机的选择虽然因技术的发展而增加了，但在其他方面变得更加有限。例如，我们最重要的史前策略——迁徙——在农业时代不再频繁，当时土地

---

① 松饼屋（Waffle House），美国的一家连锁餐厅。

和其他财产对于生存至关重要，迁徙的机会较少。在全球化经 230
济中，迁徙可能要容易得多，因为货物、金钱和信息很容易在
世界各地流动。但是，人的国际迁徙受到更多的限制：今天世
界各国根据 20 世纪初制定的政策限制或排斥移民，当时全球
人口刚刚开始激增，引发了并非所有人都同意的民族主义和种
族主义的反应。如今，我们尽管有着悠久而重要的游牧传统，
却把因为某种灾难而流离失所的人称作"难民"；各国对具有
这种身份的人施以严格的限制和配额，并争论该如何处置
他们。

　　气候变化将要求许多人搬家。海平面会逐渐或更具破坏性
地突然上升。一项极端但备受关注的研究预测，海平面上升的
速度将在每 5～20 年翻一番，并在 40～145 年内达到 5 米（约
16 英尺）。这将使数亿人流离失所，而考虑到目前和预计未来
大气中的碳成分，预测海平面上升的最大值远高于 5 米。虽然
对于人类如何应对这些变化还存在争议，但很难想象大规模的
移民不会成为答案的一部分。如果我们需要离开的地区和需要
去的地区的人口较少，这种办法还容易一些——这种说法过于
简单化了，却不失为事实。[3]也就是说，无论未来的现代社会如
何，生育策略都将是一个重要的组成部分。

　　我们对气候史的了解和对自身史前史的猜测都提醒我们，
短短一万年的农业时代不一定是未来的良好指南。虽然人口在
整个农业时代的大部分时间里都围绕着食物供应的极限而波动，
但我们可能正在回到一个要面临更加残酷的外部制衡的时代。
防止这些灾难率先夺走大量的生命，防止世界回到高死亡率的
传统人口制度（如果现代政治和经济体系崩溃，就可能会发生
这种情况），应该是极高的优先事项，毕竟允许自然界像史前

的过去很可能发生过的那样摧毁巨大比例的人口，是如今我们不可接受的选择。气候变化将造成有史以来人类生命的巨大浪费——这一预测并非全无道理，哪怕是小概率的这种结果也值得认真考虑。要防止这种情况发生，部分希望就在于我们有不生育的天赋。

人口理论：不再生育与未来

自马尔萨斯以来，人们一直在深思这样的一个观点，即控制生育率可能是一种无痛和人道的替代办法，用以取代更粗暴的人口限制。从那时起，人们就一直在争论这样一个问题，即在全球范围内，或许有可能或有必要提出整个农业时代家庭所面临的同样问题：我们负担得起多少人，以及在什么样的福祉水平上？随着 19 世纪末到 20 世纪初当前人口爆炸的趋势越来越明显，这类思想的广度也越来越大。（马尔萨斯本人更感兴趣的是解释英格兰人口为什么能保持相对稳定，而不是对他还不认为是危险的人口增长发出警报。）

20 世纪关于人口问题的思想范围广泛，引人入胜，而且往往以许多不幸的方式被政治化，我无意低估这种不幸。这个时代最著名的思想潮流之一是 20 世纪初主要在美国发展起来的优生学运动，它主张在那些被认为具有理想特征的人中进行繁殖，而其他人则不生育。具体付诸实施的优生政策让穷人、非白人、非社会主流人士、持不同政见者和少数群体成员成为受害者。在美国，作为惩罚、作为对被认为是性变态的治疗或出于其他原因，已知被强制绝育（即凭借暴力、强烈威胁或施压进行的绝育）的人数达到惊人的 63000 人，其中许多人是监狱和精神病院里无权无势的囚犯和病人，而且这可能是一个被低估的数字，因为没有考虑到许多没有留下记录，或过程被谎报为自愿的案例。惩罚性阉割或输精管结扎术的受害者多为非裔美国人和男同性恋者。在对穷人和那些被认为有精神缺陷的人进行的强制绝育中，女性多于男性，并且对非裔美国人、美国土著和拉丁美洲移民的影响更大。这种做法在 20 世纪中期达到顶峰，在加利福尼亚州最为频繁，那里至少实施过 20000 例强迫绝育手术；在 20 世纪的不同时期，有 32 个州实施了强制绝育法。当然，优生政治和强迫绝育并非只发生在美国。纳粹德国特别咄咄逼人地推行过这种做法，除了死亡营的暴行外，还有约 40 万人被强迫绝育，7 万人通过政府的安乐死计划遭到杀害。[4]

欧洲人和北美白人的人口在 19 世纪蓬勃发展时，他们认为高生育率民族有权获得额外土地，他们征服和殖民那些在他们看来使用不足或人烟稀少的地区的做法因此得到了合理化。到了 20 世纪中叶，许多西方国家——这些国家在第一次世界大战和随后的流感大流行中也遭受了巨大的损失——的生育率已经降到了更替水平以下，欧洲人和北美人更加担心其他"种族"的繁殖速度更快，最终可能会压倒他们，这种观念为美国 1924 年的《移民法》和其他限制性移民政策提供了理由。对"种族自杀"的忧虑导致了希特勒和墨索里尼鼓励生育的宣传、法国和瑞典的家庭援助方案，以及美国和其他地方更严格的禁止节育和堕胎的法律；与此同时，优生主义者针对边缘人口进行强制绝育，（在德国）通过一氧化碳实行"安乐死"。

随着第二次世界大战后殖民地独立国家死亡率的下降和人口的激增，马尔萨斯的思想有了新的内容，"人口过剩"一词被普遍使用；毫不奇怪，过去种族主义的最新版本玷污了 1970

233 年代和 1980 年代源自西方、针对前殖民地世界的计划生育援助项目。[5]

人口理论最重要的成果之一是"绿色革命"——研制了人工肥料、杀虫剂、除草剂和杂交（或最近的基因工程）作物，彻底改变了现代的粮食供应。绿色革命之所以发生，是因为大量的农业科学和公共政策被用于解决马尔萨斯提出的饥饿和粮食供应问题，而且不仅仅是出于人道主义的考虑，也是为了获得新方法所带来的利润，并支持冷战时代及以后的国家安全政策和地缘政治策略。近几十年来，饥饿现象确实有所减少，但今天仍有约 7.95 亿人营养不良，几乎占世界人口的 11%。由于饥饿似乎成了一个可以解决的问题，人口理论的重点从对食物供应的关注转移到生态学所解决的更复杂的可持续性问题上。然而，绿色革命的一些方法因为会对环境造成破坏而可能无法长期使用，有些方法已经被放弃了；世界粮食供应与人口相匹配的竞赛继续飞速进行时，稍有闪失就能让粮食回到它在人口理论中的中心位置。[6]

尽管历史学家理所当然地谴责强制性的人口政策，各国政府和组织也恰如其分地放弃了控制人口的想法，但我们看到，在马尔萨斯和人口理论远未出现之前，就以许多不公平的方式
234 压制和限制了生育。婴儿被杀死、遗弃或卖给别人收养；多余的儿子、姐妹和贫穷的教友被阻止结婚；兄弟、丈夫和婆婆胁迫妇女生育或放弃孩子；单身母亲遭到羞辱和排斥；想避免生育的妇女几乎没有任何手段自行控制。在现代世界，限制生育虽然有时还很普遍，但一直事属例外而非常规。在没有受到生育限制的现代人口中，生育率急剧下降，有时降到低于更替的水平。由于极低的生育率是迄今所有现代化社会的一种模式，

因此大多数人口学家都认为，人口将在未来一段时间内趋于稳定。从理论上讲，人口有可能稳定在或下降到一个足够低的可持续水平，每个人都能享有高水平的福利，或者能适应严重和突然的气候变化，而不会有灾难性的生命损失。

但人口稳定尚未发生，也非近在眼前——联合国的预测显示，2100 年世界人口将达到 110 亿，并在此后继续增长，尽管速度会放慢。由于低死亡率是现代化的主要好处之一，因此只有在极低的生育率下才能实现人口稳定。全世界的毛死亡率约为 8‰；也就是说，即使明年完全没有孩子出生，人口的下降也不到 1%。

死亡率如此之低，不仅是因为本章后面讨论的流行病学转型带来的进步，还因为近几十年来人口的快速增长——全世界的育龄青年比老年人多得多，而后者是在人口少得多的时候出生的；由于现在大多数人都在老年去世，因此死亡率比无增长的静止人口的情况还要低。最终，如果生育率下降到理论上的更替水平以下，就像在一些社会中那样，人口"动量"会向相反的方向作用。日本的总和生育率只有 1.4，是世界上最低的国家之一，在不考虑移民影响的情况下，人口每年以 0.2% 左右的速度下降。如果这个速度长期持续下去，人口需要 350 年时间才能减少一半，但由于年龄结构的变化，人口会加速下降，联合国预测，到 2100 年，人口将下降 35% 左右。[7] 因此，种群的稳定或下降仅通过行为就可以实现，而不会遭受灾难性的痛苦，也不会恢复到觅食和农业时期的高死亡率。

作为数十亿个人决定的自然结果，人类可能会自愿将其数量限制在一个能够适应危机而不致崩溃的水平上，这种想法在历史中可能没有得到过多少支持，但并非不可想象。在一种乌托邦式的替代方案中，人类可能会追求一种平等主义的制度，该制度保证每个人都能享受到现代生活的主要福利，不鼓励过多的个人消费，同时也保留空间和容量，以便大量人口在必要时可以迁徙。他们会设计出灵活的基础设施，可以随着外部条件的变化而轻松地展开、收起和移动——我们可能会成为一个拥有水耕农场、圆顶帐篷、燃料电池、移动电话信号塔和大片荒野的民族。人类可能会回到史前的游牧和公有经济的某种版本，这种想法在今天的知识氛围中可能显得不切实际，如果我的读者中不幸有经济学家，他们可能会嘲笑这里描述的情景。但我们不应忘记，现代技术和现代通信使许多即使在不久前也无法想象的事情成为可能，也应该使新的——或者说旧的，这取决于我们如何看待它——社会组织形式成为可能。

经济学家非常担心人口下降，因为这在理论上会导致市场变小，工资提高，丧失规模经济后效率降低，投资者信心下降，投资于研究的总盈余减少，年龄结构发生变化（使退休人员与工人的比例升高），增加税基的压力。历史上，各国都渴望人口增长以维持庞大的军队，控制其他国家；今天，国内生产总值（GDP）的规模是衡量国际影响力的另一个标准，在人口越多意味着产量越高的情况下，人口越多国家就越强大。从更加哲学的角度看，按照博塞鲁普的理论，缺乏"人口压力"会导致技术创新减少。基于上述诸多原因，企业和政府通常认为人口增长是好的，下降是坏的，尽管按时间推算年增长率会产生惊人的影响。[8]

但事实证明，其中一些问题在现实中并不像理论上那么严重——例如，西欧低生育率小国的科学和技术迄今为止依然强劲。对政治家和军事战略家来说，国家的 GDP 可能很重要，但它与福利没有什么关系。最受关注的问题，也是人们似乎最着迷的问题，是年龄结构的问题，但这个因素也比通常描述的更复杂。大多数现代化国家的政府为超过退休年龄的人提供支持，除非政策发生变化，否则这种支持预计在未来的几十年内还会增加。但在家庭内部，财富的净转移仍然是强烈向下的。也就是说，现代化社会的老年人非但没有成为家庭的负担，反而像历史上一样，帮助支持年轻的家庭成员。（我很惭愧地从个人经验中证实了这一发现，因为我五十多岁了，养育了两个十几岁的孩子，仍然得到了年逾七旬的父母的帮助。）[9]随着年龄结构在低生育率和低死亡率的现代水平上走向稳定，老年人的比例越来越高，有关健康和养老金的公共政策很可能会进行调整，直到社会财富的总体流动（如果把公共和私人流动加在一起，现在大多数富裕国家的财富流动略微向上）像人类历史上大部分时间一样，再次逐代向下流动。

退休大体上是现代世界在生育率下降后的幸运时代的发明，很少有新生孩子需要接受公共教育，而老年人在人口中的比例仍然很低，因为死亡率下降后的人口激增发生的时间还不太久远。大多数经济学家预计，退休年龄将会提高（包括美国在内的许多国家政府都在提高退休人员享受公共福利的年龄），如果雇主改变做法，让延迟退休更具吸引力，所有的工人都会受益。放宽移民政策也可以暂时提高低生育率国家的工人与退休人员的比例，但这一措施的效果还存在争议。年龄结构的问题有直接的解决办法，即使有些办法在政治上不受欢迎。事实上，如果人们在晚年仍然工作，老年最后阶段的保健费用也能得到控制，人口老龄化将给社会带来巨大的好处，因为宝贵的技能和经验得到了保留，而且现代经济中的老年人继续像整个历史上那样养活他们的子孙。

人口减少还有其他好处。劳动力年纪越大，生产率越高。基础设施由于建设成本高，往往大大滞后于需求（在我居住的亚特兰大周围的交通系统就是明显的例子），最好服务于较小的群体，不过从长远来看人均维护成本更高。在历史上，人口减少对穷人和工人阶级有利，[10]未来也可能是这样：劳动力稀缺时，工资上升，失业率下降，雇主更愿意投资培训员工，住房成本下降，不平等现象也会减少。当然，所有这些因素最终都可能导致生育率上升和另一个人口增长周期。同时，较少的人口将使包括碳排放在内的所有当前和预计的生态问题更容易解决。[11]

总之，我的主要观点是：如果没有低生育率，低死亡率是不可持续的。这一点也许显而易见，无须赘述。虽然学者们公正地批评了强行控制人口的历史，但很少会有人不同意，如果没有可归因于现代社会自愿的（甚至是满腔热情的）行为改变的生育率下降，我们的未来将更加严峻。马尔萨斯的繁衍数学虽然过分简单化，但在这一点上是不可动摇的——无论在最富裕的国家如何控制消费，通过科学增加粮食供应，或者更公平地重新分配资源，这些都是必要的好政策，但每年以略高于1%的速度增长的人口还是会通过每隔几代人翻一番的方式，使所有的成果黯然失色，达到某种硬性的极限，随着人数增多，变化的影响会迅速加大。在全世界范围内，目前的人口增长速度是每年超过1%，这还是在实施了广泛的生育控制，以及无论对我们还是对任何物种来说都低得惊人的全球总和生育率（2.33）的情况下。更新一下人口学家经常进行的一个著名的计算，按照这个增长速度，人类将在1100年内以每平方英尺一人的密度覆盖整个地球的陆地面积，而人口将在不到 70 年的时间里再次翻倍。这个结果多半不会发生，也就是说，不久的将来会发生一些事情，使人类的死亡率急剧上升，或者行为发生变化，令生育率下降，人口停止增长。因为只要地球是一个封闭的系统（也就是说，除非发现了一种简单的殖民其他星球的方法），任何显著的人口增长速度都只能维持很短的时间。即使环境没有发生灾难性的变化，从而减少可以支撑的人口数量，情况也是如此；我们可以预见这种类型的灾难——气候突变——发生的可能性很大，这就会加剧人口问题。

如果说现代社会有未来，那是因为我们有不生育的能力。大众媒体普遍表达的更年期已经过时的愚蠢想法是没有道理的。更年期既是生命向育龄后阶段的过渡，也是控制合作繁殖人口中生育者与帮助者比例的方法，它比以往任何时候都更有意义——我们努力工作，使更年期自然赋予的不生育的好处能够对更广泛的人群，包括年轻女性和男性有效。我们的生育策略一直包括对孩子的高投入和成人与儿童的高比例，否则就很难解释工业化社会的生育率降低。现在和过去一样，我们的不生育的能力对于人类生存至关重要。现代是更年期的时代——如果我们还没有更年期，就将不得不费尽心思去发明它。

人口转型

与本书主题最相关的现代性方面是两个密切相关的现象，有时被称为人口转型和流行病学转型。虽然有些学者将这两个事件的起源追溯到了 16 世纪，但对世界大多数地区来说，这两个事件都发生在 20 世纪，而且在一些人口中仍在继续。这两个转型是指死亡率、生育率、人口和流行病学的深刻变化。

239

"人口转型"一词是社会学家金斯利·戴维斯（Kingsley Davis）在 1945 年创造的。在一篇著名的文章中，他描述了世界人口如何在 1700 年之前的几个世纪里以时人几乎没有察觉的方式缓慢增长，然后在工业革命期间和之后（他认为）死亡率下降时开始上升。这种情况首先出现在欧洲，然后随着现代化的蔓延而在世界各地发生。但随着死亡率的下降，生育率也在下降——只是下降的速度没有死亡率快，所以这两种变化之间的延迟造成了他在一个著名的比喻中所说的"带有一个很长的欧洲引信的人口爆炸"。他认为，人口转型的终点是在生育率和死亡率大大降低的情况下实现了更有效、更少浪费的平衡——因为人类的寿命更长，孩子更少，所以生育所消耗的能量也更少——而且是在一个比以前更高更密的人口水平上。戴维斯的理论很乐观：人们（特别是妇女）再也没有生养不能活到成年的孩子的负担了。

在写作时，戴维斯估计世界人口刚刚超过 20 亿，年增长率约为 0.75%。他预计到 2000 年世界人口将增至 40 亿（这个猜测的数字太低了），并断定增加到 100 亿的水平是危言耸听、不切实际的。他认为，欧洲的出生率正在下降，全世界的出生率也没有上升。

戴维斯认为，人口转型的根源在欧洲，他估计欧洲人口已从 1650 年的 1 亿人增加到 1933 年的 7.2 亿。欧洲人殖民统治了世界，在他看来取代了"稀少的土著人口"，用工业化、现代化的子孙填满了整个大陆。但在一些地区——尤其是亚洲——欧洲人主导了庞大而复杂的文明，却没有取代它们。因为（如他所言）这些被殖民人口受益于西方的一些"死亡控制"的技术，却没有获得工业化的其他变化，他们的人口开始

增长，却没有出现相应的生育率下降，而一旦他们西方化，就　240
必然会出现这种情况。欧洲人口没有必要担心会被亚洲移民淹
没，因为亚洲文明要想维持庞大的人口，就必须实现现代化，
不可避免地变得和欧洲人一样，生育率同样低下。

　　戴维斯关于殖民化和他所谓的"亚洲大军"的思想如今看
来充满种族主义色彩（尽管当时他反对的是人口研究中更有害
的种族主义形式），而其认为的亚洲人口增长的原因是否正确
也值得怀疑。在 1945 年，他不可能预见到"死亡控制"的最
大成果会在殖民地独立浪潮之后出现，而这正是第二次世界大
战的主要成果之一。另外，大多数现代历史学家认为，即使在
欧洲，死亡率也是到 19 世纪后期才开始显著下降的，在那以
前，人口的增加另有其原因。但其理论的总纲以及他的"人口
转型"一词已被广泛接受。现代人口的死亡率和生育率都大幅
低于传统人口。由于死亡率比生育率下降得早，这两个比率的
差异造成了近几十年来人口的失控增长。

　　这里必须再次强调，每年 1% 这个看似微小的增长率会使人
口在人的一生中翻一番，而且随着人数增多，这种增长的影响
会不断升级。这正是现代发生的事情，世界人口的年增长率在
1960 年代达到顶峰，略高于 2%。这个有几百年历史的过程看
起来就像是世界人口增长在 20 世纪中期发生"爆炸"，戴维斯
正确地指出了那条长长的引信。

人口增长

　　人口爆炸的影响很大，但它是由持续了几十年或数百年的
出生和死亡之间一两个百分点的不平衡所造成的，这种不平衡
相当微妙。因此难以精准地确定缘由。人口转型中的一些因素　241

是每个地区所特有的，很难一概而论。在欧洲，由于生育率较高，人口在死亡率下降之前就开始增加了。到马尔萨斯写《人口原理》的时候，英格兰的结婚率在升高，结婚年龄降低，生育率上升，人口增加，但死亡率直到 19 世纪末才开始明显下降。这时生育率也开始下降，但没有跟上死亡率下降的速度，人口的增长甚至更胜从前。

英格兰的人口为什么会开始增长？一定是有什么东西发生了变化，增加了现成食物和能源的数量。历史学家已经确定了几种可能性。来自美洲的新植物增加了包括欧洲（特别是爱尔兰，因引进马铃薯而发生了变化）在内的旧世界部分地区的粮食供应。自然资源是从英格兰始获于 16 世纪末的海外殖民地进口的。工业化的开始创造了更多的非农业、城市的工作机会，人们得以更早地结婚。新的农业方法提高了产量，产生了规模经济，即使其中的一些方法取代了小农户，把他们分流到城市劳动力中。最后，在 1700 年前后的"小冰期"结束后，气候更加温暖。[12]

在中国，18 世纪的人口也急剧增加，从 1700 年的 1.6 亿增加到 1800 年的 3.5 亿。与英格兰的情况一样，额外的粮食和能源来自各种相互联系的源头。清王朝时期，中国的疆域不断扩大，开辟了新的市场，也带来了新的迁徙机会。清朝还降低了税收和对徭役的要求。随着人们采用早熟的水稻品种和种植新世界作物（包括花生、红薯和玉米），更集约的农业做法得以传播；他们还用了更多肥料，灌溉更多，一年中下地的天数也增加了。这些经济变革非常有效，以至于在 18 世纪，尽管人口增长惊人，但中国的生活水平还是提高了。[13]最后，这一时期的人痘接种，即通过让人们吸入新近天花病患的痂皮粉末来故意

感染的做法，开始盛行。在清朝，接种从 18 世纪末开始就是强 242
制性的，他们的记录显示儿童死亡率急剧下降。[14]

美洲在接触到欧洲人之后的几个世纪里，土著人的人口出现了灾难性的下降，随后欧洲人的人口却蓬勃增长，而欧洲人的剥削、取代和迫害进一步压制了因疾病大批死亡的土著人。[15]在北美洲，众所周知，1800 年之前的土著人口规模很难估计，但这一数字从与欧洲人接触前的 15 世纪约 700 万人的最高点下降到了 1800 年的 60 万人，并在 1890 年进一步下降到约 22.8万人的最低点，在 20 世纪才有所回升。[16]

然而，对欧洲殖民者来说，新大陆是他们迅速扩张的边疆地区。英国北美殖民地的人口从 1700 年的 24 万人左右增长到1800 年的逾 300 万。这种快速增长（18 世纪的增长率约为14%）有一部分是移民造成的，但主要反映了自然增长的高速。当时，本杰明·富兰克林（Benjamin Franklin）推测，由于新大陆土地充裕，殖民者比英格兰的同龄人结婚早，生的孩子更多；现代人口学家认为他所言不虚。北美的死亡率也比英格兰低，至少在北方殖民地是这样，一些地区的出生时平均预期寿命达到 50 多岁。18 世纪，北美英国殖民地的自然增长率约为每年2.5%——北部和中部殖民地的自然增长率最高，在死亡率较高的南部自然增长率最低。富兰克林关于殖民地人口每 25 年翻一番的估计八九不离十，并影响了马尔萨斯以及经济理论家亚当·斯密和其他作家。[17]

在新英格兰殖民地，非裔美国人的人口很少，而且大都是自由人，但在南方殖民地，非裔美国人约占人口的三分之一，几乎全是奴隶。在 18 世纪和 19 世纪，逾 1200 万非洲人被迫迁往美洲，这是有史以来最重要的人口事件之一，对世界人口产 243

生了净负面影响，因为许多人在前往美洲的途中死亡，被奴役的人群死亡率很高。大多数被奴役的非洲人口不能自我繁衍，必须用新的俘虏来补充。[18]英国殖民地的情况是这一趋势的主要例外，在 18 世纪，约有 27 万非洲人来到这里。即使毛死亡率高于白人人口（但远低于加勒比和巴西被奴役人口的死亡率，大多数非洲人被送去了那里），但在那个世纪，大多数被奴役的人都出生在殖民地，而不是在非洲。对 18 世纪弗吉尼亚和马里兰被奴役人口的研究表明，1730 年以后的自然增长率很高（超过 2.5%），总和生育率约为八个孩子。尽管他们的处境极度不利，并且奴隶制以多种方式破坏了家庭，但在新诞生的美国，非裔美国人在 1790 年仍有逾 75 万人。[19]

这幅 18 世纪人口的散点图旨在让人们大致了解导致人口开始上升的各种因素。这些因素在世界各地不尽相同，这一时期也并非所有人口都在增长，有些人口急剧下降了。但总的来说，由于殖民征服、来自美洲的新食物、工业化的早期阶段，以及可能是控制传染病的第一个有效措施，世界人口从 1700 年的约 6.8 亿增加到 1800 年的 9.54 亿，年增长率约为 0.34%。[20]随后人口开始加速增长。到 1900 年，世界人口已超过 16 亿，到 2000 年超过了 60 亿。

随着工业化的发展，对粮食和能源的古老经济限制被放宽了，化石燃料取代了木材和其他有机材料，机器取代了人力和畜力，农业科学的进步提高了农场的生产率。如今，现代经济所供养的人口比小农农业能供养的要多得多（为了理解这种变化的深刻性，我们还必须考虑到，一个生活在现代的人每天消耗的能量是小农的 20 倍左右）。在现代，即使没有死亡率的急剧变化，人口也会因为有了额外的食物和能量而蓬勃发展，我们在 18 世纪的某些人口中看到的正是这种效应。然而，死亡率在现代也急剧下降。这是上个世纪的伟大成就，或许也是整个人类历史上的伟大成就。[21]

"死亡控制"

死亡率下降最早发生在英格兰和西欧大陆，并在 20 世纪中叶迅速扩大，在第二次世界大战后的数十年间席卷了世界大部分地区。中国 1950~1970 年这一代人出生时的平均预期寿命从 40 岁左右上升到 60 岁左右，增加了 20 岁（2000 年达到 75 岁左右）。同时，由于生育率居高不下，中国人口激增，从 1954 年的 6 亿增加到 1974 年的 9 亿（在 1959~1961 年的大跃进期间急剧下降，之后又有所回升）。[22] 如今，全世界出生时的平均预期寿命从 1950 年的 47 岁上升到 70 岁至 71 岁。欧洲、北美的富裕国家，以及澳大利亚、新西兰和日本等国的平均寿命较长，约为 78 岁（日本的平均寿命超过了 83 岁，是所有国家中最长的）；在贫穷国家，平均寿命约为 69 岁，比 1950 年的 42 岁有所提高。[23]

死亡率最后下降的是撒哈拉以南非洲，1950 年，该地区出生时的平均预期寿命为 36 岁，目前为 57 岁；除阿富汗外，出生时平均预期寿命低于 60 岁的所有国家都在该地区。造成这种情况的原因很复杂，但其中一个因素是撒哈拉以南非洲是最后才实现非殖民化的（大多数国家是在 1960 年代），这也推迟了向现代化过渡的其他方面。另一个因素是疟疾持续存在，特别是流行于该地区的最致命的恶性疟原虫（*P. falciparum*），大多数人对较温和的间日疟原虫有了遗传抗性。20 世纪中期，通过昂贵的公共工程和公共卫生措施，最终通过廉价得多的杀虫剂滴滴涕（DDT），包括美国东南部在内的现代化世界大部分地区都消灭了疟疾。但是，滴滴涕对生态系统的破坏性很大，在非洲广泛使用之前就已经停用了。人们再也没有找到同样有效的替代品，根除疟疾的希望已经破灭。

影响该地区死亡率下降的第三个因素是艾滋病的流行，它对包括南非在内的几个国家造成了重大影响，南非的预期寿命曾上升到 63 岁左右，然后在 21 世纪初急剧下降到 50 岁出头（现在又开始上升）。既不幸又矛盾的是，我们现在知道，人类免疫缺陷病毒（HIV）最初是在刚果地区由于殖民者努力预防或治疗昏睡病、疟疾、梅毒和其他疾病而形成的，因为医疗队通过未经消毒的针头传播了病毒——这提醒我们，在现代对实现低死亡率至关重要的公共卫生措施，如果执行不慎，也有可能造成很多伤害。[24]

现代死亡率下降的原因颇有争议，也没有得到充分的理解，而且在不同的时间和地点有不同的原因，但可以说，在欧洲零星发生，且导致了耗时较长的死亡率变化合力促成了世界其他地区较快的转变。思考死亡率转变的一种方式是将其看作死因的变化，特别是致命疾病的变化。现代社会之前，大多数人死于传染病，其中许多疾病不成比例地影响到了婴幼儿。现代社会的大多数人则死于慢性、非传染性疾病，如癌症和心血管疾病，这些疾病在生命后期夺走人们的生命。在这种思路下，控制传染病是死亡率下降的主要原因。

但这种控制力是怎么来的呢？这其实不容易解释。人们一致认为是几个因素的结合——公共卫生措施、医学进步、现代化经济体中更好的营养、教育和识字率的普及（特别是在妇女中）、较高的国内生产总值、较高的生活水平，以及能够组织和实施公共卫生计划和研究的较稳定的现代国家。[25]

　　阿卜杜勒·奥姆兰在 1971 年的一篇文章中创造了"流行病 246
学转型"一词，他将这一转型的第一阶段描述为疾病大流行的
暴发频率和致命性双双降低的阶段。自 1348 年灾难性地首次降
临以来，曾多次重返欧洲的鼠疫在 17 世纪末几乎从该地区消失
了——我们不知道确切的原因。目前还不清楚鼠疫的消失对欧
洲死亡率的影响有多大，但鉴于本章所强调的原因，即使是很
小的变化也意义重大。一些学者认为，在这一趋势的早期阶段，
检疫和因鼠疫而学会的其他做法降低了死亡率。

　　医学也发挥了作用，尽管学者们对具体如何描述它有争议，
特别是在欧洲死亡率下降的早期阶段。1798 年，爱德华·詹纳
（Edward Jenner）公布了他的疫苗接种的发现；此后，人们可以
通过故意感染牛痘病毒（*Vaccinia virus*，来自 *vacca*，拉丁语
"牛"的意思）来获得对天花的免疫力，而不必自己染上此病，
也不会传染给别人。这比人痘接种有很大的进步，基于以上原
因，人痘接种是一种有争议的做法。虽然马尔萨斯曾推测，控
制某种疾病不会对总体死亡率产生任何影响，人总会死于其他
疾病，但事实并非如此；相反，随着疫苗接种的推广，死亡率
有所下降。

　　19 世纪末，欧洲的死亡率开始更急剧地下降。在约翰·斯
诺①确定著名的宽街水泵（Broad Street Pump）是 1854 年伦敦
暴发霍乱的源头之后——霍乱是通过被粪便污染的水传播
的——这一发现令公共卫生和个人卫生方面开始改善。1850 年

---

　　①　约翰·斯诺（John Snow，1813~1858），英国内科医生、麻醉学和流行病
　　　　学的开拓者。第三次霍乱大流行期间，因 1854 年宽街霍乱暴发事件研究
　　　　中做出重大贡献，被誉为"现代流行病学之父"。

代末，路易·巴斯德①和罗伯特·科赫②开始了一系列实验，证明了传染病是由微生物引起的，而且这些病菌可以被识别、区分、培养、改造和杀灭。这些发现令免疫和消毒工作激增，当时很多人认为，所有的传染病都会被这些方法消灭。事实证明这种希望过于乐观了，不过，即使是像结核病等无法免疫或治愈的疾病，也会受到旨在减少其传播的公共卫生措施的影响，这些措施包括隔离病人、消毒病室、检查牛群等。到第二次世界大战后，欧洲之外世界其他地区的死亡率也开始下降的时候，其他重要的突破也发生了——最重要的是抗生素的发现。

247

了解疾病是如何发生的固然重要，但这还不足以导致死亡率的下降——必须传播各种理念，必须为研究提供资金，必须实施公共卫生计划并支付费用，必须让人们意识到应该做什么，并说服他们去做，所有这些事项在强大且稳定的政府面前都要容易得多。同时，即使在经济没有完全实现现代化或国内生产总值不高的穷国，显然也可以实现低死亡率。哥斯达黎加、中国、古巴和印度的喀拉拉邦等国家和地区在死亡率方面"超常发挥"，其平均预期寿命与富裕国家的一样长（甚至更长），这些事情是现代最好的新闻之一。虽然解释或复制这些成功并不那么容易，但从这些成功中得到的某些教训现在已被广泛接受：在相当低的水平之上，国内生产总值的增加并不一定会导致死

---

① 路易·巴斯德（Louis Pasteur, 1822~1895），法国微生物学家、化学家，微生物学的奠基人之一。他以借生源说否定自然发生说（自生说）、倡导疾病细菌学说（胚种学说），以及发明预防接种方法以及巴氏杀菌法而闻名。

② 罗伯特·科赫（Robert Koch, 1843~1910），德国医生及微生物学家，细菌学始祖之一，与路易·巴斯德、费迪南德·科恩共享盛名。1905年，他因结核病的研究而获得诺贝尔生理学或医学奖。

亡率的下降；向每个人提供基本的医疗服务比斥巨资建设医院更重要（中国的"赤脚医生"是这种方法的一个著名例子）；清洁的自来水比昂贵的下水道系统更重要，没有下水道也可以实现低死亡率；收入不平等会阻碍死亡率下降。教育和识字，特别是妇女的教育和识字与死亡率下降有关，虽然这种相关性的原因存在争议，但妇女在照顾孩子和为家庭做出保健决定方面的主导作用可能是其中的一部分。如果妇女能够阅读和理解健康文献，如果教育使她们更容易接受现代观念，并且如果她们受过教育所以其决定得到更多的尊重，所有这些因素就都会降低婴幼儿的死亡率，而且所有这些因素都已被提出来作为妇女教育与低死亡率之间关系的解释。

婴儿是最后一个受益于死亡率下降的年龄组。大约在 1900 年以前，大多数人悲观地认为，人类的婴儿天生注定要大量死亡，在这之前，儿童和青壮年的死亡率大多在下降。但在那个时间前后，英格兰乃至欧洲的婴儿死亡率开始急剧下降。巴氏消毒奶和无菌分娩条件——细菌理论新革命的两个产物——是早期的原因；1890 年首次推出的白喉疫苗瞄准了婴儿的主要杀手之一，但早期的版本并不是特别有效。也正是在这个时候，人们和政府改变了对婴儿脆弱性的看法，部分原因是对出生率下降的担忧。各国政府和组织试图通过教育母亲来提高婴儿的存活率，赋予母亲更大的新责任，使她们遵循最新的婴儿卫生和营养建议。事实证明，这些因素结合起来效果惊人，工业化国家的婴儿死亡率大幅下降。当前富裕国家的婴儿死亡率非常低，不到 1%；全世界的婴儿死亡率为 4% 或 5%。虽然在现代成人和老年死亡率也有所降低，但婴幼儿死亡率的这种变化更为影响深远。

人们抵制某些公共卫生措施，特别是那些最为侵入性的措施，如天花疫苗接种、水加氯，或要求将肺结核病人的情况通知公共卫生部门，以及出于其他原因对妇女进行的教育。事实上，当国家将这些类型的干预措施强加给其全体（*en masse*）公民时，无论最终的结果有多好，这种抵制都是意料之中的。此外，事实证明，政府的政策并不总是正确的。关于个人自由和共同利益的类似冲突和争论不断出现，比如 20 世纪末艾滋病流行、2006 年非典暴发和 2014 年埃博拉暴发期间。现代社会可以在建立信任和发展公共卫生干预的伦理方面做得更好，或者至少认真对待这些问题，当然这些问题现在开始受到了更多的关注。[26]

生育率下降

249   人口转型的最后一个也是最神秘的阶段是生育率的骤降，它使世界的总和生育率降到了今天的 2.33，而且根据很多人口学家的说法，可能会降到更替水平以下。[27]本书第二部分所讨论的大部分材料都表明，随着资源变得更加丰富，人们应该有更多的孩子，但事实并非如此。即使生活水平在提高，现代化世界的生育率也在下降。生育率的转变是一个我们并不完全了解的新现象，其未来的轨迹可能很难预测——例如，撒哈拉以南非洲的转变比其他地区进行得更慢，也许是因为该地区的现代化进程也比较缓慢。但低生育率是现代化国家的主要趋势。有人提出了几种理论来解释生育率的转变，虽然没有一种理论可以单独解释——或许这些理论加在一起也不能解释——但教育和死亡率这两个因素显得比其他因素更重要。

首先，现代社会的受教育率很高，因为儿童必须学习对非农业工作很重要的阅读和写作等技能。女童和男童的受教育率都较高，但女童和妇女的教育、政治参与和工资落后于男性。出于这些原因，在现代化社会中养育孩子的成本比农业社会相对更高。父母投资于孩子的教育、健康和发展——这些创造了"人力资本"——是为了孩子未来在收入和福利方面的回报，如果他们的孩子较少，就可以在每个孩子身上投入更多。当低死亡率使投资更有保障时，回报就会更大，而且由于教育往往会降低死亡率，导致生育率下降的两个主导因素就相互促进，形成了良性循环。

一些研究人员认为，妇女受教育尤其会对生育率产生额外的影响。受过教育的妇女有更多的机会从事赚取工资的工作；如果妇女必须留在家里照顾孩子，就会增加生孩子的成本。此外，由于妇女承受了大部分的生育负担，她们通常比男子更希望家庭规模较小（研究表明，这通常是事实，但并不总是如此），受过教育的妇女可能有更多的机会获得现代避孕用具，并对自己的生育有更大的决定权。受过教育的妇女可能在经济上更加独立，因此通过生很多孩子来取悦丈夫的动机较小，也没那么希望生养成年后会保护和赡养她们的儿子。

除教育外，死亡率是影响生育率的最重要因素，因为生育率的下降通常会紧随死亡率的下降发生。在 20 世纪下半叶，死亡率下降和生育率下降之间的时间差通常为十年左右。人们不仅对儿童死亡率有反应，而且对各年龄段的死亡率和出生时的平均预期寿命都有反应。也就是说，一旦看到自己的孩子有极好的长寿机会，父母通常宁愿只养几个——在许多社会平均不到两个。[28]在美国，我的祖父母那一代人所特有的六个、八个或者更多存活子女的大家庭时代是短暂的。即便如此，死亡率下降和生育率下降之间的这种滞后也足以造成现代人口爆炸了。

　　研究人员认为与生育率下降有关的其他因素有：城市化（在城市生活的人越多，生育率就越低）；政治自由（在富人和穷人中会产生相反的影响）；政府计划，无论是自愿还是高压的；以及将小家庭视作正常的文化。现代避孕手段和人工流产让限制家庭规模更加容易，而且对妇女来说，比大多数传统的避孕方法更容易控制。大多数学者认为，唾手可得的现代避孕方法有助于生育率的下降，但并不是其原因——人们出于其他的原因决定限制家庭规模，而技术使这一目标更容易实现。最后，与死亡率下降的情况一样，最近的研究得出结论：人均国内生产总值——衡量社会财富的一种尺度——不是对生育率产生重要影响的独立指标。这意味着教育良好、死亡率低的较贫穷国家的生育率与条件相似的较富裕国家的生育率大致相同。同样，令人振奋的经验是，我们不一定要富裕才能拥有低生育率和低死亡率等美好事物。

　　还必须指出，自现代化开始以来，生育率并不是直线下降的——西方世界在 1950 年代发生过一次重大逆转。第二次世界大战后，平均结婚年龄下降（美国女性约为 20 岁），结婚人数的比例上升，毛出生率在如今被称为"婴儿潮"的时代陡然上升，生育率随后在 1960 年代末又开始下降。这一事件可以在事后解释，却没有谁有先见之明；即使是现在，我们也不了解生育率下降的所有因素，未来可能还有更多的惊喜在等着我们。因此，虽然人口学家通常说死亡率下降和生育率下降都是不可逆的，虽然这两种趋势都有弹性，但其实并不是说它们永远不会逆转。俄罗斯、东欧和苏联解体后的原苏联共和国的死亡率飙升，男性死亡率尤甚；在 20 世纪末撒哈拉以南非洲的部分地

251

区，由于 HIV 本身或与政治动荡相结合，死亡率也在上升。在越南、柬埔寨、孟加拉国、波斯尼亚、乌干达、卢旺达、伊朗、伊拉克和叙利亚等许多国家和地区，由于战争、政治不稳定或种族灭绝，所有这些地方的出生时平均预期寿命在随着现代化进程开始攀升后，在 20 世纪后期或 21 世纪初均大幅下降。[29]

低生育率是现代世界的关键特征之一，是未来希望的基础之一，也是现代社会中妇女地位发生变化（且仍在变化）的最重要因素。在历史的大部分时间里，我们这个物种和所有物种一样，被生存和繁衍的限制紧紧地束缚住了——我们几乎把所有的精力都花在了获取足够的食物来维持生存，并试图生育足够的孩子以保证家庭的未来。现代将我们中的很多人从这些束缚中解放出来。较低的生育成本为年轻女性创造了可以用于其他活动的能量盈余，这种盈余曾经主要由男性获得。过了更年期的妇女在过去用她们的能量盈余帮助家庭生存，现在则可以投入其他方面。这就是现代社会在经济和文化上具有爆炸性生产率的原因之一——低生育率释放了妇女的能量，而较低的成人死亡率则保存了受过教育、经验丰富的男女两性的技能。现代的生命周期比之前的高死亡率、高生育率的浪费状况要有效得多。我们在生育方面的低能量支出所释放的难以控制的物质生产率改变了世界，并有可能将其征服。

有关生育率下降的公认解释都不符合演化的适应度——生两个孩子的人，其后代几乎肯定少于孩子更多的人。虽然在现代社会中养育孩子的成本比传统社会的高，但现代经济的生产效率高得多，以至于当今富裕国家的大多数人都能以远高于农民的健康和舒适水平养活许多孩子。演化论虽然可以成为一种精确性很高的工具，但它根本不必万无一失，而且常常相当迟

252

钝。演化可能是性爱充满乐趣、婴儿非常可爱的原因，在历史上的大部分时间里，只要额外的孩子不需要使人付出太大代价，这些动机就足以保证高生育率，但在现代的条件下不足以驱动人们拥有大家庭。

然而，我们在子女身上的高投入这一演化策略（包括更年期在内的策略），可能是生育率下降的部分原因。人类愿意倾注几乎无限的资源来养育一两个孩子，而这些孩子很有可能以活到老来偿还投资。我们的祖先也有悠久的合作繁衍的历史，因此，投资于非亲生子女、女儿和其他亲戚的孩子，甚至是与自己毫无关系的孩子，都会让人觉得非常有意义。虽然从演化适应度的角度来看，少生孩子并不是最好的策略，人类却因最大限度地提高后代的幸福感而获得了极大的满足。大多数对生育率下降的解释都依赖于这样的背景假设：人类对子女是无私的，会为了给后代争取最好的结果而做出牺牲。

253 可以毫不夸张地说，如果没有灵活的生育策略，包括对儿童的高投入、成人与儿童的高比例，以及大量的非生育人口，现代生活就不可能发生。除此之外，我们的未来很可能取决于利用我们古老而不同寻常的能力，与没有血缘关系的人合作和分享。我们不应想当然地认为，在农业时代及其后驱动人们的动机和行为，只要都是可以理解的，就一定适用于现代世界。现代经济和政治思想所依据的许多关于人类心理和行为的假设显然是错误的，不应该让它们支配一个贪婪、剥削和导致灾难的螺旋式上升消费的短暂未来。[30]一个有祖母的物种可以做得更好。

第三部分

文　化

第九章 女人的地狱：更年期与现代医学

当我援引自己在美国的经验以及文字上的证据（当地
的语言中缺乏同义词），提出肩凝是一种独特的地方病的
想法时，一些朋友照旧反对。他们反驳说，各地的人都必
定会得肩凝。这种病在此地的缺失肯定只是表面现象。

仿佛另作他想就是异想天开。

也许其他地方的人只是没有意识到他们患有肩凝……
毕竟有人指出，一个人可能患有动脉硬化甚至癌症，却在
很长一段时间内都没有意识到，仍然感觉"正常"。不过，
当被问及在没有任何不适感的情况下，是否还会提到肩凝
时，我的朋友动摇了。感觉到的疼痛绝对不会全是肩凝在
作怪，但它似乎必不可少。

那么就有了这样的一种可能性：也许其他文化了解肩
凝，只不过它改头换面了。也许他们应对自身病痛的方式
不同。也许，他们没有将肩凝作为一个独立的实体，而是
将其症状包含在另一种更全面的疾病中。或者，他们把肩
凝分解成几种不同的疾病。也许如此。[1]

栗山茂久（Hisa Kuriyama）与他的朋友就日本最普遍的身
体不适的性质进行辩论的经历很像我曾就更年期症状进行的一
些对话，肩部之间的深层疼痛被称为肩凝（*katakori*）。他的对
话者当然认为，对他们的生活经验来说如此真实和基本的东西

258　一定是普遍的；它一定有某种简单的器质性病因，就像动脉硬化一样；而不可能有一部分起源于大脑的高级功能，起源于我们如何思考，或起源于文化的影响。当我提到有症状、有名称的更年期的概念在西方医学以外的大多数医学传统中都没有时，[2]许多人用类似的论点来回应——人们一定经历过症状，只不过他们的病情和治疗方法让我们无从探寻罢了。或者他们误读了自己的症状。或者他们没有注意到。其中有些论点可能是正确的，我将在本章中解释。但是，正是对症状的体验和理解，让更年期成为今天的现代欧洲和北美文化中的一部分——正如肩凝是由作为其基本要素的疼痛来定义的，而这个概念对于没有感觉到疼痛的人毫无意义那样，更年期也是由其症状来定义的。我以栗山的这段话作为开场白，希望我的读者如果发现这一章的内容挑战了一些对他们来说似乎毋庸置疑的观念，也能够保持开放的心态。

　　在开始本章接下来的复杂讨论之前，让我先试着总结本书的主旨，以减少混淆。更年期是一个发展过渡期，在漫长的史前，以及在较短较近的农业时代和现代，它对我们这个物种的成功一直很重要。妇女如何经历这一过渡期，在很大程度上取决于她们的信仰和期待，当然并非完全取决于此。自1700年前后以来，西欧医学的一个强大传统将更年期视为一种危险的病理状况，有许多症状，其中一些相当可怕。当研究激素的全新科学——内分泌学——将更年期理解为雌激素的病理性缺乏时，这种对更年期的根本性错误观点获得了一个额外的维度，而这种西方的更年期观念影响了世界各地对它的看法。本章探讨了文化对更年期体验的影响，文化即我们畅游其中的价值观、信仰、制度和实践的海洋，在大多数情况下，我们意识不到自己身在其中。

当我认识的人使用"更年期"这个词时，例如在说某人"正在经历更年期"时，他们指的不仅仅是月经和生育期的结束。他们指的是更多的东西，即被认为与这一过渡期有关的一系列身体和心理症状。现代医学使用"更年期综合征"这一术语，其中的"综合征"是指一些似乎同时出现的症状，但它们之间的关系并没有得到真正的了解。"综合征"意味着一种潜在的、未知的或不甚了解的疾病或失调。就更年期而言，大多数研究人员不是很确定更年期的激素波动导致了这些症状，即使我们不知道这到底是怎么回事。尽管近几十年来有一种压倒性的趋势，把更年期看作和说成一种永久性和病理性的缺乏症，但大多数医生还是忌讳称其为一种需要治疗的疾病。这意味着妇女在更年期所经历的症状——而多半不是潜在疾病——才是问题所在，而这又是"综合征"标签的部分原因。对更年期综合征的研究于是就成了对症状这一深奥而神秘的主题的研究。

更年期什么时候变成了一种有症状、有名称的医学疾病？我写这本书的原因之一就是要回答这个问题。我从自己的研究中了解到，古希腊和拉丁文的医学资料几乎没有提过更年期，也没有一个词来形容它。古代医学传统中有大量的妇科知识，谁也不能指责古希腊人对妇科医学不感兴趣。青春期、月经和分娩都被认为是困难且危险，或需要精心护理的。但他们对更年期言之甚少。[3]

我们早就知道，更年期是人类生命历程的一部分，可能始于我们这个物种的起源——智人——甚至更早。人类的自然寿命一直包括妇女育龄后的漫长岁月。但其经历并不总是相同的。

259

将更年期作为一种医学疾病——雌激素缺乏、一系列症状、一个问题——是现代社会而非传统社会的典型特征，并且似乎是一种与现代医学一同传播的观念。改变了更年期生理学的有可能是低生育率以及现代化的其他影响，如更好的营养、更久坐的生活方式，以及生活在室内等。此外，在现代人群中，饮食、生活方式、气候，甚至遗传方面的差异都可能会影响更年期的体验。也就是说，除了认知和文化之外，其他因素也很可能在更年期综合征及其各种变体中发挥一定的作用，尽管试图证明这些联系的努力令人沮丧。

文化以及注意力和期望等认知功能在更年期综合征中也起着很大作用。我不会试图论证传统社会的妇女从未经历过更年期症状，甚或她们始终缺乏更年期的文化概念。我将论证的是，现代医学包括一个特有的更年期概念，并深深影响着现代社会的更年期经历，但不同的文化之间存在差异。我还将提出，更年期综合征与其他"文化综合征"类似，它们都对现代科学倾向于在身心之间做出的区分提出质疑。一些综合征部分起源于文化和认知，这一点已经是广泛的共识，而且有充分的理由证明更年期综合征具有这种性质。

我认为今天的更年期概念是现代医学的产物，但我并不认为是现代医学发明了它。在欧洲文艺复兴晚期的某个时候，更年期作为生命中的一个关键时期进入人们的意识，在此期间，妇女可能会经历令人不安的症状；这一想法的信号在公元1700年后变得强烈，但可以追溯到更早的时候。可以说，在接下来的一个世纪里兴起于欧洲的现代医学接收到了这个信号，并将其放大了。

此外，我也不认为现代医学对妇女的更年期经历没有做出任何有价值的贡献，具体而言，它为传统社会中妇女可能深受其扰却不知该如何解读的感觉提供了解释。例如，在现代研究人员所研究，并在本章中所讨论的玛雅人（Maya）当中，妇女没有被事先告知青春期会来月经，或者如一项研究发现的那样，月经会在更年期结束；因此，这些事件发生时引起了很多焦虑。[4]在学校了解到生育期的年轻人对这些知识心怀感激，虽然长辈们认为应该保持这些禁忌。因此，在合理的范围内和角度上，对更年期的概念进行命名并将症状归因于它，是有价值的。传统社会通常比现代社会更加重男轻女，从某种意义上说，对妇女生命阶段和经历的关注给予了妇女更多的平等。

261

　　不过，现代世界妇女地位的变化自然产生了抵触情绪，而主导群体可能在发明新的压迫方式方面创意无穷，否则妇女可能获得的地位大概比他们愿意给予的更高。在古代和文艺复兴时期对青春期"医学化"的资料中，很容易看到人们急于控制女孩，女孩在这个阶段对她们的家庭和社会都有潜在的危险——在这个阶段，她们有生育能力但尚未结婚，也没有被丈夫实施性垄断——在彼时彼地，这个阶段很长，因为妇女结婚很晚，要到二十多岁才会结婚。现代的更年期鼓励人们将中年妇女视为软弱、易受伤害、与男性不同的人，而在当今世界，女性更有可能挑战男性的金钱和权力地位，社会变化与更年期观念之间的这种联系有时非常明显。被认为是反常或不适当的行为——不做家务，与丈夫争吵，热衷于性事或滥交——往往都被妇女自己归咎于更年期。20世纪初，当一些妇女以要求选举权、推迟结婚、上大学和少生孩子来打破父权制时，医生和其他专家警告说，单身妇女、女同性恋者和看起来像男性的妇女在更年期会受苦最多。[5]

为了我们的目的，合理的做法是分清两大类医学。一类是我称为"传统"医学的类型，它们是在我所知道的每一个游耕和农业社会中都得到了证明的医学系统（尽管在觅食人群中没有那么多），其起源的时间大多在社会接触到现代医学之前。"传统"并不意味着"一成不变"：传统医疗体系可以自行演化，而且在最近几十年里，在彼此的作用和现代医学的影响下，几乎所有的传统医疗体系都在加速发展。大多数传统医疗体系，特别是那些如今高度标准化和广泛使用的体系，在现代都发生了根本性的变化，因为标准化的过程把极其复杂多变的传统变得合理且精简。出于类似的原因，尽管现代医学遍地开花，但并非一成不变——它适应了不同的社会和文化环境，并融入了当地的传统和观念。

一些农业社会发展了带有生理学和疾病理论的书面知识传统；这些传统在古希腊语、汉语、梵语、阿拉伯语和其他"古典"（即学术性）语言以及一些白话语言中得以保存。几乎所有的农业社会都依赖关于哪些植物、材料、仪式、物品或咒语可以治疗他们所认识和描述的情况和疾病的传统。中医学（通常缩写为 TCM）、阿育吠陀①或尤那尼②（希腊–阿拉伯）医学等传统体系受到监管，在专业学校授课，并在世界各地广泛使用，但还有无数不具有全球影响力的其他体系，由传统治疗师或作为专业治疗师的祖母在自家施行。

262

---

① 阿育吠陀（Ayurveda），印度教及佛教的传统医学。
② 尤那尼（Unani），在南亚穆斯林地区以及中亚广泛使用的波斯–阿拉伯传统医学。尤那尼一词意为"希腊的"，因为波斯–阿拉伯医学系统建立在古希腊医生希波克拉底和盖伦的理论上。

在全世界的许多农村地区，人们接触现代医学的机会有限，主要依靠传统医师；另外，在美国这样高度现代化的社会中，人们采用针灸等做法来解决某些问题也很常见。虽然现代医学的从业者和传统医师之间往往彼此抱有敌意，但当前的趋势是承认传统医学的价值。由于根深蒂固和源于当地，传统体系往往能很好地解决疾病的社会和心理因素。如果对传统医疗系统如此强烈地反映出来的文化因素不敏感，推行现代医疗技术就会造成许多意想不到的问题。而且，尽管疗效不是传统医学的主要优势，但有些传统疗法确实有效；近年来，现代医学致力于大量研究，以确定可能具有更广泛（即跨文化）用途的传统材料和做。这种交叉疗法的一个重要例子是青蒿素，这是一种从植物黄花蒿（*Artemisia annua*）中提取的一线疟疾药物，被经典中医用于治疗间歇性发烧。传统做法也可以提高现代医学的疗效，因为它可以减少病人对治疗的抗拒，或者减轻社会和心理压力，从而让更多的人受益。对于现代医学疗效不佳的慢性或疼痛性疾病，传统医学可以在一定程度上缓解痛苦。

2012 年对日本医生使用传统医学的一项研究可以证明上述一些观点。[6]虽然日本是世界上最现代化的国家之一，但研究人员发现，他们所调查的医生中有 84% 的人在执业中使用日本汉方医学（*kampo*，即日本传统医学）①，80% 的病人同时使用汉方医学和现代医学。国家健康保险覆盖了 148 个汉方医学的处方。传统医学在产科和妇科方面尤其重要。将近 45% 的病人只使用汉方医学。在私人诊所，用汉方医学治疗的大多数疾病都

① 在传统中医从 7 世纪开始传入日本后，日本根据其文化和传统进行修改和调整，即汉方医学，不过使用的大多是中医疗法，如针灸、按摩、食疗等。

是常见病症，它们没有生命危险，对现代医学的反应不佳；普通感冒在这类疾病中排名第一，"更年期综合征"也位列其中。（关于日本文化中的更年期已经进行了大量高质量的研究，第十一章会进一步讨论。）

传统医学得到了全世界一些政府和组织的大力支持。中华人民共和国政府继续执行毛泽东的政策，同时推广传统医学和现代医学，其中一个原因是将现代医学带给其庞大的人口是一项极为艰巨的任务，另一个原因在于其目标是鼓励强烈的民族认同感。出于其他的原因，世界卫生组织的官方政策是"支持会员国掌握利用传统和补充医学（T&CM）对健康、福祉和以人为本的卫生保健的潜在贡献，并通过监管产品、实践和技术服务提供者，促进安全和有效地使用传统和补充医学"[7]。

尽管传统体系之间存在很大差异，但19世纪末在西欧发展起来、我称之为现代医学的体系在一些重要方面与所有这些体系大不相同，如今，它在影响力和专供的资源方面至少等于其他所有体系的总和。虽然它在创造现代的变革中显然发挥了作用，但实际上要界定什么是现代医学并非易事。[8] 它植根于自然科学，这是它的本质特征之一；现代医学从业者学习的生物学、生物化学、生理学和病理学体系是相当新的，是在过去一百多年里通过剧烈的"范式转变"（托马斯·库恩[①]在首次出版于1962年的《科学革命的结构》中创造的名言）发明或完全改造而来的。现代医学倾向于在身体内部（而基本上不是在社会、环境或超自然世界）和微观层面（在微生物和细胞、DNA和激

[①] 托马斯·库恩（Thomas Kuhn，1922~1996），美国物理学家、科学史学家和科学哲学家，代表作为《哥白尼革命》（*The Copernican Revolution*）和《科学革命的结构》（*The Structure of Scientific Revolutions*）。

素等分子的世界），以及我们只有在先进技术下才能看到的其他实体中寻找原因和解释。它倾向于假设这些微生物的力量按照一套自然法则以标准化的方式影响一切机体，还倾向于依赖统计数据，以及越来越多地依赖现在所称的"大数据"。

现代医学大多是新事物，但它从兴起于斯的地中海背景中继承了某些非常古老的特征。古希腊医学包括一个独特的解剖和分类传统，在中世纪主要由伊斯兰学者传播和发展了几个世纪，然后在文艺复兴时期恢复于西欧。这一传统影响了现代医学利用技术观察身体内部的趋势，并将身体看作协同工作的各组装部件的集合。

关于疾病，现代医学的压倒性趋势是识别和命名大量不相干的病症和病理，在可能的情况下，以其微观原因来区分它们——这一体系对病菌和寄生虫引起的病症、一些癌症，以及一些有遗传原因的疾病很有效，而对于像心脏病、大多数精神疾病这样的慢性病，以及各种微观原因复杂或不甚明了的问题，则效果不佳（有些疾病的现代命名于事无补，例如骨质疏松症，意思就是"骨头太少"；高血压，就是指"血压高"）。与传统医学相比，现代医学对传染病的疗效要好得多，创造了现代的一些变革也要归功于它。

我试图将传统医学与现代医学区分开来的理由在于，对我在本章开头提出的问题，答案尽在现代医学中：更年期什么时候变成了一种有症状、有名称的医学疾病？研究人员有时会认为，传统医学体系一定医治过更年期，而这些传统与发展了这些传统的妇女的声音一起遗失或被压制了。我不同意这种观点。许多传统医疗系统并不医治更年期，许多语言在接触到现代文化和现代医学之前都没有这个词。一些传统文化将身体的变化

265

或问题归因于更年期，或者至少发展了更年期发生的理论，但这些解释不一定很像现代的更年期综合征。大多数传统文化承认人到中年时，即儿子结婚或孙辈出生时，会发生角色变化，但这不同于现代文化所强调的停经时的激素变化。

更年期的现代史

18 世纪之前，欧洲的资料中很难找到关于更年期综合征概念的提法。古希腊和古罗马的资料认为，妇女的生育能力在 40 岁或 50 岁左右结束；他们的提法是印象性的，而不是基于严格的观察，但这个范围与最后一次生育的平均年龄和有文献记载的社会中的生育上限是一致的。9在作为古希腊医学基础的经典论文集《希波克拉底全集》（Hippocratic Corpus）中，生育能力会一直持续到 42 岁；这可能反映了人们对人类生命阶段中七年期的重要性的看法，这在《论七年期》（On Sevens）这部专著中也得到了证实。亚里士多德写道："大多数妇女在 40 岁左右停经，如果维持的时间较长，则会持续到 50 岁，有些人还会（在这个年纪）生育，但无人会超过这个年龄。"几个世纪后，用拉丁文写作的罗马贵族老普林尼①也认为"妇女在 50 岁后不会生孩子，大多数女人在 40 岁就停经了"。索兰纳斯（Soranus）是公元 2 世纪初的一名医生，其妇科论文留存至今，他认为妇女很可能在 15 岁至 40 岁有生育能力。他相信，大多数妇女会在 40 岁至 50 岁停经，但有些妇女可能会持续到 60 岁。罗马行省埃及的法规不鼓励 50 岁以上的女性嫁给 60 岁以下的男性或 50 岁以上的男性娶 60 岁以下的女性，可能就是因

266

---

① 老普林尼（Pliny the Elder，23/24～79），古罗马作家、博物学者、军人、政治家，以《自然史》一书留名后世。

为这被认为是生育的年龄上限。[10]

　　古希腊和古罗马的人们知道妇女的生育能力在中年结束，但他们对此几乎没有更多可说的了。今天，关于古罗马时期妇女医学的标准英文参考书并没有提到更年期。[11]《希波克拉底全集》中《妇科疾病》（*Diseases of Women*）的作者认为，过了更年期的妇女易患希腊所特有的子宫移位问题——子宫在身体内的移动被认为会导致许多痛苦，其中一些很严重，这个主题在古希腊医学和流行文化中一直持续到古罗马时期甚至其后很久。在这种观点看来，由于老年妇女的子宫干燥而轻盈，它更有可能在体内游荡。[12]但是大多数古代权威人士并没有将"癔症性窒息"（癔症一词的词根 *hystera* 在希腊语中指"子宫"）与更年期具体联系起来。他们对什么人最容易受此影响意见不一，但最常提到的是年轻的寡妇（即曾经结婚，后来被迫放弃性生活的妇女），以及性成熟但尚未结婚的、已婚但没有孩子的，或者曾经流产的妇女。[13]

　　索兰纳斯认为，妇女突然停经是很危险的，遭遇这一情况的妇女应该用调经剂（促进月经的药物）来治疗，但我认为这是古代表明绝经可能需要医疗干预的唯一一段内容。索兰纳斯强调的是这种变化的突然性，而不是过渡期本身。他认为月经对妇女来说一般是不健康的，他在同一本专著的后文中又写道，停经并不影响妇女的健康，只可能使她们变得更强壮："她们不再来月经，这根本不会损害那些已过巅峰时期的妇女的健康，相反，流血倒会使许多妇女更加虚弱。"[14]

　　与之相对，在大部分古希腊医学传统中，从青春期开始就有大量问题困扰着育龄妇女。在从希波克拉底开始便主导了大多数医学思想的体液理论中，妇女被认为比男子的体质更加湿

267

寒，因而还被认为生活方式更加安静。这意味着她们必须清除多余的血液，而男人的血液则被用于运动、肌肉和毛发。希波克拉底的一部名为《论处女的问题》（*On the Problems of Virgins*）的专著描述了在青春期开始时月经推迟或被抑制的可怕后果——昏昏欲睡、精神幻觉和自杀。[15]在这一理论中，性交（即婚姻）和分娩可以让体液更好地流经女性身体，在希波克拉底医学传统中，这些都被认为是健康的。怀孕也被认为是利用了原本通过月经排出的血液。[16]

鉴于月经在古希腊妇科中的重要地位，传统上对更年期的论述如此之少，乍看之下令人惊讶。但是使人们对月经如此关注的体液理论也提出了更年期的一个原因——身体的构成随着年龄增长而变化，希腊医生也许认为，女性随着年龄增长会变得更干燥，更像男人，所以不需要再排出血液。在这种观点看来，女性生命期的大部分时间都是在体液失衡的状态下度过的，必须加以管理，但童年和停经后的生活没有带来特殊的挑战，因此在医学专著中基本上没有提及。

在留存至今的古希腊和古罗马医学文献中，大部分的内容都代表了一种精英的古典传统。但这一传统并没有与民间习俗相隔绝，许多人看到了大众文化的影响，特别是在《希波克拉底全集》中存留的"草药"疗法、迪奥斯科里德斯①的著名配

268

---

① 佩达努思·迪奥斯科里德斯（Pedanius Dioscorides，约40~90），古罗马时期的希腊医生与药理学家，曾被罗马军队聘为军医。其希腊文代表作《药物论》在之后的逾1500年中成为药理学的主要教材，并成为现代植物术语的重要来源。

方集、盖伦①的大量药理学著作，以及老普林尼百科全书式的
《自然史》中。这些药方集并不包含任何旨在治疗更年期身体
症状的药方，或者至少它们没有这样说。

　　古代的药方涉及受孕、怀孕、分娩、哺乳和乳房健康等问
题，其中大量药物是为了诱导或调节月经的。人们认为规律的
月经对育龄妇女的健康和生育能力非常重要，也许正如许多学
者所猜测的那样，诱导月经的调经剂是为了导致流产（尽管古
代资料通常对哪些调经剂也会导致流产有具体的说明）。迪奥
斯科里德斯药方集里的一个典型条目——讨论的是一种被他称
为 *kankamon* 的物质——其内容是这样的：

　　　　kankamon 是一种阿拉伯树的汁液，用量与没药相似，
　　味道浓烈，他们用它来制香。他们将其与没药和安息香一
　　起焚烧来熏蒸衣服。据称，用三奥波②（约为十三分之一
　　盎司）的量，与水或醋蜜剂一起分多天服用，对那些肥胖
　　的人有减重的作用。它被用于治疗脾病、癫痫病和哮喘病，
　　与蜂蜜和牛奶一起服用时，能导致月经。它能迅速清除眼
　　睛里的沙子（？*oulai*，去壳的大麦谷粒），加在红酒里能治
　　疗老眼昏花；对于患病的牙龈和牙痛，它的效果无出
　　其右。[17]

　　在一个无迹可寻的传统中，像这样的治疗月经不调的药方，

---

① 克劳狄乌斯·盖伦（Claudius Galen，129～约 216），古罗马医学家及哲学
　 家。他应该是古代史中作品最多的医学研究者，其见解和理论在欧洲起到
　 了支配性的作用，长达一千年之久。

② 奥波（obol），又称奥波勒斯（obolos），既是古希腊的一种小银币，也是一
　 种重量单位。

或是例如治疗头疼脑热的其他方子，都被妇女们用来治疗她们认为与更年期有关的症状了——这是很有可能的事情。虽然这种猜测并不完全是无稽之谈，但也纯属臆测。

在整个中世纪和现代早期，西方医学保留了对体液、关于疾病乃"多血症"（有害体液的淤积，尤其是血液）的想法、放血，以及月经的关注。中世纪欧洲的资料中提到的停经年龄通常是指 50 岁。一些中世纪的作者认为绝经的年龄是可变的，从 35 岁或 40 岁到 60 岁甚至更晚不等。[18]宾根的圣希尔德加德（St. Hildegard of Bingen）是 12 世纪的女修道院院长、异象家、哲学家、作曲家，也是一个博学家，其作品包括巨细靡遗的《病因与治疗》（*Causes and Cures*），她认为大多数妇女的月经在 50 岁左右停止，但有些健康的妇女可以持续到 70 岁，而且母亲偶尔也会迟至八旬才分娩。（她还认为男人的月经会持续到 80 岁——早期的欧洲作家经常把通过痔疮和流鼻血来排出血液与月经等同起来。）希尔德加德认为，月经会伴随着眼睛问题、头痛和虚弱，年轻女性的月经残留会导致可怕的问题，但她的著作中并没有提到与停经相关的症状。[19]《特洛图拉》① 是一本撰写于 12 世纪的妇女医学手册，在 15 世纪广泛流传，并被翻译成几种白话文，对月经问题、怀孕、分娩、不孕、阴道瘙痒、避孕、婴儿护理、乳母喂养，以及子宫移位（包括关于"子宫窒息"的一章，即古代著名的癔症性窒息）等问题提出

---

① 《特洛图拉》（*Trotula*），指 12 世纪撰写于意大利南部港口萨莱诺的三篇妇科文本。这个名字来源于历史上的一个女性人物——萨莱诺的特洛塔（Trota of Salerno），她是一位医生和医学作家，与这三篇文本中的一篇有关。然而，"特洛图拉"在中世纪被理解为一个真实的人，而且由于所谓的"特洛图拉"文本在整个中世纪从西班牙到波兰，从西西里岛到爱尔兰的欧洲广泛流传，"特洛图拉"究"她"本身而言就具有历史意义。

了建议。尽管此书写道月经通常在 50 岁左右停止，却并没有提到症状，也没有提供过渡期的治疗方法。[20]

"转折期"（climacteric）这个词——更年期的一个老式的同义词——可以追溯到中世纪的理论，该理论将生命划分为七年或九年的阶段，以危险的转折期为标志（该词借自古希腊语，意为"梯子上的横档"，也有其他许多用法）。这些阶段也被称为"危机"（crisis）或"关键"（critical）时期（这两个词来自希腊语的 *krisis*，意思是"转折点"或"决定性时刻"）。到目前为止，西方信仰中最危险的转折期是 63 岁的"大转折期"，男女都对此充满恐惧，但生命阶段的规划主要针对的是男人。[21]在 18 世纪，"关键期"和最终的"转折期"这两个词开始被应用于更年期。

对于文艺复兴时期和现代早期欧洲资料中的更年期内容，最彻底的研究是由迈克尔·施托尔贝格（Michael Stolberg）在 1999 年发表的，我试着在此对他的工作加以总结。[22]18 世纪之前关于绝经的记载很少，但也不是完全没有。乔瓦尼·马里内洛（Giovanni Marinello）在 1563 年用意大利文所写的著述中，将从视力减退到发烧、呕吐、性欲旺盛、呼吸困难和死亡等大量症状与育龄妇女的月经不调联系起来。[23]虽然月经不调对年轻女性有危险的观点借鉴了悠久的传统，但马里内洛也提到，由于年龄而绝经的女性有同样的问题。让·利埃博（Jean Liébault）在 1598 年用法语写了他自己版本的马里内洛著作，即《妇女健康、生育和疾病三书》（*Three Books on the Health, Fertility and Diseases of Women*，这本书的创作时间与马里内洛的作品非常接近，以至于后来的学者认为它是马里内洛意大利文的法译本，但利埃博可没有将其归功于马里内洛），也将诸多

270

问题与更年期联系在一起，尽管那些问题不太引人注目：

> 这种循环在妇女不能再受孕时停止，大约是在她们年龄的第七个七年期结束时（49 岁），这时她们的本性开始衰弱；因此，身体的各个部分保留了被带到它们那里供其使用并支持它们的全部血液。对一些妇女来说，月经停止得更早，大约是在 35 岁、40 岁或 45 岁；而对其他人来说，会在 55 岁以后，最晚在 60 岁……月经即将停止时的征兆……是腰部、小腿和大腿的疼痛和沉重感，脸上出现许多小片的潮红，主要是在饭后，最后大量出汗，食欲低于平常，偏头痛，晕眩，听力减退，耳鸣。这种出血每月会逐渐减少。[24]

我在这里注意到这个对现代医生所谓潮热的早期描述（"许多小片的潮红……最后大量出汗"），供以后参考。

除了这些参考资料外，1700 年以前的欧洲医学和妇科著述中没有与更年期有关的综合征的概念，无论是草药方剂书、正式的理论专著，还是其他任何体裁的作品，包括那些由妇女撰写的；18 世纪及以后有据可查的关于更年期的俚语表达在那之前没有出现过，没有形容它的医学术语，医学专著或手册中也没有专门讨论它的章节。例如，肯特伯爵夫人伊丽莎白·格雷（Elizabeth Grey）的一本草药疗法集《精选手册，或罕见和精选的医学秘密》（*Choice Manual, or Rare and Select Secrets in Physick*）在她去世后不久的 1653 年出版，在她提供建议的病症中没有列出更年期失调。这些病症从疣到黑死病都有，并包括了诸如流产、经血过多、难产和"母亲"（那个时代被称为

"母亲［子宫］窒息"的病症的简称）等妇科问题。萨拉·金纳（Sarah Jinner）的 1653 年和 1659 年年鉴为月经问题、子宫窒息、怀孕、分娩和哺乳问题、疝气、子宫脱垂、流产、水样或痰样出血以及白带等提出了补救措施。她的三个药方承诺可以排出死胎，这些药方可能更常被想要流产的妇女使用。但她没有提到与更年期有关的问题。[25]同样，简·夏普（Jane Sharpe）在 1671 年出版了著名的《助产士手册》（*Midwives Book*），其中两本关于妇女疾病的书也没有提到更年期失调。对 17 世纪末伦敦女医生的 66 个印刷广告的调查发现，她们承诺治疗流产、绿病、月经问题、性传染病和不孕症；中止意外怀孕；治疗许多常见疾病，如佝偻病和背痛；预知客户是否怀孕；以及染白发和掩盖天花疤痕等——但她们没有提到更年期问题。[26]约翰内斯·施托希（Johannes Storch）于 18 世纪初在爱森纳赫（Eisenach）行医，并留下了近 2000 个女性患者的病例集《妇女疾病》（*Weiberkrankheiten*），他对更年期的关注如此之少，以至于芭芭拉·杜登（Barbara Duden）还可以在她对这八卷书的精彩研究中写道："更年期还没有被发明出来。"[27]

　　但这并不完全正确。1710 年，西蒙·戴维·蒂蒂乌斯（Simon David Titius）在普鲁士的哈雷（Halle）进行了第一篇论文《论绝经是各种疾病开始的时间》（On the end of menstruation as the time for the beginning of various diseases）的答辩，其他多篇论文紧随其后。[28]在这之后，有关妇女医学的著作通常都包括专门讨论更年期问题的章节，与前一个世纪形成了鲜明的对比。让·阿斯特吕克（Jean Astruc）于 1761 年用法语撰写的六卷本《妇女病论》（*Treatise on the Diseases of Women*）的第二卷中，有一部分（第 11 章）是关于"月经的停止及其可能引起的问题"

272 的；其中最重要的是大出血、白带、癔症发作（即类似于子宫窒息的情况下的发作），以及消瘦。1777 年，约翰·利克（John Leake）在其《预防和治疗妇女特有的慢性或缓慢疾病的医学指南》（*Medical Instructions Towards the Prevention and Cure of Chronic or Slow Diseases Peculiar to Women*）一书中把更年期称为"一个关键的变化"，"在生命的衰退中停止周期性流血，以及由这一关键的体质变化所引起的失调"是其中的一节；利克认为，妇女在这个生命阶段死亡率最高。从 18 世纪中期开始，欧洲的几乎所有妇科著作都同样包含了关于更年期的章节。关于"对 40 岁妇女的建议"和"给所谓的关键年龄妇女的新建议"的手册纷纷出版，引人注目。也就是说，今天关于更年期的流行文学源远流长。妇科年检那个可怕的苦差事也是一样：早在 1785 年，医生就建议所有妇女进行妇科检查，以筛查他们认为与更年期有关的子宫癌。[29]

　　因此，更年期综合征的出现是突然的，而且有一定的戏剧性——1700 年之前，它几乎没有在欧洲文献中出现过，而在那之后就成了一个流行的概念。18 世纪关于更年期的大部分文章是用法语写的，最终赋予它现代名字的也是一位法国作家：1816 年，夏尔·德加尔达讷（Charles de Gardanne）发明了"ménespausie"一词，以取代当时流行的许多口语化表达，包括"女人的地狱"、"老当益壮"和"性死亡"（他在 1820 年出版的该书第二版中改用了更简单的"ménopause"）。他的专著《给进入人生关键时期的妇女的建议》（*Advice to Women Entering the Critical Time of Life*）逾 400 页之长，列出了从丹毒和坏血病到癫痫、花痴、痛风、癔症发作和癌症等超过 50 种相关疾病。

　　虽然没有什么直接的证据表明这一时期的妇女对更年期的

想法，但医生们很可能至少部分地反映了大众的焦虑，而不仅仅是制造了它们。即使他们描述了归因于更年期的几十种可怕症状，但向读者保证更年期毕竟没有她们也许认为的那么糟糕也是一个共同的主题。18 世纪的医生认为，他们的病人养成了一种过时的观念，认为经血有毒，其更年期的经血滞留会导致严重的问题。他们谴责病人们为治疗与绝经有关的疾病而服用的补药、药丸、泻药和酊剂；从这个时代开始，这些药品的广告就一直存在。18 世纪妇女书信中的一些段落证实，她们对停经后的可怕后果有所预期（而当什么都没发生时，她们会感到惊讶）。例如，维亚尔·达尔诺伊（Viard d'Arnoy）夫人写信给瑞士医生蒂索（Tissot），抱怨月经不调和如今被称为潮热现象的频繁发作，每天都会有 10~15 次。她确信自己患有多血症，饱受血液淤积过多之苦，担心自己会缓慢而痛苦地死去。（可是这位病人没有提到她的年龄，这使情况变得复杂起来。）[30]

273

19 世纪上半叶，一些作者开始怀疑所有归因于更年期的症状是否真的是由它引起的，以及妇女在这个阶段是否真的死亡率较高。以神经为中心的健康和疾病理论从 1700 年左右开始流行，特别是在 18 世纪末发现神经可以导电之后。医生们开始把月经和更年期症状归咎于子宫和卵巢的神经刺激而非多血症，认为它们是高度敏感的器官。有些人认为，一旦摆脱了她们所描绘的月经的破坏性影响，妇女在绝经后会更加健康——只要他们的病人安全渡过子宫刺激达到顶峰、造成多年的身心强烈混乱的关键阶段。[31]

一个常见的陈词滥调是，医生们在写关于更年期的论文时，将更年期的症状归咎于他们有文化的上流社会客户的城市生活方式——他们认为，农村妇女在更年期就不会受到影响，她们努力工作，大部分时间都在户外，不沉迷于风流韵事，还有很多的孩子。他们为病人规定了严格的疗程，坚持认为只有当她们不理会老妇人（即非专业的女性治疗师）的建议和她们的极端疗法，而完全听从医生本人的关于食物、饮料、运动、阅读材料和其他一切的处方，才有希望实现向老年的和平过渡。他们反对爱情和性事，并开出药物和放血的处方，放血的做法往往是把水蛭敷在外阴部。事后来看，我们很容易从这些劝告中看到男医生想把自己的权威强加给女病人，把自己确立为妇女医学（或任何医学）的唯一合法从业者，并强制执行他们所相信的父权制价值观。不过，在这种模式下，妇女一旦过了更年期，就可能会享有多年的重返健康和活力焕发。

施托尔贝格认为，现代早期的医生和普通人如此坚定地相信更年期的破坏性影响，是因为他们认为经血是有毒的，而这种观念在 18 世纪就已经过时了，医生们试图战胜这种观念，但并非没有代之以他们自己的理论，解释为什么更年期会引起问题。17 世纪末，在专业医生中占主导地位的多血症理论——瘀血过多（而不是血液有毒）——也以不同的方式影响了更年期的概念。[32] 利埃博记录的"小片的潮红"等症状（预示了后来数十年乃至数个世纪的"潮热"）与多血症理论一致，并被病人和医生解读为多血症的迹象。从子宫以及其他孔窍和器官中流出的血液或白色液体，是谈论更年期的早期作家们经常提到的另一个症状。[33] 在他们看来，正常情况下无害的血液在留存时会变质或腐败，这可能会导致各种各样的问题，从"癔病"发作或癫痫到关节肿胀、发烧、发热、皮疹、瘙痒、脓肿、囊肿、坏血病、头痛、导致惊厥发作的焦虑，以及死亡。[34]

虽然多血症或经血有毒的观念与更年期导致健康问题的观

念之间的联系看似很自然，而且在现代早期的欧洲可能很重要，但并非所有将经血视为有毒或危险的文化或者将排出血液视为多余液体的有益释放的文化，都有更年期综合征的概念。这些关于月经的看法在传统文化中很常见，但更年期综合征的症状或问题的概念并不是这样。多血症是古希腊医学的一个基础概念，一种或另一种体液的过剩被认为会导致各种疾病，但更年期作为一种病情在古希腊医学中是不存在的。同样，更年期在经典中医里的存在感也不强，尽管在该体系中，血液和月经规律是妇女健康的核心。这份清单还可以继续下去——我将在第十章举出几个例子，这些文化认为经血是有毒性的污染物，却没有将其含义或症状归于更年期。这里再举一个例子，多萝西·艾尔斯·康茨（Dorothy Ayers Counts）在 1970 年代和 1980年代研究了巴布亚新几内亚的卢西人（Lusi）游耕社会，他们认为经血是一种强大的毒药，但并不认为更年期有什么症状，也不认为它很重要，只是认为更年期是生育能力的终结，而他们对此普遍表示欢迎。[35]尽管如此，欧洲人关于经血的想法是更年期综合征在西方兴起的背景之一——施托尔贝格的这一强调仍然是对的，即使这些想法不足以解释这个综合征，而其有关更年期综合征的想法比西方的现代医学还要古老的想法肯定是正确的。

　　18 世纪的多血症和神经紧张的理论不仅是一种知识现象；在一些地方，普通人直到最近还在用这些术语来思考健康和疾病。人类学家多娜·李·戴维斯（Dona Lee Davis）于 1978 年前往纽芬兰，希望研究传统社会中的更年期观念时，她没有发现符合这一定义的群落。她转而决定把重点放在一个小渔村，该村人口不足 800 人，最近才接通了公路（以前只能乘船抵

275

达）。虽然村民运用的是现代医学，而且戴维斯的研究没有提到除两名退休接生婆之外的传统医师，但他们以传统方式来解释健康和疾病，包括通常被他们称为"变化"的更年期。血液的质量和黏稠度是一个核心概念：血液可能太稠或太稀，太高或太低，或者有毒。关于"高"和"低"血、"血液"或"血液太多"的想法，将古老的多血症概念与现代医学关于血压的论述混合在一起——医生认为诸如某个丈夫的中风等问题是高血压所致，而村民则将其解读为是血液太多造成的。月经被认为可以清除妇女的多余血液，但也可能使妇女的血液过少。在更年期，人们认为妇女会排出所有的多余血液，否则这些血液可能会在她们的余生中淤积，因此更年期的大量出血被认为是健康的；潮热也被认为是在清除多余的血液。

妇女把神经理解为把身体连在一起的绳子；它们可粗可细，或强或弱。薄弱的神经会导致心理和行为问题。她们将焦虑、易怒、抑郁、健忘、回避社交和潮热视为与神经衰弱有关的问题，中年时期会发生这些情况。戴维斯研究的妇女还抱怨对小孩子的容忍度降低了。激素替代疗法和治疗更年期的其他药物被普遍认为是治疗神经的药丸。然而，戴维斯强调，在她的研究对象对健康和疾病的看法中，更年期所起的作用相对较小；而血液和神经的问题被认为是每个生命阶段的典型问题。[36]

因此，一个更早的历史概念——特别是以在马里内洛 1563年发表的论文之后那一脉的影响为代表——在 1700 年前后变得更加流行，并出现在此后大多数欧洲的妇女医学著作中。一个可信的结论似乎是，在现代早期的某个时间点——16 世纪和 18世纪之间，但主要是在 18 世纪——更年期成为一种有症状的病症，并最终有了名字。

按照我在本书中使用的定义，更年期在西欧的这些根源早于现代医学。但随着现代医学在西欧的发展，更年期的概念并没有被抛弃；它成为新体系的一部分，并被输出到世界各地。

18 世纪的医生及其病人对更年期的兴趣激增，其背后的社会原因很难说清；学者们提出的猜测都不太令人信服。更年期成为一个问题，是因为女性寿命延长，还是因为生育率下降？男性专业医生是否突然对他们长期忽视的妇女的健康问题产生了兴趣，力求从没有留下任何医案的文盲女治疗师那里夺取医学控制权？更年期综合征是法国大革命时期普遍焦虑气氛的产物吗？还是说，它的出现是因为在城市生活的医生们（这些医生撰写了新式专业论文，从中我们了解到更年期的许多相关内容）治疗的是城市上层社会的病人，也就是说，他们认为富裕的城市生活导致了更年期症状，这一点在一定程度上是正确的？[37]

上述某些猜测比其他的更有道理，但没有一个是容易证明的。在现代早期的欧洲，男性专业人士充满敌意地夺取了医学的主导地位就是一个真实而惊人的现象。1973 年，芭芭拉·埃伦赖希（Barbara Ehrenreich）和戴尔德丽·英格利希（Deirdre English）在她们的经典著作《女巫、接生婆和护士》（*Witches, Midwives, and Nurses*）中描述了这种现象。但是，从 17 世纪遗留下来的材料的数量和种类来看，关于更年期没有出现在出版的文献中是因为女性的声音被压制了，或是因为当时的医学一味遵循古老的资料，或者是因为单独的非官方民间医学传统没有留下任何痕迹的论点，是没有说服力的。我认为，更年期的话题有可能在受过学术训练的男性医生中流行起来，正是因为这是传统女性治疗师没有治疗过的一种新病症，但这种猜测很难证明。

关于更年期随着女性的寿命开始延长而成为流行话题的解释有一个缺陷，即在 1700 年，死亡率转变还未开始，还要等到一个多世纪之后；另一个缺陷是即使在这种转变之前，育龄后的生活在人类中也并非异常，而是我们正常生活史的一部分。同样，早在 1789 年法国大革命之前，更年期就已经是一个既定的流行概念了。

我们可能过度考虑了这个问题。综合征本身就是一种历史现象，在欧洲，大约从 1600 年到 1900 年是综合征的伟大时代——它们是以基本属非特异性的症状为特征的疾病，其解释既有争议又有变化，在精神病、癫痫发作或性滥交等情绪和行为问题上发挥了突出的作用。当时最流行的一些综合征有忧郁症（又称古代"黑胆病"）；在这一时期被称为"母亲窒息"或"母亲发作"，以及其他几个名称的癔症性窒息；有时被称为花痴的子宫怒症，这种疾病导致行为非常淫荡，以至于让·阿斯特吕克在其《妇女病论》中用拉丁文而不是法文写了这一节；以及青春期女孩的绿病，今天最接近的类似病症是神经性厌食症（*anorexia nervosa*）。忧郁症和子宫窒息都有着悠久的历史，在几个世纪的中世纪文献中得到不间断的论述，其源头可追溯到古希腊和古罗马时期。这两种病症在 17 世纪和 18 世纪非常普遍，并在 18 世纪和 19 世纪都被重新解释为神经失调，并最终被解释为精神障碍。

因此，在 1800 年左右，医生们开始谈论"癔症"，而不是以窒息为主要症状所定义的一种病症——癔症性窒息或母亲窒息。一些作者认为，传统上起源于子宫的癔症性窒息是一种女性形式的忧郁症，不同于男性的疑病症形式，后者被认为起源于上腹部；一些人认为癔症性障碍和疑病症障碍是一回事，都起源于大脑。在 19 世纪，由于女性被认为比男性更纤弱，神经也更脆弱，人们认为她们更容易受到这些神经综合征的影响，包括一种流行的新综合征——神经衰弱，尽管一项研究显示，在伦敦一家治疗工人阶级病患的医院里，这种情况在男女两性中的诊断频率大致相同，在第一次世界大战归来的士兵中尤其如此。[38]

绿病更像是文艺复兴晚期的一项新发明——未婚少女的病症，其特点是闭经、缺乏食欲、肤色苍白或略呈绿色，以及其他一些随时间变化的症状。最好的治疗方法是结婚。绿病在 15 世纪中期首次被证实，在当时被认为是一种新的疾病，不过在最早提到它的一封署期为 1554 年的信中，西里西亚医生约翰内斯·朗格（Johannes Lange）认为，这与公元前 5 世纪希波克拉底的专著《论处女的问题》中描述的情况相同（这部著作没有在西方保存下来，直到 1525 年才有拉丁文译本）。朗格将他在信中描述的情况称为"处女病"，这是对一位名叫安娜的远方患者的父亲来信询问的回应，但它更多地被称为萎黄病或绿病。绿病并不像癔症性窒息那样是一种古典思想的延续——朗格引用的希波克拉底专著与 16 世纪之间并没有一脉相承的传统延续。但是它很快就流行起来，在 16 世纪后期到 19 世纪的欧洲医学文献中得到了充分的证明；随着时间的推移，它被重新解释为缺铁性贫血，1930 年前后从医学文献中消失了。[39]

在 1700 年前后的几个世纪里，欧洲出现了一种新的综合征——更年期，也就不足为奇了，这个时代是其他综合征的创造性来源，包括一些专门针对女性的综合征。早期关于更年期

279

的文章经常将它与妇女的其他综合征联系起来。例如，阿斯特吕克认为"癔症性郁蒸"是更年期最突出的症状之一。这听起来就像今天所说的潮热——"脸红，热感经常突然上升到面部，最后以突然出汗告终"[40]——但他也提到了当时与癔症发作有关的其他症状，如透不过气和脖子被勒住的感觉，"内脏涌动"，以及不由自主的大哭大笑。在 1816 年为更年期命名的论文中，德加尔达讷将"癔症，或子宫紧张"和"花痴，或子宫狂热"列为其症状。19 世纪中期，爱德华·蒂尔特（Edward Tilt）将更年期与萎黄病联系起来——他认为更年期与青春期互为镜像，密切相关——并与花痴和癔症症状联系起来。他考察了忧郁症、狂躁症、酗酒、无法控制的杀人本能（在他看来，更年期可以作为谋杀者精神错乱的辩护理由），以及其他类型的更年期典型精神错乱，尽管他自己的病人中很少有这些情况。

今天，癔症、忧郁症、萎黄病、疑病症和其他现代早期综合征的诊断早已不复存在，只是在精神病学的情绪障碍、分离性障碍和进食障碍的一些现代诊断中，有时还阴魂不散。说这些综合征是想象出来的或者只是文学传统是不准确的，这是真实的病人遭遇的真实问题，在日记、信件和医生的病例记录中都有证明。但文化很可能是几个世纪以来塑造了这些症状体验的最重要因素。目前，在基于欧洲的《国际疾病分类》（*International Classification of Diseases*）和当今第三版《中国精神障碍分类与诊断标准》（*Chinese Classification of Mental Disorders*）中，神经衰弱仍然是一种诊断，并且有着特别迷人的历史。但在大多数情况下，1600 年至 1900 年在欧洲医学界非常流行的综合征中，只有更年期综合征仍然是一种现代诊断，它与那个时代的其他综合征在起源和性质方面如此相似，我怀疑我们对此关注得太少了。

回到它的历史上来，19世纪末，更年期综合征作为向现代
医学过渡的总体趋势的一部分得到了量化，即被简化为数字。
爱德华·蒂尔特撰写了第一本关于更年期的英文长篇著作《健
康与疾病中的生命变化》（*The Change of Life in Health and
Disease*），他是更年期统计学的早期先驱者。（这本书最著名的
是1857年的第二版，最终发展到四版，最后一版发行于1882
年。）他的数据来自他在法灵登综合诊所（Farringdon General
Dispensary）和伦敦妇产赈济院（Lying-In Charity）接诊的500
名更年期或绝经后的病人。他在那里治疗来自各个社会阶层的
妇女。每一章中的表格都统计了经历过蒂尔特认为与更年期有
关的几十种症状和病情的妇女人数。例如，244人经历了"发
热增加……而且分布不规则，被称为'潮红'"（他在其他地
方写道，287人经历了潮红）；146人有定期的白带；208人经
历了出血，最常见的形式是月经量大，但有些人因痔疮、咳嗽、
呕吐或尿血而出血，4人耳朵出血。"神经过敏"、头痛、腹痛、
背痛、"上腹虚弱"、"癔症状态"和"假性麻醉"（这是综合
了眩晕、昏睡、迷失方向和记忆问题的病症，有些病人忘记了
自己的名字）影响了100多名病人。5名病人的指甲脱落；10
名病人暂时失去听觉，3名病人出现了"失语症"，无法说话，
这都是典型的癔症症状；16名病人出现心悸；16名病人患有精
神错乱；4名病人患有子宫癌；1名病人患有乳腺癌。蒂尔特还
引用了同时代人编制的类似数据；在19世纪下半叶，这种类型
的临床采样是欧洲更年期研究的一个标准特征。[41]

蒂尔特的书中还收录了大量的既往病史，即关于他的患者
的故事。一个例子能够说明他的笼统看法，即更年期是一种影

281

响神经和大脑的疾病，由本可以通过痔疮、脓肿或其他方式清
除的液体的淤积所引起。

> 玛丽·S，中等身材，但很瘦，肤色暗淡，黑发，眼睛
> 淡褐色，1852 年 10 月来到法灵登诊所时已经 47 岁了。她
> 13 岁初潮，从无病征。虽然结过两次婚，但她从未受孕。
> 月经在大约 15 个月前变得不规律，她为头痛和腹痛所困
> 扰。一天晚上，她像往常一样上床睡觉，醒来后就神志不
> 清了。她穿着睡衣跑到街上，三个男人才控制住了她，把
> 她送去了布里斯托尔医院，三天后月经来潮，她恢复了意
> 识。两侧腋窝都出现了几处脓肿，有的破了，有的被切开
> 了。病情转轻后，她来到伦敦，在诊所就医，希望缓解头
> 痛、紧张和眩晕。她在过去的十个月里一直没来月经。我
> 每晚给她服用微量的杜佛氏散……这个病例的奇特之处在
> 于，在精神错乱发作之前没有出现任何神经症状。病人所
> 处的环境尚可，丈夫善良，无事烦扰，所以我不能把谵妄
> 归咎于任何外因，只能解释为生命阶段的改变。[42]

282　　在蒂尔特看来，更年期是女性生命期中的一个关键点，此
时很容易发生乳腺癌或子宫癌，而且女性很容易出现逾 300 页
的症状，包括一长串他认为与大脑和神经系统有关的精神症
状——这是他的主要关注点和兴趣。他认为更年期主要是一种
神经病症，但他也保留了多血症的概念，就像上文引用的那种
病例。蒂尔特相信，过了更年期的妇女实际上对疾病是免疫的，
他对更年期后妇女的看法相当积极，但在他的著作中，更年期
本身是一个最深刻的危机。

　　到 19 世纪末，统计数字和表格已经成为展示更年期和所有医学主题研究的标准方式。1897 年，安德鲁·柯里尔（Andrew Currier）出版了《更年期：对妇女在生育期结束时出现的多种现象的思考》（The Menopause：A Consideration of the Phenomena Which Occur to Women at the Close of the Child-Bearing Period），这是美国的第一本关于更年期的书，引用了法国、德国、俄国、英国、丹麦、挪威和其他一些欧洲国家的很多医生（包括爱德华·蒂尔特）的数据。柯里尔还引用了他本人在纽约市行医的临床数据，以及他自己对美国原住民人口进行的研究。他强调了一个问题，即这些数据来自临床人群——那些因为生病而来看病的妇女——并不代表更年期妇女的正常经验范围，蒂尔特也曾指出这一点。蒂尔特认为更年期是一个危险时期，随后是一个"快乐且幸福"的黄金时代，柯里尔则认为他的观点是愚蠢的，并主张"典型的更年期（是）一个平淡无奇的沉闷经历"。大约在这个时候，医学文献中出现了一种趋势，认为前辈医生过度夸大了更年期。然而，柯里尔认为子宫癌和乳腺癌在 40~50 岁这十年间最常发生——尽管总体发生率很低——而且有可能患癌的妇女很可能会在更年期罹患癌症。[43]

　　柯里尔采用了当时的主要理论，即更年期障碍是由神经系统的刺激引起的，并认为更年期会导致"血管和神经的严重失调"。最轻微的刺激会导致"神经力量的爆发，头颈部的突然发热，一两分钟后大量出汗"，他把这种情况比作癫痫、癔症发作和疟疾的阵发。柯里尔对这些"潮热"特别感兴趣，他认为这些潮热有几种形式，也可能会涉及其他的症状，包括忧郁症、头痛、四肢冰冷、腹泻、"大量排尿"、狂躁，以及"强烈的性欲"[44]。

283

在关于更年期的早期文章中，很难对症状进行概括，事实上，在后来的文章中也是一样，因为它们如此之多，又如此之杂。医生们对更年期是否危险存在分歧：一些人认为这是生命中的关键时期，死亡率很高；另一些人则强调，更年期通常是可以忍受的；还有蒂尔特等一些人认为，更年期之后是一个恢复活力和健康的时期，因为妇女摆脱了生育期的负担。尽管如此，大多数人还是把精神病、惊厥和癌症等可怕的症状归咎于更年期。18世纪和19世纪的早期资料中描述了一些听起来像现代描述的潮热症状，即热感和潮红持续上升，然后是出汗，有时每天数次（我在前文中引用了其中的一些描述）。在蒂尔特的"表19：500名妇女在生命阶段改变时出现病态的频率"中，这些"潮红"是仅次于"神经过敏"的第二常见症状。

在早期（18世纪和19世纪）的许多关于更年期的文章中，性是一个主题，现在也是如此。生殖器的疾病经常被提及，包括子宫、阴道、子宫颈和阴唇的炎症、息肉、溃疡、瘙痒和癌症等，但今天通常与更年期联系在一起的阴道干燥和性交疼痛没有出现在这些早期的讨论中。许多作家认为花痴，或"子宫狂热"，及其失常的性滥交症状，是更年期过渡期的危险。一些人认为性欲感觉在更年期后消失了，还有一些人或许想当然地认为如此；他们描述了从更年期开始的子宫、卵巢、阴道、乳房和外阴的萎缩。除了向中年妇女建议其他禁欲措施之外，284 他们还经常提及节制性和爱。与用英语或德语写作的医生相比，法国医生对更年期的性行为更感兴趣，我们主要是在法语著作中读到了诸如"性的死亡"和关于在更年期丧失了身体吸引力的辞藻华丽的共情段落。[45]

最后，值得注意的是"易怒"这种情况的起源，在现代人的想象中，它经常与更年期联系在一起。研究更年期的早期作者将其视为一种神经紊乱，并将更年期对子宫或神经系统其他部分的刺激与身体和行为症状联系起来——妇女变得过于敏感、过度反应，甚至是精神错乱。蒂尔特的病人"无法忍受最轻微的噪声"；她们觉得他人的谈话声无法忍受；一个病人因为教堂的人太多而不得不停止去那里。蒂尔特给这些症状贴上了"神经过敏"的标签，他很小心地将它们与"歇斯底里"的情绪不稳定区分开来，他的病人拒绝承认"歇斯底里"这种标签。今天，尽管我们对更年期综合征的原因有了不同的理解，但易怒仍然是其中心。2011年，一名研究人员回顾了八项关于更年期心理症状的研究，易怒和悲伤或抑郁的情绪是仅有的几个在所有研究中都被调查的症状。[46]

20世纪初，随着激素的发现（它是卵巢、甲状腺和其他腺体产生的化学物质，通过血液循环作用于身体远端），更年期呈现出现代读者熟悉的形式。[47]研究人员长期以来一直猜测，卵巢和睾丸分泌的物质与性和生殖有关（这些腺体是两性之间许多次要区别的来源，自古以来就为人所知）。1929年，分别在不同国家工作的爱德华·多伊西（Edward Doisy）和阿道夫·布特南特（Adolph Butenaldt）分离出第一种雌性激素，当时称为雌酮，他们为此共同获得了诺贝尔奖。那以后，更年期被理解为内分泌系统（激素），而不是神经或血液的一种病症。

随着新的内分泌科学的发展，可能产生了对更年期全然不同的看法。19世纪的医生们几乎别无选择，只能从衰老和退化 285 的角度来解释更年期，即理解为子宫或其他生殖器官的枯萎或僵化、血管的狭窄。如今有可能会改变对更年期的看法，将其看作出于某种适应性的原因，在身体的其他部位停止运转之前很久，一个系统就被设计关闭了。但事实并非如此。相反，更年期被理解为化学物质雌激素的缺乏，而雌激素又代表了女性的特质——这种表述使更年期的观念又变成了戏剧性、紧张性和想象力的迸发，它在 19 世纪末已经出现，并在 20 世纪后期达到了新的高度。一旦普及了雌激素替代疗法，对更年期的这种新理解又有可能会浪费大笔金钱。

1938 年，牛津大学的生物化学家制造了第一种合成雌激素 DES（己烯雌酚），它后来因为给那些服用它来防止流产的妇女的孩子造成了癌症和其他问题而声名狼藉。几年后，加拿大制药公司艾尔斯特、麦克纳和哈里森医药公司（Ayerst, McKenna, and Harrison）开发了一种从马尿中提取的结合型雌激素，以"倍美力"（Premarin）的名字出售。

起初，在医学期刊上发表文章的医生对使用雌激素替代疗法（今天通常简称为 ERT）持保守态度。许多人怀疑 ERT 可能会导致癌症；其他人则认为，更年期的症状产生于调整期，而使用激素可能会延长调整期。1960 年代，美国医学期刊上的主流言论——20 世纪大多数的激素疗法研究都是在美国进行的——认为更年期是一种自然过渡，大多数妇女不需要药物治疗，但少数病人可能会经历需要治疗的剧烈痛苦。医生们建议听取病人的意见，教育他们，让他们放心，并认为更年期有很强的社会心理因素，把他们认为的更年期的心理症状归咎于中年的社会压力、恐惧，或从爱说闲话的朋友那里听来的错误信息。

医学期刊上这种大致明智，但时而轻视且高人一等的言论，

掩盖了其他的趋势。制药公司直接向医生推销他们的药物（遵 **286**
循 1938 年《食品、药品和化妆品法》的规定），承诺对于到现
在为止的两个多世纪被认为与更年期相关的各种各样的症
状——头疼、潮热、神经过敏等——有神奇的疗效。病人也从
普及新疗法的书籍和杂志文章中听说了这些药物，并要求使用
它们；医生在双方的压力下，大体上都会照办。丈夫们是公关
的目标，受敦促把"易怒的"妻子送去医生那里服用雌激素。
1950 年代，很大比例（大概有三分之一）的中产阶级妇女在经
历更年期时服用激素或镇静剂。[48]在这一时期，"未经治疗的"
更年期在一些圈子里显得老套和野蛮。

另一个趋势是，伴随着更年期的激素模式，开始了新一轮
的强调雌激素减少的长期健康后果，而不仅仅关注于过渡期的
症状——这种方法在 1950 年代变得更加显眼，最终主导了更年
期研究。通过雌激素替代，医生们希望妇女不仅可以摆脱短暂
的症状，而且可以不受骨质疏松症、心脏病和他们认为是缺乏
雌激素造成的其他慢性疾病的影响。然而，他们对维持越来越
多的年老、不健康、缺乏雌激素的妇女的社会成本不寒而栗，
这一主题在如今有关更年期的科学著作中仍然很常见。这种逻
辑的一个推论是，所有妇女都能从激素治疗中受益，并应默认
接受治疗，除非她们有一些禁忌证。因此，一些医生开始争辩
说，ERT 并不只是为少数有严重症状的妇女服务，而是提供给
所有人的基本维持药物。

制药公司和医生们开始宣称，雌激素可以保持老年妇女的
青春、吸引力和性能力，否则她们就会变成从前自己的沉闷干
瘪的躯壳，注定要把丈夫拱手让给年轻女性。（我这里的语言
远没有 20 世纪中期一些医学期刊上使用的语言那样花里胡

287　哨。）这种对性的关注反映了婚姻观念的变化，因为旧的父权制传统已经过时，对生活在城市中的现代女性没有吸引力。1930年代出现了"伴侣式婚姻"的概念，到了1950年代，美国的白人中产阶级婚姻成了一种基于性爱的高度色情化的制度。[49]

同时，北美的主流意识形态不鼓励妇女独立生活，并强化了家庭和社会的严格角色分工。这在一定程度上是对第二次世界大战期间大量妇女进入劳动力市场的反应，当时许多男人都在海外，士兵们回来后，她们必须回到自己的位置上，而这是许多人抵制的做法。在这种背景下，更年期的性生活主题发生了变化，变得更加重要了。阴道干燥和性欲低下开始被当作问题来讨论，即使许多咨询文献向妇女保证她们在绝经后仍能有良好的性生活。性滥交——这个在过去数十年乃至数个世纪关于更年期的论述中非常突出的主题，尽管在这个时代仍是一个问题，得到的重视却较少（20世纪的作家们将同性恋加入更年期妇女容易出现的问题行为清单中）。人们花了很多笔墨来警告妇女，说她们在更年期的很多做法会把丈夫吓跑，而实际上正如其他学者所说的那样，却没有人警告她们，年老的丈夫也可能会让妻子兴致索然。更年期的"易怒"被压倒性地理解为一个婚姻问题——妇女令丈夫不快，她们的孩子和婆家人有时也会有这样的感受。

同时，对真实女性的性研究——包括金赛的著名报告——在这一时期变得更加普遍。这些数据受到小规模样本和狭窄的人口统计学代表的限制，但它们所显示的画面与1950年代流行文学和医学期刊中描绘的不同。大多数妇女报告说，她们在更年期的性生活没有什么变化，也不觉得自己失去了吸引力；一些人报告说，她们觉得自己终于被解放了，再也不用担心怀孕；另一些人把更年期作为借口，结束了本来就不喜欢的性生活。一些人报告说性生活不尽如人意，但归咎于丈夫的性功能下降。 288 这些调查并不支持更年期对性生活有一成不变的影响的观点。

种族和阶级一直是更年期概念的一部分——19 世纪的医生认为，他们的欧洲有产阶级病人在更年期遭受的痛苦比农民、穷人，或是他们在"高贵的野蛮人"主题之下视作原始的其他种族的人更多。20 世纪，更年期被解释为白人、中层或中上阶层，以及郊区特有的状况。20 世纪中期医学文献和流行文学中典型的更年期妇女有时间和金钱去看医生，也许还买得起药物。她在桥牌聚会上传播八卦，为丈夫操持家务，不必工作挣钱，除非她把空闲时间用于有价值的志愿者项目，否则就有可能越来越无聊，有自恋之虞。随着 20 世纪进入中后期，雌激素疗法被兜售给那些职业女性，她们希望保持工作能力，而不至于衰退到人们认为与更年期有关的情绪波动或半死不活的精神状态。特别是罗伯特·威尔逊（Robert Wilson），他对品牌化有着敏锐的直觉，推断其《永远的女性》（*Feminine Forever*）一书的受众是在孩子离开家之后从事高薪工作的"中上阶层中年富婆"。更年期是一种需要管理的状况，有关这种状况的复杂决定必须由受教育良好的消费者与医生协商做出——这种看法在 20 世纪末成为主流，它也假定了病人属于中层或中上阶层。[50] 20 世纪的更年期观念是为高度现代化社会中的富裕人群有意识地创造的，也是出于这个原因（当然还有其他原因），我们会看到，它可能不会像现代医学从业者所认为的那样，为世上的大多数妇女服务。

现代早期的道德化趋势在 20 世纪关于更年期的咨询文献中

也得到了延续——虽然现在很少引用艰苦生活、勤奋工作的农妇的例子，但专家们敦促那些希望避免更年期问题的妇女致力于慈善工作和为他人服务，并避免抱怨症状或关注自己。一些人认为更年期是对数十年来无私奉献于家务和育儿的奖励，尽管这部分免除了中年妇女的这些责任，却强化了父权制的价值观。一些作者强调了更年期后妇女的成就和她们在社会中的重要功能；另一些作者则诋毁那些老年妇女（有时被描述为"泼妇"）传播了他们认为有误导性和关于其经历的可怕信息。对于育龄后的妇女应该如何生活，似乎每个人都有自己的一套振振有词的说法。

1963 年后，随着《未经治疗的绝经后妇女的命运：寄望于从青春期到坟墓维持足够的雌激素》（The Fate of the Nontreated Postmenopausal Woman：A Plea for the Maintenance of Adequate Estrogen from Puberty to the Grave）一文在《美国老年医学会杂志》（*Journal of the American Geriatrics Society*）上发表，雌激素替代疗法的受欢迎程度急剧上升。这篇颇有影响力的文章是由前文提到的医生罗伯特·威尔逊和他的妻子特尔玛·威尔逊（Thelma Wilson）撰写的，她是一名护士。三年后的 1966 年，罗伯特·威尔逊出版了《永远的女性》，将他的观点带给了广大读者。威尔逊的研究和他建立的基金会几乎完全由艾尔斯特、麦克纳和哈里森公司（倍美力的制造商）以及其他激素药物的制造商资助。

威尔逊在《永远的女性》中把自己塑造成女性的捍卫者，勇敢地与"一种痛苦的、往往造成严重损害的重病"（即更年期）做斗争，而当时世界上大多数男性医生并不关注女性的疾病。他承诺，遵循其医疗建议的妇女——或者说，要求她们的

289

医生这样做——将会完全避免更年期，并青春永驻，魅力长存，白头到老。他用让 19 世纪法国更年期作家相形见绌的夸张语言描绘了一幅枯萎而反常的妇女生存图景，这些妇女在生育功能丧失、卵巢雌激素供应终止之后依然幸存于世。他在书中最著名的一段话里坚持认为："没有一个女人可以确保逃脱这种活生生腐烂的恐怖。每个妇女都面临着极度痛苦和丧失能力的威胁。"[51]

威尔逊积极推广更年期的雌激素缺乏模型，将雌激素描绘成一种神奇的疗法，并将其比作治疗糖尿病的胰岛素。然而，由于将雌激素疗法与子宫内膜癌联系起来的证据越来越多，他建议采用雌激素和孕激素的联合疗法（今天通常缩写为 HRT，意为激素替代疗法）。添加孕激素，再加上药物周期中的五天间隔，导致妇女恢复了月事，腹胀和痉挛等一些相关的问题也回来了。威尔逊试图将这一结果说成是积极的，但妇女更喜欢只使用雌激素的疗法，而且这直到 1975 年仍是主流方案，当时有两项重要研究独立地发现 ERT 和子宫内膜癌之间有密切的联系。

威尔逊认为，更年期和糖尿病一样，是一种疾病状态，一种缺陷状况，应该被消除，而不仅仅是应对或忽视。他认为，妇女在整个生育期和以后——"从青春期到坟墓"——都应该服用激素，他认为通过这种方法，她们就可以完全避免更年期。在他声称雌激素可以缓解的大量问题中，性功能障碍和衰老的迹象尤为突出。他用生动的语言描述了乳房和生殖器的枯萎、干燥和皱缩，并警告说，过了更年期的妇女会发现性交很痛苦或是行房困难。到现在，性事不仅被认为是美好婚姻的核心；而且随着性革命的开展，人们认为它是健康、充实的生活所不可或缺的。威尔逊和支持他的药品制造商利用了老年妇女对参与这场革命的渴望，也利用了她们对失去丈夫的恐惧，因为被性解放的年轻妇女规模似乎在不断地扩大。

威尔逊的观点很极端，并不是所有的医生都同意他——医学界出现了分歧，有些人认为雌激素是一种治疗方法，应该提供给所有的妇女；有些人则担心接受激素治疗的妇女有中风、某些癌症以及可能出现心血管问题的风险。事实证明，雌激素能够预防老年妇女心脏病的希望是很渺茫的（在 1960 年代末第一次实验开始后不久，针对有这种风险的男性的雌激素疗法就被放弃了）。[52]

291　　但《永远的女性》是一本畅销书，威尔逊在大众媒体上不知疲倦地宣传他的观点，改变了有关更年期的公共话语。更年期越来越多地被理解为不仅仅是一个出现疯狂症状的过渡时期，而且是一种缺陷，甚至是疾病状态，在这种状态下，女性不可能身心健康、魅力四射、称职能干，或者在没有药物的情况下发挥出全部的潜力。性革命、婚姻的性化、妇女越来越多地参与有偿工作、女权运动的各个阶段，以及药物利润的增加都是这种趋势的背景——从这些和其他方面来看，现代的更年期是现代世界的产物。同时，西方思想界关于更年期的某些旧主题有着惊人的韧性，并且仍然如此——其中包括在 16 世纪的文献中首次描述的"潮热"在现代的更年期一系列症状中的持久地位，以及更年期与各种心理问题的联系，从"易怒"到更严重的障碍等。

尽管激素混乱和雌激素缺乏成了解释更年期的新方式，取代了神经刺激的说法，但医学文献和流行文学仍然将更年期与精神症状联系起来。精神分析是西格蒙德·弗洛伊德开创的新型心理学，通过将精神状况与身体其他部位的生理状况分开，为这种观点增加了一个新的维度——现在，被认为与更年期有关的心理问题不仅可以归咎于激素的波动，还可以归咎于无意识的悲伤和欲望，以及一长串听起来令人不快的人格特征。弗洛伊德本人对更年期言之甚少；对更年期最有影响力的弗洛伊德式讨论是他的美国同事海伦妮·多伊奇（Helene Deutsch）所为，她出生于波兰，1935 年从德国逃到了美国。她的《女性心理学》（Psychology of Women）一书于 1944～1945 年分两卷出版，主要关注的是"少女时代"和"母亲时代"（其两个主要部分），但包含一个关于"转折期"的后记，其开头并不乐观，宣称"随着这一功能（月经）的停止，她（女性）结束了她对物种的贡献"。"掌握对机体衰退的心理反应，"多伊奇接着说，"是妇女一生中最艰难的任务之一。"在她看来，更年期是一场有关衰退和折磨、无法缓解的灾难，造成这种情况的部分原因是更年期时"内分泌系统功能紊乱"，但也是由于妇女对她们正在经历的有机变化的反应。

292

> 更年期妇女体内发生变化的特点不仅是生理性分泌的停止，而且是普遍的消失。妇女的生物学命运表现在她个人的女性特质的消失，同时她对物种的贡献也停止了……随着她生育贡献的丧失，她的美貌也消逝了，女性情感生活中通常特有的温暖和活力也会随之而去。[53]

我无法猜测多伊奇关于女性在更年期变得情感冷漠的观点来自何方，但她认为——这也是她讨论的主要焦点——经历更年期的女性是性滥交者，她们的穿着打扮和行为举止像年轻女

孩一样，让自己变得更加荒谬了，这种观点延续了长久以来的
传统。多伊奇认为，更年期妇女可能会寻求有创造性的出路
（不过"成功率不高"，因为尽管更年期妇女有雄心壮志和疯狂
的精力，但她们"情感贫乏""智力平庸"）；沉溺于对强奸、
卖淫和老情人的色情幻想；对丈夫感到厌烦并与之离婚；对她
们的女性朋友、儿子和年轻男子有压抑的性欲；焦虑、过度兴
奋或抑郁（"几乎每一个处于转折期的女性都会经历一个或短
或长的抑郁阶段"）；情绪不稳定；并遭受精神病性的妄想症
和对癌症的病态恐惧。在她看来，与男性化的女性或那些"性
冷淡"和"老处女"相比，拥有令人满意的性爱婚姻的娇柔女
性在更年期遭受的痛苦较少。多伊奇对女性更年期经历者的建
议是接受悲惨的现实，专注于"她们仍然可以享受的东西"而
不必在意发生在她们身上的灾难，并努力做一个好祖母。[54]

多伊奇的中心思想是，经历更年期的妇女正在与"部分死
亡"进行一场绝望的战斗，这延续了将更年期视为危机时刻的
传统，即使关键年龄理论尘封已久。作为第一部关于女性精神
分析的综合著作，《女性心理学》非常有影响力，但多伊奇的
思想也通过对西蒙娜·德·波伏娃（Simone de Beauvoir）的
《第二性》（*The Second Sex*）的影响而广为流传。《第二性》一
书于 1949 年首次以法文出版，1953 年出版了英译本。这是当
时读者最广泛的女性主义作品之一，德·波伏娃在书中对衰老
和更年期的宿命论思考，为 1950 年代末以来关于更年期的许多
流行论述定下了忧郁的基调（尽管在《第二性》出版时，德·
波伏娃本人才 41 岁）。女性在更年期失去女性特质而感到悲痛
和惆怅的想法成为这个时代的共同主题——这个主题在 1960 年
代中期被罗伯特·威尔逊推波助澜，火上加油；1963 年，他在

与特尔玛·威尔逊合作的文章中以"必须面对所有绝经后的女性都是阉人这一令人不快的事实"的宣言，胜过了多伊奇一筹。

　　在精神分析模式中，悲伤和绝望是造成更年期精神问题的主要因素，因此从 20 世纪中期开始，抑郁症就是与更年期联系最紧密的一种精神疾病。从 1930 年代开始，"衰退性忧郁症"或"衰退性精神病"成为更年期的主要精神疾病综合征，取代了 1900 年代的神经症——癔症、神经衰弱等。这个术语是伟大的德国精神病学家埃米尔·克雷珀林（Emil Kraepelin）率先使用的，用来表示一种被认为是中年妇女和男子特有的精神障碍；"衰退"指的是身体的衰退。[55]克雷珀林本人对这种诊断失去信心，并在其教科书《精神病学》（*Lehrbuch der Psychiatrie*）的后续版本中放弃了这种诊断。但是它在美国精神科医生中仍然很流行，而且在 1970 年代，在很大程度上还被应用于经历更年期的妇女（尽管精神科医生也在一些男性身上诊断出这种疾病，他们认为男性发病的时期较晚）。症状包括严重的抑郁、焦虑、紧张、混乱、记忆问题、行为古怪和偏执性妄想，以及其他几种精神病性妄想。衰退性精神病以激素疗法治疗，但成功率有限，在 20 世纪中期，像治疗其他精神疾病一样，使用了电击疗法，以及胰岛素昏迷和药物引发痉挛等其他的休克疗法。

294

　　20 世纪后期，随着药物疗法的使用越来越多，精神病学发生了深刻的变化——过去的诗意诊断越来越让位于对相同药物有反应、具有类似症状之人的总合诊断。抑郁症成为首要的精神病学诊断，首先用三环类药物和单胺氧化酶抑制剂来治疗，随后在 1987 年后，用氟西汀，即畅销药物百忧解来治疗。此外，1960 年代早期的研究是在精神病院进行的，对象是被非自愿送入精神病院且病情严重的病人，但随着药物治疗的兴起和许多精神病院被关闭的去机构化运动，越来越多的研究是在问题不太严重的普通病人身上进行的。精神病学的重点从以精神障碍为主转变为焦虑和抑郁等普通疾病。重度抑郁症（Major Depressive Disorder）和其他情绪障碍成为研究更年期精神失常的科学家们的主要关注点。

到了1980年，大多数精神病学家已经放弃了对衰退性精神病的诊断，而且它没有出现在当年出版的革命性的第三版《精神障碍诊断与统计手册》（*Diagnostic and Statistical Manual of Mental Disorders*，*DSM-Ⅲ*）中。*DSM-Ⅲ* 反映了精神病学的新趋势，它根据症状和标准重新定义了诊断，而不是根据精神动力理论（如弗洛伊德式的精神分析）、传统的分类方法，以及像年龄、性别或更年期状况这样的病患特征。

然而，性别仍然是理解抑郁症的一个重要部分，过去和现在人们都认为抑郁症在女性中更常见，可能与她们的生育生理（即激素）有关。[56]虽然 *DSM-Ⅲ* 通过症状和标准来定义疾病，但这些标准本身必然基于以前的长期研究，其中抑郁症被认为主要是女性的疾病。劳拉·赫什贝因（Laura Hirshbein）在她极受推荐的《美国忧郁症》（*American Melancholy*）一书中调查了这个故事，她发现，在精神病学研究还基于入院病患群体的时代，事实上男女两性住院的人数相差不多。但男性有更多的梅毒、酒精中毒和其他被精神病学家认为是复杂因素的诊断，而且被排除在研究和试验之外的人数更多。出于这个原因，在绝大多数的抑郁症研究的样本人口中，女性均多于男性；研究人员接受了这种失衡，因为他们认为这些疾病在女性中更常见，然后他们将研究结果推广到所有的病人，即使男性在样本中的比例很低。（这与心脏病研究的历史问题正好相反。）抑郁症与女性的关联一直持续到 20 世纪末，因为精神病学家围绕着他们的诊断划定了界限，但也有少数研究人员提出抗议，他们认为酗酒经常与抑郁症同时存在，或者是男性抑郁症的常见症状或表现。

在 *DSM-Ⅲ* 出版后，被诊断为抑郁症的女性仍然多于男性，部分循环论证的原因是她们更符合通过针对大多数女性人口的工作而制定的标准。*DSM-Ⅲ* 标准特别强调了情绪和感觉，女性比男性更有可能描述或承认这些情况。但是许多医生延续了几个世纪以来的传统，继续猜测是女性身体的某些方面导致了这种精神疾病。尽管研究人员曾尝试使用激素疗法治疗衰退性忧郁症，但发现效果不佳，20 世纪末的精神病学家继续研究精神疾病——特别是重度抑郁症和其他抑郁障碍——与更年期之间的关系。

不过，在 1970 年代，一些研究人员——包括一些对更年期的病理化观点持怀疑态度的人——开始研究更年期与抑郁症或其他精神疾病之间是否真的存在联系这一更基本的问题。在这个问题上，自证预言的可能性非常大；人们普遍认为更年期会导致精神疾病，尤其是衰退性忧郁症或抑郁症，以及一系列从轻微和表面的到极其严重的其他问题。在流行文学中，更年期使妇女变成了干瘪、不讲理的老泼妇，她们把长期饱受痛苦的丈夫赶去年轻女人的怀抱，或者变成了无性的阉人，对人类已经失去了作用。这种背景会影响妇女如何回答关于其精神状态的问题、她们的预期感受，甚至实际感受如何。也就是说，如果对更年期和中年妇女的负面描述导致了一定程度的临床抑郁，也丝毫不足为奇，一些研究人员承认了这个问题。更值得注意的是，从 1970 年代到 1990 年代进行的大多数研究都没有发现更年期和抑郁症（或其他任何精神障碍）之间的统计学关系。[57]

296

　　最近的研究已经从对临床抑郁症——重度抑郁症——的关注转向对通过标准化的精神病学调查问卷来衡量的抑郁症状的调查。最近一系列大样本量的研究支持更年期和抑郁症状之间的联系。[58]这些结果中最广为人知的来自《全国妇女健康研究》（Study of Women's Health Across the Nation，SWAN），该研究对美国不同种族的逾 3000 名中年妇女样本进行了观察，每年一次，从 1995 年到 2002 年，为期七年。乔伊丝·布龙贝格尔（Joyce Bromberger）领导的团队分析了该研究中关于抑郁症状的数据，并得出结论：正处在更年期过渡期或者已经完成过渡期的妇女更有可能在她们使用的抑郁症状量表上得到高分，高出 30%～70%。在控制了收入等其他因素后，他们发现种族对分数有很大影响；美籍华人妇女的分数最低，而非裔美国人、日裔美国人和西班牙裔妇女的分数都比白人妇女高。然而，其他几个因素——贫困、生活压力大和对更年期的消极态度——与高抑郁症状的关系比与更年期状态或种族的关系更为密切。有潮热和盗汗的妇女出现抑郁症高分的比没有这些症状的要高 70%左右，而使用激素治疗的妇女比不使用的更有可能（而不是更不可能）出现高分。SWAN 研究人员还得出结论，经历更年期的妇女比更年期前的妇女更有可能达到重度抑郁症的标准，而过了更年期的妇女达到这些标准的可能性是更年期前妇女的两倍以上。[59]

　　对于他们所观察到的模式，SWAN 的研究人员对原因在于激素的波动（而非其他因素）这一结论持谨慎态度，而为了证明激素与更年期抑郁症之间的联系所做的工作，其结果好坏参半，难以令人信服。[60]另外，虽然过去十年左右的研究平均而言倾向于证实更年期与抑郁症状或抑郁症之间的关系，但其结果

之间的冲突难以解释。例如，像 SWAN 研究一样，2004 年发表
的一项研究发现，经历更年期的妇女有抑郁症状的比率较高，
但与 SWAN 研究不同的是，它发现更年期后妇女有抑郁症状的
比率比更年期前妇女或过渡期妇女的低得多。在 2004 年的研究
中，进入更年期的妇女达到重度抑郁症标准的比率略低于更年
期前的妇女，尽管她们报告了更多的抑郁症状；而非裔美国妇
女出现大量抑郁症状和达到重度抑郁症标准的可能性是白人妇
女的两倍。[61]

　　SWAN 的研究结果也很难与《妇女健康与性行为国际研
究》（Women's International Study of Health and Sexuality，简称
WISHeS）的结果相协调，该研究是唯一调查 20 岁至 70 岁的广
大妇女的更年期症状的主要研究。这项研究由洛兰·丹纳斯坦
（Lorraine Dennerstein）及其同事于 2007 年发表，调查了五个西
方国家（美国、英国、德国、法国和意大利）的 4517 名妇女，
以寻找在 50 岁左右出现频率最高的症状，理由是这种模式表明
与更年期有关联，而不是（比方说）与年龄有关。在这项研究
中，包括抑郁情绪、焦虑、心潮起伏和急躁在内的情绪症状在
35 岁至 40 岁左右达到高峰，此后急剧下降，这一结果与 SWAN
的研究发现全然不同。[62]

　　我不相信更年期与抑郁症状或抑郁症之间存在有意义的联
系。但是在 21 世纪，科学家们比几十年前更有可能觉察到这种
关联；更年期导致心理问题的观点在经过一段时间的衰落后，
如今正在医学文献中卷土重来。不过，在更年期的心理问题是
否由妇女的生理（即激素）引起的问题上，如今的研究人员比
过去的研究人员更持保留意见，但也有些人提出激素变化是造
成这些问题的原因。

298

1975 年，两项独立的大型研究显示 ERT 与子宫内膜癌之间有联系，尽管结果存在争议，但此后几年，雌激素和 HRT 的处方量有所下降。但这只是一个暂时的挫折：HRT 似乎不会导致子宫内膜癌，很快就成为没有切除子宫的妇女的标准治疗方法，处方数量出现了反弹，在 1990 年代达到新的高度。1998 年，一项调查发现，50 岁以上的妇女中有逾三分之一正在采用 HRT，往往是为了长期预防骨质疏松症和心脏病。[63] 2002 年，美国开出了 9000 万张激素治疗的处方。但在这一年，当"妇女健康倡议"（Women's Health Initiative）的结果公布后，出现了新的挫折。这是一项为期 15 年的激素疗法临床试验，样本量巨大，有超过 6.8 万名 50~79 岁的妇女，她们在 1993~1998 年入选时已过更年期（另有 9.3 万名妇女入选为对照组）。2.7 万名妇女接受了 ERT、HRT（取决于她们是否仍有子宫）的治疗，或者是安慰剂。结果显示，接受激素治疗的妇女发生髋部骨折、一般骨折和糖尿病的风险较低，但患上中风和血栓的比率更高。那些采用 HRT 的人患结直肠癌的风险较低，患乳腺癌的风险略高，患心脏病的风险在统计学上不太显著。后者是一个令人震惊的结果——激素疗法被认为可以预防心脏病，但 HRT 和 ERT 似乎都没有做到这一点。（另一个令人吃惊的结果是，接受 ERT 的妇女的乳腺癌发病率在统计学意义上不太显著地降低了，而这本来是会增加乳腺癌风险的。）接受激素治疗的 65 岁以上的妇女也有更多的失禁、胆囊疾病和痴呆的风险，但总死亡率与不服用激素的妇女大致相同。HRT 和 ERT 试验分别于 2002 年和 2004 年停止了，因为研究中的妇女的风险升高了；有关后者的决定是有争议的，因为 ERT 组比 HRT 组的风险要小。在服用和不服用激素的群体之间没有发现生活质量的显著差异。

总的来说，"妇女健康倡议"研究发现，激素治疗的风险和益处都很小，平衡点更倾向于 ERT 而不是 HRT（但 ERT 只开给没有子宫的妇女，消除了子宫内膜癌的风险）。雌激素似乎对妇女的健康没有什么影响。

这些发现破坏了雌激素作为一种神奇药物的声誉，并给激素替代可以预防慢性健康问题的希望泼了冷水。2005 年，美国国立卫生研究院在其发表的《更年期相关症状管理的前沿科学会议报告》的声明中认为，激素疗法是治疗潮热的有效方法，但会增加中风、血栓、肺栓塞、乳腺癌和心脏病的风险，并毫无建树地建议有严重症状的妇女平衡风险和收益。[64] 今天，大多数医生可能都同意激素最好短期使用，并用于严重症状。不过，另一些人仍然主张终身使用激素治疗，其依据是"时机假说"——对"妇女健康倡议"的统计数字的重新分析表明，大部分的心脏病风险升高都集中在更年期十年或更长时间之后才开始使用激素治疗的妇女群体中。这一假说的倡导者估计，在更年期接受激素治疗并坚持 5 年至 30 年的妇女，平均可多享受 1.5 个"质量调整寿命年"（但不是实际寿命年，根据他们的模型，实际寿命年只增加了 0.12 个）。[65]

这种对大型试验、慢性病、长期治疗和可能开给所有妇女的预防药物的强调，反映了现代医学将更年期理解为一种永久和持续的缺乏状态。雌激素缺乏的说法仍然充斥在妇科教科书和已发表的研究中，[66] 以至于必须指出它所包含的假设。说雌激素缺乏，意思就是说过了更年期的妇女体内的雌激素没有达到理想的水平；在这种观点中，育龄妇女为雌激素的"适当"数量设定了标准。如果我们假设过了更年期的妇女拥有育龄后生命的适量雌激素，就不会说她们有雌激素缺乏症——就像我们

300

不会说八岁的女孩缺乏雌激素一样。雌激素缺乏的说法还带有这样的推论：过了更年期的妇女已经活过了她们的主要（生育）功能，她们的生命已经延长到超过了她们自然适应的范围——尽管本书第一部分讨论了关于更年期演化的大量研究，但当今发表的许多研究论文都含蓄或明确地采用了这种假设。

由于心理学家和科学哲学家所称的"确认偏误"（confirmation bias），即认为更年期偏离了妇女生育期的生理学这一标准，这种假设往往会创造出支持它的累积数据。确认偏误有多种形式，但在此过度简化一下，它意味着我们通常会找到我们正在寻找的东西，而不会找到我们没有寻找的东西——例如，关于更年期的假设形成了症状检查表，或影响了填写自陈报告的个人的看法和期望，而大多数更年期研究都是建立在自陈报告之上的。这些假设也会影响研究人员对课题的选择，这种影响因出版偏见而得到了强化，因为证实假设的论文比显示负面结果的更容易发表。尽管有所有这些因素，激素疗法为妇女健康带来的还是索然无味的结果，这表明说到底，雌激素缺乏模型可能不是思考更年期的一个非常好的方法。

同样有必要记住，即使是最不遗余力地批评更年期的人，即那些认为所有更年期妇女都应该终身采用 HRT 的研究人员，主张的也不是我们应该尝试活到老生到老（我认为大多数人会对这种想法感到恐惧）。辩论的范围要窄得多，是关于模拟某些激素（特别是雌激素）的生殖水平是不是一个好主意。计算 HRT 对个别妇女的风险和好处，与评估更年期的成本和好处有很大不同，因为它没有考虑更年期最重要的影响，即生育能力的结束。更大的问题不是由医生解决，而是由人类学家和演化生物学家来解决的，大多数的医生似乎对这个问题并不很感兴趣。

　　在讲述更年期综合征的起源时，可能很难理清观念和现实，以及不同观念之间的关系。关于更年期过渡期的性质及其症状原因的理论有时会发生冲突；医学论述有时会与流行文学发生分歧；两者往往都与妇女的实际想法和经历有很大的不同，这些想法和经历直到近来才为我们所知。尽管如此，还是出现了几个重要的主题。没有证据表明更年期综合征在1700年之前是欧洲医学或文化中的一个重要概念，在那以后它才变得非常显眼。此后，医生们首先用血液滞留，后来用女性生殖系统神经的刺激来解释，最后在20世纪，则用激素波动和雌激素缺乏来解释。19世纪的医生可能将更年期描述为一个危机时期，妇女可能会从这一时期变得强壮和健康；而在20世纪末，他们开始将更年期不仅视为一种急性综合征，而且是一种慢性衰退的状态，甚至是一场流行病学的灾难，因为因雌激素缺乏而变得衰弱的育龄后妇女人数不断增加，可能会成为一个全球性的健康问题。与现代早期的欧洲其他综合征一样，（有时相当剧烈的）心理和行为问题被认为是更年期综合征的核心，更年期导致精神障碍的观点尽管有数十年的负面或矛盾的结果，但仍颇具"黏性"，至今尚存。最后在20世纪中期，在婚姻被重新定义为基于性的制度之后，更年期的性症状占据了中心。

第十章 你在说什么？
传统社会中的更年期

　　现代更年期综合征的故事开始于欧洲，在那里流传的时间最长，也最复杂。中医的更年期历史非常不同，在一些方面有助于说明更年期的概念是如何在全世界传播的。经典中医特别庞大多样，至少可以不间断地追溯到公元前 3 世纪。最常被引用的与更年期有关的段落来自《黄帝内经》，这是中国医学最古老的基础文献，最初可追溯到公元前 200 年至公元 200 年的某个时期。该著作的第一部分描述了男女两性的生命阶段，分为七年期（女性）和八年期（男性）。对女性来说，衰老过程结束于 49 岁，而男性的衰老速度较慢，直到 64 岁才达到完全枯竭："任脉虚，太冲脉衰少，天癸竭，地道不通，故形坏而无子也。"[1] 在这里，更年期——月经的结束——是衰老的一部分，是一种迹象而不是问题本身。这就是后来现代化的中医医师为了将更年期综合征加入中医学治疗的疾病中所引用的段落。

　　我的语言能力有限，所以必须依靠其他学者关于中国的更年期观念的工作，但我的印象是，参考文献并不是很常见。女医谈允贤（1461~1556）的回忆录中有一个有趣的医案，既是这一规则的例外，也从另一个角度说明了这一规则。这本回忆录包含了谈允贤的 31 个病人的病历，都是女性。[2] 谈允贤自己的生平值得简短地谈一谈：她是由祖母抚养长大的，祖母是医生之女；她在 50 岁时发表了自己的回忆录，活到了 96 岁。她的祖母是招赘结婚的，祖父谈复接受了岳父家传的医学专业训练，成了名医。尽管妇女学习或从事传统医学不同寻常，但谈允贤的祖母也是医生，而谈允贤自幼开始就跟着她学习。虽然她一生都在行医，但她在养育完孩子、儿子也成婚后才获得了专业地位。

谈允贤在行医时只治疗女性，在其回忆录病历中的 31 名病人都是女性。她们患有皮疹和溃疡、咳嗽、呕吐、神经损伤、腹部肿块、眩晕、腹泻、发烧、寄生虫，以及其他许多问题。有几个人患有妇科疾病——子宫大出血、与怀孕或分娩有关的麻烦，以及不孕症。有一个医案写的是一个月经不调的 53 岁妇女：

> 一妇人年五十三岁，因经事不调，元气甚弱，得患气血俱虚之症。某复其脉，心经脉甚浮洪，有六止。其妇多劳碌，以致伤心，心乃一身之主，其心火动，经事不期而行，倍加虚弱。……某意谓此妇即是血气不调，后用归珀丸。……即愈，其妇精健如旧。[3]

尽管这位妇女年纪不轻，但谈允贤并没有把病人的月经不调或她所经历的其他无名症状（根据病历的最后一句话，也许是心理上的症状）归咎于自然的更年期。在她看来，过度劳累引起的心疾导致了气血两亏，这造成了她的月经问题和其他病症。这个结论是谈氏回忆录的典型特征：她通常把病人的疾病归咎于过度劳累、悲伤或愤怒，有时还指出诱发的因素，例如丈夫亡故或决定纳妾。

更年期可能直接导致健康问题的观念在中国古典传统中至少有一次得到了证实。1793 年，《胎产新书》是这样描述女性生命阶段的：

304

18 岁至 21 岁的年轻已婚妇女在行经期间，遍身疼痛，手足麻痹；或寒热，头目晕眩。二十多岁的妇女容易出现经脉不调和潮热间歇性发烧，容易患严重的消耗病"骨蒸痨"。到了二十四五岁，妇女的"血海"面临着耗尽和受寒的危险。除了常见的头痛、眩晕、寒热和痉挛等症状，这些妇女还将经常出现赤白带下、崩漏，或信期不定。到了二十八九岁，她因为连年生育而"气散血虚"，并"血虚胃热，抑或劳倦"。35 岁时，血气脾胃俱虚，或经水动时当风坐卧失避，身入虚邪。40 岁出头时，经水断绝，血气虚甚。故血妄行，恶血不散，急当散其淤血。[4]①

① 原文见周仲瑛、于文明主编《中医古籍珍本集成（妇科卷）：胎产新书》，湖南科学技术出版社，2014 年，第 519~535 页。原文如下："室女十三四岁行经或行或痛或发热身体不甯口苦面红寒热不定头目昏花……室女十五六岁经水不通日夜寒热手足麻痹头痛恶心呕吐腹中忽然结块冲痛此因误食生冷所致……妇女十七八岁经水不通或阻半月或阻百日半年颜色青黄饮食不思寒热头痛目晕肚中结块烦闷呕吐膨胀此因脾胃虚弱气血不行而致……妇人十九二十嫁出时但遇经脉动时遍身疼痛手足麻痹或寒热头目晕眩或由感冒而致……妇人二十一二经脉不调赤白带或如梅汁或片或二三月不行潮热咳嗽饮食不思四肢困倦若此症日久不治则成骨蒸痨……妇人二十三四腹心胀满气升上隔饮食不思腹结块成癖此因经后潮热误食生冷聚痰成饮若不早治复成大患……妇人二十五六血海虚冷经脉不调或时腹下疼痛或白带或鱼脑髓或米汁信期不定每日淋漓不止面色青黄四肢无力头晕眼花此血气两虚之症……妇人二十七八身体困倦少食经水时淋沥不止或块或片或流赤白黄水面色青黄眼花四肢酸痛将成崩漏……妇人二十九三十连年生育气散血虚经脉不和或二三月不行不时腹痛结成血块日倦夜热饮食少思此血虚胃热抑或劳倦而致……妇人三十四五血气脾胃俱虚或经水动时当风坐卧失避身入虚邪或遍身麻痹经脉受风咳嗽有痰……妇人三十六七若行经太多此因血气虚甚胃气不足故血妄行宜补调气血养脾胃庶年老可无血崩之患……妇人三十八九经水断绝腹中有块疼痛头晕眼花饮食不思此气血虚恶血不散急当散其淤血温调血脉以除后患……妇人四十二三经水断绝五十一二其经不定常常淋沥或块或条或漏不止阴阳相反血气妄行失其调理最难得痊百中三五可治……"

这位医生想象，更年期妇女气血两虚，还可能因为血液未能散开而瘀血堆积。在这里，更年期是生命的许多阶段中的最后一个阶段，在这个阶段，妇女会经历由其生殖生物学引起的疾病和综合征。

这最后一个参考资料表明，说经典中医认为更年期不属病症是不完全正确的；尽管如此，在那个庞大的文献库中似乎很少讨论更年期，更多关注的是育龄妇女的问题。然而，如今的中医学可以治疗更年期综合征，并且是考察现代医学对更年期概念影响的一个特别有据可查的例子。[5]中医学是一种标准化的传统医学，起源于中国，但现在世界各地的专业学校都在教授。[6]虽然它借鉴了我称之为"经典"中医的大量中文医学文献，但中医学（Traditional Chinese Medicine）与经典中医（classical Chinese Medicine），甚至是与没有首字母大写的"传统中医"（traditional Chinese Medicine）都不相同。中医学是对一个更为复杂的系统之具体且不断发展的解释。作为其基础的古老、庞大、高度复杂和多变的文献仍然存在，而且是中医学变化的一个来源——从业人员有时会回归经典传统，而不是依靠中医学的现代教科书版本。这在中国尤其如此，因为那里有更多的从业者可以读懂古典文献。

中医学出现于1959年，当时作为毛泽东政府为实现中国现代化所做努力的一部分，出版了第一本现代风格的教科书。中医学具有现代医学的一些特征，例如，它采用了标准化、规范化、临床研究和测试的思想。但是，中医学常被一些人理解为现代医学的替代，被认为是一种"补充和替代医学"（通常缩写为CAM）。

中医学可以区分和治疗相当于现代医学的"更年期综合

305

征"的对应病症，它在一种阐述方法中被称为"经断前后诸证"。在中文里有"更年期"的对应词；现代医学的从业者称之为 gengnianqi，这是一个外来词，源于日语中的 konenki①（konenki 本身是 20 世纪初引入的一个新词，用来表示欧洲的更年期概念）。中医学避免使用 gengnianqi 这个外来词，它当然从未出现在所依据的古典文献中。经典中医没有更年期这个词，也没有"经断前后诸证"——更年期综合征——的概念，无论是作为主题还是短语都无从证实。它第一次出现在 1964 年，作306 为中国卫生部官方系列教材的一部分而出版的《中医妇科学讲义》第二版，其中有一节是关于"经断前后诸证"的。因此，可以很准确地确定将更年期综合征引入中医的时间（在同一本教科书出版于 1960 年的第一版中，并没有这一节内容）。它被插入中医学，作为使中医更加现代化的宏伟计划的一部分。正如一位中医学者所说："更年期在古典文献中并不构成健康问题，其被视为健康问题是在 1964 年。"[7] 在被要求在古典文献中找到支持更年期综合征这一新概念的参考文献时，中医学的发明者们引用了本章开头引用的有 2000 年历史的《黄帝内经》中关于女性生命周期阶段的段落，其中月经结束是气血亏耗的结果之一，也是导致其他老年迹象的原因。

这是一个中医和现代医学可以相互协调的乐观时代。中国的医生将西方的激素观念与肾联系起来，在中国的体系中，肾同时产生调节生长和发展的阴阳之力。在今天的中医学教科书中，更年期症状被归结为肾精下降，导致阴虚或阳虚，阳盛就会出现潮热，阴盛就会出现抑郁，同时伴随着其他问题。

_____

① 日语中同样写作"更年期"，但该词的罗马字标记应为 kounenki。

因此，更年期综合征在 1964 年被写进了中医学，成为使中国医学现代化并与西方医学相协调的更大努力的组成部分。这并不是说 18 世纪欧洲以外的传统文化都没有将更年期与症状和问题联系起来，尽管其中许多或大多数的确没有。证据很难收集，因为大多数早期传统没有像古希腊和中国的传统那样被系统地记录下来，而且今天很少有哪个文化没有受到现代医学的深刻影响。但现代"更年期综合征"的传统等同物至少不容易找到。

关于更年期的演化和育龄后妇女在觅食人群中的作用，已经有大量的文章，尽管研究人员对这一主题很感兴趣，关于觅食者的更年期经历所发表的文章却很少。在我的印象中，这是因为没有什么可说的。弗兰克·马洛在其关于哈扎人的长篇研究中写道，他所采访的妇女都没有报告更年期的症状，而且大多数人不知道自己何时会进入更年期，因为她们在生育期结束之前一直在生儿育女："当被问及是否已进入更年期时，她们可能只是耸耸肩说：'我们必须等等看。'意思是只有当正常的月经恢复或停止了，或者给眼前的孩子断奶后再次怀孕后，才会知道结果。"[8]

马洛引用了 1991 年的一项研究，该研究通过血检得出结论，哈扎人进入更年期的平均年龄约为 43 岁，但该研究相当晦涩，似乎从未发表，而且更年期年龄很难通过血检来确定，实际上也很难通过人类学家使用的其他大多数方法来确定。[9]最后一次生育的年龄比较容易测量，但在哈扎人中还没有核算过。希尔和乌尔塔多在对阿切人的研究中报告说，阿切人妇女有一个关于更年期的词，而且在年老之前似乎都不愿意承认自己已经绝经（即进入了育龄后阶段），但两位作者就这个问题所说

307

的也就这么多了。[10] 阿切人最后一次生育的年龄中位数是 43 岁，在有记载的所有人口中，这是最高的之一。

虽然哈扎人的证据表明，在我们过去的觅食时代，妇女经历更年期的年龄平均比现代文化中的要早几年，但阿切人较晚的最后生育年龄使我们对这一观点产生了怀疑，我们并不真正了解这是否属实。也有可能哈扎妇女经历了更年期的症状，但没有报告，也不认为它们很重要；希尔和乌尔塔多没有提及阿切人的症状，这表明更年期症状在阿切人看来也没什么大不了的。

少数研究人员发表了关于传统农业社会中更年期的观念和经验的研究，这些社会没有过多地接触到现代医学或一般而言的现代性。与觅食者一样，这些群体正在减少，关于他们的研究在很多方面都具有挑战性，所以这些研究的数量不多。尤卡坦（Yucatán，墨西哥的一个州）和危地马拉的玛雅人是一个人数超过 800 万的大型美洲原住民群体，他们是更年期经历被观察得最仔细的传统人群。研究人员对几个独立的玛雅群体进行了研究，其结果相互矛盾，从未得到解释。

这些研究中的第一个，也是最全面和最敏感的一个，是由人类学家尤布达尔·贝耶内（Yewoubdar Beyene）在 1981 年作为其毕业论文研究而进行的。她是在心理健康诊所的工作中关注到这个主题的，在那里，一些老年妇女关于更年期导致抑郁的报告令她十分惊讶。"我来自非西方的文化背景，"她写道（贝耶内最初来自埃塞俄比亚），"我不知道更年期会导致抑郁症或其他任何情绪或身体疾病。我只知道，在我的文化中，更年期是一个让妇女感到摆脱月经禁忌的时期；除此之外，没有人会关注这个生命事件。"[11] 贝耶内的研究值得注意，因为她没有像大多数关于更年期的跨文化研究那样局限于对症状和态度的狭隘关注，部分原因是她的研究对象没有症状可供报告。

贝耶内在尤卡坦的基基米拉（Chichimila）村住了一年，她说服村里的妇女收她为学生，教她日常生活的技能，并通过这种方式获得信任，与她们建立了关系。她采访了 107 名 33 岁至 57 岁的妇女；她原本计划采访 40 岁以上的妇女，但在研究过程中发现，这个群体的更年期显然比预期的要早。基基米拉的所有家庭都是农民，以相对较短的轮作（五到六年）从事烧垦农业。房屋是用泥土和茅草搭成的单间结构，有额外收入的人住的则是砖石结构的房子。已婚的儿子通常住在和其父母同一个院子的独立小屋里，至少在他们有能力搬出去之前如此；丧偶的祖父母也是这样安排。人们的饮食包括玉米、豆类、一些田园蔬菜，偶尔也有鸡蛋；村民们喂猪养鸡卖钱，但很少吃它们，也难以获得牛奶。然而，村里妇女的身体质量指数相对较高，看起来并没有营养不良。平均而言，接受贝耶内采访的妇女 13 岁初潮，18 岁至 19 岁结婚，生 7 个孩子，其中 4.7 个孩子能活到周岁。住在村里的医务人员有一名男性玛雅传统治疗师；两名接生婆都已年逾六旬，其中一名还用草药治疗月经失调；还有一名懂西班牙语的医护人员，接受过六年级的正规教育和几个月的现代医学培训，能够分发一些药物。

基基米拉并没有与现代世界隔绝。它位于巴亚多利德（Valladolid）和切图马尔（Chetumal）这两个较大的城镇之间，每天有四趟公共汽车停在那里。村里的商店出售一些商业食品（如沙丁鱼和糖）、缝纫用品和基本医疗用品（阿司匹林、四环素和草药）。年轻一代大多接受过小学教育，能读会写，不安于现状，对农耕生活有抵触情绪；一些年轻人在工作日去坎昆

309

（Cancún）的度假胜地工作。基基米拉有几家酒吧，男人们在那里花掉了他们打零工或出售玉米赚取的大部分现金，这种习惯是贝耶内采访的妇女的主要压力来源。妇女们靠出售传统上由她们自行支配的产品艰难过活——西红柿、南瓜、草药、玉米饼以及手工制作的衣服和吊床。

现代医学在医护人员的诊所中得到了体现，该诊所推广疫苗接种和计划生育，并鼓励人们烧开饮用水，挖掘厕所，但成效不大。患重病的人有时会去巴亚多利德寻求治疗。巴亚多利德的一位 70 岁的医生为前来治疗的大多数玛雅妇女看病，他是贝耶内的受访者之一；人们也会到镇上去看每月来一次的巡回巫医（curandero，拉美传统治疗师）。但是，由于基基米拉人很少使用消费品，实行近乎自给自足的耕作，以典型的农民饮食为生，采纳人口转型前的典型生育模式，所以贝耶内的研究是我们对传统人口中更年期经历的最佳洞察。

310　　基基米拉的婆婆们很有影响力，很像本书第二部分讨论过的某些情况。她们有权决定育儿的事情，特别是诊断和照顾病童方面，即使她们的儿子不和她们住在一起。（每当我不得不为家里的某个人提供快速诊断时，就会想到这种模式——即使是在一个拥有大量医生和在线建议的现代化、受过教育的文化中，母亲的经验在医疗护理中也起着很大的作用。）因为婆婆对儿媳有权威，所以当儿子结婚时，妇女的地位就会提高。她们不再有那么多的家务事要做，而是专注于孙辈、教堂、拜访朋友、编织吊床和在要出售的衣服上刺绣，以及其他的职业——例如，基基米拉的两位接生婆都已到了家有儿媳的年龄。在中国文化中，儿子被期望忠诚并依附于母亲，程度甚于对自己的妻子，而关系紧张非常普遍。

　　基基米拉的妇女工作辛苦，要生很多孩子，没有喘息的机会。怀孕和生育是焦虑和压力的来源，贝耶内认为，村里至少有一些妇女对计划生育的想法持开放态度，但她们的丈夫害怕失去对妻子的控制而加以抗拒。但总的来说，村里人重视大家庭，认为养育孩子的负担集中在孩子很小的时候，大孩子可以帮忙干农活，照顾自己和弟弟妹妹。基基米拉的婴幼儿死亡率高于现代化的社会，大多数妇女会失去两三个未满周岁的孩子。妇女继续怀孕，直到生育期结束，而且母亲和女儿同时生育并不（像某些传统文化中那样）被认为是不体面的。

　　像在许多传统社会和现代社会一样，在基基米拉，月经带有很多文化包袱。[12]基基米拉的妇女在月经期间待在家里，而且人们认为经期妇女去看望新生儿是很危险的。许多健康问题被认为是由变质、肮脏或淤积的经血引起的。最后一种想法在各个文化中都非常普遍，在古希腊医学中，在贝耶内作为研究的一部分访问的希腊农村，在人类学家卡罗琳·布莱索研究的冈比亚村庄，在经典中医中，在日本汉方医学中，在澳大利亚的赫蒙人（Hmong）难民中，在泰国农村妇女中都得到了证实，在其他许多传统社会中可能也是如此。[13]基基米拉的妇女用一些药方来治疗痛经、月经不调和其他月经问题。妇女认为月经是一件麻烦事，并欣然接受怀孕和更年期的闭经。

311

　　在巴亚多利德治疗村民急症的医生告诉贝耶内，他的玛雅病人很少抱怨更年期前后的潮热；有时她们会抱怨月经不调或量大，不过一旦她们了解了自己为何会有这样的经历，就不再来了。他说自己治疗过一些老年妇女的头痛和其他症状，但他和病人都没有把这些问题与更年期联系起来。据巴亚多利德的医生说，玛雅妇女中最需要现代医疗的问题是怀孕的并发症，而总的来说，导致贫血和其他缺陷性疾病的营养不良是最普遍的健康问题。巴亚多利德的所有医生都认为，更年期没有给玛雅病人造成身心问题。

医生们的这种共识本身或许没有那么大的说服力，但基基米拉的中年玛雅妇女都持同样的观点。除了有时月经量大且频繁之外，村里的接生婆们不知道任何与更年期有关的问题，她们很难理解为什么贝耶内要询问这些症状。基基米拉其他的男男女女都认为，月经不调是更年期的唯一症状，而且没有与更年期问题相关的特殊补救措施或疗法。贝耶内深入采访更年期间和期后的妇女时，她们断言自己没有与更年期有关的症状。她们没有"潮热"这个词，当向她们解释这个概念时，她们说自己没有过这种经历（相反，生活在梅里达市［Mérida］的受过教育的城市妇女知道什么是潮热，并有一个词来形容它，即 *bochorno*①）。村里的女人也没有更年期这个词，但她们知道人到中年时停经是正常的。她们对怀孕和月经的症状和问题滔滔不绝，但对贝耶内关于更年期的问题感到疑惑。有些人甚至怀疑她之所以询问症状，是因为更年期实属反常，只发生在玛雅妇女身上。

基基米拉的妇女认为，女人在生孩子时耗尽了所有的血液，就会出现更年期。人们认为有很多孩子的妇女会尽快进入更年期。乡村妇女对更年期表示欢迎，认为它缓解了怀孕的压力和月经的麻烦。到了更年期，她们都已经生了很多孩子，觉得自己不需要生更多了；大多数人都有了孙辈，她们把注意力放在了后者身上。当被问及丈夫的想法时，她们回答说丈夫无动于

312

①　西班牙语，意思为夏季的热风；潮热；脸红等。

衰，没有了怀孕的担忧，性生活更和谐了。许多人在更年期时感到"年轻又自由"，仿佛回到了成年的沉重负担和限制之前的生活阶段。

当被问及经历更年期的年龄时，她们回忆的平均年龄是 42 岁，年龄集中在 35 岁至 45 岁，比得到研究的大多数人群都年轻得多。尽管基于回忆这种不太可靠的方法，但很难否定这一发现。40 岁以下的妇女显然无法可靠地被分到"更年期前"组，于是贝耶内不得不向下调整研究对象的年龄类别。基基米拉的妇女成年后的月经次数不多，因为她们通常都在怀孕或哺育婴儿，而且她们记得两次怀孕之间的月经次数，以及在最后一次怀孕后月经是否恢复（甚至她们的丈夫也记得这些事情）。贝耶内没有说她的研究对象是如何知道自己的年龄的，这些信息将有助于解释她的发现，因为在识字率低的传统社会中，人们不知道或不关心自己的确切年龄是很常见的。

贝耶内和她的合作者玛丽·马丁（Mary Martin）还调查了玛雅妇女更年期的生物化学特性是否与北美妇女不同。[14] 在这项研究中，她们采访并调查了 232 名来自基基米拉和巴亚多利德的妇女。她们检验了七种不同的激素以及骨密度，详细询问了妇女的病史，并查看了医疗记录。她们发现，更年期的平均年龄在 44 岁左右；血液中的促卵泡激素水平似乎证实了这一发现，更年期后的女性促卵泡激素的水平更高。没有一名妇女报告过潮热或其他任何更年期症状。玛雅妇女的骨密度比北美妇女低，而且像北美妇女一样从 35 岁开始下降，但研究人员在他们采访的妇女中或在她们审查的医疗记录中均未发现骨折史。他们推测，由于玛雅妇女矮小粗壮，身体结构保护她们免受跌倒的损伤，或者由于她们非常活跃，强壮且灵活的肌肉保护了

313

她们（后一种解释仍然被广泛接受）。然而，由于很难将设备运到基基米拉，研究人员无法进行 CT 扫描或其他成像研究，而这些研究可能会发现隐性的骨折。她们也无法进行皮肤电导率测试、睡眠研究或其他可能揭示妇女是否"真的"经历潮热的研究。然而，她们的发现相当重要——玛雅妇女并不认为自己经历过潮热，似乎也没有受到骨质流失的负面影响。贝耶内的研究为以下观点提供了支持：包括文化在内的许多因素都可能会影响妇女如何经历更年期——即使不同文化中的更年期在生物化学上是相同的，但出于生理和文化因素难以理清的复杂原因，更年期的体验可能会有所不同。

在贝耶内首次造访基基米拉村大约 20 年后，唐娜·E. 斯图尔特（Donna E. Stewart）发表了一篇关于居住在危地马拉南部高地的另一个玛雅群体的论文。这是一项"定性"研究，基于对 27 名妇女的深入访谈，其中九人来自该地区玛雅人的三个民族语言群体。三名妇女是斯图尔特所谓的"关键报告人"，即人脉很广的妇女，她们帮她找到了其他对象，并将她的西班牙语翻译成她们的语言。她选择研究的妇女正处于更年期，月经不规律，或在过去三年中月经停止了。与基基米拉的玛雅人一样，她的研究对象也是自给自足的农民，饮食清淡，体力劳动强度大，而且（按现代标准）生育能力强。斯图尔特问每个妇女："在妇女中年绝经的时候，会发生什么？"她还问了关于"妇女在月经变得不规律、不一样或停止后有无任何特殊感觉或经历，服用或采取特殊食物、草药或做法"的"试探性问题"。她很谨慎，没有提出比这些更有引导性的问题，也没有使用"检查表法"来收集有关症状的信息（后文详述）。每次访谈需要一两个小时，没有一个受访者允许她使用录音机或做笔记；她在谈话后立即记录了她能记住的内容。知道自己年龄的妇女在 38 岁至 55 岁。她们平均生了七个孩子，生第一个孩子的时候是 18 岁。那些一年没来月经的妇女回忆起来的更年期平均年龄是 48 岁。[15]

与基基米拉的玛雅人一样，斯图尔特采访的妇女对进入更年期感到欣慰，原因也是一样的——她们不再担心怀孕，感到可以自由活动和拜访他人，而且不必担心衣服被弄脏了。有五人报告说性生活得到了改善，但有 11 名妇女说她们对性生活失去了兴趣或者会在性爱时感觉不适。

与基基米拉的妇女不同，危地马拉高地的大多数妇女描述了自己的热感，许多人形容了晚上出汗的情况。在其中一个群体中，妇女在中年时改穿更轻松的上衣是很常见的。热感是阵发性的，但也会是持续性的，人们认为妇女在中年时一般比以前更热。大约一半的妇女说起了"易怒、喜怒无常和愤怒的增加"，一些人将这些感觉归结为人们认为寄居在每个人身上的动物精神的觉醒。若干人报告了生动的梦境。大约一半的人报告说月经量大或痛经，为此她们使用了草药、按摩和蒸汽浴；一些人咨询了传统的治疗师或接生婆。接生婆和巫医一致认为，中年妇女通常会抱怨斯图尔特提到的症状。

2004 年，对寻找治疗更年期症状的新草药疗法感兴趣的传统药理学专家乔安娜·米歇尔（Joanna Michel）访问了危地马拉东部低地利文斯顿（Livingston）镇附近四个村庄的一个单独的玛雅人群体，研究她们关于更年期的"症状、态度和治疗选择"[16]。她在凯克其（Q'eqchi）玛雅人中间生活了八个月，和贝耶内一样，尽可能地观察和参与村庄生活。她采访了 40 名玛雅妇女和男子，包括五名接生婆、五名男性传统治疗师（巫医）

315

和更年期后的八名妇女。年长的妇女在经历更年期之前没有听说过此事，因为人们认为讨论它是错误的，但年轻一代从学校知道了月经和更年期。

和基基米拉的玛雅人一样，月经被认为是一种危险的状况，经期的妇女尤其要注意避开新生婴儿，也不能做饭或端盘子上桌。米歇尔采访的老年妇女平均在13岁初潮，46岁经历更年期，生了将近九个孩子，头胎是在17岁。她们平均接受了不到两年的正规教育。她们的饮食与基基米拉和危地马拉西部高地的玛雅人相似——主要是玉米饼和黑豆——贫血和其他缺乏病症很普遍。这些妇女一天中的大部分时间都花在艰苦的体力劳动上，如磨玉米和打水。（贝耶内估计，她的研究对象每天要从一口典型的60英尺深的井里打上来250磅水，而在洗衣服的日子里，打上来的水更多！[17]）

米歇尔的发现的特别有趣之处就在于，她采访的不同群体对她关于更年期的问题给出了迥异的答案。像斯图尔特一样，她试图避免使用与更年期有关的专业术语，并问她的对话者是否"熟悉特别与老年妇女有关的任何健康问题，以及是否有任何与停经有关的症状"。当她与非专业的群落成员交谈时，他们似乎不理解她的问题，也没有将任何症状或疗法与更年期联系起来，不过他们提到了治疗月经问题的方法。当她采访接生婆时，她们的回答却不一样。其中两位接生婆住在利文斯顿，从广播和电视中知道了"更年期"这个词。其他三位接生婆没有更年期或潮热的术语，但她们确实用西班牙术语低［血］压①描述了一些别的东西。米歇尔报告说，这个术语表示"大

316

---

① 原文为西班牙语 *baja presion*。

汗淋漓的症状，然后是寒战、心悸和与月经结束有关的情绪不稳定"。在此，我们不妨了解一下接生婆是如何看待低血压及其与更年期的关系——米歇尔和其他玛雅研究人员一样，主要是通过翻译来交谈——以及受访群落的普通成员或男性巫医为何没有说出这个术语，特别是因为低血压不是"潮热"的常规西班牙语对应词之一。接生婆证实，由于大多数妇女在经历更年期之前对此并不了解，因此她们向接生婆询问症状，但不清楚除了月经不调之外她们还想到了什么症状，这肯定会让那些没有想到月经会停止的妇女觉得特别可怕。

米歇尔采访的五位男巫医对症状和疗法有更多的说法。他们都说自己知道月经会在中年时停止，在回答米歇尔的问题时，他们提到了"头痛、身体疼痛、月经不调、过度焦虑和失眠"，但没有提到潮热或低血压。他们认为自己所描述的问题可能是由年龄、巫术或神罚引起的，并用祈祷、咒语和几种不同的草药治疗病人。同样，如果能知道更多他们对这些症状与更年期关系的看法，那会很有帮助，但可以肯定的是，男性治疗师对老年妇女可能经历的症状类型有一些丰富多彩的想法。

最后，米歇尔挑选出八名已过更年期的妇女进行深入访谈。在回答她的问题时，她们提到经历过的一些症状，其中头痛、肌肉酸痛和焦虑是最常见的；八名妇女中有七人都提到了单个的这些症状。一人提到了阴道干燥，两人提到了性欲问题，三人提到了盗汗，四人提到了易怒，五人提到了抑郁。三人提到了"潮热"——在此我们很想知道她们是否使用了低血压这个术语，或者是否描述了热感，因为米歇尔指出她们没有潮热这个词或术语。（米歇尔还报告了凯克其人用来治疗潮热的几种草药，但没有解释这一点。）

　　关于玛雅妇女更年期的三项定性研究，加上贝耶内和马丁在 2001 年进行的更为定量的研究，已经能对很多相互矛盾的结论做出解释了。然而，有必要注意所有这些研究的局限性。所有的研究都是由生活在高度现代化社会的研究人员进行的，他们不会说玛雅语言，因而几乎所有的采访都是通过翻译（当地的"报告人"）进行的。虽然所有的研究人员都采取了措施，以获得与其合作的妇女的接受和信任，但很难知道玛雅妇女对其到底有多坦诚，对研究人员所提的问题的理解程度如何，以及研究人员对其回答的理解程度如何。所有三项定性研究都涉及少量的妇女。所有的研究都集中在对西方文化和医学很重要的问题上，但在其研究对象的文化中不一定如此——更年期、对更年期的态度和更年期的症状；在研究者中，贝耶内是对这一点最敏感的人。斯图尔特和米歇尔所发表的研究篇幅较短，更难了解她们的研究对象在想什么。

　　很明显，被研究的所有玛雅群体都缺乏一个关于更年期的词。他们也没有关于潮热的词，尽管危地马拉高地的妇女在被问及过去几年的经历时描述了热感，利文斯顿地区的接生婆（但显然不是普通人）使用了西班牙语术语低血压来描述一种包括出汗等症状的阵发经历。最后，没有一个研究人员就男性或年轻女性最近的经历或症状采访过他们。这意味着我们很难判断斯图尔特和米歇尔所采访的女性是否认为她们的症状与更年期有关，或者这些症状是否的确与更年期有关。我们不知道如果年轻女性或男性被问到同样的问题，他们当中有多少人会抱怨头痛、易怒或对性生活缺乏兴趣等极其常见的状况。由于没有调查这个问题，大量关于更年期的跨文化研究也就失去了说服力。

318

贝耶内的采访对象确实报告了月经不规律，有时月经量很大，她们认为这在停经时是正常的。她们还报告了其他症状："一些妇女说，她们有时会有头痛和晕眩。然而，她们并不认为这些与更年期有关，因为头痛和晕眩是与其他疾病相关的常见症状。"[18]也就是说，基基米拉的妇女不同意大量跨文化研究的假设，即中年妇女经历的所有病情都必然是更年期的症状。

玛雅人研究中最令人费解的发现是贝耶内报告中更年期妇女的年纪很轻。虽然她的发现在对其他玛雅群体的研究中没有得到完全证实，但在人口层面上，环境或遗传因素有可能会影响更年期的年龄。一些研究表明，在现代化程度较低的社会，妇女比工业化社会的早几年经历更年期。例如，根据她们自己的回忆，生活在孟加拉国的妇女平均在 46 岁进入更年期；在伦敦的孟加拉国移民中，这个年龄是 47.5 岁，而英国本土的白人妇女则更晚，为 49 岁。[19]研究表明，更年期年龄的提前与较低的教育水平、童年时期的极端营养压力（许多孟加拉国妇女在灾难性的气旋过后都经历过食物短缺），以及童年时期较高的传染病流行率有关（尽管这些联系只是暂定的），这些都是更传统的社会的特征。现代社会中更有可能出现的肉类和酒精消费也可能提高更年期的年龄。然而，有孩子的妇女比没有孩子的更晚进入更年期（在一些研究中，进入更年期的年龄随着所生孩子的数量而提高，不过这一结果不太一致），这又倾向于支持传统社会的更年期年龄比现代社会晚的结论。吸烟会提前更年期年龄——这个结论是寻找这些影响的研究中最一致的结果。由于进入更年期的年龄部分是遗传性的，人口之间的遗传差异也可能是这种变化的部分原因。文献记载，进入更年期的平均年龄低至 42 岁（在贝耶内的研究中），高至 52 岁，像美国这样高度现代化的社会占据这个范围的顶层。[20]

一个复杂的问题是，平均绝经年龄的计算方法通常是要求妇女回忆她们最后一次月经的时间，这并不是一个非常可靠的方法。一些研究没有排除那些因为切除子宫而进入更年期的妇女，导致平均年龄降低。一些研究排除了妇女报告的更年期年龄很早或很晚的情况，这可能对平均数有重要影响；另一些研究则没有。一些研究没有要求妇女回忆自己何时停经，而是询问样本中的每个妇女是否仍有月经，然后用一种叫作概率单位分析的方法计算出一个中位数。这种方法得出的更年期年龄往往较晚，而且不同人群之间的差异较小。不过，通常只有在高度现代化的社会中才能做到这一点。

在墨西哥的普埃布拉（Puebla），研究人员发现，通过要求妇女回忆她们最后一次月经来衡量，自然绝经的平均年龄是46.7岁；排除异常值后，这个数字上升到47.6岁，而通过概率单位分析计算的中位年龄是49.6岁（包括异常值）或50.1岁（排除异常值）。因此，实际上不容易知道一个群体的平均绝经年龄是多大，也不容易在不同群体中比较这个年龄。目前还不清楚显示出更现代化社会的平均年龄较晚的结果在多大程度上反映了不同的信息来源和计算方法，以及这种差异有多少是真实的。[21]

斯图尔特无法解释她发现的玛雅妇女的更年期症状为何与贝耶内的结果不同，她认为贝耶内的受访者的身体质量指数"相对较高"[22]，比她观察到的瘦弱妇女的营养更好。然而我认为有可能的是，玛雅人研究中最重要的变量是研究人员本身，也就是她们带入研究的假设以及期待发现的结果。斯图尔特和米歇尔能够通过询问她们最感兴趣的问题，即症状，将研究对象的经历映射到现代的更年期概念上；而贝耶内则更多地关注研究对象对更年期和中年的看法，并且不太倾向于将她们提到的症状和问题解读为与更年期有关。正如贝耶内所描述的那样，在基基米拉，成为婆婆和祖母这一人生转变意义重大，而妇女停经却没那么重要。我们在第一部分看到，这些事件发生在同一时间可能并非巧合，但关于更年期的跨文化研究更倾向于米歇尔和斯图尔特的方法，而不是贝耶内的方法。同样重要的是，贝耶内的研究早于米歇尔和斯图尔特的研究二十多年，在这几十年里，现代化的范围大大扩展，在中美洲也是如此。如果没有更详细的信息，很难说这对她们所研究的农村地区的更年期经历有多大影响。

虽然许多传统和民间的医学体系似乎都缺乏相当于更年期综合征的内容，但也有例外。1980 年代初，南希·罗森伯格（Nancy Rosenberger）访问了日本的一个由自给自足的农民和渔民组成的偏僻村庄，那里当时才刚刚通了公路，她采访了妇女们的更年期情况。这些村妇把更年期理解为“血之道”（chi no michi）的一个阶段，这是对月经和分娩相关问题的一个老式说法。[23]她们认为，妇女在刚分娩后特别容易受到这些问题的影响，因为此时血液可能会留存或变质。如果妇女没有得到足够的休息——因为她们辛勤工作的生活方式，这往往是事实——她们可能在停经以后的生活中出现症状。她们可能会病得很重——一名妇女在生完最后一个孩子并停经后不久就发烧了，当时她 42 岁。发烧持续了几个月，在此期间她只能卧床。

在日本的城市化地区也使用血之道这一术语，不过人们更倾向于使用现代术语更年期和更年期障碍（“更年期问题”）来谈论更年期。1990 年代初，爱媛县松山市（位于日本南部四

321

国岛）的妇女在接受人类学家简·策塞尔森（Jan Zeserson）采访时，使用了所有这些表述。[24] 在这里，血之道的概念也将更年期问题与分娩和更普遍的生育期联系起来；分娩后的头 30 天很关键，如果在此期间没有休息好和照顾好自己，可能会导致后来停经时出现症状。避免阅读或任何形式的眼睛疲劳尤其重要，这可能会在以后的生活中导致视力下降，甚至失明。（印度哈里亚纳邦［Haryana］的农村妇女也认为更年期与弱视和视野盲区有关。[25]）

传统上，日本新娘在结婚时离开家，成为丈夫家的儿媳，但过去和现在的传统都是妇女回娘家分娩，并在分娩后的几周得到母亲的照顾。作为一种备选方案，婆婆有道德义务在此期间照顾儿媳，保护她的健康。通过这种方式，血之道将妇女与她们的娘家联系起来，将孩子与外祖母联系起来，并将两者与强调有可能存在剥削性的婆婆照顾儿媳的义务的价值体系联系起来。一名接受采访的妇女谈到她在更年期的痛苦症状，讨论了她与婆婆相处困难，婆婆对她的服侍要求苛刻，不许她回自己家分娩；相反，一名几乎没有更年期症状的妇女将此归因于她与婆婆关系良好，婆婆在她产后对她照拂备至。

血之道是一个古老的概念，早在 10 世纪的日本文献中就有记载，但由于我无法用超出自身能力的语言进行研究，所以无法在此讨论它可能随着时间的推移发生了哪些变化。在日本，现代的更年期观念很可能与先前存在的传统相融合，或者说取代了这种传统，这种传统也将症状和问题与包括更年期在内的女性生育期联系起来，即使这些症状和问题与欧洲传统中所强调的有很大不同。

20 世纪末生活在泰国东北部农村的妇女也认为更年期可能

会导致健康问题，尽管她们保留了对医学和生理学的传统理解。人类学家西丽蓬·集拉瓦军（Siriporn Chirawatkul）和莉诺·曼德森（Lenore Manderson）研究了泰国东北部的一些村庄，这些村庄最近才开始实行现代化，引进了电力和公路，实现了机械化，并从自给自足的农业转变为种植经济作物。村里的妇女对月经的看法与世界上许多传统社会相似，她们也认为经血有毒，会玷污一切，经血滞留会导致头痛和晕眩等问题，这是她们在月经前经常会出现的症状。妇女们认为定期的月经对健康很重要，但也觉得这很恶心，而且限制了她们在经期的行动和行为。她们的语言里有相当于"更年期"的短语，而且妇女很可能将停经解释为经血耗尽的结果。妇女们普遍对摆脱月经及其负担感到高兴，并期待着更年期的到来。但有些人出现了一些症状，特别是眩晕，她们认为是因为血液滞留，以为她们体内的经血供应还没有耗尽。在她们看来，任何滞留的血液最终都会消散，症状也会消失。乡村妇女大多认为更年期的症状并不严重，但有些人会服用治疗头痛或失眠的药物，或去找草药师帮忙催经以清除坏血。

因此，研究人员在这种文化中发现了一种信念，即更年期可能会引起症状，并对这种情况发生的原因提出了合理的解释。有趣的是，当他们在与村里的妇女合作，整理出一份最常提到的症状清单时，他们发现清单上的几乎每一种症状——包括晕眩、潮热、易怒、缺乏性欲、头痛、疲倦、感觉压抑、注意力不集中等——要么在更年期前妇女中更常见，要么在两个群体中同样常见。（不过由于他们的样本量小，研究人员没有尝试计算统计学上的意义。）只有健忘、眼前的视野盲区和失眠在他们采访的更年期后妇女中更常见，而乡村妇女将这些解释为衰老的正常经历。乡村妇女特别归因于更年期的两个症状是眩晕和头痛，尽管这两个症状实际上在更年期前妇女的样本中更常见。她们把情绪症状归因于家庭或金钱问题。也就是说，像基基米拉的妇女一样，泰国乡村妇女并不想把她们在中年遇到的每一个问题都归咎于更年期。她们没有与英语中的"hot flash"（潮热）或"hot flush"（热性潮红）近乎同义的说法；研究人员解释说，他们翻译为"hot flush"的短语是指像触摸辣椒那样的灼痛感，通常影响到脚踝或腰部，或从胸部辐射出来。

在这个群体中，长者的地位与月经无关，而与妇女的子女的婚姻有关，如果她没有自己的子女，则与侄子侄女、外甥外甥女的婚姻，以及与孙辈的出生有关。在泰国妇女看来，现代教育和经济发展削弱了老年人经验和智慧的价值，因此祖母在这个社会中的角色正在发生变化。在许多（但不是所有）传统文化中，人们认为老年妇女不适合做爱，过了更年期的妇女也说她们不怎么享受性生活，许多人报告说这是一种解脱，因为她们觉得自己可以专注于宗教、冥想和心灵的平静。她们认为中年和老年是一个平静的时期，这是她们所重视的品质。

研究人员还采访了泰国受过现代医学培训的精神科和妇科医生。这些专业人士也与当时西方医学界一样对 HRT 充满热情，认为更年期是一种缺乏症的状态，应该用激素来补救。与村里的妇女不同，泰国的现代医学专家认为，更年期会引起各种各样的症状，尤其是情绪症状，而且会增加患精神疾病的风险。一些人给所有负担得起的病人开了 HRT 处方，其中一人还开了一家更年期诊所。杂志和电视也在宣传更年期是一个危机时期，妇女应该寻求医疗帮助，而 HRT 是一种神奇的药物，可以保持青春和健康。一些乡村妇女开始吸收这些关于更年期的信息——很难知道她们接触到的现代观念对于回答研究人员的问题有多大影响（也就是说，尽管我把这项研究纳入我对传统社会更年期的讨论中，但泰国乡村妇女确实已经接触到了现代文化和医学）。现代医学在村民中有着强大的疗效声誉，一些妇女要求对更年期症状进行药物治疗，但又负担不起医生给她们开的 HRT。集拉瓦军和曼德森认为，她们对更年期态度的变化与现代性给老年人地位带来的变化密切相关，因为在现代经济中，人们对经验的重视程度降低了，而更重视年轻和生产率。

在对更年期的传统解释中，枯竭——意指数量固定的某种东西消耗殆尽——的观念成为一个突出的跨文化主题。基基米拉的妇女认为，停经是因为她们已经用尽了生育孩子的所有血液。与此类似，卡罗琳·布莱索在 1990 年代初调查的冈比亚乡村妇女认为，上帝赋予每个妇女固定的子女数量，一旦用完了额度，生育能力就会终止。由于每个潜在的孩子都面临许多风险，可能会夭折，而且每次怀孕都会使母亲变弱变老，影响她生育和抚养健康孩子的能力，同时消耗她的一些额度，所以间隔、保护和消耗的想法主导了对生育及其结束的思考。因此，研究中的一些妇女使用现代节育方法，与其说是为了限制生育，不如说是为了保护生育，方式是延长两次怀孕的间隔。冈比亚妇女对西方人所理解的更年期"几乎没有文化兴趣"。许多人在三十多岁或年近四十时，即更年期之前就不再生育，并为其丈夫纳妾。[26]

研究人员在 1990 年代初采访居住在澳大利亚墨尔本的东南亚赫蒙人难民时，他们解释绝经的方式与基基米拉和冈比亚妇女的非常相似。这些人当时尚未同化，不讲英语，而且大多数

325　人住在澳大利亚还不到六年。赫蒙妇女没有表示更年期的词语，她们认为停经是变老和获得受人尊重的地位的一部分。当她们生完命中注定的所有孩子后，不管是七个、十个还是其他的数字，月经就停止了；一名受访者猜测，妇女通过生育耗尽了血液。她们认为，初潮来得早的妇女也会提前停经，也许是因为她们更快地用完了自己的配给。尽管赫蒙人重视大家庭，但当更年期解除了生育更多孩子的负担时，她们就会松一口气。到了更年期，女儿或儿媳通常会生下孙辈，由她们帮助抚养。月经被认为会污染一切，令人尴尬，大多数赫蒙妇女对于停经很高兴，她们变得像男人一样干净。当被问及无论身体上还是情绪上有无更年期症状时，赫蒙妇女除了月经量少和月经不规律外，想不出其他的症状，而关于更年期后健康是否变差的问题在她们听来简直就是愚蠢。她们惊讶地发现，许多澳大利亚白人妇女在更年期遇到了问题，并推测也许那些妇女在分娩后没有遵循正确的做法，如躺在火堆旁，吃特殊的食物来恢复体力。她们在这一点上的想法让人想起了日本人的血之道思想；和传统的日本妇女一样，赫蒙人也认为更年期后缺乏月经血可能会削弱视力，比如很难穿针。[27]

　　如果枯竭是对更年期的一种常见解释——这种观念在"自然生育"的社会中很有意义——这可能是更年期在这些社会中较少见并且不那么普遍地被视为医疗问题的原因之一。作为身体对生育资源耗尽的反应，更年期不是一个问题，而是一个解决方案。基基米拉的妇女感到更年期使她们恢复了活力。冈比亚的妇女在育龄后的岁月里享受到了新的力量，她们从生育和苦力的负担中解脱出来，经过几十年的牺牲，终于可以获得受人尊敬的长者地位。[28]

虽然更年期在传统群体中很难被记录，而且在他们看来往 326
往不太重要，但在这些文化中，中年的角色变化往往是非常重
要的。在通常的模式中，妇女从成为祖母或婆婆时开始享受最
高的权威和福祉，直到她们在老年时开始变得虚弱。甚至在觅
食社会中也观察到了这种模式，包括 1960 年代初的库恩人，其
中 40 岁以上的妇女安排婚姻，裁决亲属的问题（决定谁应该对
谁使用哪种亲属称谓），拥有最多的贸易伙伴，也毫无顾忌地
参与公共讨论和性冒险。年逾四十的妇女拥有年轻的情人或丈
夫并不罕见（这一发现在我看来很有趣，因为我的丈夫比我年
轻得多，而这种类型的婚姻在我自己的文化中很罕见，而且被
广泛认为是不自然的）。库恩人中年妇女的工作也较少，因为
她们不需要孕育或喂养小孩子。[29]

在采用一般父权制模式的农业社会中，中年妇女的行为往
往受限较少，她们可以更自由地离开家，去市场或神庙，去朝
圣，并公开露面。如果月经禁忌是一种负担，那么这些限制在
更年期就会被取消，妇女倍感洁净。中年妇女通常对儿媳或年
轻的侧室有权威，指挥她们劳作，并把更累人和令人不快的家
务事交给她们。中年妇女控制着家里的资源分配，尤其是食物，
这种权力可以作为一种武器使用。通过成年儿子的忠诚，她们
甚至可以对男性家庭成员和更大的群落行使相当大的权力。在
丈夫年长很多的文化中，中年妻子可能会接管家庭中的大部分
权力，而年老的丈夫仍是名义上的户主。老年妇女有时有资格
在群落中担任女祭司、媒人或接生婆等特殊角色。在父权制的
社会体系中，许多这种优势来自拥有儿子，因此很容易理解很
多传统社会的妇女为什么喜欢儿子而不是女儿。[30]

我们很难对传统社会中的更年期观念进行概括，特别是因 327

为我们从没有接触过现代医学的文化中得到的正确信息非常少。尽管如此，还是出现了一些典型的主题。很多传统文化认为月经污染一切、肮脏且令人尴尬，并认为经血的滞留是有毒的，也会导致健康问题。摆脱月经及其社会限制是更年期的一个可喜的特征。更年期大致与成为婆婆或祖母的过渡期相吻合，因此这时的妇女有了更高和更受尊重的地位，家务和苦力也可能减少了；虽然这种过渡意义重大，但更年期本身并不那么重要。妇女往往没有把身体或情绪上的症状与更年期联系起来，也没有把它当作健康问题来考虑，很多传统社会没有关于更年期或潮热的词语，尽管有证据表明，在少数社会中，残留的经血可能导致更年期的头痛或视力减弱等问题。对更年期的一个典型解释是，当妇女的经血耗尽，或用完了她们命中注定的子女配额时，就会出现更年期。妇女在更年期之前通常已经生了很多孩子，尽管她们往往重视大家庭，但也欢迎更年期带来的不再生育的解脱。我在为本书研究的过程中所见到的社会都没有以任何类型的仪式来纪念更年期。

虽然这种描述并不适合每个传统社会的更年期观念，但我把它作为一个共同的模板。这种观点在父权制、农业、高生育率的社会中很有意义，在现代化的影响下发生改变也不足为奇。

在农业时代，更年期符合父权制的社会和经济体系，其中家庭是主要的经济单位，年长子女的劳动促进了繁荣，对生育的控制往往是有益的，因为土地和其他资源数量有限，婆婆和祖母掌握着对年轻妇女的权威。工作和责任不仅按性别，而且按年龄来分担。在现代，所有这些都发生了变化——雇佣劳动多半取代了农庄；多代同堂的家庭过时了；婚姻被重新定义为伴侣关系；按性别划分的劳动似乎变得武断不公；随着教育和识字的普及，经验不再重要；妇女被纳入新的个人权利结构中；可以比以前更有效地控制生育。毫不奇怪，老年妇女的角色在现代世界得到了重新设置，这可能是西方新的更年期概念在医学和流行文化中持续存在和传播的原因之一；随着旧制度的崩溃，育龄后妇女的角色发生了变化。现代文化提供了一种新的更年期意识形态，以填补其抹去特定年龄的角色所造成的空白；尽管它可能有缺陷，人们也相信它，这倒也不足为奇。

现代更年期概念背后的焦虑，也就是老年妇女一旦不再生育和管理农庄后应该做些什么的焦虑，在我看来是错位的。每个人的角色都发生了变化（不仅仅是中年妇女），也不知道为什么，在整个人类历史上总的看来以高水平的能力履行了复杂角色的一群人，现在倒要受到更年期这一建构概念所助长的那种审查。从大的方面看，随着性别角色的分化可能越来越小，这种建构概念构成了特定年龄段的强烈抵制的一部分，而这种抵制针对的是女性向男性提出的挑战。20 世纪初，随着妇女选举权和"新女性"的出现，更年期的言论有了新的内容；20 世纪中期，更多的妇女在第二次世界大战期间和之后加入有偿劳动队伍，更年期的言论有所增加；1970 年代，随着妇女解放运动的出现，达到了狂热的程度。不过，关于更年期和中年问题的想法也可能反映了妇女在现代化社会中的脆弱和困惑，她们没有农场，家中也没有孩子，发现为自己设置的角色很少。

第十一章 症状

　　更年期有症状，这是现代医学的一个公理。许多关于更年期的跨文化研究所采取的方法侧重于症状和态度（有时也侧重于这两者之间的联系）。人们不必深入阅读这种研究，就会对其中的一些方法感到沮丧。即使在研究根本没有更年期一词的群体时，研究人员通常也无法解决这个问题，那就是他们感兴趣的现象，即更年期，是否与其所研究的妇女有关。受访者尽职尽责地谈论他们被要求讨论的主题（"你在说什么"可不是典型的检查表或问卷调查中的一个选项），然后科学家们得出她们"对更年期的态度"的结论。研究人员经常自问，她们的研究对象是否"知道"或"熟悉"典型的症状清单，而不是研究对象是否认为更年期有症状。随着人口的老龄化，更年期会给社会带来沉重的问题；或者在更年期未被医学化的社会中，迫切需要对更年期给予更多的关注和治疗——这样的假设在这一类研究中都很常见。

　　在一个常见的方法中，研究人员使用了标准的更年期症状检查表，要求受访者填写，我称之为"检查表法"。这种方法有一些缺陷，即使不是专家也很容易看出来。回忆和自陈报告作为衡量经历的方法并不是很准确，而且人们为了提供帮助，可能会过度报告他们以前没有注意到或是认为不重要的症状，这些都是常常得到公认的问题。使用检查表法的研究者通常不会为了比较而研究年轻女性或男性，他们假设中年女性经常报

告的许多症状都与更年期有关，而在寻找相关性时，可能会发 330
现症状与更年期状态之间的联系很弱或是无关。大多数人没有
询问受访者是否认为她们的症状与更年期有关。

医生可能会说（我在这里引用一名医生的闲聊）："征兆是
你看到的东西；症状是病人告诉你的东西。"症状就其本质而
言是难以衡量的。它们是主观的、个人的经历，只有通过询问
才能发现。[1] 情况、环境、信仰、期待、个人病史，甚至个性有
可能对症状的体验和报告有很大的影响。但是大多数研究人员
将症状视为容易测量的客观事实，可以转化为统计数据。他们
可能会争辩说，只要样本够大，所有模糊的因素都会被稀释，
有效的结果终将显现出来。这里的问题是，对于许多更年期研
究来说样本很小，即使是大样本，我们也会看到证据表明，这
种论点是可疑的——在研究同一个群体时，结果差异很大，很
难证明在大多数社会中哪些症状与更年期相关，在跨文化研究
中反复呼吁标准化，却屡屡受挫。[2]

一项著名的跨文化研究的例子可以说明其中的一些问题。
在 1970 年代对以色列人口进行的研究工作中，研究人员向受访
者（其中许多人是文盲）宣读了一份症状清单，包括心悸、眩
晕，以及便秘、关节疼痛和担心发疯。他们在这份清单的开场
白中说："现在我给你们读一份女性有时会出现的问题清单。
请告诉我，对于每一个问题，你在过去的一年中是否经常、有
时或根本没有被这个问题困扰。"尽管他们没有询问受访者是
否认为这些问题与更年期有关，没有向受访者提供他们选择症
状的理由，或证明这些症状可能与更年期有关，也没有调查更
年期的妇女是否比其他妇女（或男子）更频繁地报告这些症
状；尽管他们询问的所有症状都是与更年期无关的常见症状； 331

尽管一年内的回忆不是衡量经历的准确方法，但这些研究人员仍将调查结果作为"更年期症状学"的评级加以报告。这是跨文化研究中调查更年期综合征的一个相当典型的例子。不过，这也是询问妇女是否认为更年期很重要（即使只是事后回想）的少数研究之一。[3]

因此，不客气地说，有很多关于更年期的跨文化研究都不是很好。在本书的这一部分，我没有引用该领域的每一项研究，而是主要关注那些超越了检查表法的研究，这些研究基于更长期深入的实地研究，包括"定性"讨论，从而将结果置于背景之中（也就是说，它们不仅仅是数字），解决了语言的问题和文字及概念的翻译（这相当罕见），并且至少做出了一些努力来发现症状是否与更年期有关，还是只是很多人在被询问时都会报告的寻常问题。

虽然一些研究人员发明了他们自己的更年期症状检查表，但通行的标准化清单有几种：布拉特更年期指数（Blatt Menopausal Index）、更年期症状检查表（Menopause Symptom Checklist）、中年症状指数（Midlife Symptom Index）、格林更年期量表（Greene Climacteric Scale）、更年期特定生活质量问卷（Menopause Specific Quality of Life Questionnaire，及其变体 MENQOL+）、妇女健康问卷（Women's Health Questionnaire），以及其他几种。它们从何而来？

作为一个例子，我们考察一下 2006 年首次发布的中年症状指数（MSI），它的开发是为了更好地捕捉不同文化中更年期症状的变化。[4] 这个工具的起源可以追溯到 1959 年发布的康奈尔医学指数（Cornell Medical Index），后者筛选了并非中年妇女所特有的大量一般症状。对更年期感兴趣的研究人员制作了修正版

的康奈尔医学指数（MCMI），这是 MSI 的早期版本，它增加了
14 个"关于西方和亚洲人群以前更年期研究中报告的更年期特
定症状的额外问题"。"两个妇女健康专家小组"审查了该指数
的有效性。

　　由于 164 个条目的 MCMI 似乎太长了，研究人员制作了一
个较短的版本，即 MSI。为了做到这一点，他们使用了"最近
的文献"和"最近针对更年期开发的工具"。他们将所得到的
检查表提交给"由妇女健康领域的八位专家组成的小组审查"。
留下的症状清单包含 88 个"身体、心理和身心"条目。这份
清单由"20 位女性健康专家"进一步审查，这些专家被问道：
"你认为 MSI 对不同种族的中年妇女更年期症状的测量效果如
何？"他们向一个由 77 名年龄在 40 岁至 60 岁的妇女组成的简
易样本展示了 MSI，要求她们说明是否出现过这些症状。这些
受访者还得到了一份共 28 项的更年期症状检查表，这份清单首
次发表于 1963 年，常被用于更年期研究。研究人员对她们在这
两种工具上的得分进行了比较。由于受访者对两个测试中类似
问题的回答有很好的相关性，发起人确定新的更年期症状指数
是有效的。在其最终形式中，检查表上列出了 73 个问题，从
"你最近体重增加了吗？"开始，到"你是否健忘？"结束。

　　虽然这个过程看起来很严谨，但有必要指出，这份新的更
年期症状检查表首先是脱胎自以前的检查表；其次，它还代表
了女性健康从业者对更年期及其症状的已有看法。即使 MSI 的
问题被嵌入列有更普遍症状的更长检查表中（但大多数的"更
年期症状"都非常笼统），或者增加开放性问题——研究人员
有时会使用这两种技术来减少检查表的方法学问题——也很难
用 MSI 来纠正关于更年期的旧传统或假设。我的目的不是要把

332

MSI 挑出来批评一番，而只是把它作为一个例子；大多数检查表都是以类似的方法制作出来的。检查表可以自我复制，反映了大约 200 年来被认为与更年期有关的症状研究的累积历史。

在验证 MSI 时，研究人员只关注绝经年龄的妇女，而没有向男性或该年龄段以外的妇女提供检查表。虽然他们要求受访者报告她们的绝经状态（是否仍有正常的月经），但并未检验她们报告的症状是否与绝经状态相关。更年期检查表上的大多数症状都是常见的抱怨——关节疼痛、疲劳、"易怒"，等等。其中一些症状也可能是由衰老引起的，而衰老和更年期的影响可能很难加以区分。如果大量中年妇女报告了某个症状，这并不一定让它成为"更年期症状"——我们需要知道有多少没有经历更年期的人也有同样的问题。例如，尽管在对日本中年妇女的研究中，被称为肩凝的该文化特有的肩部疼痛是最常报告的症状，而且范围很广，尽管妇女们认为这是更年期的症状，但当研究人员检验两者之间的统计相关性时，却发现没有关联。这是男女两性所有年龄段的日本成年人普遍报告的一种症状，而且在进入更年期的妇女中并非更加普遍。[5]

尽管关于更年期症状的大多数研究都忽略了这些问题，但更仔细的研究试图确定哪些症状与更年期真正相关，得出的结果往往是混乱和矛盾的。我在前文第九章中讨论了抑郁症状的例子。有时，在某项研究或某个群体中，一种症状与更年期相关，但在其他文化中不相关（有时，甚至在同一社会的多项研究中也会呈现不相关的结果）。即使大多数更年期研究集中在高度现代化、西方化的社会中，而且大多数是白人群体，情况也是如此。美国国立卫生研究院 2005 年的《更年期相关症状管理的前沿科学会议报告》只接受了少数已证实的更年期症状——"血管舒缩"症状（那些与控制我们的血管和血液供应有关的症状，即潮热和盗汗）、阴道干燥，以及可能的睡眠障碍，结论是没有足够的证据证明情绪障碍、健忘、关节僵硬或性功能障碍等其他症状与更年期相关。[6]

梅利莎·K. 梅尔比（Melissa K. Melby）及其同事在 2011 年发表的一篇较新的综述囊括了来自世界各地的研究，目的是为主要基于北美、欧洲和澳大利亚人口的研究结论增加国际和跨文化的视角。[7] 符合本综述收录标准的跨文化研究数量不多，只有九项研究符合条件。然而，这九项中有四项研究了美国境内的不同种族群体，而不是比较来自世界不同地区的人口，因此这篇综述的结果仍然不成比例地代表了高度西方化的工业化社会，特别是美国。

这份综述包括唯一一项对更年期相关症状进行调查的大型研究，该调查的对象年龄范围很广，从 20 岁到 70 岁（大多数研究将参与者的年龄范围限制在 40 岁至 60 岁，或 45 岁至 55 岁）。这是由丹纳斯坦及其同事在 2007 年发表的研究，简称为 WISHeS。[8] 在研究人员询问的 36 种症状中，有 7 种——潮热、盗汗、睡眠困难、记忆问题、阴道干燥、性唤起问题与"头部、颈部和肩部疼痛"——显示出在 50 岁前后达到高峰的一种模式。其中前两个症状，潮热和盗汗，在 50 岁前后的峰值比其他五个症状强得多。丹纳斯坦检查表上的其余症状都没有显示出这个峰值。一组情绪症状在 35 岁至 40 岁左右达到高峰，此后急剧下降。包括力量和耐力下降、头发稀疏，以及皮肤变化等在内的另一组症状随着年龄呈线性增长，但在更年期没有显示出峰值。第三组包括体重增加、非自主排尿、面部毛发增加和疲劳，与身体质量指数有很大关系，但与年龄无关。在与 50

334

岁的年龄有关、（据推断）与更年期有关的症状中，阴道干燥影响了美国和英国的妇女，但在意大利、法国或德国没有显示出与更年期的关系。

梅尔比主张把 WISHeS 研究中在 50 岁左右达到顶峰的 7 个症状列入所有的更年期检查表。她还主张将没有得到证明与更年期有关的其他症状包括在内，因为它们似乎与有关联的症状相关，或者因为一般都会报告这些症状。我不确定是否完全理解了梅尔比推荐的检查表的思路，但它有 21 个"核心症状"：
335 已经提到的 7 个，加上抑郁、焦虑、压力、易怒、心情紧张、注意力难以集中、头痛、疲劳、心悸、眩晕、呼吸困难、麻木或刺痛、胃肠道问题，以及性欲问题。我认为必须强调的是，在这21 种症状中，只有少数症状已被证明与更年期有关联，更不用说一些更年期问卷调查中包括的几十种症状了。我在这里注意到关于"核心症状"的其他要点，供以后参考，它们都是并非更年期所特有的一般性问题，也都是常见的问题，而且都是可能因焦虑而恶化的症状（而焦虑本身就是梅尔比提出的核心症状之一）。焦虑和恐慌的症状与更年期症状的清单非常相似。

WISHeS 研究的一个局限性是，像其他大多数更年期研究一样，它侧重于文化上非常相似的现代化欧洲和北美人口，研究对象生活在美国、英国、德国、法国和意大利。基于这项研究，我们无法判断它所发现的症状和更年期之间的相关性是西方现代化文化所特有的，还是在不同文化中都成立，也就是说，它们在这层意义上是否真的是核心症状。在这一点上，梅尔比评述的九项研究中最有趣的是有关更年期决定的研究（简称为DAMES），它包括两个非西方社会。这项研究在四个国家——摩洛哥、黎巴嫩、西班牙和美国——各调查了 300 名 45 岁至 55

岁的妇女（共约 1200 名受访者），其结果在 1998 年至 2007 年公布。2007 年由奥伯迈尔（Obermeyer）、雷厄（Reher）和萨利巴（Saliba）撰写的综合报告被列入梅尔比的综述中。摩洛哥妇女是受研究的群体之一，她们的现代化程度低于其他的群体——虽然样本来自大城市拉巴特①，但被调查的妇女受教育程度较低（只有约一半人受过正规教育），十几岁就结婚了，而且比其他群体的妇女平均有更多的孩子；许多人不知道自己的确切年龄。奥伯迈尔及其同事顺便提到，他们所采访的拉巴特妇女没有意为更年期的本地词语，不过一些受教育程度较高的妇女会使用法语词 *ménopause*。[9]

DAMES 检查表包含 20 种症状，几乎所有接受调查的妇女 **336** 都报告了一些症状。有几种症状在三个或所有四个国家都经常得到报告：睡眠问题、记忆问题、急躁或紧张、疲劳和关节疼痛。当研究人员检验症状和绝经状态之间是否有联系，也就是寻找在统计学上正经历更年期或已绝经的妇女比月经仍然正常的妇女更频繁出现的症状，而与其他因素无关时，他们发现只有一种症状，即"潮热"，在所有四个国家都与更年期有关。其他一些症状在一些国家与更年期有关：马萨诸塞州、马德里和拉巴特的阴道干燥，但在贝鲁特②则无关；在拉巴特的性欲减退，其他地方则没有报告；在马德里的性交疼痛，其他地方则无；在马萨诸塞州的关节疼痛，其他地方则无；在贝鲁特的心悸，其他地方则无。总的来说，根据他们的汇总数据，DAMES 的发起者得出结论，睡眠障碍和血管舒缩症状（即潮热和盗汗）与更年期有明显的关联，其他症状则并非如此。对于

---

① 拉巴特（Rabat），摩洛哥的首都及第二大城市。
② 贝鲁特（Beirut），黎巴嫩的首都。

接受了子宫切除术（"手术性更年期"）的妇女而言，另外两种症状，即关节疼痛和抑郁症，也与更年期有明显的关联。

与大多数这类检查表研究不同，DAMES研究的发起者谈到了一些语言和翻译的问题。关于"情绪症状"，他们写道，很难"找到……不同文化和语言之间表达情绪状态的确切同义词"。然而，让他们提到语言和理解问题的主要条目是潮热。

马萨诸塞州的妇女对潮热只使用了一两个词——"出汗和突发是标准用词，而且妇女的描述也没有太大的变化"，但研究人员在他们研究的其他人群中发现了更丰富的词语。西班牙妇女至少使用了三个词语——*sudores*，意思是"出汗"；*calores*，意即"热"；以及*sofocos*，即"阻塞"或"窒息"。贝鲁特妇女也谈到了透不过气，她们使用阿拉伯语词，意思是"热窒息"、"我胸闷"、"我透不过气来"和"我窒息了"，以及"忽冷忽热"、"我着火了"和"我的脸红了"。虽然奥伯迈尔及其同事确信所有的受访者都在描述同一件事情，但女性对潮热的描述存在地区差异，她们的潮热经历或许也存在差异，透不过气和窒息的感觉在贝鲁特尤为突出。

拉巴特妇女用丰富多彩的语言积极地抱怨她们的症状，特别是潮热和关节疼痛，但研究人员没有说研究对象在多大程度上认为更年期导致了这些症状。在这一群体中，68%的围绝经期妇女（月经不规律的妇女）和70%的绝经后妇女（停经一年以上的妇女）报告了潮热。然而，重要的背景是，研究中近一半（47%）的绝经前妇女也抱怨有潮热。在拉巴特，潮热与更年期的统计学相关性很显著，但并不像人们根据其在绝经妇女中的高流行率所认为的那样强。

关于更年期症状的研究得出不同的结果并不罕见，即使是在关注同一人群的情况下也是如此。以潮热为例，在泰国进行的五项研究报告了非常不同的发生率，从 25%（最低的结果）到 80%（最高的）不等。在南亚进行的四项研究结果的范围是14%~42%。美国最近的一项颇受好评的大型全国性研究——四大族群（Four Major Ethnic Groups）研究显示，非西班牙裔白人妇女的发生率为 84%，但最近另一项受到好评的大型研究——SWAN 研究发现，非西班牙裔白人妇女的发生率仅为 24%。造成这种差异的部分原因可能是方法不同——四大族群研究要求妇女回忆六个月内的症状（比大多数研究人员为得到可靠的结果所建议的回忆时间要长），而 SWAN 研究的回忆期只有两个星期。尽管如此，研究人员通常引用或假设的非常高的美国妇女发生率仍需要进行限定。（或许最应当在这里指出，报告87% 或 88% 的数字的来源往往会引用弗蕾迪·克罗嫩伯格[Fredi Kronenberg] 1990 年的研究，本书下一节会详细讨论这一研究。这项研究的对象不是随机选择的；她们是一群给克罗嫩伯格写信的妇女，因为她们对她在潮热方面的工作很感兴趣，而且克罗嫩伯格在原始版本中强调，她计算的发生率是没有意义的。）要解释来自泰国研究中的结果范围就更难了，综述人在那里没有发现可以用来解释的重大方法学差异。[10]

未进入更年期的妇女是否有潮热？问及这个问题的研究报告称，发生率变化很大，就像对进入更年期或更年期后妇女的潮热研究一样。已发现的发生率高达 86%（在泰国），发生率的中位数为 21%。也就是说，当研究人员询问时，许多月经仍然正常的妇女报告说她们有潮热现象。男性几乎没有被问到潮热的问题，但是在 2003 年发表的一项针对 1381 名 55 岁、65 岁和 75 岁的瑞典男性的调查中，大约三分之一的人报告说他们有过潮热。[11]我尝试向时年 32 岁的丈夫询问这个问题时，他说他一直都有潮热。相比之下，我是美国 16%～76% 没有潮热的非西班牙裔绝经白人妇女中的一员，这取决于你的提问方式。

是潮热还是一团糟？关于血管舒缩症状的研究

潮热到底是什么？通常情况下，这个条目出现在更年期检查表上，却没有定义或解释（当我询问我丈夫时，也没有向他解释）。我对这个问题产生了浓厚的兴趣，并记录了我在研究中发现的各种描述。在本章和前面的章节中，我已经引用了其中的许多内容。

美国首屈一指的潮热研究专家罗伯特·R. 弗里德曼（Robert R. Freedman）提供了以下描述："潮热（HFs）……据报告是伴随着出汗、脸红和寒战的感觉。报告人说出汗一般出现在面部、颈部和胸部。潮热通常持续 1～5 分钟。"[12]为了支持这一定义，弗里德曼引用了弗雷迪·克罗嫩伯格在 1990 年发表的一项经典研究，其中她对居住在美国的 501 名妇女进行了非随机抽样调查，询问她们的经历。该研究中最常报告的经历是热感、潮红和出汗——被调查的人大都报告了这三种症状，其次是焦虑、寒战、尴尬、心率变化、抑郁、呼吸频率变化和头部的压力。[13]基于这份有影响力的出版物，西医对潮热的理解是相当具体的——弗里德曼的引文就是一个例子。也就是说，西医的潮热是阵发性事件，它们突然出现，通常很快就会消失（不过弗里德曼补充说，它们可以持续长达一个小时）。它们不仅涉及热感，还有出汗、脸红、寒战，有时还涉及诸如焦虑和尴尬等心理症状（尽管在克罗嫩伯格的调查中经常有人报告这些症状，但后来的研究人员往往不强调这些）。它们主要集中在面部、颈部和胸部。

西方医学文献用类似于克罗嫩贝格和弗里德曼使用的语言来描述潮热的历史很悠久：短暂的发热、潮红和出汗。早在1598 年，利埃博便用法语写道："脸上出现许多小片的潮红，主要是在饭后，最后大量出汗。"1761 年，阿斯特吕克也用法语写道"脸红，热感经常突然上升到脸上，最后突然出汗"，这是更年期的"癔症性郁蒸"。蒂尔特认为，"产热增加……分布不规则，被称为'潮红'"，这是更年期最常见的症状之一。阵发性的发热与头颈的潮红和出汗可以追溯到西方最早的更年期传统，而寒战的增加似乎是最近的事。

DAMES 研究的发起人认为他们采访的妇女描述潮热的方式有许多相似之处，但贝鲁特妇女报告的透不过气的感觉（"hot flash"的一个常见的西班牙语翻译 *sofoco* 也暗示了这一点），却并非英语文献中传统定义的一部分。透不过气是古代癔症性窒息综合征及其文艺复兴时期和现代早期派生物的典型症状，我想知道更年期的透不过气来的症状是否反映了这一传统在地中海世界某些地区的重要性与日俱增。癔症性窒息的想法是通过深受古希腊医学传统影响的阿拉伯医学传统转移到伊斯兰世界的。[14]

在其他研究中，研究人员不是特别确信受访者描述的热感就是西方的潮热。集拉瓦军和曼德森采访的泰国乡村妇女描述了一种像触摸辣椒一样的灼痛感，通常在脚踝或腰部感觉到，但也可能像西方的潮热一样从胸部放射出来。关于这一点最有启发性的研究是梅尔比在 2005 年对血管舒缩症状（指潮热和盗汗）的研究，抽样的 140 名 45 岁至 55 岁的日本妇女被要求回忆过去两周的症状。[15]梅尔比询问了热感的四种不同的词语，包

340

括一个从英语中借来的术语——*hotto furasshu*①，该语最近被引入了日本媒体。1980 年代末和 1990 年代，日本对现代更年期和 HRT 的兴趣不断升级，他们创造了 *hotto furasshu* 一词，用来表示 HRT 可以治疗的一种更年期特有的感觉。[16]然而，在梅尔比的调查中，几乎没有妇女报告这种情况，并且许多人似乎不熟悉这个词。约占样本量 17% 的 24 名妇女说她们经历了 *hoteri*，梅尔比将其翻译为"热感或脸红"，而 15 名妇女选择了 *kyu na nekkan*（"突然的热感"）一词，13 人选择了 *nobose*（"血液涌向头部"）。② 总的来说，样本量的大约 22% 说她们在过去两周内经历过某种类型的热感。在那些根据月经模式被梅尔比归类为"围绝经期晚期"的妇女中，这个比例几乎是其两倍，但由于样本量小，这一差异在统计学上并不显著。在月经仍然规律的绝经前妇女中，大约 16% 的人有热感。

在被要求解释她们所经历的每一种热感时，梅尔比研究中的妇女将她们最常选择的词语 *hoteri* 描述为潮热感或脸部发红，有时手和脚也是如此。这种感觉不一定是短期的；*hoteri* 可以描述一种在很长或中等长度的时间内经历的状态。*nobose* 是一种热感，伴有头部晕眩和持续很长时间的"昏沉"感。许多妇女对 *kyu na nekkan* 的意思不是很清楚，但仍有一些人选择这个词来描述她们的经历。除了 *hotto furasshu* 之外，似乎没有一个关于热感的日语词像英语使用者将"hot flash"与更年期联系起来那样，是专门用来形容更年期的。

梅尔比的调查没有向妇女提供使用流行词 *kaa to suru*（字

---

① 日语写作ホットフラッシュ（hot flash）。
② 以上三个日语词分别写作ほてり、急な熱感、のぼせ。

面意思是"热起来"① ）或相关表达方式的选择，对研究中的妇女来说，这些表达方式意味着短暂而突然的热感，随后是寒战和出汗，并伴随着紧张、愤怒或烦躁感。[17]尽管梅尔比的样本中几乎所有的妇女都很熟悉 *kaa* 的表达，但玛格丽特·洛克（Margaret Lock）在她 1993 年关于日本更年期的开创性研究中没有调查过 *kaa*，梅尔比希望能够将她的结果与早期的数据进行比较，所以她没有将其列入问卷，但确实问了她的受访者，她们认为这些表达意味着什么。如果她把 *kaa* 的说法包括在她所询问的热感中，可能会有更多的妇女使用它们来描述自身经历。

尽管在梅尔比的研究中，说她们在过去两周内有过热感的妇女的百分比与 SWAN 研究中报告在同一时期有潮热的白种人妇女的百分比相似，但日本中年妇女描述了不同种类的热感，这些热感与西方的潮热描述只有部分重叠。她们的一些经历并不具有西方概念中的那种突然的、阵发的特点。同时，日本潮热说法的变化说明了更年期的观念是如何在西方文化的影响下不断发展的。

目前还不清楚考察潮热的研究人员在泰国或日本所检验的东西是否与在美国或意大利相同，但如果我们假设中年妇女报告的所有热感都是相关的现象，那么它们就是更年期核心症状的最佳候选者，因为研究人员在许多社会中都表明了它们与更年期之间存在关联。不过，许多传统社会不承认潮热的概念，也不把它与更年期联系起来，当然这并不等于说这些社会的妇

342

---

① 根据作者的解释，这个词对应的应是日语中的かっとする，即因愤怒、羞耻等血往头顶冲，极其兴奋的样子。如果确实为这个词，根据日语的罗马字标记规则，应写作"katto suru"。

女没有经历过西方人所说的潮热。

一些研究人员专注于将潮热作为一种征兆，而不是一种症状来衡量，也就是说，他们着力于客观地衡量潮热。出汗时皮肤电导率较高，可以通过连接在胸部的电极测量皮肤电导率，在实验室条件下进行的这些检验与妇女自己对潮热的感知相当接近。研究人员还发明了便携式监测器来测量实验室外的皮肤电导率，但在这些条件下，机器测量的潮热和妇女报告的主观体验之间的一致性要小得多。也就是说，在日常生活中佩戴潮热监测器的妇女往往不能报告监测器检测到的潮热，而监测器也检测不到她们报告的潮热。[18]

皮肤电导率检验是在美国开发的，但是一些研究人员已经把监测器带到了其他人群中。2007 年，丽奈特·莱迪·西韦特（Lynette Leidy Sievert）使用便携式监测器，测量了孟加拉国锡莱特（Sylhet）的印度教和穆斯林妇女的潮热情况。[19]参与这项研究的 30 名妇女中有三分之二是在农村长大的，尽管在研究时所有的人都住在首都城市的现代公寓里。她们大多是中产阶级，平均受过 10 年左右的正规教育，平均子女数量为 3.7 个。30 人中有 9 人是印度教徒，其余 21 人是穆斯林。她们的年龄在 40 岁至 55 岁。这 30 名妇女并不是一个随机的样本。研究小组采访了更多的人，但是这些同意为研究佩戴潮热监测器的 30 人比其他人更有可能经历过潮热或诸如易怒或眩晕（最常见的抱怨）等其他问题，并为它们所困扰。

西韦特团队用来翻译"潮热"的词语是孟加拉语中的 *gorom vap laga*，即"热蒸感"；妇女们自己用锡莱特方言中的相关术语表示"体内热得难受并（或）有恶心或窒息感"，"突然的热感"，或"头上冒烟"。[20]当被要求指出她们感觉到潮热的具体位置时，妇女们表示是头顶和脖子（特别是穆斯林妇女，她们白天戴着头巾）、胸部，大约一半人手脚也有感觉。

尽管穆斯林和印度教群体之间在财富或地位方面，或者在大多数情况下，生活方式和活动都没有重大的差异，但这些人群之间的检验结果差异很大。监测器在印度教妇女中几乎没有记录到任何"客观"的潮热，但穆斯林妇女在佩戴监测器的8个小时内平均有1.5次潮热（但总共只有8名妇女经历了监测器记录的这些"客观"潮热）。然而，印度教妇女报告的潮热频率更高，平均为3.5次，而穆斯林妇女为2.5次。西韦特的团队猜测，不同的宗教习俗可能影响了结果，因为穆斯林的祈祷更加积极，需要重复站立、跪下和鞠躬（*rakat*）的循环，这可能会提高身体核心的温度。

两组妇女报告的潮热次数都比监测器测量到的多，而监测器测到的潮热中有一半以上是妇女感觉不到的。一致率（即监测器和妇女两者报告的潮热总数的百分比）无法令人信服，机器和人只有大约19%的时间吻合。显然，在这个群体中，皮肤电导率监测器并不是衡量潮热的好方法。在后来的一项研究中，西韦特和她的团队研究了三个群体的主观潮热发生情况——移民到伦敦的孟加拉人、仍然生活在孟加拉国的孟加拉妇女，以及伦敦的白人。在这项研究中，一致率也很低，所有群体的一致率均在10%~20%。主观潮热的发生率与更年期有关——三组中只有29%的绝经前妇女说她们有潮热，而55%的围绝经期妇女和71%的绝经后妇女报告有潮热——也与妇女生育的孩子数量有关，但与研究人员研究的包括种族在内的其他因素无关。通过监测器测量的客观潮热与任何因素都没有关系。[21]

衡量和讨论潮热的这些复杂性是很难对其进行归纳的原因之一——例如，为什么很难知道一个群体中经历过潮热的妇女的比例，或者比较这些发生率。长期以来，研究人员一直认为，潮热在东亚和东南亚人群中的发生率低于西方，这一观点至今仍被广泛接受。布莱（Boulet）及其同事在 1994 年发表的一项特别有影响力的研究发现，在中国香港、印度尼西亚、韩国、新加坡和中国台湾，四个星期回忆期内的发生率为 20%～40%，这些比率在研究西方人口的研究人员看来很低（但同一研究发现，马来西亚和菲律宾的发生率更高）。[22]研究人员推测，因为东亚和东南亚妇女食用的大豆更多，而大豆中含有大量的植物雌激素，因此潮热的情况可能较少，但这一假设很难得到证实。然而，包括前文引述的调查泰国人口的研究在内的一些研究发现，东亚和东南亚的潮热发生率很高，而最近对美国和其他西方人口使用相同回忆期的潮热研究显示，其发生率与布莱的研究结果相似。[23]因此，并不十分清楚是否真的存在发生率的模式，也没有一种简单的方法将这些模式简化为数字和统计数据。

收集潮热信息的方式差异——"主观"或"客观"，回忆或日记，长期或短期的回忆，流动监测或在实验室中收集——会导致报告的发生率有很大差异。2009 年发表的一项关于居住在夏威夷希洛（Hilo）的日裔美国人和美国白人潮热的著名研究说明了这个问题。在通过邮件调查的妇女中，与日裔美国妇女相比，有更大比例的白人妇女说她们在过去两周内经历过潮热（在后来监测的样本中，分别为 27% 和 47%）。然而，在随后的 24 小时内，她们戴着监测器并被要求按一个按钮来记录潮热，报告潮热的妇女的百分比并没有统计学上的显著差异（56% 的白人妇女和 51% 的日裔美国妇女报告了潮热）。监测器记录了 78% 的日裔美国妇女和 72% 的白人妇女出现潮热，同样没有统计学上的显著差异。对这一结果的一个可能的解释是，日裔美国妇女通常不像白人妇女那样注意到潮热，而当被要求特别注意时，她们报告的数量差不多。[24]

潮热在西方妇女中是否比在亚洲人口中更常见，这个问题也因现代化和全球化的进展而变得更加复杂，由饮食、生活方式、医学和信仰造成的任何差异可能会减少，因为所有这些都变得更加相似了。梅尔比在 2001~2003 年发现日本妇女热感的发生率为 22%，而洛克在 1980 年代发现的发生率要低得多，原因之一是在这两个年份之间，HRT 在日本得到了大量宣传，为更多的人所接受。梅尔比的研究可以有多种解读。根据我们的理解，可以说她在日本的研究结果与 SWAN 研究对美国白人妇女的研究结果没有太大区别；日本妇女对更年期热感的体验与西方妇女不同；或者热感在日本与更年期的相关性没有像在美国那样，达到统计学意义上的显著水平。还有一种可能是，下一次对日本妇女潮热的研究会显示出不同的结果。

尽管关于潮热的跨文化研究存在各种问题，但大多数研究人员都同意，对于世界各地的大量妇女来说，更年期的激素变化干扰了身体的温度调节系统。按照目前流行的理论，身体的热中性区——我们不会出汗降温或哆嗦产热的温度范围——对一些妇女来说几乎收缩为零，因此，当核心温度上升时（可能是因为运动等一些触发因素），身体会以脸红和出汗来回应。一些研究人员认为，在温暖的气候下生活的妇女潮热较少，也许是因为她们的热中性区被设定在一个更广泛的范围内。[25]潮热对激素治疗反应良好（尽管当病人认为她们正在接受激素治疗时，安慰剂的反应率也很高），强化了与更年期存在有机联系

346

的理由。[26]热感或潮热是更年期"普遍"症状的最佳候选者，这意味着它在许多文化中都与更年期有关（但不是所有或大多数妇女都会有这种经历）。

但在一个重要的方面，潮热是西欧的本土产物——自1700年被创造以来，潮热一直是西方更年期历史的一部分，当时它是被认为影响更年期妇女的多血症或多余血液淤积的症状，类似于子宫（"癔症性"）窒息的发作，而子宫窒息在当时西方文化中已经历史悠久，影响很大。现代医学对潮热的描述很明显来自这一传统。在世界的其他地方——包括日本和孟加拉国等国家——潮热是最近才输入的一个概念。今天仍有许多社会没有潮热的概念，或者没有将热感与更年期加以关联，尽管妇女在被仔细询问时可能会报告有热感。在我看来，我们是否应该将这些感觉等同于潮热——一种根植于西方文化的非常特殊的现象——似乎值得商榷。

我认为，未能理解更年期的历史和传统，也许能解释许多关于潮热的跨文化研究结果为何含混不清。监测器研究表明，在严格控制的实验室条件之外，即使妇女被要求注意潮热，并在发生时报告，用皮肤电导率测量的"客观"经历也只能解释报告结果的一小部分。当填写关于回忆数周或数月内经历的检查表时，"客观"潮热的影响肯定更小，而包括关于更年期和潮热的文化传统在内的其他因素的影响则会大得多。在一个没有根深蒂固的潮热传统的文化中，措辞的微小变化、样本的教育水平或城市化程度的略微倾斜，或研究者传达的线索都可能会产生巨大的影响。一些问题可能无法捕捉到潮热的各种变体，因为它已被当地文化改造了。事实上，当我们提出这些问题时，很难说我们在测量什么。

这些细微差别很难在偏爱检查表和统计数据的方法中得到体现，但并非所有的研究都如此肤浅。1993 年，玛格丽特·洛克出版了一本关于日本更年期的知名著作，无论是当时还是现在，日本都是世界上最现代化的国家之一，对于更年期的经历到底如何，以及为什么即使在高度现代化的人口中也存在差异，这本书仍是迄今最敏锐的调查成果。[27]洛克是对更年期复杂的"生物文化"理解的主要倡导者，将这些差异归因于大量的因素，包括饮食、环境、生活方式、生育史、遗传和文化本身。[28]文化是最难定义或衡量的影响因素，检查表的方法对它根本没用。幸运的是，洛克的研究超越了这种方法。

与"更年期"相对应的现代日语词是 konenki，这个词是日本于 1868 年结束闭关锁国并与欧洲接触之后，在 20 世纪末发明的。日本与德国的关系特别密切，德国医学在日本产生了影响。当时在欧洲，更年期是医学文献和流行文学中的一个重要主题，konenki 被用来翻译这一概念。日本已经有了血之道的民间观念，以及危险或关键年份的概念，类似于欧洲中世纪和文艺复兴时期的危机或"转折期"概念——在日本，男性的关键年份是 42 岁，女性是 33 岁。但这两个概念都不够接近欧洲的更年期，因此引入了 konenki 一词。

在 19 世纪末到 20 世纪初的欧洲，随着研究人员探索中枢神经系统和周围神经系统（神经节）之间的关系，并发现了迷走神经的功能，命名于 1898 年的"自主"（即独立或自我调节）神经系统的概念得到了迅速发展。这是一个控制不自主的功能和生理唤醒状态（"战斗或逃跑"反应，以及其他事项）的系统。[29]同时，新的内分泌学也在发展，研究人员在探索肾上腺素等对自主唤醒的影响时，推测这两个系统——自主神经系

348

统和激素系统——之间有深刻的联系。自主神经系统和 konenki 之间的观念联系在日本变得非常强烈和持久；20 世纪末的日本医生继续用 konenki 对自主神经系统的影响来描述它。

虽然 konenki 被引入日本是为了吸收一个现代欧洲医学的概念，即更年期，但它们并不完全是一回事。当洛克在 1980 年代采访 105 名年龄在 45 岁至 55 岁的日本妇女时，她们将 konenki 描述为一个从四十多岁开始，持续十年或更长时间的人生阶段。尽管大多数妇女认为停经是 konenki 的一部分，但它并不是这一概念的核心，这使得洛克将妇女自陈报告中的 konenki 状态与她们的更年期状态区分开来；根据西方的做法，她用妇女是否仍有定期的月经、不定期月经或没有月经来定义后者。由于 konenki 与月经没有密切关系，尽管它通常被想象为女性的状况，但男人也可以有。此外，尽管每个妇女都期望月经停止，但人们认为有可能在月经结束多年后仍未进入 konenki，或完全避免了 konenki。

洛克采访的日本人所认可的与 konenki 相关的医学观点是，激素失衡和自主神经系统的破坏。一些妇女认为 konenki 带来了白发、疲劳和弱视，将其与衰老及其迹象联系起来。其他人像西方人一样，认为它是一系列症状的集合，但症状有一点不同。她们认为与 konenki 最密切相关的问题是头痛、眩晕、肩凝——本书这部分开始的段落中栗山茂久讨论的特定文化中的肩膀疼痛——以及烦躁感。她们没有谈及热感、出汗或月经不调这些西方妇女在被问及更年期时最常提到的话题，但有几个人描述了与西式潮热非常相似的感觉；没有人描述出汗或盗汗。妇女
349 们使用了 konenki shogai（"更年期障碍"）和 konenki shokogun（"更年期综合征"）这两个词，但一般来说，konenki 主要表示

与之相关的问题和症状，就像西方妇女通常说的是"更年期"，而不是"更年期综合征"。

洛克用一份症状检查表调查了逾 1300 名 45 岁至 55 岁的日本妇女，她发现，到目前为止，肩凝是最经常报告的症状，52%的人回忆说在过去两周里经历过这种症状，而回忆说经历过第二种最常见症状——头痛——的人只有 28%。16%的人报告说有寒意，而只有 9.5%的人报告有热感。出汗和性功能症状的发生率很低（对于洛克询问的唯一性功能症状，即缺乏性欲，有 4.4%的女性报告经历过，这在任何年龄组中似乎都很低）。12%的人报告了易怒，8%的人报告了抑郁（还有 4%的人报告了 *yuutsu*，即"忧郁"）。

洛克认为，无论是 *konenki* 还是停经，对日本女性来说似乎都不是很重要（在她调查的女性中，63%的人将其评为不重要，或只有些许重要性）。妇女对中年的想法和经验集中在社会因素上。这是她们开始被视为婆婆或祖母的年纪，她们对这一转变有矛盾情绪，有时还很难过。她们担心在不久的将来照顾年迈公婆的负担，同时又享受着许多人认为在此之前的自由期——没有了做母亲的责任，还没有被儿媳的那些最重要的责任束缚。大多数人认为，随着社会的变化，自己的儿媳不太可能以同样的方式来照顾她们。

和西方一样，日本妇女和她们的医生是从道德角度来考虑 *konenki* 及其症状的。他们认为，有大量闲暇时间的家庭主妇更有可能遭受痛苦；职业妇女没有时间担心自己的问题。他们因自以为日本人对更年期症状具备抵抗力而感到自豪，并认为美国妇女可能会遭受更多的痛苦，因为她们工作不够努力，而且更加自我放纵。洛克的调查显示，在日本，务农的妇女和职业妇女（其中许多人在工厂工作，工资很低）比家庭主妇报告的症状更多，如肩膀僵硬、头痛和腰痛等，这一发现与流行的看法相矛盾，但并不足为奇。洛克没有试图找出她的妇女样本所报告并归因于 *konenki* 的最常见症状是否与更年期有统计学上的关联，并怀疑它们没有这种关联性。

第十二章 文化综合征?

在对更年期症状的讨论中，我担心自己似乎沉溺于一种老 351
式的、20世纪末的皮浪①式怀疑论——拆解明显的事实（"更年
期有症状"），唯一的目的是显示一切必然无比复杂无法解释，
我不喜欢这样的论述。向自己提出这个问题后，我有两个回答。
第一个是，一些文化建构——一些广泛流行的观念——确实需
要这种处理。并非所有通常或普遍认为是真实的东西都是事实，
时不时地需要一些学科（包括我自己的历史专业）的研究人员
指出这一点。许多关于更年期的普遍看法都属于这一类。第二，
我的目的不是要论证更年期综合征不存在。相反，我认为它是
一个非常真实和重要的现象，也是现代世界的产物。但我不确
定大多数研究人员是否能以一种有用的方式来面对它，尽管他
们身处我试图描述的关于更年期的理解网络中。我认为更年期
最好被理解为一种文化综合征，我接下来会解释这个观点。

注意更年期综合征的"综合征"部分是很重要的。综合征
指被认为是相关症状的"合兵一处"，但最终的原因或机制并
不清楚——如果清楚的话，医生通常把这个问题称为疾病而不
是综合征。就更年期综合征而言，研究人员调查了症状和相关
性，但通常没有试图解释为什么更年期会导致这些症状（对于
更年期综合征的所有症状来说，都没有明确的原因）。综合征

---

① 即伊利亚的皮浪（Pyrrho of Elis，约公元前360~约前270），古希腊怀疑派
哲学家，被认为是怀疑论的鼻祖。

是一种非常有趣和神秘的现象。某些类型的综合征与文化和认
知密切相关，也就是我们相信什么和如何思考，这些在科学研
究中有许多名称。"文化综合征"和"机能性躯体综合征"是
最常见的；"机能性"是指这种疾病使人衰弱（即影响机能），
而没有明显的"有机"解剖学原因。由于"机能性"一词现在
带有负面的含义——认为问题"都在病人的脑子里"——研究
人员提出了"机能性躯体综合征"的替代词，如"影响身体状
况的心理和社会因素"。[1]同样，"文化综合征"——DSM-5①对
旧术语"文化依存综合征"的重新表述——可以传达一种异国
情调，这也促使人们使用"窘迫综合征"等替代词。[2]大量复杂
的跨文化研究调查了属于这一类的综合征的性质，一旦我们对
它们有足够的了解，就很难否定更年期可能也是其中之一，或
者至少表现得很像它们。

更年期综合征显然是一个真实的现象，全世界有数百万妇
女遭受其害。文化综合征也一样，许多文化综合征的发病率很
高。遗憾的是，一些病症具有认知因素（我们如何思考会作用
于我们的感觉）——这个论点往往伴随着道德化的立场，即只
有以自我为中心、无所事事、软弱或不理智的人才会遭受这些
病症，或者那些痛苦是微不足道的。自18世纪初发现更年期以
来，现代更年期观念的一个主题一直是勤奋工作、自我牺牲、
自我控制的女性遭受的痛苦较少。对更年期的消极期望会影响
其进程，而对症状的关注会让情况更糟糕，这可能有一些事实
依据，我将在下文具体论证。但我坚决不同意这种立场中经常
包含的价值判断。文化综合征之所以存在且难以治疗，是因为

---

① 即第五版《精神障碍诊断与统计手册》。

它们是每个人都能接触到的文化信仰网络、心理学家努力理解的大脑高级功能，以及身体的生理系统之间复杂的相互作用的结果。我对更年期妇女的痛苦感同身受，虽然我很幸运没有成为这一类人，但也患过其他的疾病，我对文化综合征的研究和对其运作原理的理解对我有很大帮助。我写这本书的一个原因是，我认为如果更年期的性质和目的——向人生重要阶段的发展过渡——能够得到更好的理解，读者就可能会更容易承受更年期的症状。如果这样理解此事的人出现的症状较少，我也不会感到惊讶。

说某个东西是"文化综合征"并不是说它没有生理基础。相反，正是生理机能、情绪（如焦虑）和认知（思维方式）之间的相互作用创造了文化综合征。各种综合征之间的部分差异可能来自不同人群之间的环境或遗传差异，例如，一些研究人员推测，东亚人更容易出现眩晕和恶心的症状，这就是这些症状在许多地区综合征中的重要性；[3]饮食和气候等影响因素是其他潜在的差异来源。通过本章所描述的过程，即使是由这些因素造成的微小差异也会被放大，从而形成特定文化的综合征。

本书中这最后一个论点因更年期综合征如此难以确定的问题而变得复杂了。似乎我们越是要寻找与生育期结束有关的症状群，这种现象就越是含糊。不过，很明显，在所有现代化的文化中，人们普遍认为更年期综合征是存在的，但在某些或大多数传统文化中并非如此；它是一种重要的社会文化现象，支持着一个庞大的制药、咨询和研究产业。个别妇女经历过更年期综合征，即使这些经历在汇总成统计数字时趋于消散，即使寻找普遍的（即跨文化的）经验的过程并不顺利。如果我们接受现代世界妇女的更年期经历在某种程度上是重叠的，但在不同的文化中也各不相同，那么西方的更年期综合征就是某种类型的文化综合征的优秀候选。但首先，让我更深入地解释一下什么是文化综合征。[4]

症状是一种被赋予某种意义的感觉或经历，它不仅仅是一种短暂的感觉，还预示着什么。我们不断地在感受和处理研究者所谓的体感"白噪声"，包括疼痛、痛苦、恶心、心悸等，随着年龄的增长愈演愈烈。[5]创伤、疾病或生活应激事件也会增加这种感觉的背景噪声。如果我们认为某种感觉或经历很重要，它就会成为一种症状。

对于许多类型的症状，记录它们、赋予它们意义，以及关注它们的过程会使我们更强烈地感受到它们，这反过来又促使我们更关注它们。如果它们引起我们的担心、尴尬或其他焦虑情绪，这些情绪对身体的影响也会使症状恶化，而在反馈回路中，症状的恶化又会增加焦虑。

文化在一定程度上决定了我们将哪些感觉解读为症状。在美国文化中，胸痛很重要；对柬埔寨人来说是颈部疼痛；对中国人来说则是眩晕。有时会出现特定文化的疾病标签，如后文讨论的柬埔寨人的 *kyol goeu*，它们会组织我们对症状的体验，并赋予其意义。当病人认为他或她的症状意味着这些疾病中的一种时，这种信念可能会通过增加焦虑感而加速反馈回路，它也可能将重点放在被认为最符合该疾病特征的症状上，从而放大了这些特殊的感觉。

因此从表面上看，文化综合征这种失调在形成它们的文化之外并没有多少意义，却与其他的文化综合征共享着广泛的模式。也就是说，文化综合征可以被描述为一类现象，其特点是反馈回路放大了症状，再加上文化中关于身体如何运作以及存

(页边数字：354)

在什么疾病的特定信念。这些疾病可能相当普遍，影响到数百万人和其所适用的亚群体中的很大比例的人口。文化综合征的一个特点是，它们没有什么征兆——它们不容易通过实验室检验、影像学或其他任何客观方法进行诊断或解释，而且通常不会置病人于死地，但会使他或她非常痛苦。

　　大脑的高级功能——认知、情感——对文化综合征症状的产生发挥了重要的作用，但它们的作用并不仅限于此。在包括糖尿病、心脏病、关节炎，甚至像普通感冒这样的呼吸道感染在内的各种疾病中，症状都有很大的不同，与医学检验所衡量的问题严重程度无关。主观症状和客观体征并不总是非常吻合的。[6]

　　文化综合征有不同的类型。在美国，慢性疼痛综合征在研究和讨论中占主导地位，当它们发生在西方文化中时，并没有被称为文化综合征，而是"机能性躯体综合征"（反映了精神病学学科的欧洲中心主义）。[7]另一种类型的文化综合征是哈佛大学的德文·欣顿（Devon Hinton）和其他人大量研究的对象，其特点是焦虑和惊恐，我认为这种类型与更年期综合征更相关。[8]

　　情绪心理学家认为焦虑是一种低级别的慢性恐惧，担心的是更遥远的未来，而不是眼前的威胁。它产生了一些与恐惧相同的生理反应，涉及交感神经系统，这是自主神经系统的一部分，让我们保持紧张状态，准备应对紧急情况。与焦虑有关的症状非常多，包括不同种类的疼痛（头痛、关节痛）、肌肉紧张、疲劳、胃病、出汗、脸红、发冷、颤抖、眩晕、恶心、耳鸣、四肢麻木或刺痛、呼吸短促、窒息感、睡眠问题、视力模糊或视野有斑点、食欲不振、心悸或心跳过快等心脏病症状，以及烦躁和注意力难以集中等心理症状。[9]这类症状特别容易在反馈回路中升级。"焦虑敏感"一词表示有担心这些症状的倾向，然后这些症状又会随着焦虑的加剧而加重。更年期检查表上的几乎所有症状——以及前文所述的梅尔比的更年期 21 种核心症状清单——都属于这种类型。

当人们认为某些感觉预示着死亡等可怕的结果时，"灾难性认知"就很常见。例如，美国人非常害怕胸痛；被人称癔症性窒息折磨的古希腊妇女据说随时会因自己的子宫窒息而死。这些想法可能会产生强大的反应，增加反馈回路的力量和速度。几乎感觉不到的微小触发因素有时可以（最快在几分钟内）快速升级，以至于引起类似于癫痫的发作。[10]在西方人群和现代精神病学中，惊恐发作的特点是心跳加速或心悸、感觉透不过气或窒息、眩晕、出汗、颤抖、热感或冷感、胸痛、恶心、麻木或刺痛感、失控感、不真实感或脱离自身感，以及强烈的厄运感（病人通常不会经历所有这些，但被 DSM-5 诊断为惊恐发作的需要四个及以上症状的组合）。但是类似的发作及其某些变体在很多非西方文化综合征中也属典型，西方诊断的恐慌症是更广泛现象的一种形式。

欣顿在多年的临床实践中治疗过东南亚难民，他能说流利的高棉语（即柬埔寨语），这是柬埔寨的主要语言，他关于文化综合征所做的大部分工作都集中在这一人群上。在关于 kyol goeu 的两篇开创性的长文中，他描绘了文化综合征如何运作的最合理的理论（也就是这里描述的理论），并为深入研究这些病症设定了标准。欣顿提出了一个广泛的十点方法来调查文化综合征，不仅描述了它们的症状，而且解决了可能影响其形态的生物、社会和文化因素。[11]

　　欣顿在他的精神病门诊看到的高棉病人中，有 36% 的人说他们经历过一次被称为 *kyol goeu* 的全面发作，60% 的人说他们在过去六个月中遭受过一次近乎 *kyol goeu* 的发作。*kyol goeu* 的意思是"积风"。在高棉人的生理学中，风不断地穿过身体的血管，再从手和脚排出。如果它被卡在关节或颈部，风压就会大到爆开血管，致人死亡，否则就会压迫心脏，造成血液循环不畅甚至停止，导致风塞更加严重。关节或颈部的疼痛可能就是风塞的迹象，眩晕也可能表明风在头部积聚。积风的其他迹象有恶心、心悸、出汗、手脚冰冷或麻木。忧虑、食欲不振和睡眠问题都会导致风的循环缓慢或受阻。欣顿的高棉病人将波尔布特时期的昏厥和虚脱解释为由饥饿和苦工引发的积风事件。有时有人在这些事件中死亡，这大大增加了欣顿的病人对积风的焦虑感。

　　由于迫使他们来到美国的恐怖境况，欣顿的几乎所有的柬埔寨病人都符合创伤后应激障碍（PTSD）的标准，这增加了他们疼痛、眩晕和视力模糊等自主神经系统唤醒症状的发病率；此外，由于欣顿的病人有饥饿、疟疾和劳累过度的经历，他们对眩晕和腹痛等诱因高度敏感。站起身时的眩晕经常会引起积风的发作。在典型的发作中，病人感到有风从腹部升起，他们浑身发抖，眩晕，无法呼吸，视力模糊，感到风冲出耳朵，并可能经历其他的感觉，如心悸或手脚发冷。病人常常会晕眩倒地，无法移动或说话，有时还会失去知觉。家庭成员急于通过敲打、按摩、咬脚踝和"滚钱"（一种在手臂和腿上滚动硬币的做法）来疏风通塞。他们认为，如果不立即采取这些措施，病人就会死亡。

　　积风主要是一种突然发作的综合征，这是许多焦虑型文化

357

综合征的典型特征。而其他综合征更多地被认为是慢性状态——例如火病（*hwa-byung*）① 综合征，它在韩国中年妇女中很常见，通常持续十年或更长时间。最近的一项调查发现，在40岁以上的韩国妇女中，有44%的非临床样本符合火病的标准。[12]它最初是一种不被现代医学或经典韩医②（深受经典中医的影响）承认的民间疾病，在1970年代首次被韩国精神病医生正式描述出来，如今已成为一种广泛的医学诊断。

358　　虽然男性和年轻女性都会得火病，而且18世纪著名的朝鲜国王正祖③据说死于火病，[13]但它被认为是一种主要影响中年妇女的疾病。典型的火病患者是40岁以上的女性，社会经济地位低下，受教育程度低，生活在传统家庭中。一些研究人员认为，火病患者比非患者更有可能具有平等主义的态度。也就是说，尽管大众普遍认为火病是父权制传统家庭压迫妇女的结果，但造成这一问题的是态度和环境之间的冲突，而不仅仅是父权制价值观本身。[14]

　　尽管许多精神病医生调查了火病与西方诊断的重度抑郁症、广泛性焦虑症和恐慌症之间的关系，但火病被理解为一种根深蒂固的韩国疾病，与民族身份和国家历史有关。经典的说法是，它产生于愤怒。描述中经常提到一种叫作恨（*haan*，한）的情绪，这是一种悲伤、仇恨和报复欲望的复杂混合，是对长期存在的不公平情况的反应；恨这个词的出现经常与韩国的民族苦难和暴力压迫的历史有关。[15]当为了社会和谐，愤怒被长期压制

---

① 韩语写作화병，对应的汉字词即火病。下文中出现的 hwa 即화（火）。

② 又称韩医学、高丽医学或朝医，主要是在传统中医的体系上结合朝鲜半岛本土的医学发展而来。

③ 正祖（1752~1800），朝鲜王朝的第22代君主李祘，1776~1800年在位。

时，它就会积累起来，并可能导致腹部形成一个肿块（hwa 可以指"热的肿块"以及"愤怒"和"火"）。肿块反过来引起许多症状，特别是胃肠道症状。研究人员还描述了行为症状，如哭闹、冲动、喋喋不休的恳求或抱怨，以及大量的身体症状，如头痛、疲劳、心悸、强烈的热感、胸闷、口干、失眠、消化不良、眩晕、恶心、性欲丧失、便秘、视力模糊和出冷汗。热感是火病的一个突出特点，被认为是由作为其根源的愤怒或火引起的。韩国的病人和医生指出，经济问题，与丈夫、公婆或成年子女的问题，创伤性事件，以及僵化的性别角色都是其诱发因素。[16]

火病通常是一种慢性疾病，但患者也可能出现急性恐慌性的发作，症状包括热感、心悸、胸闷和失控感，[17]这些突发性的发作是该综合征在大众心目中的印象的一部分。在以健康为主题的 2013 年韩国真人秀节目《维生素》中，有一集的主角是四名患有火病的中年妇女，重头戏是车祸后的对抗，其中一名妇女在与另一辆车的大男子主义司机争吵时晕倒在地，不省人事。[18]

火病与更年期有什么关系？在 2000 年发表的一项对美国某无名城市的韩国移民妇女的定性研究中，接受采访的 21 名妇女似乎没有采用西方的更年期综合征观点。她们在回答有关更年期的问题时，使用了 *gangyunki*① 这个词（这个词虽然有可能来自中国的 *gengnianqi* 或日本的 *konenki*，但研究报告的发起人给了它一个韩国的词源），它和 *konenki* 一样，指的不是停经，而

359

---

① 疑为韩语中的 갱년기（对应的汉字词即更年期），但罗马字标记应为 kaengnyeonki。下文的 pekyungki（폐경기，罗马字标记应为 pyekyeongki）对应的汉字词是闭经期。

是指男女都会经历的一个开始衰老的生命时期。这些妇女称绝经为 *pekyungki*，认为它与其他的衰老迹象——头发灰白、疲劳、皱纹——一起发生，是 *gangyunki* 的一部分，但本身不会引起症状；受访妇女没有将病理变化与 *gangyunki* 联系起来。一些没有儿子或只有独子的妇女对与 *pekyungki* 一起到来的生育能力丧失颇感遗憾，还将 *pekyungki* 与性生活的结束联系起来，因为她们认为绝经后禁欲更健康。该研究的发起人似乎很沮丧，因为他们的受访者认为与其他问题相比，更年期并不十分重要，而且不止一次地指出，他们认为那些妇女"忽视或忽略了"更年期的症状，这反映了西方更年期研究的典型立场和一系列假设。[19]

当使用检查表法进行调查时，在美国的韩裔中年移民和仍然生活在韩国的妇女中，大多数人都认可检查表上的一个或（通常）多个"更年期症状"；在一项比较研究中，生活在韩国的妇女报告的这些症状远多于韩裔移民妇女。后一项研究的发起人将其反直觉的结果归因于西方更年期综合征在韩国的普及，而美国的韩裔移民则更多地与之绝缘。[20]也就是说，在 20 世纪末西方医学的影响下，更年期综合征的概念也变成了韩国文化的一部分。

尽管火病和西方更年期综合征的概念在韩国差不多同时流行起来，但这两个概念并没有融合。也就是说，火病是一种中年妇女的疾病，具有包括热感在内的许多被现代医学归结为更年期的相同症状，但它并非更年期综合征。在我读到的精神病学出版物中，没有一篇认为它与更年期有任何关系，在韩国以西方语言出版的更年期文献中，没有一篇提到火病，尽管它在中年妇女中广泛流行。例如，在一本精神病学期刊上有一篇关于火病的文章，描述了一名 49 岁的女性自我诊断为火病，但没

有将她的热感解读为更年期潮热，也没有将她的愤怒感解释为
激素引起的"易怒"，而我书中这一部分所引用研究的大多数
研究人员肯定会这么做：

> 患者是一名 49 岁的家庭主妇。她来到我们这里，主诉
> 是被压抑的愤怒，即"火"，这种伴有热感的间歇性发作
> 必须用风扇来降温，并且胸口块垒郁积。其他的症状有
> "许多东西积聚在"上腹，以及常常可以通过频繁叹气缓
> 解的呼吸道闷热。有时她会感到非常愤怒和"ukwool"①
> （一种不公平的感觉），觉得自己几乎要失控或疯狂。她的
> 自我诊断是火病。她生气的原因是她与丈夫和婆婆的家庭
> 状况。[21]

作者闵圣吉（Min Sung Kil）是韩国最主要的火病研究者之一，
也是为确定火病在现代精神病学中的地位做出最大贡献的人，
他继续详细描述了病人的过去和家庭情况，追溯到了童年，并
对她的情绪进行了诠释，但没有提到她的更年期状况。

　　传统韩医中的火病故事有点不同。一旦精神病科医生在 20
世纪末开始描述这种综合征，韩国的传统医师也加入治疗这种
综合征的竞争中，他们对经典韩医进行了调整，将火病纳入其
中。传统医师金钟佑（Kim Jong-Woo）的理论很有影响力，他
的解释间接地将火病与中医学发展的更年期理论联系起来，在
中医学中，更年期综合征是由也会引起其他症状的肾气耗损所
致。在金氏理论中，愤怒导致肝气衰弱，最终这种物质停滞不

361

---

① 即억울，受委屈、抑郁之意。

前并转化为火，引起火病的症状。更年期典型的肾精减弱使气更不稳定，容易激动。[22]但在大多数情况下，更年期并非有关火病的论述的一部分；病人和医生将其原因定位在社会问题和情绪上。即使对那些在西医背景下解释火病的学者来说，压力和抑郁的观念也比更年期的概念重要得多，更年期几乎不在其讨论的范围之内。我的读者或许会认为，不把火病与激素引发的更年期联系起来很奇怪，但根据这个例子，人们同样可以说，在解释更年期综合征时不援引文化、社会问题和情绪反应才是怪事。

文化综合征不仅仅是其各部分的总和，这一点既要牢记在心，又很难清楚地表达出来。仅从她们的症状来判断，许多西方妇女就符合火病的标准，正如许多患有火病的韩国病人符合 DSM 疾病或肌纤维痛或慢性疲劳综合征等西方综合征的标准一样。然而，如果得出结论说火病在某种程度上不是真实存在的，那是错误的。它与其他焦虑型疾病有共同的特点，反映了人类对痛苦的基本生理和心理反应。但是，使火病成为众多韩国妇女生活中的一股强大力量，并且部分说明了其普遍性的更具体的特征，并不容易被检查表法捕捉。我认为这种逻辑也适用于更年期。在没有更年期一词或更年期综合征概念的文化中，例如当玛雅或拉巴特妇女被问及这些症状时，她们仍然可能向西方研究人员报告与更年期有关的症状；其中一些症状甚至可能与这些人群的更年期相关，就像拉巴特人的潮热一样。如果更年期在世界各地的妇女中都会导致潮热——要知道它是更年期症状中最有可能具有这种普遍性的症状——了解这一点很重要，但这一发现并不意味着更广泛的更年期综合征是现代西方文化特有的产物这一论点无效，这个论点对如何评估和治疗它有重要的意义。

　　一种疾病的概念有时会如此普遍，以至于它成为一种更普遍的"痛苦用语"，即隐喻或者说话或抱怨的方式。在韩国，火病可能就具有这种特征，一些韩国传统医师和通俗作家将其等同于"压力"，这是西方文化中常见的痛苦用语。[23]西方人也随便谈论"抑郁"和"消沉"，即使精神病学承认临床抑郁症，但当这种用法渗入科学论述时，有时会造成混淆。更年期在西方以一种通用的方式被用来解释常见的身心问题，似乎也起到了"痛苦用语"的功效。

　　我一直在描述焦虑型文化综合征，因为它们的症状与更年期综合征如此惊人地相似。那么，焦虑，或类似的一些情绪，是不是更年期综合征的一个重要组成部分？在受现代医学影响的世界里——而现代医学反过来又受到西方文化对更年期综合征 300 年的极大热情的影响——经历与更年期有关的感觉的女性可能会担心自己缺乏对其健康和性别认同至关重要的物质（雌激素）；担心她们正在经历青春、女性特质和健康的丧失；担心自己是社会嘲笑的对象；担心她们出现从骨质疏松症到心脏病发作等健康问题的风险增加；担心自己会受到情感失控的影响；担心自己没有存在的意义；还担心她们可能有很多会引起焦虑的其他想法。如果她们认为自己现在面临一个关于是否采用药物治疗、平衡风险和益处的高风险且困难的决定，而关于这些已经发表了大量高度技术性的、相互矛盾的研究，专家们对此也有着不同的意见，那么这种焦虑可能会增加。即使病人没有完全意识到她们的焦虑，而且如果其影响很微妙，也可能会导致更年期症状的升级，这些症状大多是容易被焦虑放大的类型，而更年期综合征的文化也无情地吸引着她们的注意力。

363

　　我不认为大多数女性对更年期都有着灾难性的认知——还好，今天关于更年期的医学文献和流行文学都没有宣称更年期会置人于死地，至少不会马上这样。尽管如此，我认为有必要更详细地讨论潮热在更年期综合征中的作用及其与惊恐发作的关系。潮热与惊恐发作不一样（恐惧在惊恐发作中更重要，而出汗在潮热中更重要），但它们也没有多么不同——两者都是持续时间短的突然事件，而且它们的许多症状，如热感、出汗、呼吸短促、心悸和眩晕等，都是重叠的。我们对这两个过程的生理学和生物化学的了解也有相似之处，而且在影像学研究中发现它们会影响大脑的一些相同区域。[24] 经历克罗嫩贝格或弗里德曼所描述的潮热的很多人从严格意义上说都符合 DSM-5 的恐慌症标准。因此，虽然我们对潮热或惊恐发作的机制并不十分了解，但一些促使惊恐发作的心理因素可能也会影响潮热，特别是会使女性更强烈地感受到潮热，并遭受更多的痛苦。[25]

　　总而言之，更年期综合征与文化综合征有许多共同的特点。症状是相似的——都是非特异性的症状，由于焦虑的唤起而变得更严重，并且容易被关注和重复体验放大。更年期综合征与癔症和疑病症等其他西方文化综合征有着深刻的历史联系。它对世界不同地区妇女的影响是不同的，并不是所有的文化都相信或经历更年期综合征。像很多文化综合征一样，它的特点是突然、短暂、反复发作的自主神经系统唤醒症状急剧上升，特别是热、脸红、出汗和发冷。许多社会因素——有无有利可图的疗法、有没有广泛传播雌激素缺乏的观念、中年妇女在现代化世界中的地位不确定——都以不同的方式支持更年期综合征的想法。在高度工业化的社会中，几乎每个人都熟悉这个概念，即使在现代医学知识仅限于基本元素的地方。

　　我只是根据更年期综合征与其他文化综合征的相似性提出了一个暗示性的论点，并不想把话说得太死，不留余地。不过在最近的研究中，更年期综合征得到了一些间接的支持。潮热和其他更年期症状在那些同时患有焦虑症或对焦虑高度敏感的妇女，以及那些预期更年期会造成问题的妇女，或者那些认为潮热令人不安或尴尬的妇女中更为严重。对于最符合关于更年期症状原因的普遍观念的疗法（激素疗法）来说，安慰剂的反应率尤其高。某些类型的认知行为疗法、正念疗法和基于放松的疗法往往能改善症状。[26]所有这些因素都需要进一步的研究，虽然科学家们正在研究更年期的认知模型，但这方面的研究还没有发表多少。[27]所以，不应该太过认真对待我的理论。我想说的最重要的一点，并不是说更年期是一种文化综合征——这毕竟只是对某类现象的一个虚构的名称——而是说为了某些目的，把它看成一种文化综合征大有裨益。如果对它的历史根源及其与衰老、中年和身体运作方式的关系有深刻的理解（哪怕是浅显的理解），我们就可以更好地理解传统方法所产生的统计数据和检查表，也许可以克服一些因为关注症状和激素而产生的挫折感。

　　我想一定会有人指责，认为这不过是另一种不加考虑的说法，说更年期症状都是胡思乱想出来的。我希望自己已经表达了这与我的本意相去甚远。首先，"胡思乱想"这种说法是很愚蠢的，它暗示大脑和身体之间互不相干。我认为，激素的变化很可能在许多女性身上引起热和其他感觉，这些感觉在不同的背景下会有不同的体验和解释，而且我认为，现代社会生育力的急剧下降使这些感觉更加明显了，这是一个合理的猜测。更年期妇女所经历的症状在任何意义上都是真实的。但社会也

365

在为我们构建这些症状中出了一份力。说出来可能很难让人相信，我只是带着保留意见，违背我更好的判断力，冒险提出一个可能会疏远大部分读者的论点，或许她们的经历的确标志着一种强烈的、深在脏腑的器质性疾病，思想和信仰在其中不起作用。但我认为证据和相似之处令人信服。我说的任何话都不意味着更年期的症状无足轻重，或者说这都是病人的错——我们如何解读身体的感觉在很大程度上是一个由外部影响和个人生活史塑造的无意识过程。但是，我们如何看待更年期是很重要的，随着我在这本书中研究的进展，我对自己所在的社会如何谈论更年期，以及这种谈论如何不必要地贬低过渡期和某个人生阶段变得越来越不耐烦，无论从哪个角度来看，这个过渡期和人生阶段都是有益且高尚的。

文化综合征本身就是一种重要的现象——它们本身独立于产生它们的社会因素，可以造成痛苦，塑造行为，并影响制度。它们似乎是许多或大多数人口中的重要力量。但它们往往会发挥某些特定的功能，而更年期综合征也会发挥这些功能。综合征之所以萦回不去，不仅是因为它们利用了生物心理学的反馈回路（因为巨头企业可以从中获利，或是因为掌权者可以利用它们为自己谋利），还因为它们在某些方面对病人有利。具体而言，文化综合征可以成为"弱者的武器"，也就是说，无权无势之人可以求助于它们来获得救济或生活的改变，或者仅仅作为一种可以被社会接受的抱怨方式——这是发表的研究中不止一次出现的评论。著名的医学人类学家凯博文（Arthur Kleinman）在 1982 年的一篇开创性的论文中，描述了中国湖南省的患者如何利用神经衰弱的诊断要求将工作调到离家更近的城市，或者在工作或家庭中享受其他便利。在被认为是由不公

平所引起的火病的情况下，常见的治疗方法包括同情地倾听或　366
实际解决困扰病人的问题。在罗森伯格于 1980 年代研究的日本
渔村中，一些有血之道问题的妇女将其作为筹码，提醒大家注
意导致她们患病的牺牲，让孩子和儿媳按她们的意愿行事。我
认为在现代西方社会中，更年期有时也起着类似的作用。[28]

尾声　与一切告别

　　晚年，西蒙娜·德·波伏娃改变了对于变老的看法。她中年的大部分生活都被衰老、死亡和失去性吸引力的恐惧所笼罩，因而害怕丧失对她如此重要的关系——这是贯穿其作品的痛苦主题。她的回忆录第三卷《事物的力量》（*Force of Circumstance*）完成于 1962 年，当时她 54 岁，是在一种麻痹的苦闷中结束的。她在那个年纪仍然相信，40 岁以上的女性是令人厌恶的、没有性欲的讨厌鬼，老得几乎不能享受任何乐趣，她一生都持这种看法。因此她发表了著名的放弃宣言：

> 一去不返！不是我在向自己享受过的所有东西说再见，而是它们在离我而去；山路对我的脚不屑一顾。我再也不会因为疲劳而醉倒在干草的气味中。我再也不会在孤寂的清晨滑过皑皑的白雪。再也不是一个人了。[1]

　　更难能可贵的是，她在十年后得出结论，老龄毕竟不是那么糟糕。抛开其他的不谈，她还找到了新的伴侣——年轻的茜尔维·德·邦（Sylvie de Bon），获得了爱情的幸福。她在回忆录的最后一卷中写道，"我错误估计了……未来的样貌"，并补充说，从这样一位抑郁作家的角度来看，这应该算是一个惊人的乐观声明，"它远没有我所预见的那么忧伤"[2]。在 1970 年出版的《暮年》（*La vieillesse*）中，她批评了将老年人边缘化的现代社会，而她本人以前的作品也遗憾地成为这个问题的帮凶。[3] 虽然她在书中对老年的描述是严峻的，但她指责资本主义、物质主义、消费主义以及现代文化的其他特征造成了她所描述的痛苦和堕落。

回想起来，波伏娃认为她在 50 岁出头的时候已经越过了一条"边界"——她多次使用这个词——在边界的另一边，她找到了平静和满足；事实上，年逾六旬后她也并不觉得自己从那时起有什么变化。[4] 如果说她觉得缺少了什么——进步的感觉，或生活中的叙事动力[5]——她对文化、旅行、音乐、食物和日常生活的欣赏却都加深了。她经历了向人生新阶段的过渡，其主要特点是以一种全新的方式看待和定义自己——在后来的这些著作中，她并没有把这种过渡称为"更年期"，也许她仍然觉得难以用这个词来形容自己。但在跨越这条边界，以及后来以不同的方式看待自己时，她反思了大量妇女的过往经历。在获得"更年期综合征"这一特殊的现代特征很久之前，中年本是社会前沿。

在为本书做研究时，我为现代"对更年期的态度"进行调查的一个趋势感到惊讶，即年轻妇女对这一人生阶段的看法比那些经历过更年期的妇女更消极。尽管存在着本书最后一部分描述的所有的文化影响，后者的态度往往也是中性或积极的。原因也许很简单：现代社会错了，更年期毕竟是好事一桩。在我们的史前时代，随着我们的寿命超过了类人猿近亲，为妇女开辟的育龄后生命阶段的有用性使它免于被淘汰，如果它不是如此有利，就必定会被淘汰。从生育中解放出来的祖母们收集食物，照顾孩子，传授技能，分享经验，并从事各种工作，大家都对此感激不尽。在她们的帮助下，她们的女儿和其他年轻妇女所生的孩子比她们自己能养活的还要多，而且孩子们的间隔也更近。在她们的帮助下，人类人口利用每一个暂时的生态

368

优势来繁荣和扩散。妇女向育龄后生活的过渡可能会给她们带来身体上的不适，这些不适在现代之前大多没有被注意到，但如果真造成了严重的健康问题，就根本不会演化出来。在工业革命和现代医学发明之前的条件下，没有大量雌激素在体内循环的老年妇女比那些生育期较长的妇女更健康，这并非不可能。

在人类转向农业并开始在以家庭为中心的农民群落生活后，育龄后的妇女主导了家庭。男人在更广大的群落——村庄、宗族、国家——中代表她们，并完全控制了公共领域，但在家里，没有育婴之累的老年妇女管理着自家和社会都赖以生存的小农场。只有在半数人口处于高生产率和零生育率的生命阶段时，农民经济才有可能运作下去。1700 年后，更年期为何在欧洲获得了折磨人和危害健康的名声，这很难解释，而且即使到了现在，我也不确定自己知道这个问题的全部答案，或是在这本书中公正地回答了这个问题。但这是一个需要仔细研究和重新考察的观点。

到目前为止，我还没有说过我自己的更年期经历，但在这里，在本书的结尾，也许是时候说说了。我担心如果没有多少东西可说的话，可能会惹恼读者。因为我装了一个抑制月经的宫内节育器（IUD），所以没有月经可供追思或怀念。我没有注意到任何不能归因于其他情况的症状。有几个星期，我在晚上会感觉很热，可能是因为更年期，也可能是因为我在不太冷的冬天穿得太多了。我的头发在变白，皮肤在起皱，一些关节也在疼痛，但我已年逾五旬，如果不发生这种情况就太奇怪了。我像大家一样努力维持自己的体重，但从大局来看，只是多吃一点食物真的是坏事吗？我性生活良好，我打算坚持下去，而且对更年期"性症状"的历史有了更多的了解后，我对未来可能出现的任何变化都不那么担心了——除此之外，我也不再认为性是我婚姻的基础。我的家人可能会说我"脾气暴躁"，但这只是我的性格。几十年来，我一直都很"暴躁"。

在过去十年左右的时间里，我的生活中发生了很多事情。我离婚了。孩子们进入了青春期。我买了一栋房子，卖掉后又在乡间买了一个休闲农场。我遭受了严重的神经损伤，换了一个髋关节。我学会了攀岩。我试图成为系主任，但没有成功，在一次羞辱性的选举中败北。我再婚了。儿子离开家去上大学了。我可以讲一个购买二手割草机的故事，会让你难以置信，大笑不已。所有这些日常的变化都深深地影响了我；有些让我焦虑不安，有些让我痛苦，有些则让我夜不能寐。当我想到这些时，有的仍然让我手抖心跳。

370

十年前，甚至五年前，我可能会认为更年期是另一个带来压力的挑战。现在——我不是要告诉别人该怎么想，而只是分享我自己的经验——我无法想象把它加到我的忧虑清单上。中年关乎人际关系，并且从来都是如此，关乎我们在社区和家庭中扮演的角色、我们做出的牺牲、我们带来的经验。我们不再有生育能力，这样我们能腾出时间做其他的事情。过渡期很重要，但不是因为它可能或不可能使我们受罪的那些症状。它在更大范围上是很重要的，把它简化为一种疾病是对它的轻视。无论在当今还是过去，无论在西方文化还是其他文化中，对更年期的忧虑、尴尬、令人厌烦的笑话、针对老年妇女的评判和敌意都是不必要的，但更年期是必要的。人类有更年期，是因为我们需要它。育龄后妇女的贡献让我们走到了今天，并将带领我们走向未来，无论未来如何。

注 释

序 言

1. 关于诃额仑的故事，我依据的是 de Rachewiltz 的版本和他对《蒙古秘史》所做的批注。这个材料是口耳相传的，严格来说也许不够准确。某些版本的传说认为，诃额仑在也速该死后改嫁了，《秘史》中并无此说（de Rachewiltz 2004–2013, 339）。

2. Zerjal et al. 2003。2018 年，这部手稿还处于最后阶段时，Wei et al. 2018 这项新的研究对 2003 年确定的基因标记追溯到成吉思汗的说法提出了质疑。我之所以保留原文，是因为遗传学家很可能会在一段时间内继续争论这些标记的起源。诃额仑的后代如今人丁兴旺，这一点确凿无疑。

第一章

1. 关于黑猩猩的寿命，见 Levitis and Lackey 2011, fig. 3; Levitis, Burger, and Lackey 2013, 68–69, box 1; Robson and Wood 2008, 398–399; Emery Thompson et al. 2007。

2. Cant and Johnstone 2008, 5332–5333.

3. See Hill et al. 2011; Marlowe 2004. 我在第二章也进一步讨论了这个问题。

4. Wood 1994, 441–443.

5. Gosden 1985, 95.

6. Uematsu et al. 2010.

7. Levitis and Lackey 2011; Levitis, Burger, and Lackey 2013.

8. 坦桑尼亚贡贝：Goodall 1986, ch. 5。象牙海岸的塔伊森林：Boesch and Boesch-Achermann 2000, chs. 2–4。坦桑尼亚马哈勒山：Nishida et al. 2003。几内亚博苏：Sugiyama 2004。综合性研究：Emery

Thompson et al. 2007；Levitis and Lackey 2011；Levitis, Burger, and Lackey 2013。

9. E. g. Littleton 2005.

10. Emery Thompson et al. 2007.

11. Levitis, Burger, and Lackey 2013, 68.

12. Wood et al. 2017.

13. 截至本书完稿时，Wood 等人仍未发表他们对育龄后存活率的研究结果，但根据发表的生命表，PrR 值应该在 0.1 左右。

14. Levitis, Burger, and Lackey 2013；Vinicius, Mace, and Migliano 2014；Gurven and Kaplan 2007, fig. 3.

15. 圣地亚哥岛：Rawlins and Kessler 1986。洛伊斯岛：Johnson and Kapsalis 1998。

16. Chalmers et al. 2012；see also Pavleka and Fedigan 2012.

17. 对佛罗里达礁岛群猕猴的一项研究（Johnson and Kapsalis 1998）得出了类似的结论，但公布的数据不像岚山种群那样详尽，而且由于最年长的几只猴子在 1995 年的种群迁徙后死亡，研究人员无法评估 25 岁以上雌猴的生育率和死亡率。See also Cohen 2004, 738；Levitis, Burger, and Lackey 2013, 68.

18. Levitis, Burger, and Lackey 2013, 68.

19. 关于各物种育龄后寿命的最新综述，见 Croft et al. 2015。

20. 狮子和狒狒：Packer, Tatar, and Collins 1998。北极熊：Ramsay and Stirling 1988。黄鼠：Broussard et al. 2003。

21. 灵长类：Alberts et al. 2013。关于狐猴，另见 Wright et al. 2008。

22. 关于鲸鱼的育龄后生命阶段，最近的见 Brent et al. 2015；Foster et al. 2012；Johnstone and Cant 2010；Foote 2008；Whitehead and Mann 2000；Croft et al. 2015, 2017。一些狗、家兔，以及某些种类的实验室啮齿动物具有较长的育龄后寿命；见 Cohen 2004, table 1。

23. Olesiuk, Bigg, and Ellis 1990.

24. 虎鲸从未遭到大规模的商业猎杀，但在研究之前的几十年里，许多虎鲸被渔民和休闲猎人射杀；自 1970 年代初以来，该物种在加拿大和美国都受到了保护。1962 年至 1977 年，这两个群落的数十条虎鲸显然被捕获并移到水族馆展出，尽管如此，在研究期间，这两个种群的数目都在增长。这种活体捕捞的"渔获"影响到南方群落的所有鲸群，但只影响了北方的一个鲸群，令研究人员得以通过与未经猎获的鲸群数据进行比较来检查其种群统计学数据。

25. Croft et al. 2015.

26. Baird 2000; Ford 2009.

27. Foster et al. 2012; Croft et al. 2015.

28. Brent et al. 2015.

29. "Orca Calf Shows Signs of Whale Midwifery," *Morning Edition*, Valley Public Radio, NPR, January 3, 2015, http：//kvpr. org/post/orca - calf - shows-signs-orca-midwifery.

30. Johnstone and Cant 2010; Croft et al. 2017.

31. Kasuya and Marsh 1984.

32. Croft et al. 2015 计算出 PrR 值为 0. 28。

33. 强烈推荐 Moss, Croze, and Lee 2011 中的论文集。

34. Lahdenperä, Mar, and Lumaa 2014.

35. McComb et al. 2001, 2011; Foley, Pettorelli, and Foley 2008; Lahdenperä, Mah, and Lummaa 2016. 关于大象的领导地位，另见 Mutinda, Poole, and Moss 2011：年长的雌性族长在多家族群体中占主导地位，群体跟随最年长的雌性族长。

36. Mizroch 1981. See also Aguilar and Borrell 1988, 205.

37. Vom Saal, Finch, and Nelson 1994, 1246.

38. 关于生殖衰老的生理学，标准参考文献是 Gosden 1985 and vom Saal, Finch, and Nelson 1994；另见 Gosden and Faddy 1998；Wallace and Kelsey 2010。能力曲线：Hansen et al. 2008；Knowlton et al. 2014。ADC：Wallace and Kelsey 2010. 人类的平均卵泡数来自 Wallace and Kelsey 2010，其中综合了迄今为止所有组织学研究的结果。

39. Johnson et al. 2004 在《自然》期刊上发表对实验室小鼠的实验结果后，哺乳动物产后生成卵母细胞的理论更加出名了，但这一观点的历史要长得多。最近的综述见 Woods and Tilly 2012。

40. Gosden and Telfer 1987.

41. 关于绝经年龄的遗传学的最新综述，见 He and Murabito 2014。绝经年龄的遗传性估计在 44% 到 65%（He and Murabito 2014, 768）。关于绝经年龄和最后生育年龄的变化，见 Hawkes, Smith, and Robson 2009。

42. 除了族长假说之外，主要的多效性论点见 Wood et al. 2001。

43. Medawar 1952.

44. Williams 1957.

45. Hamilton 1966.

46. Kirkwood 1977; Kirkwood and Holliday 1979; Kirkwood and Shanley 2010.

47. Peccei 2001.

第二章

1. Hamilton 1966.

2. Hamilton 1966, 37.

3. Hawkes, O'Connell, and Blurton Jones 1989; Hawkes et al. 1998; O'Connell, Hawkes, and Blurton Jones 1999; Hawkes 2003; Hawkes and Paine 2006; Kim, Coxworth, and Hawkes 2012; Hawkes and Coxworth 2013; Kim, McQueen, et al. 2014; Blurton Jones 2016.

4. Charnov 1993.

5. Kaplan et al. 2000, table 1; Robson, van Schaik, and Hawkes 2006, table 2. 1.

6. Hrdy 2009 (ch. 8 on grandparenting). 关于替代照顾对演化出硕大头脑发挥的作用, 另见 van Schaik and Burkart 2011; Isler and van Schaik 2012a, 2012b 的论证。

7. Kaplan et al. 2010.

8. Wells and Stock 2007; Potts 1996, 2012; Brooke 2014, ch. 2; Antón, Potts, and Aiello 2014. 对于非专业人士而言, Alley 2014 是古气候学的一个很好的入门材料。关于这一点, 另见 Ruddiman 2005, ch. 12。

9. 全新世气候不同寻常的稳定性可能并非巧合——当人类在农业革命之后改变了世界的地表, 焚烧森林、灌溉作物、排放甲烷和碳延长了本该早就结束的温暖间冰期, 并让摆锤停滞空中。这是 Ruddiman 2005 的论点, 并正成为科学界的共识。

10. Wells 2012a.

11. Wells 2010, 2012b.

12. Hill and Hurtado 1996; Blurton Jones 2016, ch. 11.

13. Boone 2002.

14. Boone 2002.

15. Reich et al. 2012; Rasmussen et al. 2014; Llamas et al. 2016; Reich

2018，ch. 7. 这种简单化的解释仍大致正确——遗传学证据反映，加拿大北部以南的所有原住民都受到一个单一创始人群体的支配性影响——但有证据表明，其他一些群体被来自白令陆桥的群体取代，或者这个群体本身就极具结构化，这就为美洲的开拓描绘了一幅迷人的（即使不是令人困惑的）画面。See Skoglund et al. 2015；Moreno-Mayar et al. 2018.

16. Gurven et al. 2012.

17. Chu and Lee 2013.

18. Levitis，Burger，and Lackey 2013，77；O'Connell，Hawkes，and Blurton Jones 1999，467-468.

19. Hawkes，O'Connell，and Blurton Jones 1997；以哈扎人为基础的祖母相关最新结论，见 Blurton Jones 2016，chs. 18-19。

20. Blurton Jones 2016，367-369.

21. Blurton Jones 2016，fig. 18. 1.

22. 冈比亚：Sear，Mace，and McGregor 2000；Sear et al. 2002。芬兰和加拿大：Lahdenperä et al. 2004。

23. See also Winking and Gurven 2011.

24. Fox et al. 2010.

25. Douglass and McGadney-Douglass 2008.

26. Gibson and Mace 2005.

27. 阿切人：Hill and Hurtado 1996，162。希威人：Hill，Hurtado，and Walker 2007，449。哈扎人：Blurton Jones 2016，141-142。关于工业化前群体的孕产妇死亡率，另见 Mace 2000，4。与许多研究者的主张相反，Rogers 1993 并没有排除更年期是适应性的可能性。他表明，分娩时死亡的风险不太可能解释这种现象，但不排除"机会成本"或新生儿出生后几年内生产力下降的影响。Pavard，Metcalf，and Heyer 2008 重新评估了孕产妇死亡率和母亲假说的情况，指出老年妇女的分娩死亡率、死胎率和出生缺陷率要高得多，如果没有更年期，可能会继续累积或呈指数增长；他们得出结论说这可能会促成更年期。如果他们对高龄风险增加的估计过高，或者在生育期延长时，自然选择也延长了卵母细胞的活力，并改变了使老年妇女分娩更加危险的生理因素，那么他们的估计就会受到削弱。Peccei（1995 and 2001）也支持"母亲假说"。

28. Sear et al. 2002.

29. Sear，Mace，and McGregor 2003.

30. Hill and Hurtado 1991.

31. Lee 2008.

32. Chu, Chien, and Lee 2008.

33. 大约在李和朱发展其转移理论的同时，Michael Gurven 和 Hillard Kaplan 开始发表他们自己的类似的育龄后生活的演化模型。这些将在"内化资本"一节中进一步讨论。

34. Pavard and Branger 2012.

35. Kachel, Premo, and Hublin 2011a.

36. Shanley and Kirkwood 2001.

37. Kim, Coxworth, and Hawkes 2012; Kim, McQueen, et al. 2014.

38. Chan, Hawkes, and Kim 2016.

39. Cf. Coxworth et al. 2015. 关于人类的"实效性别比"（operational sex ratio）、更年期以及可能减轻争夺女性的男性间竞争的因素，见 Marlowe and Berbesque 2012。

40. Jones and Bliege Bird 2014.

41. Cant and Johnstone 2008; Croft et al. 2015, 2017.

42. Lahdenperä et al. 2012 的研究表明，在工业化前的芬兰，婆媳两代生育期重叠时，儿童存活率会急剧下降；而 Skjærvø and Røskaft 2013 的研究表明，在工业化前的挪威，生育期重叠的适应度收益并不大。

43. Mace and Alvergne 2012.

44. "祖母节制"（又称"末期节制"）：例如见 Tan 1983; Wood 1994, ch. 1; Menon and Shweder 1998, 69; Bledsoe 2002, 278。

45. Galbarczyk and Jasienska 2013.

46. 经典模型为 Smith and Fretwell 1974。关于应用于人类的讨论，见 Walker et al. 2008。

47. 为了支持折中，见最近的 Hayward, Nenko, and Lummaa 2015（对 18 世纪和 19 世纪芬兰的数据研究）。关于对证据的评述和对混杂因素的讨论，见 Gagnon 2015。

48. Gurven et al. 2016.

49. Penn and Smith 2007.

50. Lawson, Alvergne, and Gibson 2012.

51. Borgerhoff Mulder 2007.

52. Borgerhoff Mulder 2007.

53. Sear 2008.

54. See Voland and Beise 2002, 2005.

55. Blurton Jones 2016, 383-400.

56. Gopnik 2014.

第三章

1. Lee and Devore 1969. 矛盾的是，这次会议上的许多论文都对公认的理论提出了挑战，使得公认理论在会议论文集出版后开始失去可信度；特别是"人即猎人"揭示了植物类食物对大多数觅食者饮食的重要性。

2. Washburn 1960；Washburn and Lancaster 1969；Washburn and Moore 1974. Lovejoy 1981 是关于核心家庭形成的开创性文章。

3. 关于狩猎在觅食经济发展和人类演化中的作用，辩论非常激烈，与之密切相关的有关配偶关系和养育子女的辩论也是如此。以下是一份精选的清单，列出了在这些辩论中最有影响力的资料，或者我个人认为对本书这部分内容最有帮助的资料。就其价值而言，我的印象是，这些辩论的高度争论性语言掩盖了许多证据的脆弱性，这些证据往往在统计学意义上很薄弱，而且可以有多种解释。Kelly 1995, ch. 7；Hill and Hurtado 1996, 2009；Kaplan et al. 2000；Bliege Bird, Smith, and Bird 2001；Hawkes, O'Connell, and Blurton Jones 2001；Hawkes and Bliege Bird 2002；O'Connell et al. 2002；Gurven 2004；Smith 2004；Marlowe 2007, 2010；Bliege Bird and Bird 2008；Gurven and Hill 2009；Howell 2010；Codding, Bliege Bird, and Bird 2011；Bliege Bird et al. 2012；Jaeggi and Gurven 2013；Blurton Jones 2016, ch. 14.

4. 阿法南方古猿的双足直立行走：Haile-Selassie et al. 2010。女性骨盆：Warrener et al. 2015。配偶关系：Kuhn and Stiner 2006；Plavcan 2012。关于黑猩猩大脑和发育的激烈争论：Vinicius 2005；Robson, van Schaik, and Hawkes 2006；DeSilva and Lesnik 2006；Robson and Wood 2008；Cofran and DeSilva 2015。

5. Aiello and Wheeler 1995.

6. Sayers and Lovejoy 2014；Antón, Potts, and Aiello 2014. 最早的尖头投射武器现在可以追溯到公元前 28 万年左右的非洲（Sahle et al. 2013），不过它们在很久以后的旧石器时代晚期才普及。关于直立人饮食的概述，见 Klein 2009, 414-423。关于大脑演化的营养假说的概述，见

Pontzer 2012。

7. Wrangham 2009.

8. Hardy et al. 2015; see also Sayers and Lovejoy 2014, 334-335.

9. Blurton Jones 2016, 282.

10. Hill and Hurtado 2009; Marlowe 2010, 261.

11. 最近关于饥饿和饥荒研究的讨论，见 Wells 2010, 153-161。男性不仅比女性需要更多的热量，而且为了在饥荒中生存，他们还需要保持更高的身体质量指数（BMI）。

12. Howell 2010, ch. 4.

13. Zafon 2006.

14. Goodman and Griffin 1985; Estioko-Griffin and Griffin 1981.

15. Bliege Bird and Bird 2008; Bliege Bird et al. 2012.

16. 关于与注释 3 中引证的辩论密切相关的这场辩论，以及关于人类总体上的婚姻和择偶策略，见 Emlen 1995; Hrdy 1999（ch. 9），2000, 2009; Blurton Jones et al. 2000; Smith 2004; Marlowe 2007, 2010; Quinlan and Quinlan 2007; Winking et al. 2007; Chapais 2008, ch. 11; Borgerhoff Mulder and Rauch 2009; Gurven et al. 2009; Howell 2010; Codding, Bliege Bird, and Bird 2011; Leonetti and Chabot-Hanowell 2011; Winking and Gurven 2011; Chu and Lee 2012; Marlowe and Berbesque 2012; Coxworth et al. 2015; Blurton Jones 2016。

17. Trivers 1972 是关于性选择的经典讨论；Barash and Lipton 2001 也值得推荐。

18. Chu and Lee 2012.

19. Hrdy 2009, ch. 5; Kramer 2010, 421-422, 总结了关于觅食者中男性养育工作的结果。

20. 在下文中，我概述了人类学家最常讨论和检验的基本概念，但可以提出人类合作演化的更复杂的图景。关于一个细致入微的模型，见 Tomasello 2016。E. O. Wilson 有争议的论点是，群体选择在某种程度上发挥了作用，产生了人类不寻常的合作模式，这在他 2012 年的著作中最容易看到。这一论点在很大程度上依赖于极具争议的理论，即群体之间的战争在旧石器时代普遍存在。但是像这里讨论的其他几种理论一样，他也把合作确定为人类适应复合体中最重要的特征。关于合作的研究的历史介绍，见 van Schaik and Kappeller 2013。

21. Zahavi 1975.

22. Marlowe and Berbesque 2012；Coxworth et al. 2015.

23. 见注释 16 中的参考资料。

24. Marlowe 2010，162.

25. Chrisholm and Burbank 1991；Keen 2002，2006.

26. Marlowe 2000.

27. 关于死亡率的性别差异有大量的学术文献。值得推荐的有 Preston 1976，ch. 6；Waldron 1983；Henry 1989；Coale 1991；Kalben 2000；Rogers et al. 2010。在现代人口中，女性的优势最大，这有几个原因：（1）总体死亡率低，使男性死亡率高于女性死亡率的社会因素（承担更多风险、更危险的工作、更差的饮食、吸烟）有更大的影响；（2）产妇死亡率非常低；（3）在大多数现代社会对妇女的歧视比农业社会的少。一个大致的共识是，如果以某种方式排除所有的社会因素，那么女性在所有年龄段的死亡率都会低于男性；这种差异在婴儿期很大，在成年初期则很小，而在中年及以后是最大的，可能高达 20% 或 30%。历史学家最常使用的模型寿命表，即 Coale 和 Demeny 在 1966 年出版、1983 年修订，基于 19 世纪后期和 20 世纪主要来自欧洲国家的数据，反映了这种模式（他们的西方模型寿命表被认为最能反映死亡率高的非工业化人口的模式）。

28. 关于不同的死亡率和潜在的适应性原因，见 Trivers 1972；最近的研究见 Austad 2006 and Austad and Fischer 2016，其中强调情况很复杂。

29. Tuljapurkar，Puleston，and Gurven 2007.

30. Vinicius，Mace，and Migliano 2014.

31. Walter 2006.

32. Vinicius，Mace，and Migliano 2014.

33. Kaplan et al. 2010.

34. Morton，Stone，and Singh 2013.

35. 该模型的作者在个人交流中澄清了其假设和方法，我对此表示感谢。

36. Marlowe 2010，160；Howell 2000，234. 在 1970 年接触的北方阿切人里，55 岁以上的 21 名妇女中有 8 人已婚：Hill and Hurtado 2009，3867。

37. Hawkes and Coxworth 2013；Kim，McQueen，et al. 2014.

38. Muller，Thompson，and Wrangham 2006.

39. Marlowe 2010，184；Hill and Hurtado 1996，233.

40. Kaplan et al. 2010.

41. Beck and Promislow 2007；Sharma et al. 2015.

42. Kaplan et al. 2010；Winking and Gurven 2011.

43. 关于库恩人，另见 Lee 1992；关于哈扎人，另见 Blurton Jones 2016，303。

44. Kaplan et al. 2000, 2010；Kaplan and Robson 2002；Robson and Kaplan 2003；Gurven and Walker 2006；Gurven, Kaplan, and Gutierrez 2006；Gurven and Kaplan 2007, 2009；Gurven et al. 2012；Hooper et al. 2015. 最近，Wells 2012b 认为，脂肪应被视为另一种资本。

45. Kaplan and Robson 2002；Robson and Kaplan 2003.

46. Kaplan et al. 2010；Gurven et al. 2012；see also Hill, Hurtado, and Walker 2007；Hill and Hurtado 2009.

47. Hill and Hurtado 2009, 3865.

48. Hrdy 2005a, 2005b, 2009.

49. Kaplan et al. 2010.

50. 关于其他动物之间的合作繁殖，见 Emlen 1995 的经典讨论；另见 Clutton-Brock 2006；Hrdy 2009, ch. 6。

51. Cant and Johnstone 2008；Johnstone and Cant 2010；Croft et al. 2015, 2017.

52. Marlowe 2004；Hill et al. 2011.

53. Cf. Kramer 2010, 418-419.

54. Hrdy 2009, 190-197.

第四章

1. 本章是在 Blurton Jones 2016 发表之前写就的。在本章中，我纳入了其与马洛观点不同或加以补充的贡献。

2. Ruff 2002；Kuzawa and Bragg 2012.

3. Blurton Jones 2006, 242-253.

4. Marlowe 2010, 137-139.

5. Blurton Jones et al. 1992, 171；Marlowe 2010, 152；Blurton Jones 2016, sec. 7.13. 琼斯报告说，在 40 岁以上的 39 名妇女中，有 16 人在该年龄之后生育。

6. Blurton Jones et al. 1992.

7. Blurton Jones, Hawkes, and O'Connell 2002, 189; see more recently Blurton Jones 2016, sec. 8. 1. 哈扎人不施巫术，但害怕邻近民族的魔法攻击。

8. Marlowe 2010, 65-66.

9. Butovskaya 2013. 由于哈扎人的人口不多，30 年来发生的两起杀人案，加上非哈扎人犯下的几起，按照现代标准可转化为相对较高的"杀人率"（以每十万人中的死亡人数计算），尽管人类学家经常提出这个观点，我还是不能确定这种比较有无重要价值。关于最近对觅食者凶杀率的讨论，见 Blurton Jones 2016, 142-143。

10. Konner 2005. 关于觅食、游耕和农业社会照管儿童的概述，包括对"多年龄段复合游戏小组"的讨论，见 Hewlett 1991。

11. Blurton Jones et al. 2000. Blurton Jones 2016, 293 计算，一半的婚姻在大约七年内结束。

12. Marlowe 2005.

13. Blurton Jones 2016, 289, 297.

14. Blurton Jones, Hawkes, and O'Connell 2005; see Marlowe 2004; Hill et al. 2011; Dyble et al. 2015.

15. Crittenden and Marlowe 2008; Marlowe 2005.

16. Blurton Jones 2016, sec. 15. 11.

17. Tronick, Morrelli, and Winn 1987; Ivey 2000.

18. See also Hrdy 2005a, 2005b; 并见 Kramer 2010 关于兄姊照管儿童的作用。

19. Marlowe 2010, 124, 187.

20. 另见 Blurton Jones 2016, sec. 15. 13 的发现。

21. Smith 2004. Blurton Jones 2016, 287-288 发现，在哈扎人中优秀猎人的婚姻次数确实略多。

22. Blurton Jones 2016, 302-304.

23. Hawkes, O'Connell, and Blurton Jones 2001.

24. Smith 2004.

25. Blurton Jones 2016, chs. 21-22.

26. Howell 2010.

27. Smith et al. 2010; Borgerhoff Mulder et al. 2009.

28. Fry and Söderberg 2013; 并参见 Fry 2013 中的论文集。

29. 最近一项关于人类道德演化的研究强调了合作的作用，并涉及这里讨论的许多主题，见 Tomasello 2016。一个相反论点的代表（一般来说，不包括人类在内的类人猿均以残酷的进攻和争夺统治地位为特点）见 Wrangham and Peterson 1996。关于到 20 世纪末的辩论的讨论，见 Boehm 1999, ch. 1。

30. 关于对阿切人的后续研究，见 Hill and Hurtado 1996。

31. Hill and Hurtado 1996, 55–56, 166–167.

32. 另外在接触之前，阿切人和其他南美人的疾病负担似乎比非洲觅食者的低，但这很难证明，而且疾病在旧石器时代的死亡中的作用这一更大的问题也充满了争议。See Gurven and Kaplan 2007; and Hill, Hurtado, and Walker 2007.

33. See Kelly 1995, 233–244. 关于有性别偏见的杀婴和偏向男性的性别比例，另见 Hewlett 1991, 23–28。Schrire and Steiger 1974 表明，在一些北极群体中，分类错误是造成普遍杀戮女性之印象的原因——较早结婚的女孩被人类学家归类为成年人，而同龄的男孩仍被算作儿童；并计算出，如果长期实行的话，一般来说，北极人口不可能维持超过所生女婴 8% 的杀害女性的比率。

34. 关于齐曼内人，另见 Gurven et al. 2012。

35. Hill and Hurtado 2009.

36. Kuhn and Stiner 2006, 954.

37. Hrdy 2000.

38. Hill and Hurtado 1996, table 5. 1.

39. Simmons 1945, 225–229.

40. Howell 2010, 113–114, 124.

41. Münzel 1973; Arens 1976; Hill and Hurtado 1996, 168–169.

42. Hill and Hurtado 1996, 258, 471; 以及第二章注释 9。

43. Hill and Hurtado 1996, 276–277.

44. Sommer 2000, ch. 5. 大多数实际起诉的案件涉及强奸和杀人，但这些故事清楚地说明，双方同意的男同性恋性行为并不罕见。

45. Amadiume 1987; Hristova 2013.

46. Young 2000; cf. Dickemann 1997.

47. Vasey, Pocock, and VanderLaan 2007; Vasey and VanderLaan 2007; VanderLaan and Vasey 2011; VanderLaan, Ren, and Vasey 2013.

48. Camperio Ciani, Corna, and Capiluppi 2004.

49. Cf. Kaplan et al. 2010, 237.

50. Dyble et al. 2015.

51. Boehm 1999.

52. Marlowe 2010, fig. 5. 11; Howell 2010, tables 5. 1, 5. 3, and fig. 5. 2.

第五章

1. Austad 1994.

2. 关于史前的短寿命，对北美大型墓葬遗址的研究最有影响力，如
Johnston and Snow 1961 (Indian Knoll, Kentucky, ca. 5000 – 1500 BCE),
Lovejoy et al. 1977 (Libben, Ohio, ca. 800 – 1100 CE), 及 Mensforth 1990
(Carlston Annis, Kentucky, ca. 2500 – 1000 BCE)。关于综合研究，见
O'Connor 1995 and Gage 1998。

3. 关于古人口学的问题，见 Bocquet-Appel and Masset 1982；Walker,
Johnson, and Lambert 1988；O'Connor 1995, chs. 2 and 3；Hoppa and Vaupel
2002；Konigsberg and Herrmann 2006；Pinhasi and Bourbou 2008；Gage and
DeWitte 2009。

4. Keckler 1997.

5. Gurven and Kaplan 2007, 331.

6. 关于觅食者的生活史，我们现在很幸运地拥有 Gurven and Kaplan
2007 的全面研究。关于几个传统社会中 PrR 的计算，见 Levitis, Burger,
and Lackey 2013；and Vinicius, Mace, and Migliano 2014。特立尼达奴隶：
John 1988；Levitis, Burger, and Lackey 2013。希威人的死亡率：Hill,
Hurtado, and Walker 2007。

7. Bamberg Migliano, Vinicius, and Mirazón Lahr 2007. 关于阿埃塔人的
死亡率，参见 Konigsberg and Herrmann 2006, 291；Gurven and Kaplan 2007,
326–330。

8. Ruff 2002.

9. 公元前 180 万年至前 130 万年的非洲直立人的骨骼看起来与亚洲直
立人的不同，有时会改称为匠人（*Homo ergaster*）。大多数研究人员认为
匠人与直立人或是同一物种，或者匠人是直立人的直系祖先。

10. 关于人属历史上早期的物种变化这一有争议的话题，见最近的文
章 Lordkipanidze et al. 2013；Antón, Potts, and Aiello 2014；Dembo et al.

2015。关于引人人胜的"走出亚洲"的论点，见 Dennell 2009, ch. 6。

11. Reich 2018, ch. 3.

12. Brown et al. 2004；Morwood et al. 2005. 虽然最初研究人员认为弗洛雷斯人迟至 1.2 万年前仍然存在，但他们已经修订了这一日期，还推测现代人类的到来可能是旧物种灭绝的原因；见 Sutikna et al. 2016。

13. 关于直立人自然史的后续情况，见 Potts 1996, 2012；Ruff 2002；Antón 2003；Wells and Stock 2007；Robson and Wood 2008；Klein 2009；Graves et al. 2010；Plavcan 2012；Antón and Snodgrass 2012；Pontzer 2012；Antón, Potts, and Aiello 2014；Brooke 2014。

14. Balzeau, Holloway, and Grimaud-Hervé 2012.

15. 见第三章。

16. Plavcan 2012.

17. Wells 2010.

18. 对于从爪哇岛发现的最新直立人骨骼的日期存在疑问，现在认为这些骨骼比以前描述的要早；Indriati et al. 2011。

19. Toro-Moyano et al. 2013.

20. 关于人类生活史演变的概述，见 Robson and Wood 2008；Zollikofer and Ponce de León 2010；Thompson and Nelson 2011；Schwartz 2012。

21. Caspari, Lee, and Goodenough 2004 使用了一种创新的方法来分析旧石器时代的骨骼。他们没有试图猜测死亡时的年龄，而是只检查成人的牙齿，将头骨分为两组：齿系显示为成人的头骨，以及牙齿磨损程度是性成熟年龄标本两倍的头骨（也就是说，如果成熟年龄为 15 岁，假设牙齿的磨损率不变，那么两组分别代表 15~30 岁的人和 30 岁及以上的人）。由此，他们计算出了旧石器时代后期（约三万年前）的南方古猿、早期人属、尼安德特人和解剖学上的现代人类的"老幼"（OY）比率。由于儿童在化石记录中的代表性不足，以及难以确定老年时的死亡年龄，所以他们试图通过这些方法来避免以上情况所造成的问题。他们发现，上旧石器时代的 OY 比值急剧跃升，从早期人属的 0.25 和尼安德特人的 0.39（而南方古猿只有 0.12）上升到智人的 2.08。这些发现非常引人注目，但它们引发了进一步的争论；死亡人口总数的 OY 比率（即每年死亡人口的年龄结构，而不是仍然存活的人口）可以有很大的变化（在现代种群中可以超过 100），而 Caspari and Lee 报告的 OY 比率似乎都不可信——它们都太低了，即使对黑猩猩来说也是如此（Hawkes and O'Connell 2005；

Caspari and Lee 2005）。因此，我们必须怀疑这些骨骼不具有代表性，尽管其结论很耐人寻味，但我觉得这项研究没有什么成果。Trinkaus 2011 使用传统的古人口学方法，得出了相反的结论：他发现尼安德特人和上旧石器时代人类的晚期（超过 40 岁）存活率并无二致，而且样本总体上也没有什么区别，但他承认，以他的研究中暗示的死亡率来看，没有一个种群是可以繁衍下去的。

22. 例子见 Cofran and DeSilva 2015。

23. Isler and van Schaik 2012b.

24. Thompson and Nelson 2011；Dean et al. 2001；Robson and Wood 2008；Graves et al. 2010；Schwartz 2012；Cofran and DeSilva 2015.

25. 另见 Bogin 2009 中的储备能力假说（Reserve Capacity Hypothesis）。

26. 关于尼安德特人的后续讨论，见 Kuhn and Stiner 2006；Klein 2009；Thompson and Nelson 2011；d'Errico and Stringer 2011；Burke 2012；Gunz et al. 2012；Hardy et al. 2012；Bocquet–Appel and Degioanni 2013；Hardy et al. 2013；Paixão–Côrtes et al 2013；Salazar–García et al. 2013；Smith 2013；Neubauer 2014；Villa and Roebroeks 2014；Prüfer et al. 2014；Ermini et al. 2015。

27. Prüfer et al. 2014；Kuhlwilm et al. 2016；Posth et al. 2017.

28. 目前对尼安德特人的种群规模有一些争论，一些遗传学家认为尼安德特人的种群规模较大，有数万人之多，但被细分为地方的小种群，见 Rogers, Bohlender, and Huff 2017，这一观点受到 Mafessoni and Prüfer 2017 的质疑。

29. Kuhn and Stiner 2006.

30. Thompson and Nelson 2011, 268–270.

31. Zilhão et al. 2010；Finlayson et al. 2012；Hardy et al. 2012；Hardy et al. 2013；Salazar–García et al. 2013；Beier et al. 2018.

32. Reich et al. 2010；Krause et al. 2010；Meyer et al. 2012, 2014；Ermini et al. 2015.

33. 最近的见 Malaspinas et al. 2016。

34. Dembo et al. 2015 的支序分析表明，海德堡人"真的"就是尼安德特人的姊妹类群丹尼索瓦人，尽管研究人员没有提出这一点，但这种可能性非常有趣。

35. Posth et al. 2017.

36. 对于尼安德特人、丹尼索瓦人和早期智人的遗传学研究的容易让人理解的介绍，见 Reich 2018, ch. 3。

37. 关于"线粒体夏娃"，最近的文章见 Schlebusch et al. 2012；Lippold et al. 2014。关于更早的日期，见 Schlebusch et al. 2017。我继续使用 20 万年这一数字，因为它似乎仍属共识，但改变为更早的一组日期不会影响这个讨论的实质。

38. Mendez et al. 2013；Harvati et al. 2013.

39. 最近，科学家鉴定了摩洛哥热贝尔伊罗（Jebel Irhoud）的一副头盖骨，认为它属于 30 万年前的智人"古代"形式，这可能为更早的物种形成事件的观点提供支持；见 Hublin et al. 2017。来自摩洛哥的这一非常早期的证据，特别是与 Schlebusch et al. 2017 从南非获得的遗传证据相结合，表明我们的物种一直是高度流动的，将我们的起源在地理上锁定于埃塞俄比亚或非洲其他地区的努力可能都是错误的。

40. Smith et al. 2007.

41. Mallick et al. 2016.

42. 关于人类散布的理论在不断地演变。最近的共识取代了一种两波的模型，即南亚、澳大利亚和巴布亚新几内亚的一些群体是前一波散布的残余。See Klein 2009, ch. 7；Petraglia et al. 2007, 2012；Rasmussen et al. 2011, 2014；Reich et al. 2012；Ermini et al. 2015；Skoglund et al. 2015；Pagani et al. 2016；Malaspinas et al. 2016；Mallick et al. 2016. 关于中国的早期智人，见 Wu Liu et al. 2015。

43. See Boesch and Boesch 1984；Nelson 1997, ch. 5；Kuhn and Stiner 2006；Wells and Stock 2007.

44. See d'Errico and Stringer 2011；Bocquet-Appel and Degioanni 2013；Villa and Roebroeks 2014；以及本章注释 26 中的其他参考资料。洞穴壁画：Hoffmann et al. 2018。

45. Gunz et al. 2012；Neubauer and Hublin 2012.

46. Paixão-Côrtes et al. 2013.

47. Mallick et al. 2016.

48. 旧石器时代中晚期的"阿梯尔"（Aterian）技术，包括有柄工具、个人装饰品（穿孔的贝壳），以及可能的尖头投射武器，在北非出现比以前认为的要早；见 Richter et al. 2010；Iovitu 2011。南非的遗址出土了细小石器和其他石器时代晚期的技术，最早可追溯到公元前 71 000 年；Brown

et al. 2012。关于更典型的上旧石器时代或石器时代晚期的技术和文化创新早期证据的全面回顾，见 d'Errico and Stringer 2011。

49. 对于人口情况在文化变革中的作用，见 Henrich 2004；Powell, Shennan, and Thomas 2009；Richerson, Boyd, and Bettinger 2009；and Bocquet-Appel and Degioanni 2013。

50. 然而，对于后期尼安德特人的人口规模存在争议。见注释 28 中引用的参考文献。

51. 最近的见 Villa and Roebroeks 2014。

52. 研究摘要见 Guatelli-Steinberg 2009；Thompson and Nelson 2011, 260-268；Smith 2013；Neubauer and Hublin 2012。关于尼安德特人儿童发育率的争论仍在继续，没有得到解决，见 Rosas et al. 2017（基于西班牙新发现的少年骨架）；DeSilva 2018。

53. Caspari, Lee, and Goodenough 2004；进一步的讨论见本章注释 21。

54. Henrich 2004. 证据参差不齐或消失的模式也可能是考古学的微弱信号所致，而并非因为传统断续不定。虽然目前的趋势是确定崛起和消失的短暂变化，但随着未来的新发现，其中的一些结论可能会得到修正；Brown et al. 2012。

55. Bocquet-Appel and Degioanni 2013；Villa and Roebroeks 2014；d'Errico and Stringer 2011.

56. 参考资料和讨论见第二章注释 15。

57. Lorenzen et al. 2011.

第六章

1. Cohen 2008.

2. Boserup 1965 是对这个过程的经典描述。

3. 关于楔形文字的起源，见 Schmandt-Besserat 1996。

4. 在关于传统世界的社会组织和国家形成的众多理论中，我推荐 Johnson and Earle 1987，不过我在这里提出的表述有所不同。

5. 关于觅食、游耕和早期农业社会的平等主义和不平等，见 Kelly 1995；Boehm 1999, ch. 5；Keen 2006；Borgerhoff Mulder et al. 2009, 2010；Kaplan, Hooper, and Gurven 2009；Shenk et al. 2010。关于不平等的全面简史，见 Scheidel 2017, part 1。

6. Marciniak and Czerniak 2007；Pilloud and Larsen 2011；Wright 2014.

7. 这部作品于 1884 年以德文首次出版，有两个英译本可以很容易地找到：Engels 1902 and Engels 1942。关于这场辩论的思想史的讨论，见 Nelson 1997, ch. 6; Knight and Power 2005; Goettner-Abendroth 2012, ch. 1。关于马克思主义论点的最新版本，见 Meillassoux 1975; and Caldwell 2006, ch. 1。

8. Dickemann 1979 是关于农业时代家庭的一个很好的介绍，涵盖了本节中的许多主题。

9. Ember and Ember 1971; Marlowe 2004.

10. 牧师：Le Roy Ladurie 1979, 39。罗马帝国时期的埃及：Scheidel 1996b; Rowlandson and Takahashi 2009。Cox 1998 对一个农业社会中与财产有关的复杂的代际婚姻策略进行了很好的讨论，这些策略包括在家庭内部结婚以巩固财产，在家庭外部结婚以获得财产，与邻居结婚以巩固农场或城市财产，以及收养亲属作为继承人。

11. Hartung 1976.

12. 关于一夫多妻制，见 Betzig 1986; Scheidel 2009b。

13. Leonetti et al. 2004, 2005; Leonetti, Nath, and Hemam 2007. 关于母系继嗣，见 Holden, Sear and Mace 2003。

14. 关于非洲和欧亚制度的巨大反差，见 Goody and Tambiah 1973 以及 Kandiyoti 1988。关于西非社会的婚姻和生育的深入研究为我在这里过于简单的叙述增加了微妙的细节，这些研究包括 Amadiume 1987 和 Bledsoe 2002。

15. Laslett 1972 首先削弱了原始 "大" 家庭的想法。另见 Hajnal 1982 的经典文章。

16. 例如，Wolf and Huang 1980; Lee and Campbell 1997。但关于平均家庭规模较小的中国人口，见 Fei Hsiao-Tung 1939; Li Bozhong 1998, 23。

17. 参照 *Notes and Queries in Anthropology* 第六版（也是最后一版）中著名的婚姻定义："婚姻是一个男人和一个女人之间的结合，据此女人所生的孩子被承认为双方的婚生后代。"大不列颠暨爱尔兰皇家人类学学会，1951 年。

18. Betzig 1986, 1992; Scheidel 2009a, 2009b.

19. 很好的介绍性讨论见 Goody and Tambiah 1973。

20. 关于古雅典妇女地位的推荐读物是 Cohen 1991; Hunter 1994; Cox 1998; Patterson 1998。所有这些研究都强调了妇女在自己的领域内行使权力的方式，这仍然是学术界的趋势。关于雅典法律的权威著作是 Harrison 1968－1971；关于嫁妆和继承的很好的讨论，见 Hunter 1994，ch. 1。Llewellyn－Jones 2003 对古希腊妇女的人身控制问题做了精彩的介绍。

21. 关于"父权交易"的经典讨论见 Kandiyoti 1988。

22. 关于农业社会中妇女的劳动，见 Boserup 1970；Goody 1976；Ember 1983；Leacock and Safa 1986；Bradley 1989；Huang 1990；Hudson and Lee 1990；Nelson 1997，ch. 5。

23. Barber 1994 是为普通读者编写的纺织生产史。

24. Ember 1983.

25. Furth 1999，ch. 8.

26. Gates 2015；Huang 1990，55－56；Scheidel 1995，1996a.

27. Scheidel 1995.

28. 《秘史》是不容易阅读的资料；最新的带注释英文译本见 de Rachewiltz 2004－2013。最容易理解的译本可能是 Kahn and Cleaves 1984。

29. Le Roy Ladurie 1979，166. 我们不知道贝亚特丽斯用她的母语奥克语说了些什么，但审问者用拉丁文记录了"sibi muliebria deffecissent"，意思是"她女人家的事情（即月经期）已经停止了"。Duvernoy 1965，1：249.

30. 肯普自传的现代译本可在 Bale 2015 中找到；另见 Phillips 2004 的文章。

31. Achebe 2011.

32. 见 Dobson 1997 受到强烈推荐的工作成果。

33. Gurven and Kaplan 2007，339－340.

34. Bocquet－Appel and Bar－Yosef 2008；Bocquet－Appel 2011.

35. Shennan and Edinborough 2007；Shennan 2009；Downey et al. 2014；Goldberg, Mychajliw, and Hadley 2016. 科恩在 Cohen 2008 中的回应和部分转向新石器时代人口过渡理论很有趣，但也许还不够成熟。

36. Brown 2015 and Torfing 2015 是有参考文献的有益讨论。汇总校准日期概率分布必须假定可测定日期的遗迹数量与留下这些遗迹的人口规模之间存在可预测的相关性。但系统性的抽样误差可能来自很多方面——永久定居点比临时建筑群更容易找到，较新的遗址比较老的保存得更好，全新世中被上升的海平面淹没的沿海遗址根本无法检测，考古学家对某些遗址和地点更感兴趣，等等。放射性碳方法的使用也导致了许多问题。Bamforth and Grund 2012 表明，由于放射性碳测年的固有因素，汇总放射性碳概率曲线会产生高峰和低谷，不一定能反映真实的人口事件。Contreras and Meadows 2014 表明，当他们试图检测 14 世纪欧洲和 16 世纪墨西哥的灾难性人口崩溃时，汇总放射性碳测年方法的表现并不令人满意，即使他们使用了大量的数据样本也是如此，不同的随机样本产生了相当不同的结果。

37. Hewlett 1991；Bentley, Goldberg, and Jasieńska 1993；Wood 1994, 30-33；Boone 2002；Kramer and Boone 2002. Sellen and Mace 1997 发现，对农业的依赖与生育率之间存在线性关系。

38. Gurven and Kaplan 2007. 关于更笼统的传统社会中的人口学，见 Wood 1994；Livi-Bacci 2012。

39. 肺结核：Brosch et al. 2002。关于天花的一次最近的起源的精彩研究，见 Duggan et al. 2016；关于概述，见 Harper and Armelagos 2013。

40. See Brooke 2014, especially ch. 8.

41. 20 世纪初至中期由两次世界大战、流感、中国和苏联的大饥荒以及种族灭绝造成的灾难性死亡在绝对数字上非常可怕，但就占总人口的百分比而言，不如以前的这些危机重要，它们减缓了人口结构转型的快速增长，而不是减少了世界人口。

42. 关于现代早期英格兰的死亡率危机，见 Wrigley and Schofield 1981, 332-342 and appendix 10；Hinde 2003, ch. 7。

43. 例子见 Harvey 1993, ch. 4。

44. Boone 2002.

45. Engels 1975.

46. 关于棘轮的比喻，见 Wood 1998。

47. 一个很好的介绍性讨论，见 Caldwell 2006, ch. 4.。Wood 1998 是一个结合了马尔萨斯和博塞鲁普元素的颇具影响力的模型，并包括了到那时为止对这个问题的一个极好的历史归纳。

48. See Wood 1998.

49. Lee and Tuljapurkar 2008；Puleston and Tuljapurkar 2008；Lee, Puleston, and Tuljapurkar 2009.

50. 遗憾的是，这个模型并没有涉及育龄后的工人的作用，但 Puleston and Tuljapurkar 2008, 153 中关于杀老的评论很有意思。（这个模型发现，在空间有限的农业制度中，杀老没有长期优势，因为在这个模型中，老年人是不生育的。）

51. 埃及：Bagnall and Frier 1994。特立尼达岛：John 1988。犹他州：Bean，Mineau，and Anderton 1990。中国：Lee and Campbell 1997。瑞典：Low，Clarke，and Lockridge 1991。日本：Jamison et al. 2002。英格兰：见第七章。

52. Henry 1961；see also Wood 1994，30–47. 关于"自然生育"的概念和关于传统人口中生育控制的争论，见 Bean，Mineau，and Anderton 1990，ch. 1。关于 24 个孩子的数字，见 Wood 1994，31。

53. Bean，Mineau，and Anderton 1990。关于北美洲的殖民，见第七章。

54. 经典的讨论见 Bongaarts 1980；Ellison 2001，chs. 5（青春期）and 6（生育能力）。关于营养，另见 Wood 1994，522–529。关于月经初潮年龄的证据的最近回顾，见 Kuzawa and Bragg 2012。

55. Wood 1994，441–443.

56. Henry 1961；Caldwell and Caldwell 2003.

57. 关于性交中断，见 Musallam 1983；Santow 1995；Han 2007；Davis 1983，67。关于冈比亚的生育和生育间隔，见 Bledsoe 2002。

58. 关于前现代节育和堕胎的乐观理论的著名倡导者是 Riddle 1997。进一步的参考资料和怀疑的观点，见 Sommer 2010。关于 1980 年代这场辩论的思想史，见 Caldwell and Caldwell 2003。

59. Bean，Mineau，and Anderton 1990，30–32.

60. Bongaarts 1980；Hinde 2003，132–136.

61. 例子见 Han 2007。

62. Rindfuss and Morgan 1983.

63. 关于儿童的成本和生产力以及农场的生命周期，见 Chayanov 1966，53–69；Caldwell 1976；Cleland and Wilson 1987；Sanderson and Dubrow 2000；Lee and Kramer 2002；Kramer and Boone 2002；Kramer 2004，2005；Caldwell 2006，ch. 5；and cf. Lee and Mason 2011。Kaplan 1994 也很有影响力，尽管这一论证是基于觅食和游耕社会的；也可参考 Hooper et al. 2015 关于齐曼内人游耕社会的研究。关于农业生产中家庭劳动的专门研究包括 Hanawalt 1986；Huang 1990；Halstead 2014；and Gates 2015。

64. Cf. Mace 2000，8.

65. Chayanov 1966, 53–69; and see Lee and Kramer 2002; Kramer and Boone 2002.

第七章

1. Malthus 1798, 22.

2. 关于现代早期英格兰人口、婚姻和家庭的后续情况，见 Laslett 1972；Wrigley and Schofield 1981；Hajnal 1982；Wrigley et al. 1997；Hinde 2003。

3. Hinde 2003, 132–136.

4. 关于现代早期的英格兰家庭有大量的学术研究；我参考最多的是 Laslett 1972, ch. 4；Laslett 1977；Wrigley et al. 1997；Tadmor 2001。

5. Wrigley and Schofield 1981, 257–265.

6. Hindle 1998.

7. 关于英格兰杀婴的大多数研究都集中在法庭案件上，并不涉及相关的遗弃行为：Hoffer and Hull 1981；Gowing 1997；Roth 2001；Kilday 2013。关于欧洲的杀婴和弃婴行为，见 Langer 1974；Boswell 1988。关于杀婴的一般性讨论，推荐 Dickeman 1975 and Hrdy 1999, chs. 12–14；关于更多的演化背景，见 Hausfater and Hrdy 1984 的论文集。Boswell 1988 认为，在古代和中世纪的欧洲，大多数被遗弃的儿童都得到了救助，尽管其著作是对婴儿被遗弃频率的出色详尽的证明，但他低估了在现代医学出现之前，一旦与母亲分离，婴儿存活的难度；见 Hrdy 1999, 297–304。

8. 关于伦敦弃婴医院，见 Levene 2007。

9. Malthus 1826, 2.3.29. 关于意大利弃婴医院在人工喂养方面的努力，见 Kertzer 1993, 135–137。关于欧洲弃婴医院的死亡率，见同上，138–144。

10. Levene 2007, 1–6.

11. Malthus 1826, 1.206–229.

12. See Lee and Wang Feng 1999；Pomeranz 2009, ch. 1. 这两个广泛的研究都是更多参考的良好来源。

13. Lee and Campbell 1997.

14. Rindfuss and Morgan 1983; and cf. Johnson 1975.

15. 关于中国的杀婴行为，见 Lee and Campbell 1997；Lee and Wang Feng 1999；Mungello 2008；King 2014。King 认为，传统中国早期的杀婴可

能更接近于欧洲抛弃（而不是直接杀害）不想要的男女婴儿的模式。

16. 促成因素：Ember and Ember 1971；Baker and Jacobsen 2007。Das Gupta et al. 2003 and Guilmoto 2009 都对现代杀戮女性的分布及其原因进行了很好的讨论，但他们并没有试图描述某些农业社会为何比其他社会的父权制和从夫而居更僵化。另见 Caldwell and Caldwell 2005 and Brooks 2012。1989 年，印度经济学家 Amartya Sen 提出了"失踪妇女"的问题（两年后在《纽约时报》的一篇文章中更加公开化），他估计对女性的社会歧视所导致的过高死亡率造成了全世界约一亿名妇女的缺额，这些妇女集中在东亚和南亚；他的结论仍然是许多辩论和分析的主题。

17. Panigrahi 1972；Hrdy 1999，318－340；Das Gupta et al. 2003；Caldwell and Caldwell 2005，209－212；Dube Bhatnagar，Dube，and Dube 2005. 关于清朝的血统，见 Lee and Wang Feng 1999，50。

18. Trivers and Willard 1973. Dickemann 1979 是经典的历史讨论；更近的见 Hrdy 1999，318-340。

19. 关于最近对中国性别比例的讨论，见 Greenhalgh 2012；Tucker and van Hook 2013。

20. King 2014，15-20. 常见的杀婴动机列于 Scrimshaw 1984，table 1。

21. Corsini 1976.

22. 最近的一篇关于现代社会中杀婴的评论文章，见 Porter and Gavin 2010。

23. Camperio Ciani and Fontanesi 2012；Hrdy 2016.

24. 关于传统中国的生育率和家庭，有大量的学术研究和大量的争论。我参考了 Fei Hsiao－Tung 1939；Johnson 1975；Wolf and Huang 1980；Stacey 1983；Lee and Campbell 1997；Lee and Wang Feng 1999；Sommer 2000；and Caldwell and Caldwell 2005。我知道关于前现代中国生育控制的激烈争论以及对 Lee and Wang Feng 1999 所代表的"修正主义"论点的批评（例如 Wolf 2001；Wolf and Engelen 2008；Sommer 2010）。为了本书的目的，学者们同意婚内生育率是低到中等的，而且杀婴很普遍，这就足够了。

25. Sommer 2005；Sommer 2015，ch. 1.

26. Lee and Wang Feng 1999.

27. Cf. Linda J. Lee in Haase 2008，2：641-642.

28. Masvie 2007.

29. Bezner Kerr et al. 2008.

30. Aubel, Touré, and Diagne 2004.

31. Pruitt 1945.

32. 关于中国的寡妇，见 Wolf and Huang 1980, 227-228; Wolf 1981; Bernhardt 1999, ch. 2; Sommer 2000, ch. 5。

33. 关于此案和下面的案例，见 Sommer 2000, ch. 5。

34. Wolf and Huang 1980, 228.

35. Wolf and Huang 1980, 357-364.

36. 例如 Hufton 1984; Hill 2001; Froide 2005。关于财产，见 Erikson 1993, ch. 2。

37. Hill 2001, 70-71.

38. 关于现代早期英格兰的寡妇，见 Laslett 1977, ch. 5; Hufton 1984; Erikson 1993, part IV; Whittle 2014。

39. Whittle 2014.

40. 穷困救济：Froide 2005, 34-42。济贫院：Laslett 1977, 199-200。寡妇和财产：Erikson 1993, part IV。

41. Laslett 1972, 147.

42. 美国劳工部政策规划与研究办公室，1965 年。关于 20 世纪末美国家庭社会学的简史，见 Coontz 1992, ch. 10。关于《莫伊尼汉报告》的思想史，见 Geary 2015。Baradaran 2017 是关于种族财富不平等的最新历史研究。

43. 美国疾病控制中心，《未婚生育》，http://www.cdc.gov/nchs/fastats/unmarried-childbearing.htm; UNICEF Innocenti Research Centre 2012; Haub 2013; Björk Eydal and Gíslason 2014。冰岛在性别差距指数中的排名可以在世界经济论坛上找到，《报告：经济》，http://reports.weforum.org/global-gender-gap-report-2015/economies/#economy=ISL。2015 年，美国在这一指数中排名第 28 位，仅次于莫桑比克，在古巴前面。

44. Stone 1982.

45. Ramakrishna Vedanta Centre 1955; Feldhaus 1982; Bhavalkar 1996; Rosen 1996; Sellergren 1996; Aklujkar 2004; Dube Bhatnagar, Dube, and Dube 2005, chs. 6-7.

46. Tr. Feldhaus 1982, 597.

47. Tr. Aklujkar 2004, 129.

48. Harlan 1992, ch. 7; Mukta 1994; Dube Bhatnagar, Dube, and Dube 2005, chs. 3, 6.

49. Tr. Dube Bhatnagar, Dube, and Dube 2005, 185.

50. Mukta 1994; Harlan 1992, ch. 7.

51. Martin 1996.

52. Lee and Campbell 1997, ch. 7; Low, Clarke, and Lockridge 1991.

53. Greenhalgh 2012. 在"可怕预测"类别中最有影响力的工作可能是 Hudson and den Boer 2004。关于 20 世纪中期美国对单身汉的敌意，见 Ehrenreich 1983, ch. 2。

54. 关于罗马帝国后期东部地区的暴力、好色或性掠夺的修道士，见 MacMullen 1997, 15‑18。关于清代的中国，见 Sommer 2000, 99‑100；Hudson and den Boer 2004, 223-226。关于 14 世纪西班牙的多明我会修士，见 Vargas 2011。关于 16 世纪匈牙利的奥斯定会修士，见 Erdélyi 2015。

55. Schacht, Rauch, and Borgerhoff Mulder 2014.

56. Mesquida and Wiener 1996; Scheidel 2009b.

57. Duby 1964.

58. Boone 1983; Hudson and den Boer 2004, 212-216; Seaver 2008.

59. Hobsbawm 2000.

60. Hobsbawm 2000; Shaw 1984.

61. Antony 1989; Owenby 2002. 关于民国时期，见 Billingsley 1988, ch. 4。关于清朝法律资料中的"光棍"成见，见 Sommer 2000, 12‑5, 96-101。

62. Le Roy Ladurie 1979, 69-135.

第八章

1. Derber 2002 and Bourguignon 2015 是对全球化清晰易懂的介绍。

2. Ferreira et al. 2015; Bourguignon and Morrisson 2002; Roser 2016.

3. 海平面：Hansen et al. 2016；另见 DeConto and Pollard 2016，其预测南极冰盖可能会突然崩塌，而不是逐渐瓦解。迁移：例如见 Black et al. 2011。

4. Bashford 2014 是一部很好的人口理论思想史。Demeny 2011 是关于人口政策史的总结。关于美国的强制绝育，见 Largent 2007（p. 7 有关估计）；Stern 2016。关于纳粹的优生学有大量的学术研究；例如见

Proctor 1988。

5. 关于滥用人口控制的广泛历史，见 Connelly 2008。

6. 关于饥饿和粮食不安全的近期历史，见联合国粮农组织、国际农业发展基金和世界粮食计划署 2015 年的报告，其中说明了饥饿和现代化之间关系的高度复杂性质。关于农业科学和地缘政治战略，见 Perkins 1997。

7. 这些和我摘自联合国经济和社会事务部人口司维护的网站的其他现代人口统计数字，其呈现的数据来自《世界人口前景 2015 年修订版》（*World Population Prospects, the 2015 Revision*），见 http://esa.un.org/unpd/wpp/。

8. 关于这些问题的摘要，见 Livi-Bacci 2012, ch. 4; Coleman and Rowthorn 2011。

9. Lee and Mason 2011; Rosero-Bixby 2011. 这两篇文章以及本章中引用的其他几篇文章均来自《人口与发展评论》（*Population and Development Review*）的主题增刊，题为《人口转型及其后果》（*Demographic Transition and Its Consequences*）。另一本关于高度工业化社会年龄结构的重要论文集是 Tuljapurkar, Ogawa, and Gauthier 2010。

10. Scheidel 2017, ch. 10.

11. 为人口下降进行的辩护，见 Coleman and Rowthorn 2011。

12. 关于英格兰人口史，见第七章注释 2。有关新世界食物的论述的著名倡导者是 Ho Ping-ti 1959; Crosby 1972; Langer 1975; and Brooke 2014。殖民地是推动欧洲工业革命的资源来源，这是 Pomeranz 2009 的论点。

13. 大量的学术研究探讨了 18 世纪中国经济发展的主题；我依靠的是 Ho Ping-ti 1959; Li Bozhong 1998; and Lee and Wang Feng 1999。

14. Li Bozhong 1998; Lee and Wang Feng 1999, 37-41, 45-47.

15. 后续的情况见 Haines and Steckel 2000 中的文章。

16. Thornton 2000.

17. Gemery 2000; cf. Malthus 1826, 1.5-6.

18. Livi-Bacci 2012, 53-57；另见埃默里大学的跨大西洋奴隶贸易数据库，http://www.slavevoyages.org/assessment/estimates。

19. Walsh 2000; Emory University, Trans-Atlantic Slave Trade Database; Kulikoff 1977.

20. 关于这些数字及后续情况，见 Livi-Bacci 2012。

21. 以下关于死亡率下降和生育率下降的内容，我主要依靠的是 Riley 2001 and Livi-Bacci 2012。

22. Wang Feng 2011.

23. 这些和以下平均预期寿命的估计值来自联合国经济和社会事务部人口司，2015 年。

24. Pepin 2011.

25. 关于这一点以及接下来关于死亡率下降的内容，见综合了此前大量学术研究的 Riley 2001。McKeown（1976）的论点，即医学直到后期才成为死亡率下降的一个重要因素，对打破简单化的解释很有影响。

26. Cf. Riley 2001, 79. 公共卫生领域的伦理问题在 21 世纪得到了发展；最近的一篇评论见 Lee 2012。关于疫苗抗性，最近的见 Larson 2016。

27. 在有关生育率转变的大量文献中，我在这里使用了 Coale and Watkins 1987；Mace 2000；Tamura 2006；Bryant 2007；Angeles 2010；Bongaarts and Casterline 2012；Qingfeng Wang and Xu Sun 2016。

28. Angeles 2010.

29. 数据来自世界银行的公开数据，https：//data.worldbank.org/indicator/SP.DYN.LE00.IN。

30. 一些经济学家提出了对平等主义与合作的人性潜力更加乐观的观点。See Bowles 2012.

第九章

1. Kuriyama 1997.

2. 我不喜欢把"西方"作为一个形容词，意指西欧社会和那些最直接源自西欧的北美和澳大利亚（大洋洲）文化，但由于我们缺乏一个更好的词，我将在这个意义上使用"西方"。

3. Dean-Jones 1994 and Flemming 2000 是关于古希腊和古罗马妇科的标准英文参考资料。

4. Michel et al. 2006.

5. Houck 2006, chs. 1-2.

6. Moschik et al. 2012.

7. World Health Organization 2013, 5.

8. 对于想要更全面了解这个问题的读者来说，Lock and Nguyen 2010 是一个不错的介绍。

9. See Amundsen and Diers 1970.

10. 《希波克拉底全集》: *Coan Prognostics* 30。亚里士多德: *History of Animals* 7.5。老普林尼: *Natural History* 7.14.61。索兰纳斯: *Gynecology* 1.34, 1.20。*Gnomon* of the *Idios Logos*（*BGU* V 1210）并无完整可用的译文。摘录见 Hunt and Edgar 1934, no. 206。

11. Flemming 2000.

12. See Dean-Jones 1994, 105-108; *Diseases of Women* 1.7, 2.137. 关于癔症性窒息有大量的文献；尤见 King 1993 and Mattern 2015。

13. Mattern 2015.

14. *Gynecology*, 1.26, 1.29.

15. Flemming and Hanson 1998.

16. Dean-Jones 1994, 110-147; Flemming 2000, 159-161, 235-236, 338-339.

17. *On Medical Material* 1.24. Osbaldeston and Wood 2000 是迪奥斯科里德斯著作最易懂的英译本。关于妇女疾病的民间疗法，见 von Staden 1992, 2008; King 1998; Flemming 2000, 161-171, 350-358。关于传统避孕药和堕胎药的效果，Riddle 1992, 1997 提出了一个有趣的论点，但存在争议；见 King 1998 的反驳。

18. Amundsen and Diers 1973.

19. *Causes and Cures* 2, *De menstruo*（78 Kaiser）, *Quare menstruum*（103-104 Kaiser）, *De menstrui defecto*（106 Kaiser）, *De menstrui retentione*（107 Kaiser）. See also Amundsen and Diers 1973, 607-608.

20. Green 2001 是《特洛图拉》的一个很好的英译本。

21. Burrow 1986; Engammare 2013.

22. Stolberg 1999. 关于 1700 年前后更年期概念的起源，另见 Wilbush 1979, 1986; and Schäfer 2003。关于 17 世纪英格兰没有提到更年期的问题，见 Crawford 1981。

23. Marinello 1563, 87v; Stolberg 1999, 406.

24. Liébault 1598, 332-333.

25. 关于年鉴，见 Weber 2002, 2003。

26. Crawford 1984.

27. Duden 1991, 118. Stolberg 1999 将施托希《妇女疾病》第八卷中的三个病历解读为“与更年期有关的病例”（411, n. 39）。在他引用的三个病历中，第一个（case 10, Storch 1753, 52-62）是施托希和他的病人把问题归因于更年期的最有力的证据。该名妇女时年 47 岁，月经不调，患有搔痒、潮红、牙痛、眼睛发炎，腿部有赘生物。施托希用水蛭和静脉注射治疗了她数年。

28. Stolberg 1999, 412. 蒂蒂乌斯的论文可在 HathiTrust 数字图书馆查阅，https：//babel. hathitrust. org/cgi/pt? id=ucm. 5329206721。

29. Stolberg 1999, 414-415.

30. Stolberg 1999, 421；照片和达尔诺伊夫人信件的摘要见洛桑大学的网站 http：//tissot. unil. ch/fmi/webd # Tissot。这封信是 IS/3784/II/149. 01. 02. 14 号文件。

31. Stolberg 1999, 416-417.

32. 关于欧洲文艺复兴时期和现代早期的月经理论，见 Crawford 1981 and Stolberg 2000。

33. Wilbush 1988.

34. 关于症状，见 Schäfer 2003, 99；Stolberg 1999, 410-414。

35. Ayers Counts 1992, 64.

36. Davis 1983.

37. 失落的传统这一论点建立在 Ehrenreich and English 1973 的经典女性主义论点之上；见 Stolberg 1999。Weber 2003 等许多历史学家现在对严格区分高低级医学传统的想法提出了质疑。关于文艺复兴时期和现代早期欧洲的妇科历史，见 King 2007。关于法国大革命，见 Wilbush 1979, 1986, 1988。

38. 关于忧郁症和癔症都有大量的文献。关于忧郁症，推荐 Jackson 1986 and Bell 2014；关于癔症，推荐 Scull 2009 and Arnaud 2015；关于神经衰弱，推荐 Taylor 2001。

39. 关于绿病，见 King 2004。

40. Astruc 1761, 2. 309.

41. Tilt 1857, 57, 64-65, 70-71, 132, 156, 184, 199, 242.

42. Tilt 1857, 256.

43. Currier 1897, vii, 187.

44. Currier 1897, 188, 193-194.

45. 关于性行为和更年期，见 Stolberg 1999, 420, 423-426。"性的死亡"：de Gardanne 1816, vi。

46. Tilt 1857, 230-231; Anderson et al. 2011, 124-125.

47. 关于更年期的现代史，推荐 Lock 1993, 301-370 and Houck 2006；关于 19 世纪，另见 Smith-Rosenberg 1985, 191-196；关于 20 世纪，见 Banner 1992, ch. 8。

48. Houck 2006, 82.

49. Houck 2006, ch. 5；关于 20 世纪的婚姻，另见 Coontz 1992。

50. Lock 1993, 351-367; see also Houck 2006, ch. 9.

51. Wilson 1966, 43.

52. Lock 1993, 345-346.

53. Deutsch 1944, 2.461.

54. Deutsch 1944, 2.472-474.

55. 关于衰退性精神病的后续内容，见 Hirshbein 2009a and 2009b, 81-87。

56. 后续内容见 Hirshbein 2009a, ch. 4。

57. 关于这一时期研究的回顾，见 Nicol-Smith 1996。

58. 关于近期研究的回顾，见 Vivian-Taylor and Hickey 2014。

59. Bromberger et al. 2007, 2011.

60. Vivian-Taylor and Hickey 2014.

61. Freeman et al. 2004.

62. Dennerstein et al. 2007

63. Houck 2006, 230.

64. National Institutes of Health 2005.

65. 关于"妇女健康倡议"，见 Prentice and Anderson 2007。关于"时机假说"，见 Salpeter et al. 2009；Hodis and Mack 2014；Lobo et al. 2016。

66. 实例见 Lobo et al. 2017 的标准教科书，其中关于更年期的章节标题为"内分泌学、雌激素缺乏的后果、激素疗法的效果，以及其他的治疗选择"。

第十章

1. Tr. Scheid 2007, 59.

2. Furth 1999, 286-295; Tan Yunxian 2015.

3. Tan Yunxian 2015, 122, tr. Wilcox.

4. Tr. Furth 2002, 296.

5. 关于传统中医中的更年期史的后续情况，见 Scheid 2007。

6. 关于传统中医的发展，见 Taylor 2005。

7. Scheid 2007, 59.

8. Marlowe 2010, 152.

9. 我无法找到马洛所引用的参考资料。有若干个来源引用了 J. Phillips et al. , "New Field Techniques for the Detection of Female Reproductive Status" 的摘要，这篇文章发表于 volume 85, no. 2 of the *American Journal of Physical Anthropology*，但似乎在此杂志中找不到该文。

10. Hill and Hurtado 1996, 235.

11. Beyene 1989, xiv.

12. Douglas 1966 是关于月经禁忌主题的经典介绍。

13. Bledsoe 2002, 174; Beyene 1989, 126; Furth 2002, 297-299; Rice 1995; Chirawatkul and Manderson 1994.

14. Martin et al. 1993; Beyene and Martin 2001.

15. Stewart 2003.

16. Michel et al. 2006.

17. Beyene and Martin 2001, 508.

18. Beyene 1989, 122.

19. Murphy et al. 2013. 中位数比平均数高得多：48.1、49.2 和 52.8 岁。

20. 关于更年期的年龄，见 Wood 1994, 420-422; Melby, Lock, and Kaufert 2005, 497-498; Sievert 2006, ch. 4; Murphy et al. 2013。

21. 关于普埃布拉，见 Sievert and Hautaniemi 2003。

22. Beyene and Martin 2001, 506.

23. Rosenberger 1987.

24. Zeserson 2001a, 2001b.

25. Singh and Sivakami 2014.

26. Bledsoe 2002, quotation on 163.

27. Rice 1995.

28. Bledsoe 2002, 226-227 and ch. 8.

29. Lee 1992.

30. 关于传统社会中妇女人到中年（或"成熟成年期"）的综合讨论，见 Brown 1992。收集的例子见于 Kerns and Brown 1992 and Shweder

1998（后者本意是使情况复杂化，但这些例子确实倾向于证实所描述的模式）。

第十一章

1. 关于症状的性质，见 Aronowitz 2001。

2. Stone 2000 的论文集是对自陈报告法和问题的良好概述。

3. Datan, Antonovsky, and Maoz 1981. 关于更年期重要性的问题可能更适合放在关于更年期的 23 个问题清单的开头，而不是最后。在最传统的群体阿拉伯裔以色列人，以及最现代的群体中欧移民中，绝大多数妇女回答说更年期不重要，或是不太重要。

4. Im 2006.

5. Lock 1993, table 1; Melby 2006.

6. National Institutes of Health 2005.

7. Melby, Sievert et al. 2011.

8. Dennerstein et al. 2007.

9. See also Obermeyer et al. 2001.

10. Freeman and Sherif 2007, 207. 潮热研究的综述包括 Sievert 2006, ch. 6; Freeman and Sherif 2007; Melby, Anderson, et al. 2011。

11. Spetz, Frederiksson, and Hammar 2003.

12. Freedman 2014.

13. Kronenberg 1990.

14. See Mattern 2015.

15. Melby 2005.

16. See also Zeserson 2001b.

17. Zeserson 2001b 也就这些表达采访了妇女，结论有些不同。她交谈过的妇女在使用 *kaa* 这一表达时，常伴随着表示热量上升至面部的手势。

18. Carpenter, Monahan, and Azzouz 2004; Freedman 2010.

19. Sievert et al. 2008.

20. Sievert et al. 2008, 602.

21. Sievert et al. 2016.

22. Boulet et al. 1994.

23. Melby, Sievert, et al. 2011, table 3.

24. Brown et al. 2009.

25. 关于潮热的生理学，见 Freedman 2001, 2014；Sievert 2006, 140-143；Kronenberg 2010。关于气候，见 Sievert and Flanagan 2005。

26. MacLennan et al. 2004；Freeman et al. 2015.

27. Lock 1993.

28. Melby, Lock, and Kaufert 2005. 关于文化的含义的良好讨论，见 Kirmayer and Sartorius 2007。

29. Sheehan 1936 是经典之作。

第十二章

1. Kirmayer and Sartorius 2007.

2. Hinton et al. 2009.

3. Stern et al. 1996.

4. Kirmayer and Sartorius 2007 and Hinton et al. 2009 均是有关文化综合征的优秀概述。Bhugra, Sumathipala, and Siribaddana 2007 是有更多历史背景的讨论。

5. Kirmayer and Sartorius 2007.

6. 例如 Barsky 2000。

7. 关于慢性疼痛综合征，见 Wessely, Nimnuan, and Sharpe 1999；Hennington, Zipfel, and Herzog 2007。关于中枢敏化这一探讨这些综合征之起源的一个得到广泛接受的理论，见 Bourke, Langford, and White 2015。

8. Hinton et al. 2009；Good and Hinton 2009.

9. 关于人们并不十分了解的焦虑的神经生理学，推荐的讨论见 Barlow 2002, 193-218。

10. Clark 1986.

11. Hinton, Um, and Ba 2001a, 2001b；Hinton and Good 2009.

12. Kim, Hogge, et al. 2014.

13. Suh 2013, 83.

14. Kim, Hogge, et al. 2014.

15. Min 2008；Suh 2013, 87-88.

16. 关于火病，如今有大量的研究。英文的开创性文章见 Lin 1983。关于临床特征和诊断标准，更多的内容见 Park et al. 2002；Roberts, Han, and Weed 2006；Min 2008；Min, Suh, and Song 2009；Min and Suh 2010。关于这个观念的历史，见 Suh 2013。

17. Min 2008, 131.

18. KBS World, "비타민 (Vitamin)," August 31, 2013, https：// www. youtube. com/watch？ v = 0T_ B_ u4-GiY.

19. Im and Meleis 2000.

20. Im 2003.

21. Min 2008, 126.

22. Suh 2013, 91-92.

23. Nichter 1981；Suh 2013, 97-98.

24. Hanisch et al. 2008.

25. Hunter and Mann 2010；Hunter and Chilcot 2013. 在后一项研究中，发起人在他们研究的因素中发现，信念对妇女发觉自己潮热的问题有多严重有最强的影响（尽管不一定是关于潮热的生理学）。

26. Hanisch et al. 2008；Freeman et al. 2015；Muslićand Jokić-Begić 2016；Stefanopoulou and Grunfeld 2017.

27. Hunter and Mann 2010；Hunter and Chilcot 2013.

28. "弱者的武器"是出自 Scott 1985 的名言；Kirmayer and Young 1998；Hinton, Um, and Ba 2001b, 441, 455 均引用了此语。关于神经衰弱，见 Kleinman 1982, 165 - 169, 175 - 177。关于血之道，见 Rosenberger 1987, 167。

尾　声

1. De Beauvoir 1964, 657.

2. De Beauvoir 1974, 116.

3. De Beauvoir 1970; see also Moi 2008, 254-261.

4. De Beauvoir 1974, 30, 116.

5. De Beauvoir 1974, 134.

参考文献

Achebe, Nwando (2011). *The Female King of Colonial Nigeria: Ahebe Ugbabe*. Bloomington: Indiana University Press.

Adekunle, A. O., A. O. Fawole, and M. A. Okunlola (2000). Perceptions and attitudes of Nigerian women about the menopause. *Journal of Obstetrics and Gynaecology* 20: 525–529.

Aguilar, Alex, and Asunción Borrell (1988). Age- and sex-related changes in organochlorine compound levels in fin whales (*Balaena physalus*) from the eastern North Atlantic. *Marine Environmental Research* 25: 195–211.

Aiello, Leslie C., and Peter Wheeler (1995). The expensive-tissue hypothesis: The brain and the digestive system in human and primate evolution. *Current Anthropology* 36: 199–221.

Aklujkar, Vidyut (2004). Between pestle and mortar: Women in the Marathi Sant tradition. In *Goddesses and Women in the Indic Religious Tradition*, ed. Arvind Sharma, 105–130. Leiden: Brill.

Alberts, Susan C., Jeanne Altmann, Diane K. Brockman, Marina Cords, Linda M. Fedigan, Anne Pusey, Tara S. Stoinski, Karen B. Strier, William F. Morris, and Anne M. Bronikowski (2013). Reproductive aging patterns in primates reveal that humans are distinct. *Proceedings of the National Academy of Sciences* 110: 13,440–13,445.

Alley, Richard B. (2014). *The Two-Mile Time Machine: Ice Cores, Abrupt Climate Change, and Our Future*, 2nd ed. Princeton, NJ: Princeton University Press.

Amadiume, Ifi (1987). *Male Daughters, Female Husbands: Gender and Sex in an African Society*. London: Zed.

Amundsen, Darrel W., and Carol Jean Diers (1970). The age of menopause in classical Greece and Rome. *Human Biology* 42: 79–86.

Amundsen, Darrel W., and Carol Jean Diers (1973). The age of menopause in medieval Europe. *Human Biology* 45: 605–612.

Ande, Adedapo B., Oruerakpo P. Omu, Oluyinka L. Ande, and Nelson B. Olagbuji (2011). Features and perceptions of menopausal women in Benin City, Nigeria. *Annals of African Medicine* 10: 300–304.

Anderson, Debra, Melissa K. Melby, Lynnette Leidy Sievert, and Carla Makhlouf Obermeyer (2011). Methods used in cross-cultural comparisons of psychological symptoms and their determinants. *Maturitas* 70: 120–126.

Angeles, Luis (2010). Demographic transitions: Analyzing the effects of mortality on fertility. *Journal of Population Economics* 23: 99–120.

Antón, Susan C. (2003). Natural history of *Homo erectus*. *Yearbook of Physical Anthropology* 46: 126–170.

Antón, Susan C., Richard Potts, and Leslie Aiello (2014). Evolution of early *Homo*: An integrated biological perspective. *Science* 344: 45 and 1236828. doi: 10.1126/science.1236828.

Antón, Susan C., and J. Josh Snodgrass (2012). Origins and evolution of genus *Homo*: New perspectives. *Current Anthropology* 53, suppl. 6: S479–S496.

Antony, Robert J. (1989). Peasants, heroes, and brigands: The problems of social banditry in early nineteenth-century south China. *Modern China* 15: 123–148.

Arens, Richard, ed. (1976). *Genocide in Paraguay.* Philadelphia: Temple University Press.

Arnaud, Sabine (2015). *On Hysteria: The Invention of a Medical Category Between 1670 and 1820.* Chicago: University of Chicago Press.

Aronowitz, Robert A. (2001). When do symptoms become a disease? *Annals of Internal Medicine* 134: 803–808.

Astruc, Jean (1761). *Traité des maladies des femmes*, 6 vols. Paris: Cavelier.

Aubel, Judi, Ibrahima Touré, and Mamadou Diagne (2004). Senegalese grandmothers promote improved maternal and child nutrition practices: The guardians of tradition are not averse to change. *Social Science & Medicine* 59: 945–959.

Austad, Steven N. (1994). Menopause: An evolutionary perspective. *Experimental Gerontology* 29: 25–263.

Austad, Steven N. (2006). Why women live longer than men: Sex differences in longevity. *Gender Medicine* 3: 79–92.

Austad, Steven N., and Kathleen E. Fischer (2016). Sex differences in lifespan. *Cell Metabolism* 23: 1022–1033.

Ayers Counts, Dorothy (1992). *Tamparonga*: "The big women" of Kalai. In *In Her Prime: New Views of Middle-Aged Women*, 2nd ed., ed. Virginia Kerns and Judith K. Brown, 61–76. Urbana: University of Illinois Press.

Bagnall, Roger S., and Bruce W. Frier (1994). *The Demography of Roman Egypt.* Cambridge: Cambridge University Press.

Baird, Robin W. (2000). The killer whale: Foraging specializations and group hunting. In *Cetacean Societies*, ed. Janet Mann, Richard C. Connor, Peter L. Tyack, and Hal Whitehead, 127–153. Chicago: University of Chicago Press.

Baker, Matthew J., and Joyce P. Jacobsen (2007). A human capital-based theory of postmarital residence rules. *Journal of Law, Economics, & Organization* 23: 208–241.

Bale, Anthony (2015). *The Book of Margery Kempe.* Oxford World's Classics. Oxford: Oxford University Press.

Balzeau, Antoine, Ralph L. Holloway, and Dominique Grimaud-Hervé (2012). Variations and asymmetries in regional brain surface in the genus *Homo. Journal of Human Evolution* 62: 696–706.

Bamberg Migliano, Andrea, Lucio Vinicius, and Marta Mirazón Lahr (2007). Life history trade-offs explain the evolution of human pygmies. *Proceedings of the National Academy of Sciences* 104: 20,216–20,219.

Bamforth, Douglas, and Brigid Grund (2012). Radiocarbon calibration curves, summed probability distributions, and early Paleoindian population trends in North America. *Journal of Archaeological Science* 39: 1768–1774.

Banner, Lois W. (1992). *In Full Flower: Aging Women, Power, and Sexuality.* New York: Knopf.

Baradaran, Mehrsa (2017). *The Color of Money: Black Banks and the Racial Wealth Gap.* Cambridge, MA: Belknap Press of Harvard University Press.

Barash, David, and Judith Eve Lipton (2001). *The Myth of Monogamy*. New York: Freeman.

Barber, Elizabeth Wayland (1994). *Women's Work: The First 20,000 Years: Women, Cloth, and Society in Early Times*. New York: Norton.

Barlow, David H. (2002). *Anxiety and Its Disorders: The Nature and Treatment of Anxiety and Panic*, 2nd ed. New York: Guilford Press.

Barsky, Arthur J. (2000). The validity of bodily symptoms in medical outpatients. In *The Science of Self-Report: Implications for Research and Practice*, ed. Arthur A. Stone, 339–362. Mahwah, NJ: Erlbaum.

Bashford, Alison (2014). *Global Population: History, Geopolitics, and Life on Earth*. New York: Columbia University Press.

Bean, Lee L., Geraldine P. Mineau, and Douglas L. Anderton (1990). *Fertility Change on the American Frontier: Adaptation and Innovation*. Berkeley: University of California Press.

Beck, Christopher W., and Daniel E. L. Promislow (2007). Evolution of female preference for younger males. *PLOS ONE* 9: e939.

Beier, Judith, Nils Anthes, Joachim Wahl, and Katerina Harvati (2018). Similar cranial trauma prevalence among Neanderthals and Upper Paleolithic modern humans. *Nature* 563: 686–690.

Bell, Matthew (2014). *Melancholia: The Western Malady*. Cambridge: Cambridge University Press.

Bentley, Gillian R., Tony Goldberg, and Grażyna Jasieńska (1993). The fertility of agricultural and non-agricultural traditional societies. *Population Studies* 47: 269–281.

Bernhardt, Kathryn (1999). *Women and Property in China, 960–1949*. Stanford, CA: Stanford University Press.

Betzig, Laura (1986). *Despotism and Differential Reproduction: A Darwinian View of History*. New York: Aldine.

Betzig, Laura (1992). Roman polygyny. *Ethology and Sociobiology* 13: 309–349.

Beyene, Yewoubdar (1989). *From Menarche to Menopause: Reproductive Lives of Women in Two Cultures*. Albany: State University of New York Press.

Beyene, Yewoubdar, and Mary C. Martin (2001). Menopausal experiences and bone density of Mayan women in Yucatan, Mexico. *American Journal of Human Biology* 13: 505–511.

Bezner Kerr, Rachel, Laifolo Dakishoni, Lizzie Shumba, Rodgers Msachi, and Marko Chirwa (2008). "We grandmothers know plenty": Breastfeeding, complementary feeding and the multifaceted role of grandmothers in Malawi. *Social Science and Medicine* 66: 1095–1105.

Bhavalkar, Tara (1996). Women saint-poets' conception of liberation. In *Images of Women in Maharashtrian Literature and Religion*, ed. Anne Feldhaus, 239–252. Albany: State University of New York Press.

Bhugra, Dinesh, Athula Sumathipala, and Sisira Sirabaddana (2007). Culture-bound syndromes: A re-evaluation. In *Textbook of Cultural Psychiatry*, ed. Dinesh Bhugra and Kamaldeep Bhui, 141–156. Cambridge: Cambridge University Press.

Billingsley, Phil (1988). *Bandits in Republican China*. Stanford, CA: Stanford University Press.

Björk Eydal, Guðný, and Ingólfur Gíslason (2014). Family choices: The case of Iceland. In *Handbook of Family Policies Across the Globe*, ed. Mihaela Robina, 109–124. New York: Springer.

Black, Richard, Stephen R. G. Bennett, Sandy M. Thomas, and John R. Beddington (2011). Climate change: Migration as adaptation. *Nature* 478: 447–449.

Bledsoe, Caroline H. (2002). *Contingent Lives: Fertility, Time, and Aging in West Africa*. Chicago: University of Chicago Press.

Bliege Bird, Rebecca, and Douglas W. Bird (2008). Why women hunt: Risk and contemporary foraging in a western desert Aboriginal community. *Current Anthropology* 49: 655–693.

Bliege Bird, Rebecca, Brooke Scelza, Douglas W. Bird, and Eric Alden Smith (2012). The hierarchy of virtue: Mutualism, altruism and signaling in Martu women's cooperative hunting. *Evolution and Human Behavior* 33: 64–78.

Bliege Bird, Rebecca, Eric Alden Smith, and Douglas W. Bird (2001). The hunting handicap: Costly signaling in human foraging strategies. *Behavioral Ecology and Sociobiology* 50: 9–19.

Blurton Jones, Nicholas G. (2006). Contemporary hunter-gatherers and human life history evolution. In *The Evolution of Human Life History*, ed. Kristen Hawkes and Richard R. Paine, 231–266. Santa Fe, NM: School of American Research Press.

Blurton Jones, Nicholas G. (2016). *Demography and Evolutionary Ecology of Hadza Hunter-Gatherers*. Cambridge: Cambridge University Press.

Blurton Jones, Nicholas G., Kristen Hawkes, and James F. O'Connell (2002). Antiquity of postreproductive life: Are there modern impacts on hunter-gatherer postreproductive life spans? *American Journal of Human Biology* 14: 184–205.

Blurton Jones, Nicholas G., Kristen Hawkes, and James F. O'Connell (2005). Older Hadza men and women as helpers. In *Hunter-Gatherer Childhoods: Evolutionary, Developmental, and Cultural Practices*, ed. Barry S. Hewlett and Michael E. Lamb, 214–236. New Brunswick, NJ: Transaction.

Blurton Jones, Nicholas G., Frank W. Marlowe, Kristen Hawkes, and James F. O'Connell (2000). Paternal investment and hunter-gatherer divorce rates. In *Adaptation and Human Behavior: An Anthropological Perspective*, ed. Lee Cronk, Napoleon Chagnon, and William Irons, 69–90. New York: de Gruyter.

Blurton Jones, Nicholas G., Lars C. Smith, James F. O'Connell, Kristen Hawkes, and C. L. Kamuzora (1992). Demography of the Hadza, an increasing and high density population of savanna foragers. *American Journal of Physical Anthropology* 89: 159–181.

Bocquet-Appel, Jean-Pierre (2011). When the world's population took off: The springboard of the Neolithic Demographic Transition. *Science* 333: 560–561.

Bocquet-Appel, Jean-Pierre, and Ofer Bar-Yosef, eds. (2008). *The Neolithic Demographic Transition and Its Consequences*. London: Springer.

Bocquet-Appel, Jean-Pierre, and Anna Degionanni (2013). Neanderthal demographic estimates. *Current Anthropology* 54, suppl. 8: S202–S213.

Bocquet-Appel, Jean-Pierre, and Claude Masset (1982). Farewell to paleodemography. *Journal of Human Evolution* 11: 321–333.

Boehm, Christopher (1999). *Hierarchy in the Forest: The Evolution of Egalitarian Behavior*. Cambridge, MA: Harvard University Press.

Boesch, Christophe, and Hedwige Boesch (1984). Possible causes of sex differences in the use of natural hammers by wild chimpanzees. *Journal of Human Evolution* 13: 415–440.

Boesch, Christophe, and Hedwige Boesch-Achermann (2000). *The Chimpanzees of the Taï Forest: Behavioural Ecology and Evolution*. Oxford: Oxford University Press.

Bogin, Barry (2009). Childhood, adolescence, and longevity: A multilevel model of the evolution of reserve capacity in human life history. *American Journal of Human Biology* 21: 567–577.

Bongaarts, John (1980). Does malnutrition affect fecundity?: A summary of evidence. *Science* 208: 564–569.

Bongaarts, John, and John Casterline (2012). Fertility transition: Is sub-Saharan Africa different? *Population and Development Review* 38, suppl.: S153–S168.

Boone, James L. (1983). Noble family structure and expansionist warfare in the late Middle Ages: A socioecological approach. In *Rethinking Human Adaptation: Biological and Cultural Models*, ed. Rada Dyson-Hudson and Michael A. Little, 79–98. Boulder, CO: Westview.

Boone, James L. (2002). Subsistence strategies and early human population history: An evolutionary ecological perspective. *World Archaeology* 34: 6–25.

Borgerhoff Mulder, Monique (2007). Hamilton's rule and kin competition: The Kipsigis case. *Evolution and Human Behavior* 28: 299–312.

Borgerhoff Mulder, Monique, Samuel Bowles, Tom Hertz, Adrian Bell, Jan Biese, Greg Clark, Ila Fazzio, et al. (2009). Intergenerational wealth transmission and the dynamics of inequality in small-scale societies. *Science* 326: 682–688.

Borgerhoff Mulder, Monique, Ila Fazzio, William Irons, Richard L. McElreath, Samuel Bowles, Adrian Bell, Tom Hertz, and Leela Hassah (2010). Pastoralism and wealth inequality: Revisiting an old question. *Current Anthropology* 51: 35–48.

Borgerhoff Mulder, Monique, and Kristin Liv Rauch (2009). Sexual conflict in humans: Variations and solutions. *Evolutionary Anthropology* 18: 201–214.

Boserup, Ester (1965). *The Conditions of Agricultural Growth*. Chicago: Aldine.

Boserup, Ester (1970). *Woman's Role in Economic Development*. New York: St. Martin's.

Boswell, John (1988). *The Kindness of Strangers: The Abandonment of Children in Western Europe from Late Antiquity to the Renaissance*. New York: Pantheon.

Boulet, M. J., B. J. Oddens, P. Lehert, H. M. Vemer, and A. Visser (1994). Climacteric and menopause in seven south-east Asian countries. *Maturitas* 19: 157–176.

Bourguignon, François (2015). *The Globalization of Inequality*. Tr. Thomas Scott-Railton. Princeton, NJ: Princeton University Press.

Bourguignon, François, and Christian Morrisson (2002). Inequality among world citizens: 1820–1922. *American Economic Review* 92: 727–744.

Bourke, Julius H., Richard M. Langford, and Peter D. White (2015). The common link between functional somatic syndromes may be central sensitization. *Journal of Psychosomatic Research* 78: 228–236.

Bowles, Samuel (2012). *The New Economics of Inequality and Redistribution*. Cambridge: Cambridge University Press.

Bradley, Harriet (1989). *Men's Work, Women's Work: A Sociological History of the Sexual Division of Labour in Employment*. Minneapolis: University of Minnesota Press.

Brent, Lauren M., Daniel W. Franks, Emma A. Foster, Kenneth C. Balcomb, Michael A. Cant, and Darren P. Croft (2015). Ecological knowledge, leadership, and the evolution of menopause in killer whales. *Current Biology* 25: 1–5.

Briggs, Laura (2002). *Reproducing Empire: Race, Sex, Science, and U.S. Imperialism in Puerto Rico*. Berkeley: University of California Press.

Bromberger, Joyce T., Howard M. Kravitz, Y.-F. Chang, J. M. Cyranowski, C. Brown, and Karen A. Matthews (2011). Major depression during and after the menopausal transition: Study of Women's Health Across the Nation (SWAN). *Psychological Medicine* 41: 1879–1888.

Bromberger, Joyce T., Karen A. Matthews, Laura L. Schott, Sarah Brockwell, Nancy E. Avis, Howard M. Kravitz, Susan A. Everson-Rose, Ellen B. Gold, MaryFran Sowers, and John F. Randolph, Jr. (2007). Depressive symptoms during the menopausal transition: The Study of Women's Health Across the Nation (SWAN). *Journal of Affective Disorders* 103: 267–272.

Brooke, John L. (2014). *Climate Change and the Course of Global History: A Rough Journey.* New York: Cambridge University Press.

Brooks, Robert (2012). "Asia's missing women" as a problem in applied evolutionary psychology? *Evolutionary Psychology* 12: 910–925.

Brosch, R., S. V. Gordon, M. Marmiesse, P. Brodin, C. Buchrieser, K. Eiglmeier, T. Garnier, et al. (2002). A new evolutionary scenario for *Mycobacterium tuberculosis* complex. *Proceedings of the National Academy of Sciences of the United States of America* 99: 3684–3689.

Broussard, D. R., T. S. Risch, F. S. Dobson, and J. O. Murie (2003). Senescence and age-related reproduction of female Columbian ground squirrels. *Journal of Animal Ecology* 72: 212–219.

Brown, D. E., L. L. Sievert, L. A. Morrison, A. M. Reza, and P. S. Mills (2009). Do Japanese American women really have fewer hot flashes than European Americans? The Hilo Women's Health Study. *Menopause* 16: 870–876.

Brown, Judith K. (1992). Lives of middle-aged women. In *In Her Prime: New Views of Middle-Aged Women,* 2nd ed., ed. Virginia Kerns and Judith K. Brown, 17–34. Urbana: University of Illinois Press.

Brown, Kyle S., Curtis W. Marean, Zenobia Jacobs, Benjamin J. Schoville, Simen Oestmo, Erich C. Fisher, Jocelyn Bernatchez, Panagiotis Karkanas, and Thalassa Matthews (2012). An early and enduring advanced technology originating 71,000 years ago in South Africa. *Nature* 491: 590–593.

Brown, P., T. Sutikna, M. J. Morwood, R. P. Soejono, E. Wayhu Saptomo, and Rokus Awe Due (2004). A new small-bodied hominin from the late Pleistocene of Flores, Indonesia. *Nature* 431: 1055–1061.

Brown, William A. (2015). Through a filter, darkly: Population size estimation, systematic error, and random error in radiocarbon-supported demographic temporal frequency analysis. *Journal of Archaeological Science* 53: 133–147.

Bryant, John (2007). Theories of fertility decline and the evidence from development indicators. *Population and Development Review* 33: 101–127.

Burke, Ariane (2012). Spatial abilities, cognition, and the pattern of Neanderthal and modern human dispersals. *Quaternary International* 247: 230–235.

Burrow, J. A. (1986). *The Ages of Man: A Study in Medieval Writing and Thought.* Oxford: Oxford University Press.

Butovskaya, Marina L. (2013). Aggression and conflict resolution among the nomadic Hadza of Tanzania as compared with their pastoralist neighbors. In *War, Peace, and Human Nature: The Convergence of Evolutionary and Cultural Views,* ed. Douglas P. Fry, 278–296. New York: Oxford University Press.

Caldwell, John C. (1976). Toward a restatement of Demographic Transition theory. *Population and Development Review* 2: 321–366.

Caldwell, John C., ed. (2006). *Demographic Transition Theory.* Dordrecht: Springer.

Caldwell, John C., and Bruce K. Caldwell (2003). Pretransitional population control and equilibrium. *Population Studies* 57: 199–215.

Caldwell, John C., and Bruce K. Caldwell (2005). Family size control by infanticide in the great agrarian societies of Asia. *Journal of Comparative Family Studies* 36: 205–226.

Camperio Ciani, Andrea, Francesca Corna, and Claudio Capiluppi (2004). Evidence for maternally inherited factors favouring male homosexuality and promoting female fecundity. *Proceedings of the Royal Society B: Biological Sciences* 271: 2217–2221.

Camperio Ciani, Andrea, and Lilybeth Fontanesi (2012). Mothers who kill their offspring: Testing evolutionary hypothesis in a 110-case Italian sample. *Child Abuse & Neglect* 36: 519–527.

Cann, Rebecca, Mark Stoneking, and Allan C. Wilson (1987). Mitochondrial DNA and human evolution. *Nature* 325: 31–36.

Cant, Michael A., and Rufus A. Johnstone (2008). Reproductive conflict and the separation of reproductive generations. *Proceedings of the National Academy of Sciences* 105: 5332–5336.

Carpenter, Janet S., Patrick O. Monahan, and Faouzi Azzouz (2004). Accuracy of subjective hot flush reports compared with continuous sternal conductance monitoring. *Obstetrics & Gynecology* 104: 1322–1326.

Caspari, Rachel, and Sang-Hee Lee (2005). Are OY ratios invariant? A reply to Hawkes and O'Connell (2005). *Journal of Human Evolution* 49: 654–659.

Caspari, Rachel, Sang-Hee Lee, and Ward H. Goodenough (2004). Older age becomes common late in human evolution. *Proceedings of the National Academy of Sciences* 101: 10895–10990.

Chalmers, Alisa, Michael A. Huffman, Naoki Koyama, and Yukio Takahata (2012). Fifty years of female Japanese macaque demography at Arashiyama, with special reference to long-lived females (>25 years). In *The Monkeys of Stormy Mountain*, ed. Jean-Baptiste Leca, Michael A. Huffman, and Paul L. Vasey, 51–67. Cambridge and New York: Cambridge University Press.

Chan, Matthew H., Kristen Hawkes, and Peter S. Kim (2016). Evolution of longevity, age at last birth, and sexual conflict with grandmothering. *Journal of Theoretical Biology* 383: 145–157.

Chapais, Bernard (2008). *Primeval Kinship: How Pair-Bonding Gave Birth to Human Society.* Cambridge: Harvard University Press.

Charnov, Eric L. (1993). *Life History Invariants: Some Explorations of Symmetry in Evolutionary Ecology.* Oxford and New York: Oxford University Press.

Chayanov, A. V. (1966). *The Theory of Peasant Economy.* Ed. Daniel Thorner, Basile Kerblay, and R.E.F. Smith. Tr. Christel Lane and R.E.F. Smith. Madison: University of Wisconsin Press.

Chirawatkul, Siriporn, and Lenore Manderson (1994). Perceptions of menopause in northeast Thailand: Contested meaning and practice. *Social Science & Medicine* 39: 1545–1554.

Chrisholm, James S., and Victoria K. Burbank (1991). Monogamy and polygyny in southeast Arnhem Land: Male coercion and female choice. *Ethology and Sociology* 12: 291–313.

Chu, C. Y. Cyrus, Hung-Ken Chien, and Ronald D. Lee (2008). Explaining the optimality of U-shaped age-specific mortality. *Theoretical Population Biology* 73: 171–180.

Chu, C. Y. Cyrus, and Ronald D. Lee (2012). Sexual dimorphism and sexual selection: A unified economic analysis. *Theoretical Population Biology* 82: 355–363.

Chu, C. Y. Cyrus, and Ronald D. Lee (2013). On the evolution of intergenerational division of labor, menopause and transfers among adults and offspring. *Journal of Theoretical Biology* 332: 171–180.

Clark, David (1986). A cognitive approach to panic. *Behaviour Research and Therapy* 24: 461–470.

Cleland, John, and Christopher Wilson (1987). Demand theories of the fertility transition: An iconoclastic view. *Population Studies* 51: 321–366.

Clutton-Brock, Tim (2006). Cooperative breeding in mammals. In *Cooperation in Primates and Humans: Mechanisms and Evolution*, ed. Peter M. Kappeler and Carol P. van Schaik, 139–150. Berlin: Springer.

Coale, Ansley J. (1991). Excess female mortality and the balance of the sexes in the population: An estimate of the number of "missing females." *Population and Development Review* 17: 517–523.

Coale, Ansley J., and Paul George Demeny (1983). *Regional Model Life Tables and Stable Populations*, 2nd ed. New York: Academic Press.

Coale, Ansley J., and Susan Cotts Watkins, eds. (1987). *The Decline of Fertility in Europe*. Princeton, NJ: Princeton University Press.

Codding, Brian F., Rebecca Bliege Bird, and Douglas W. Bird (2011). Provisioning offspring and others: Risk-energy trade-offs and gender differences in hunter-gatherer foraging strategies. *Proceedings of the Royal Society B: Biological Sciences* 278: 2502–2509.

Cofran, Zachary, and Jeremy M. DeSilva (2015). A neonatal perspective on *Homo erectus* brain growth. *Journal of Human Evolution* 81: 41–47.

Cohen, Alan A. (2004). Female post-reproductive lifespan: A general mammalian trait. *Biological Reviews of the Cambridge Philosophical Society* 79: 733–750.

Cohen, David J. (1991). *Law, Sexuality, and Society: The Enforcement of Morals in Classical Athens*. Cambridge: Cambridge University Press.

Cohen, Mark Nathan (1977). *The Food Crisis in Prehistory: Overpopulation and the Origins of Agriculture*. New Haven, CT: Yale University Press.

Cohen, Mark Nathan (2008). Implications of the NDT for world wide health and mortality in prehistory. In *The Neolithic Demographic Transition and Its Consequences*, ed. Jean-Pierre Bocquet-Appel and Ofer Bar-Yosef, 481–500. London: Springer.

Coleman, David, and Robert Rowthorn (2011). Who's afraid of population decline? A critical examination of its consequences. *Population and Development Review* 37, suppl.: S217–S248.

Connelly, Matthew (2008). *Fatal Misconception: The Struggle to Control World Population*. Cambridge, MA: Belknap.

Contreras, Daniel A., and John Meadows (2014). Summed radiocarbon calibrations as a population proxy: A critical evaluation using a realistic simulation approach. *Journal of Archaeological Science* 52: 591–608.

Coontz, Stephanie (1992). *The Way We Never Were: American Families and the Nostalgia Trap*. New York: Basic Books.

Corsini, Carlo A. (1976). Materiali per lo studio della famiglia in Toscana. *Quaderni Storici* 11: 998–1052.

Cox, Cheryl Anne (1998). *Household Interests: Property, Marriage Strategies, and Family Dynamics in Ancient Athens*. Princeton, NJ: Princeton University Press.

Coxworth, James E., Peter S. Kim, John S. McQueen, and Kristen Hawkes (2015). Grandmothering life histories and human pair bonding. *Proceedings of the National Academy of Sciences* 112: 11,806–11,811.

Crawford, Patricia (1981). Attitudes to menstruation in seventeenth-century England. *Past & Present* 91: 41–73.

Crawford, Patricia (1984). Printed advertisements for women medical practitioners in London, 1670–1710. *Society for the Social History of Medicine Bulletin* 35: 66–70.

Crittenden, Alyssa N., and Frank W. Marlowe (2008). Allomaternal care among the Hadza of Tanzania. *Human Nature* 19: 249–262.

Croft, Darren P., Lauren J. N. Brent, Daniel W. Franks, and Michael A. Cant (2015). The evolution of prolonged life after reproduction. *Trends in Ecology & Evolution* 30: 407–416.

Croft, Darren P., Rufus A. Johnstone, Samuel Ellis, Stuart Nattrass, Daniel W. Franks, Lauren J. N. Brent, Sonia Mazzi, Kenneth C. Balcomb, John K. B. Ford, and Michael A. Cant (2017). Reproductive conflict and the evolution of menopause in killer whales. *Current Biology* 27: 298–304.

Crosby, Alfred W. (1972). *The Columbian Exchange: Biological and Cultural Consequences of 1492.* Westport, CT: Greenwood.

Currier, Andrew (1897). *The Menopause: A Consideration of the Phenomena Which Occur to Women at the Close of the Child-Bearing Period.* New York: Appleton & Co.

Das Gupta, Monica, Jiang Zhenghua, Li Bohua, Xie Zhenming, Woojin Chung, and Bae Hwa-Ok (2003). Why is son preference so persistent in East and South Asia? A cross-country study of China, India, and the Republic of Korea. *Journal of Development Studies* 40: 153–187.

Datan, Nancy, Aaron Antonovsky, and Benjamin Maoz (1981). *A Time to Reap: The Middle Age of Women in Five Israeli Subcultures.* Baltimore, MD: Johns Hopkins University Press.

Davies, R.P.O., K. Tocque, M. A. Bellis, T. Rimmington, and P.D.O. Davies (1999). Historical declines in tuberculosis in England and Wales: Improving social conditions or natural selection? *International Journal of Tuberculosis and Lung Disease* 3: 1051–1054.

Davis, Dona Lee (1983). *Blood and Nerves: An Ethnographic Focus on Menopause.* St. Johns, Newfoundland: Memorial University of Newfoundland, Institute of Social and Economic Research.

Davis, Kingsley (1945). The world demographic transition. *Annals of the American Academy of Political and Social Science* 237: 1–11.

Dean, Christopher, Meave G. Leakey, Donald Reid, Friedemann Schrenk, Gary T. Schwartz, Christopher Stringer, and Alan Walker (2001). Growth processes in teeth distinguish modern humans from *Homo erectus* and earlier hominins. *Nature* 414: 628–631.

Dean-Jones, Lesley (1994). *Women's Bodies in Classical Greek Science.* Oxford and New York: Oxford University Press.

de Beauvoir, Simone (1964). *Force of Circumstance.* Tr. Richard Howard. New York: G. P. Putnam's Sons.

de Beauvoir, Simone (1970). *La vieillesse.* Paris: Gallimard, 1970.

de Beauvoir, Simone (1974). *All Said and Done.* Tr. Patrick O'Brian. London: André Deutsch and Weidenfeld and Nicholson.

DeConto, Robert M., and David Pollard (2016). The contribution of Antarctica to past and future sea-level rise. *Nature* 531: 591–597.

de Gardanne, Charles Paul Louis (1816). *Avis aux femmes qui entrent dans l'age critique.* Paris: Gabon.

Dembo, Mana, Nicholas J. Matzke, Arne Ø. Mooers, and Mark Colland (2015). Bayesian analysis of a morphological supermatrix sheds light on controversial fossil human relationships. *Proceedings of the Royal Society B: Biological Sciences* 282: 20150943. doi: 10.1098/rspb .2015.0943.

Demeny, Paul (2011). Population policy and the Demographic Transition: Performance, prospects, and options. *Population and Development Review* 37, suppl.: S249–S274.

Dennell, Robin (2009). *The Paleolithic Settlement of Asia*. Cambridge: Cambridge University Press.

Dennerstein, Lorraine, Philippe Lehert, Patricia E. Koochaki, Alessandra Grazziotin, Sandra Leiblum, and Jeanne Leventhal Alexander (2007). A symptomatic approach to understanding women's health experiences: A cross-cultural comparison of women aged 20 to 70 years. *Menopause* 14: 688–696.

de Rachewiltz, Igor (2004–2013). *The Secret History of the Mongols: A Mongolian Chronicle of the Thirteenth Century*. 3 vols. Leiden: Brill.

Derber, Charles (2002). *People Before Profit: The New Globalization in an Age of Terror, Big Money, and Economic Crisis*. New York: St. Martin's.

d'Errico, Francesco, and Chris B. Stringer (2011). Evolution, revolution, or saltation scenario for the emergence of modern cultures? *Philosophical Transactions of the Royal Society B: Biological Sciences* 366: 1060–1069.

DeSilva, Jeremy M. (2018). Comment on "The Growth Pattern of Neandertals, Reconstructed from a Juvenile Skeleton from El Sidrón (Spain)." *Science* 359. doi: 10.1126/science.aar3611.

DeSilva, Jeremy, and Julie Lesnik (2006). Chimpanzee neonatal brain size: Implications for brain growth in *Homo erectus*. *Journal of Human Evolution* 51: 207–212.

Deutsch, Helene (1944). *The Psychology of Women*, 2 vols. New York: Grune & Stratton.

Dickeman, Mildred (= Mildred Dickemann) (1975). Demographic consequences of infanticide in man. *Annual Review of Ecology and Systematics* 6: 107–137.

Dickemann, Mildred (1979). The ecology of mating systems in hypergynous dowry societies. *Social Science Information* 19: 163–195.

Dickemann, Mildred (1997). The Balkan sworn virgin: A cross-gendered female role. In *Islamic Homosexualities: Culture, History, and Literature*, ed. Stephen O. Murray and Will Roscoe, 197–203. New York: New York University Press.

Dobson, Mary (1997). *Contours of Death and Disease in Early Modern England*. Cambridge: Cambridge University Press.

Douglas, Mary (1966). *Purity and Danger: An Analysis of the Concepts of Pollution and Taboo*. London: Routledge and Kegan Paul.

Douglass, Richard L., and Brenda F. McGadney-Douglass (2008). The role of grandmothers and older women in the survival of children with kwashiorkor in urban Accra, Ghana. *Research in Human Development* 5: 26–43.

Downey, Sean S., Emmy Bocaege, Tim Kerig, Kevan Edinborough, and Stephan Shennan (2014). The Neolithic Demographic Transition in Europe: Correlation with juvenility index supports interpretation of the summed calibrated radiocarbon date probability distribution (SCDPD) as a valid demographic proxy. *PLOS ONE* 9 (8): e105730. doi: 10.1371/journal.pone.0105730.

Dube Bhatnagar, Rashmi, Renu Dube, and Reena Dube (2005). *Female Infanticide in India: A Feminist Cultural History*. Albany: State University of New York Press.

Duby, Georges (1964). Dans la France du nord-ouest au XIIe siècle: Les "jeunes" dans la société aristocratique. *Annales. Economie, société, civilisation* 5: 835–846.

Duden, Barbara (1991). *The Woman Beneath the Skin*. Cambridge, MA: Harvard University Press.

Duggan, Ana T., Maria F. Perdomo, Dario Piombino-Mascali, Stephanie Marciniak, Debi Poinar, Matthew V. Emery, Jan P. Buchmann, et al. (2016). 17th century variola virus reveals the recent history of smallpox. *Current Biology* 26: 3407–3412.

Duvernoy, Jean (1965). *Le registre d'inquisition de Jacques Fournier, évêque de Pamiers (1318–1325)*, 3 vols. Toulouse: Édouard Privat.

Dyble, M., G. D. Salali, N. Chaudhary, A. Page, D. Smith, J. Thompson, L. Vinicius, R. Mace, and A. B. Migliano (2015). Sex equality can explain the unique social structure of hunter-gatherer bands. *Science* 348: 796–798.

Ehrenreich, Barbara (1983). *The Hearts of Men: American Dreams and the Flight from Commitment*. Garden City, NY: Anchor.

Ehrenreich, Barbara, and Deirdre English (1973). *Witches, Midwives, and Nurses: A History of Women Healers*. Old Westbury, NY: Feminist Press.

Ellison, Peter T. (2001). *On Fertile Ground*. Cambridge, MA: Harvard University Press.

Ember, Carol R. (1983). The relative decline in women's contribution to agriculture with intensification. *American Anthropologist* (n.s.) 85: 285–304.

Ember, Melvin, and Carol R. Ember (1971). The conditions favoring matrilocal versus patrilocal residence. *American Anthropologist* (n.s.) 73: 571–594.

Emery Thompson, Melissa, James H. Jones, Anne E. Puysey, Stella Brewer-Marsden, Jane Goodall, David Marsden, Tetsuro Matsuzawa, et al. (2007). Aging and fertility patterns in wild chimpanzees provide insight into the evolution of menopause. *Current Biology* 17: 2150–2156.

Emlen, Stephen T. (1995). An evolutionary theory of the family. *Proceedings of the National Academy of Sciences* 92: 8092–8099.

Engammare, Max (2013). *Soixante-trois: La peur de la grande année climactérique à la Renaissance*. Geneva: Droz.

Engels, Friedrich (1902). *The Origin of the Family, Private Property, and the State*. Tr. Ernest Untermann. Chicago: C. H. Kerr.

Engels, Friedrich (1942). *The Origin of the Family, Private Property, and the State (Marxist Library: Works of Marxism-Leninism* 22). Tr. Alick West. New York: International Publishers, 1942.

Engels, Friedrich (1975). Outlines of a critique of political economy. Tr. Martin Milligan. In *Marx/Engels Collected Works*, 3: 418–443. New York: International Publishers.

Erdélyi, Gabriella (2015). *A Cloister on Trial: Religious Culture and Everyday Life in Late Medieval Hungary*. Farnham, UK: Ashgate.

Erikson, Amy Louise (1993). *Women and Property in Early Modern England*. London: Routledge.

Ermini, Luca, Clio der Sarkissian, Eske Willerslev, and Ludovic Orlando (2015). Major transitions in human evolution revisited: A tribute to ancient DNA. *Journal of Human Evolution* 79: 4–20.

Estioko-Griffin, Agnes, and P. Bion Griffin (1981). Woman the hunter: The Agta. In *Woman the Gatherer*, ed. Frances Dahlberg, 121–152. New Haven, CT: Yale University Press.

Fedigan, Linda Marie, and Pamela J. Asquith, eds. (1991). *The Monkeys of Arashiyama: 35 Years of Research in Japan and the West*. Albany: State University of New York Press.

Fei Hsiao-Tung (Fei Xiaotong) (1939). *Peasant Life in China: A Field Study of Country Life in the Yangtze Valley.* London: Routledge and Keegan Paul.

Feldhaus, Anne (1982). Bahiṇā Bāī: Wife and saint. *Journal of the American Academy of Religion* 50: 591–604.

Ferreira, Francisco H. G., Shaohua Chen, Andrew Dabalen, Yuri Dikhanov, Nada Hamadeh, Dean Joliffe, Ambar Narayan, et al. (2015). A global count of the extreme poor 2012: Data issues, methodology, and initial results. Policy Research Working Paper 7432, World Bank Group, Poverty Global Practice Group and Development Data and Research Group.

Finlayson, Clive, Kimberly Brown, Ruth Blasco, Jordi Rosell, Juan José Negro, Gary R. Bortolotti, Geraldine Finlayson, et al. (2012). Birds of a feather: Neanderthal exploitation of raptors and corvids. *PLOS ONE* 7 (9): e45927. doi: 10.1371/journal.pone.0045927.

Flemming, Rebecca (2000). *Medicine and the Making of Roman Women.* Oxford: Oxford University Press.

Flemming, Rebecca, and Ann Ellis Hanson (1998). Hippocrates' *Peri Parthenîôn (Diseases of Young Girls)*: Text and translation. *Early Science and Medicine* 3: 241–252.

Foley, Charles, Nathalie Pettorelli, and Lara Foley (2008). Severe drought and calf survival in elephants. *Biology Letters* 4: 541–544.

Food and Agriculture Organization of the United Nations, International Fund for Agricultural Development, and World Food Programme (2015). *The State of Food Security in the World 2015. Meeting the International Hunger Targets: Taking Stock of Uneven Progress.* Rome: FAO. http://www.fao.org/3/a-i4646e.pdf.

Foote, Andrew D. (2008). Mortality rate acceleration and post-reproductive lifespan in matrilineal whale species. *Biology Letters* 4: 189–191.

Ford, John K. B. (2009). Killer whale (*Orcinus orca*). In *Encyclopedia of Marine Mammals*, 2nd ed., ed. William F. Perrin, Bernd Würsig, and J.G.M. Thewissen, 650–657. London: Academic.

Foster, Emma A., Daniel W. Franks, Sonia Mazzi, Safi K. Darden, Ken C. Balcomb, John K. B. Ford, and Darren P. Croft (2012). Adaptive prolonged postreproductive life span in killer whales. *Science* 337: 1313.

Fox, Molly, Rebecca Sear, Jan Beise, Gillian Ragsdale, Eckart Voland, and Leslie A. Knapp (2010). Grandma plays favourites: X-chromosome relatedness and sex-specific childhood mortality. *Proceedings of the Royal Society B: Biological Sciences* 277: 567–573.

Freedman, Robert R. (2001). Physiology of hot flashes. *American Journal of Human Biology* 13: 453–464.

Freedman, Robert R. (2010). Objective or subjective measurements of hot flashes in clinical trials: Quo vadis. *Maturitas* 67: 99–100.

Freedman, Robert R. (2014). Menopausal hot flashes: Mechanisms, endocrinology, treatment. *Journal of Steroid Biochemistry and Molecular Biology* 142: 115–120.

Freeman, Ellen W., Kristine E. Ensrud, Joseph C. Larson, Katherine A. Guthrie, Janet S. Carpenter, Hadine Joffe, Katherine M. Newton, Barbara Sternfeld, and Andrea Z. LaCroix (2015). Placebo improvement in pharmacological treatment of hot flashes: Time course, duration, and predictors. *Psychosomatic Medicine* 77: 167–175.

Freeman, Ellen W., Mary D. Sammel, Li Liu, Clarisa R. Gracia, Deborah B. Nelson, and Lori Hollander (2004). Hormones and menopausal status as predictors of depression in women in transition to menopause. *Archive of General Psychiatry* 61: 62–70.

Freeman, Ellen W., and K. Sherif (2007). Prevalence of hot flushes and night sweats around the world: A systematic review. *Climacteric* 10: 197–214.

Froide, Amy M. (2005). *Never Married: Singlewomen in Early Modern England*. Oxford: Oxford University Press.

Fry, Douglas P., ed. (2013). *War, Peace, and Human Nature: The Convergence of Evolutionary and Cultural Views*. New York: Oxford University Press.

Fry, Douglas P., and Patrick Söderberg (2013). Lethal aggression in mobile forager bands and implications for the origins of war. *Science* 341: 270–273.

Furth, Charlotte (1999). *A Flourishing Yin: Gender in China's Medical History, 960–1665*. Berkeley: University of California Press.

Furth, Charlotte (2002). Blood, body, and gender: Medical images of the female condition in China, 1600–1850. In *Chinese Femininities/Chinese Masculinities: A Reader*, ed. Susan Brownell and Jeffrey N. Wasserstrom, 291–314. Berkeley: University of California Press.

Gage, Timothy B. (1998). The comparative demography of primates: With some comments on the evolution of life histories. *Annual Review of Anthropology* 27: 197–221.

Gage, Timothy B., and Sharon DeWitte (2009). What do we know about the agricultural Demographic Transition? *Current Anthropology* 50: 649–655.

Gagnon, Alain (2015). Natural fertility and longevity. *Fertility and Sterility* 103: 1009–1016.

Galbarczyk, A., and G. Jasienska (2013). Timing of natural menopause covaries with timing of birth of a first daughter: Evidence for a mother-daughter evolutionary contract? *HOMO: Journal of Comparative Human Biology* 64: 228–232.

Gates, Hill (2015). Footbinding and women's labor in Sichuan. New York: Routledge.

Geary, Daniel (2015). *Beyond Civil Rights: The Moynihan Report and Its Legacy*. Philadelphia: University of Pennsylvania Press.

Gemery, Henry A. (2000). The white population of the colonial United States, 1607–1790. In *A Population History of North America*, ed. Michael R. Haines and Richard H. Steckel, 143–190. Cambridge: Cambridge University Press.

Gibson, Mhairi, and Ruth Mace (2005). Helpful grandmothers in rural Ethiopia: A study of the effect of kin on child survival and growth. *Evolution and Human Behavior* 26: 469–482.

Goettner-Abendroth, Heide (2012). *Matriarchal Societies: Studies on Indigenous Cultures Across the Globe*. New York: Peter Lang.

Goldberg, Amy, Alexis M. Mychajliw, and Elizabeth A. Hadley (2016). Post-invasion demography of prehistoric humans in South America. *Nature* 532: 232–235.

Good, Byron J., and Devon E. Hinton (2009). Introduction: Panic Disorder in cross-cultural perspective. In *Culture and Panic Disorder*, ed. Devon E. Hinton and Byron J. Good, 1–30. Stanford, CA: Stanford University Press.

Goodall, Jane (1986). *The Chimpanzees of Gombe: Patterns of Behavior*. Cambridge, MA: Belknap.

Goodman, Madeleine, and P. Bion Griffin (1985). The compatibility of hunting and mothering among the Agta hunter-gatherers of the Philippines. *Sex Roles* 12: 1119–1209.

Goody, Jack (1976). *Production and Reproduction: A Comparative Study of the Domestic Domain*. Cambridge: Cambridge University Press.

Goody, Jack, and S. J. Tambiah (1973). *Bridewealth and Dowry*. Cambridge: Cambridge University Press.

Gopnik, Alison (2014). Thank you, Grandma, for human nature. American Association for Retired People blog, June 9. https://blog.aarp.org/2014/06/09/thank-you-grandma-for-human-nature/.

Gosden, Roger G. (1985). *Biology of Menopause: The Causes and Consequences of Ovarian Ageing*. London: Academic Press.

Gosden, Roger G, and Malcolm J. Faddy (1998). Biological bases of premature ovarian failure. *Reproduction, Fertility and Development* 10: 73–78.

Gosden, Roger G., and Evelyn Telfer (1987). Numbers of follicles and oocytes in mammalian ovaries and their allometric relationships. *Journal of Zoology: Series A* 211: 169–176.

Gowing, Laura (1997). Secret births and infanticide in seventeenth-century England. *Past & Present* 156: 88–115.

Graves, Ronda R., Amy C. Lupo, Robert C. McCarthy, Daniel J. Wescott, and Deborah I. Cunningham (2010). Just how strapping was KNM-WT 15000? *Journal of Human Evolution* 59: 542–554.

Green, Monica H. (2001). *The Trotula: An English Translation of the Medieval Compendium of Women's Medicine*. Philadelphia: University of Pennsylvania Press.

Greenhalgh, Susan (2012). Patriarchal demographics? China's sex ratio reconsidered. *Population and Development Review* 38, suppl.: S130–S149.

Guatelli-Steinberg, Debbie (2009). Recent studies of dental development in Neandertals: Implications for Neandertal life histories. *Evolutionary Anthropology* 18: 9–20.

Guilmoto, Christophe Z. (2009). The sex ratio transition in Asia. *Population and Development Review* 35: 519–549.

Gunz, Philip, Simon Neubauer, Lubov Golovanova, Vladimir Doronichev, Bruno Maureille, and Jean-Jacques Hublin (2012). A uniquely modern human pattern of endocranial development: Insights from a new cranial reconstruction of the Neandertal newborn from Mezmaiskaya. *Journal of Human Evolution* 62: 300–312.

Gurven, Michael (2004). To give or give not: The behavioral ecology of human food transfers. *Behavioral and Brain Sciences* 27: 543–583.

Gurven, Michael, Megan Costa, Ben Trumble, Jonathan Stieglitz, Bret Beheim, Daniel Eid Rodriguez, Paul L. Hooper, and Hillard Kaplan (2016). Health costs of reproduction are minimal despite high fertility, mortality, and subsistence lifestyle. *Scientific Reports* 6: 30056. doi: 10.1038/srep30056.

Gurven, Michael, and Kim Hill (2009). Why do men hunt?: A reevaluation of "Man the Hunter" and the sexual division of labor. *Current Anthropology* 50: 51–74.

Gurven, Michael, and Hillard Kaplan (2007). Longevity among hunter-gatherers: A cross-cultural examination. *Population and Development Review* 33: 321–365.

Gurven, Michael, and Hillard Kaplan (2009). Beyond the Grandmother Hypothesis: Evolutionary models of human longevity. In *The Cultural Context of Aging: Worldwide Perspectives*, ed. Jay Sokolovsky, 53–66. Westport, CT: Praeger Publishers/Greenwood Publishing.

Gurven, Michael, Hillard Kaplan, and Maguin Gutierrez (2006). How long does it take to become a proficient hunter? Implications for the evolution of extended development and long life span. *Journal of Human Evolution* 51: 454–470.

Gurven, Michael, Jonathan Stieglitz, Paul L. Hooper, Christina Gomes, and Hillard Kaplan (2012). From the womb to the tomb: The role of transfers in shaping the evolved human life history. *Experimental Gerontology* 47: 807–813.

Gurven, Michael, and Robert Walker (2006). Energetic demand of multiple dependents and the evolution of slow human growth. *Proceedings of the Royal Society B: Biological Sciences* 273: 835–841.

Gurven, Michael, Jeffrey Winking, Hillard Kaplan, Christopher von Rueden, and Lisa McAllister (2009). A bioeconomic approach to marriage and the sexual division of labor. *Human Nature* 20: 151–183.

Guttentag, Marcia, and Paul F. Secord (1983). *Too Many Women? The Sex Ratio Question.* Beverly Hills, CA: Sage.

Haase, Donald (2008). *The Greenwood Encyclopedia of Folktales and Fairy Tales,* 3 vols. Westport, CT: Greenwood.

Haile-Selassie, Yohannes, Bruce M. Latimer, Mulugeta Alene, Alan L. Deino, Luis Gilbert, Stephanie M. Melillo, Beverly Z. Saylor, Gary R. Scott, and C. Owen Lovejoy (2010). An early *Australopithecus afarensis* postcranium from Woranso-Mille, Ethiopia. *Proceedings of the National Academy of Sciences* 107: 12,121–12,126.

Haines, Michael R., and Richard H. Steckel, eds. (2000). *A Population History of North America.* Cambridge: Cambridge University Press.

Hajnal, John (1982). Two kinds of preindustrial household formation system. *Population and Development Review* 8: 449–493.

Halstead, Paul (2014). *Two Oxen Ahead: Pre-Mechanized Farming in the Mediterranean.* Malden, MA: Wiley Blackwell.

Hamilton, William D. (1966). The moulding of senescence by natural selection. *Journal of Theoretical Biology* 12: 12–45.

Han, Hua (2007). Under the shadow of the collective good: An ethnographic analysis of fertility control in Xiaoshan, Zhejiang Province, China. *Modern China* 33: 320–348.

Hanawalt, Barbara (1986). *The Ties that Bound: Peasant Families in Medieval England.* Oxford: Oxford University Press.

Hanisch, Laura J., Lisa Hantsoo, Ellen W. Freeman, Gregory M. Sullivan, and James C. Coyne (2008). Hot flashes and panic attacks: A comparison of symptomology, neurobiology, treatment, and a role for cognition. *Psychological Bulletin* 134: 247–269.

Hansen, James, Makiko Sato, Paul Hearty, Reto Ruedy, Maxwell Kelley, Valerie Masson-Delmotte, Gary Russell, et al. (2016). Ice melt, sea level rise and superstorms: Evidence from Paleoclimate data, modeling, and modern observations that 2°C global warming could be dangerous. *Atmospheric Chemistry and Physics* 16: 3761–3812.

Hansen, Karl R., Nicholas S. Knowlton, Angela C. Thyer, Jay S. Charleston, Michael R. Soules, and Nancy A. Klein (2008). A new model of reproductive aging: The decline in ovarian non-growing follicle number from birth to menopause. *Human Reproduction* 23: 699–708.

Hanson, Marta (2013). *Speaking of Epidemics in Chinese Medicine: Disease and the Geographic Imagination in Late Imperial China.* New York: Routledge.

Hardy, Bruce L., Marie-Hélène Moncel, Camille Daujeard, Paul Fernandes, Philippe Béarez, Emmanuel Desclaux, Maria Gema Chacon Navarro, Simon Puaud, and Rosalia Gallotti (2013).

Impossible Neanderthals? Making string, throwing projectiles and catching small game during Marine Isotope Stage 4 (Abri du Maras, France). *Quaternary Science Reviews* 82: 23–40.

Hardy, Karen, Jennie Brand-Miller, Katherine D. Brown, Mark G. Thomas, and Les Copeland (2015). The importance of dietary carbohydrate in human evolution. *Quarterly Review of Biology* 90: 251–268.

Hardy, Karen, Stephen Buckley, Matthew J. Collins, Almudena Estalrrich, Don Brothwell, Les Copeland, Antonio García-Tabernero, et al. (2012). Neanderthal medics?: Evidence for food, cooking, and medicinal plants entrapped in dental calculus. *Naturwissenschaft* 99: 617–626.

Harlan, Lindsey (1992). *Religion and Rajput Women: The Ethic of Protection in Contemporary Narratives.* Berkeley: University of California Press.

Harper, Kristin N., and George Armelagos (2013). Genomics, the origins of agriculture, and our changing microbe-scape: Time to revisit some old tales and tell some new ones. *American Journal of Physical Anthropology* 57: 135–142.

Harrison, A.R.W. (1968–1971). *The Law of Athens,* 2 vols. Oxford: Clarendon.

Hartung, John (1976). On natural selection and the inheritance of wealth. *Current Anthropology* 17: 607–622.

Harvati, Katerina, Chris Stringer, Rainer Grün, Maxime Aubert, Philip Allsworth-Jones, and Caleb Adebayo Folorunso (2013). The later Stone Age calvaria from Iwo Eleru, Nigeria: Morphology and chronology. *PLOS ONE* 6 (9): e24024. doi: 10.1371/journal.pone.0024024.

Harvey, Barbara F. (1993). *Living and Dying in England, 1100–1540: The Monastic Experience.* Oxford: Oxford University Press.

Haub, Carl (2013). Rising trend of births outside marriage. Population Reference Bureau. http://www.prb.org/Publications/Articles/2013/nonmarital-births.aspx.

Hausfater, Glenn, and Sarah Blaffer Hrdy, eds. (1984). *Infanticide: Comparative and Evolutionary Perspectives.* New York: Aldine.

Hawkes, Kristen (2003). Grandmothers and the evolution of human longevity. *American Journal of Human Biology* 15: 380–400.

Hawkes, Kristen (2006). Life history theory and human evolution: A chronicle of ideas and findings. In *The Evolution of Human Life History*, ed. Kristen Hawkes and Richard R. Paine, 45–94. Santa Fe, NM: School of American Research Press.

Hawkes, Kristen, and Rebecca Bliege Bird (2002). Showing off, handicap signaling, and the evolution of men's work. *Evolutionary Anthropology* 11: 58–67.

Hawkes, Kristen, and James E. Coxworth (2013). Grandmothers and the evolution of human longevity: A review of findings and future directions. *Evolutionary Anthropology* 22: 294–302.

Hawkes, Kristen, and James F. O'Connell (2005). How old is human longevity? *Journal of Human Evolution* 49: 650–653.

Hawkes, Kristen, James F. O'Connell, and Nicholas G. Blurton Jones (1989). Hardworking Hadza grandmothers. In *Comparative Socioecology: The Behavioural Ecology of Humans and Other Mammals*, ed. V. Standen and R. A. Foley, 341–366. Oxford: Blackwell Scientific Press.

Hawkes, Kristen, James F. O'Connell, and Nicholas G. Blurton Jones (1997). Hadza women's time allocation, offspring provisioning, and the evolution of long postmenopausal life spans. *Current Anthropology* 38: 551–577.

Hawkes, Kristen, James F. O'Connell, and Nicholas G. Blurton Jones (2001). Hunting and nuclear families: Some lessons from the Hadza about men's work. *Current Anthropology* 42: 681–709.

Hawkes, Kristen, James F. O'Connell, Nicholas G. Blurton Jones, H. Alvarez, and E. L. Charnov (1998). Grandmothering, menopause, and the evolution of human life histories. *Proceedings of the National Academy of Sciences* 95: 1336–1339.

Hawkes, Kristen, and Richard R. Paine, eds. (2006). *The Evolution of Human Life History*. Santa Fe, NM: School of American Research Press.

Hawkes, Kristen, Ken R. Smith, and Shannen L. Robson (2009). Mortality and fertility rates in humans and chimpanzees: How within-species variation complicates cross-species comparison. *American Journal of Human Biology* 21: 578–586.

Hayward, Adam D., Ilona Nenko, and Virpi Lummaa (2015). Early life reproduction is associated with increased mortality risk but enhanced lifetime fitness in pre-industrial humans. *Proceedings of the Royal Society B: Biological Sciences* 282: 20143053. doi: 10.1098/rspb.2014.3053.

He, Chunyan, and Joanne M. Murabito (2014). Genome-wide association studies of age at menarche and age at natural menopause. *Molecular and Cellular Endocrinology* 382: 767–779.

Hennington, Peter, Stephan Zipfel, and Wolfgang Herzog (2007). Management of functional somatic syndromes. *Lancet* 369: 946–955.

Henrich, Joseph (2004). Demography and cultural evolution: How adaptive cultural processes can produce maladaptive losses—the Tasmanian case. *American Antiquity* 69: 197–214.

Henry, Louis (1961). Some data on natural fertility. *Eugenics Quarterly* 8: 81–91.

Henry, Louis (1989). Men's and women's mortality in the past. *Population: An English Selection* 44: 177–201.

Hewlett, Barry S. (1991). Demography and childcare in preindustrial societies. *Journal of Anthropological Research* 47: 1–37.

Hill, Bridget (2001). *Women Alone: Spinsters in England, 1660–1850*. New Haven, CT: Yale University Press.

Hill, Kim, and A. Magdalena Hurtado (1991). The evolution of premature reproductive senescence and menopause in human females: An evaluation of the "Grandmother Hypothesis." *Human Nature* 2: 313–350.

Hill, Kim, and A. Magdalena Hurtado (1996). *Ache Life History: Ecology and Demography of a Foraging People*. New York: de Gruyter.

Hill, Kim, and A. Magdalena Hurtado (2009). Cooperative breeding in South American hunter-gatherers. *Proceedings of the Royal Society B: Biological Sciences* 36: 3863–3870.

Hill, Kim, A. Magdalena Hurtado, and Robert S. Walker (2007). High adult mortality among Hiwi hunter-gatherers: Implications for human evolution. *Journal of Human Evolution* 52: 443–454.

Hill, Kim, Robert S. Walker, Miran Božičević, James Eder, Thomas Headland, Barry Hewlett, A. Magdalena Hurtado, Frank Marlowe, Polly Wiessner, and Brian Wood (2011). Co-residence patterns in hunter-gatherer societies show unique human social structure. *Science* 331: 1286–1289.

Hinde, Andrew (2003). *England's Population: A History Since the Domesday Survey*. London: Hodder Education.

Hindle, Steve (1998). The problem of pauper marriage in seventeenth-century England. *Transactions of the Royal Society* 8: 71–89.

Hinton, Devon E., and Byron J. Good (2009). A medical anthropology of panic sensations: Ten analytic perspectives. In *Culture and Panic Disorder*, ed. Devon E. Hinton and Byron J. Good, 57–81. Stanford, CA: Stanford University Press.

Hinton, Devon E., Lawrence Park, Curtis Hsia, Stefan Hofmann, and Mark H. Pollack (2009). Anxiety disorder presentations in Asian populations: A review. *CNS Neuroscience & Therapeutics* 15: 295–303.

Hinton, Devon E., Khin Um, and Phalnarith Ba (2001a). *Kyol goeu* ("wind overload"), part I: A cultural syndrome of orthostatic panic among Khmer refugees. *Transcultural Psychiatry* 38: 403–432.

Hinton, Devon E., Khin Um, and Phalnarith Ba (2001b). *Kyol goeu* ("wind overload"), part II: Prevalence, characteristics, and mechanisms of *kyol goeu* and near-*kyol goeu* of Khmer patients attending a psychiatric clinic. *Transcultural Psychiatry* 38: 433–460.

Hirshbein, Laura (2009a). Gender, age, and diagnosis: The rise and fall of involutional melancholia in American psychiatry, 1900–1980. *Bulletin of the History of Medicine* 83: 710–745.

Hirshbein, Laura (2009b). *American Melancholy: Constructions of Depression in the Twentieth Century*. New Brunswick, NJ: Rutgers University Press.

Ho Ping-ti (He Bingdi) (1959). *Studies in the Population of China, 1368–1953*. Cambridge, MA: Harvard University Press.

Hobsbawm, E. J. (2000). *Bandits*, 4th ed. New York: New Press.

Hodis, Howard N., and Wendy J. Mack (2014). Hormone replacement therapy and the association with coronary heart disease and overall mortality: Clinical application of the Timing Hypothesis. *Journal of Steroid Biochemistry and Molecular Biology* 142: 68–75.

Hoffer, Peter, and N.E.H. Hull (1981). *Murdering Mothers: Infanticide in England and New England, 1558–1803*. New York: New York University Press.

Hoffmann, D. L., C. D. Standish, M. García-Diez, P. B. Pettitt, J. A. Milton, J. Zilhão, J. J. Alcolea-González, et al. (2018). U-Th dating of carbonate crusts reveals Neandertal origin of Iberian cave art. *Science* 359: 912–915.

Holden, Clare Janaki, Rebecca Sear, and Ruth Mace (2003). Matriliny as daughter-biased investment. *Evolution and Human Behavior* 24: 99–112.

Hooper, Paul, Michael Gurven, Jeffrey Winking, and Hillard S. Kaplan (2015). Inclusive fitness and differential productivity across the life course determine intergenerational transfers in a small-scale society. *Proceedings of the Royal Society B: Biological Sciences* 282: 20142808. doi: 10.1098/rspb.2014.2808.

Hoppa, Robert D., and James W. Vaupel, eds (2002). *Paleodemography: Age Distributions from Skeletal Samples*. Cambridge: Cambridge University Press.

Houck, Judith A. (2006). *Hot and Bothered: Women, Menopause, and Medicine in Modern America*. Cambridge, MA: Harvard University Press.

Howell, Nancy (2000). *Demography of the Dobe !Kung*, 2nd ed. New York: de Gruyter.

Howell, Nancy (2010). *Life Histories of the Dobe !Kung: Food, Fatness, and Well-Being Over the Life Span*. Berkeley: University of California Press.

Hrdy, Sarah Blaffer (1999). *Mother Nature: A History of Mothers, Infants, and Natural Selection.* New York: Pantheon.

Hrdy, Sarah Blaffer (2000). The optimal number of fathers: Evolution, demography, and history in the shaping of female mate preferences. *Annals of the New York Academy of Sciences* 907: 75–96.

Hrdy, Sarah Blaffer (2005a). Comes the child before the man: How cooperative breeding and prolonged postweaning dependence shaped human potential. In *Hunter-Gatherer Childhoods: Evolutionary, Developmental and Cultural Perspectives,* ed. Barry S. Hewlett and Michael E. Lamb, 65–91. New Brunswick, NJ: Aldine.

Hrdy, Sarah Blaffer (2005b). Cooperative breeders with an ace in the hole. In *Grandmotherhood: The Evolutionary Significance of the Second Half of Female Life,* ed. Eckart Voland, Athanasios Chasiotis, and Wulf Schiefenhövel, 295–318. New Brunswick, NJ: Rutgers University Press.

Hrdy, Sarah Blaffer (2009). *Mothers and Others: The Evolutionary Origins of Mutual Understanding.* Cambridge, MA: Belknap Press.

Hrdy, Sarah Blaffer (2016). Variable postpartum responsiveness among humans and other primates with "cooperative breeding": A comparative and evolutionary perspective. *Hormones and Behavior* 77: 272–283.

Hristova, Pepa (2013). *Sworn Virgins.* Heidelberg: Kehrer Verlag.

Huang, Philip C. (1990). *The Peasant Family and Rural Development in the Yangzi Delta, 1350–1988.* Stanford, CA: Stanford University Press.

Hublin, Jean-Jacques, Abdelouahed Ben-Ncer, Shara E. Bailey, Sarah E. Freidline, Simon Neubauer, Matthew M. Skinner, Inga Bergmann, et al. (2017). New fossils from Jebel Irhoud, Morocco and the pan-African origin of *Homo sapiens. Nature* 546: 289–292.

Hudson, Pat, and W. R. Lee, eds. (1990). *Women's Work and the Family Economy in Historical Perspective.* Manchester, UK: Manchester University Press.

Hudson, Valerie M., and Andre M. den Boer (2004). *Bare Branches: Security Implications of Asia's Surplus Male Population.* Cambridge, MA: MIT Press.

Hufton, Olwen (1984). Women without men: Widows and spinsters in Britain and France in the eighteenth century. *Journal of Family History* 9: 355–376.

Hunt, A. S., and C. C. Edgar (1934). *Select Papyri II: Official Documents.* Loeb Classical Library no. 282. Cambridge, MA: Harvard University Press.

Hunter, Myra S., and Joseph Chilcot (2013). Testing a cognitive model of menopausal hot flushes and night sweats. *Journal of Psychosomatic Research* 74: 307–312.

Hunter, Myra S., and Eleanor Mann (2010). A cognitive model of menopausal hot flushes and night sweats. *Journal of Psychosomatic Research* 69: 491–501.

Hunter, Virginia (1994). *Policing Athens: Social Control in the Attic Lawsuits, 420–320 B.C.* Princeton, NJ: Princeton University Press.

Im, Eun-Ok (2003). Symptoms experienced during the menopausal transition: Korean women in South Korea and the United States. *Journal of Transcultural Nursing* 14: 321–328.

Im, Eun-Ok (2006). The Midlife Women's Symptom Index (MSI). *Health Care for Women International* 27: 268–287.

Im, Eun-Ok, and Afaf Ibrahim Meleis (2000). Meanings of menopause to Korean immigrant women. *Western Journal of Nursing Research* 22: 84–102.

Im, Eun-Ok, Young Ko, and Wonshik Chee (2014). Ethnic differences in the clusters of meno-pausal symptoms. *Health Care for Women International* 35: 549–565.

Indriati, Etty, Carl C. Swisher III, Christopher Lepre, Rhonda L. Quinn, Rusyad A. Suriyanto, Agus T. Hascaryo, Rainer Grün, et al. (2011). The age of the 20 meter Solo River terrace, Java, Indonesia and the survival of *Homo erectus* in Asia. *PLOS ONE* 6 (6): e21562. doi: 0.1371/journal.pone.0021562.

Iovitu, Radu (2011). Shape variation in Aterian tanged tools and the origins of projectile tech-nology: A morphometric perspective on stone tool function. *PLOS ONE* 6 (12): e29029. doi: 10.1371/journal.pone.0029029.

Isler, Karin, and Carol P. van Schaik (2012a). Allomaternal care, life history and brain size evolu-tion in mammals. *Journal of Human Evolution* 63: 52–63.

Isler, Karin, and Carol P. van Schaik (2012b). How our ancestors broke through the gray ceiling: Comparative evidence for cooperative breeding in early *Homo*. *Current Anthropology* 53, suppl. 6: S453–S465.

Ivey, Paula K. (2000) Cooperative reproduction in Ituri forest hunter-gatherers: Who cares for Efe infants? *Current Anthropology* 41: 856–866.

Ivey Henry, Paula, Gilda A. Morelli, and Edward Z. Tronick (2005). Child caretakers among Efe foragers of the Ituri forest. In *Hunter-Gatherer Childhoods: Evolutionary, Developmental, and Cultural Practices*, ed. Barry S. Hewlett and Michael E. Lamb, 191–213. New Brunswick, NJ: Transaction.

Jackson, Stanley W. (1986). *Melancholia and Depression: From Hippocratic Times to Modern Times*. New Haven, CT: Yale University Press.

Jaeggi, Adrian V., and Michael Gurven (2013). Natural cooperators: Food sharing in humans and other primates. *Evolutionary Anthropology* 22: 186–195.

Jamison, Cheryl Sorenson, Laurel L. Cornell, Paul L. Jamison, and Hideki Nakazato (2002). Are all grandmothers equal?: A review and preliminary test of the "Grandmother Hypoth-esis" of Tokugawa Japan. *American Journal of Physical Anthropology* 119: 67–76.

John, A. Meredith (1988). *The Plantation Slaves of Trinidad, 1783–1816: A Mathematical and De-mographic Inquiry*. Cambridge: Cambridge University Press.

Johnson, Allen W., and Timothy Earle (1987). *The Evolution of Human Societies: From Foraging Group to Agrarian State*. Stanford, CA: Stanford University Press.

Johnson, Elizabeth (1975). Women and childbearing in Kwan Mun Hau Village. In *Women in Chinese Society*, ed. Margery Wolf and Roxane Witke, 215–242. Stanford, CA: Stanford Uni-versity Press.

Johnson, Joshua, Jacqueline Canning, Tomoko Kaneko, James K. Pru, and Jonathan L. Tilly (2004). Germline stem cells and follicular renewal in the postnatal mammalian ovary. *Na-ture* 428: 145–150.

Johnson, Rodney L., and Ellen Kapsalis (1998). Menopause in free-ranging Rhesus macaques: Estimated incidence, relation to body condition, and adaptive significance. *International Journal of Primatology* 19: 751–765.

Johnston, F. E., and C. E. Snow (1961). The reassessment of age and sex of the Indian Knoll skeletal population: Demographic and methodological aspects. *American Journal of Physical Anthropology* 19: 237–244.

Johnstone, Rufus A., and Michael A. Cant (2010). The evolution of menopause in cetaceans and humans: The role of demography. *Proceedings of the Royal Society B: Biological Sciences* 277: 3765–3771.

Jones, James Holland, and Rebecca Bliege Bird (2014). The marginal valuation of fertility. *Evolution and Human Behavior* 35: 65–71.

Kachel, A. Friederike, L. S. Premo, and Jean-Jacques Hublin (2011a). Grandmothering and natural selection. *Proceedings of the Royal Society B: Biological Sciences* 278: 384–391.

Kachel, A. Friederike, L. S. Premo, and Jean-Jacques Hublin (2011b). Grandmothering and natural selection reconsidered. *Proceedings of the Royal Society B: Biological Sciences* 278: 1939–1941.

Kahn, Paul, and Francis Woodman Cleaves (1984). *The Secret History of the Mongols: The Origin of Chinghis Khan.* San Francisco: North Point Press.

Kalben, Barbara Blatt (2000). Why men die younger. *North American Actuarial Journal* 4: 83–111.

Kandiyoti, Deniz (1988). Bargaining with patriarchy. *Gender and Society* 2: 264–290.

Kaplan, Hillard (1994). Evolutionary and wealth flows theories of fertility: Empirical tests and new models. *Population and Development Review* 20: 753–791.

Kaplan, Hillard, Michael Gurven, Jeffrey Winking, Paul L. Hooper, and Jonathan Stieglitz (2010). Learning, menopause, and the human adaptive complex. *Annals of the New York Academy of Sciences* 1204: 30–42.

Kaplan, Hillard, Kim Hill, Jane Lancaster, and A. Magdalena Hurtado (2000). A theory of human life history evolution: Diet, intelligence, and longevity. *Evolutionary Anthropology* 9: 156–185.

Kaplan, Hillard, Paul Hooper, and Michael Gurven (2009). The evolutionary and ecological roots of human social organization. *Philosophical Transactions of the Royal Society B*: Biological Sciences 364: 3289–3299.

Kaplan, Hillard, and Arthur J. Robson (2002). The emergence of humans: The coevolution of intelligence and longevity with intergenerational transfers. *Proceedings of the National Academy of Sciences* 15: 10,221–10,226.

Kaplan, Hillard, and Arthur J. Robson (2009). We age because we grow. *Proceedings of the Royal Society B: Biological Sciences* 276: 1837-1844.

Kasuya, T., and H. Marsh (1984). Life history and reproductive biology of the short-finned pilot whale, *Globicephala macrorhynchus*, off the Pacific Coast of Japan. In *Reports of the International Whaling Commission,* special issue 6, ed. William F. Perrin, Robert L. Brownell, and Douglas P. DeMaster, 259–310. Cambridge: International Whaling Commission.

Keckler, Charles N. W. (1997). Catastrophic mortality in simulations of forager age-at-death: Where did all the humans go? In *Integrating Archaeological Demography: Multidisciplinary Approaches to Prehistoric Population,* ed. Richard R. Paine, 205–228. Occasional Paper 24, Southern Illinois University at Carbondale, Center for Archaeological Investigations.

Keen, Ian (2002). Seven Aboriginal marriage systems and their correlates. *Anthropological Forum* 12: 145–157.

Keen, Ian (2006). Constraints in the development of enduring inequalities in late Holocene Australia. *Current Anthropology* 47: 7–37.

Kelly, Robert L. (1995). *The Foraging Spectrum: Diversity in Hunter-Gatherer Lifeways.* Washington, D.C.: Smithsonian Institution Press.

Kerns, Virginia, and Judith K. Brown, eds. (1992). *In Her Prime: New Views of Middle-Aged Women*, 2nd edition. Urbana: University of Illinois Press.

Kertzer, David I. (1993). *Sacrificed for Honor: Italian Infant Abandonment and the Politics of Reproductive Control*. Boston: Beacon.

Keys, Ancel (1950). *The Biology of Human Starvation*, 2 vols. Minneapolis: University of Minnesota Press.

Kilday, Anne-Marie (2013). *A History of Infanticide in Britain c. 1600 to the Present*. London: Palgrave Macmillan.

Kim, Eunha, Ingrid Hogge, Peter Ji, Young R. Shim, and Catherine Lochspeich (2014). Hwa-byung among middle-aged Korean women: Family relationships, gender-role attitudes, and self-esteem. *Health Care for Women International* 35: 495–511.

Kim, Peter S., James E. Coxworth, and Kristen Hawkes (2012). Increased longevity evolves from grandmothering. *Proceedings of the Royal Academy of Sciences B: Biological Sciences* 279: 4880–4884.

Kim, Peter S., John S. McQueen, James E. Coxworth, and Kristen Hawkes (2014). Grandmothering drives the evolution of longevity in a probabilistic model. *Journal of Theoretical Biology* 353: 84–94.

King, Helen (1993). Once upon a text: The Hippocratic origins of hysteria. In *Hysteria Beyond Freud*, ed. Sander L. Gilman, Helen King, Roy Porter, G. S. Rousseau, and Elaine Showalter, 3–90. Berkeley: University of California Press.

King, Helen (1998). Reading the past through the present: Drugs and contraception in Hippocratic medicine. In *Hippocrates' Woman: Reading the Female Body in Ancient Greece*, 132–156. London: Routledge.

King, Helen (2004). *The Disease of Virgins: Green Sickness, Chlorosis, and the Problems of Puberty*. New York and London: Routledge.

King, Helen (2007). *Midwifery, Obstetrics, and the Rise of Gynecology*. Aldershot, UK: Ashgate.

King, Michelle (2014). *Between Birth and Death: Female Infanticide in Nineteenth-Century China*. Palo Alto, CA: Stanford University Press.

Kirkwood, Thomas B. L. (1977). The evolution of ageing. *Nature* 270: 301–304.

Kirkwood, Thomas B. L, and R. Holliday (1979). The evolution of ageing and longevity. *Proceedings of the Royal Society B: Biological Sciences* 205: 531–546.

Kirkwood, Thomas B. L., and Daryl P. Shanley (2010). The connections between general and reproductive senescence and the evolutionary basis of menopause. *Annals of the New York Academy of Sciences* 204: 21–29.

Kirmayer, Laurence J., and Norman Sartorius (2007). Cultural models and somatic syndromes. *Psychosomatic Medicine* 69: 832–840.

Kirmayer, Laurence J., and Allan Young (1998). Culture and somatization: Clinical, epidemiological, and ethnographic perspectives. *Psychosomatic Medicine* 60: 420–430.

Klein, Richard G. (2009). *The Human Career: Human Biological and Cultural Origins*, 3rd ed. Chicago: University of Chicago Press.

Kleinman, Arthur (1982). Neurasthenia and depression: A study of somatization and culture in China. *Culture, Medicine, and Psychiatry* 6: 117–190.

Knight, Chris, and Camilla Power (2005). Grandmothers, politics, and getting back to science. In *Grandmotherhood: The Evolutionary Significance of the Second Half of Female Life*, ed. Eckard Voland, Athanasios Chasiotis, and Wulf Schiefenhövel, 81–98. New Brunswick, NJ: Rutgers University Press.

Knowlton, Nicholas S., LaTasha B. Craig, Michael T. Zavy, and Karl R. Hansen (2014). Validation of the power model of nongrowing follicle depletion associated with aging in women. *Fertility and Sterility* 101: 851–856.

Konigsberg, Lyle W., and Nicholas P. Herrmann (2006). The osteological evidence for human longevity in the recent past. In *The Evolution of Human Life History*, ed. Kristen Hawkes and Richard R. Paine, 267–306. Santa Fe, NM: School of American Research Press.

Konner, Melvin (2005). Hunter-gatherer infancy and childhood: The !Kung and others. In *Hunter-Gatherer Childhoods: Evolutionary, Developmental, and Cultural Practices*, ed. Barry S. Hewlett and Michael E. Lamb, 19–64. New Brunswick, NJ: Transaction.

Kramer, Karen L. (2004). Reconsidering the cost of childbearing: The timing of children's helping behavior across the life cycle of Maya families. In *Socioeconomic Aspects of Human Behavioral Ecology*, Research in Economic Anthropology 23, ed. Michael S. Alvard, 335–349. Amsterdam: Elsevier.

Kramer, Karen L. (2005). *Maya Children: Helpers at the Farm*. Cambridge, MA: Harvard University Press.

Kramer, Karen L. (2010). Cooperative breeding and its significance to the demographic success of humans. *Annual Review of Anthropology* 2010: 417–436.

Kramer, Karen L, and James L. Boone (2002). Why intensive agriculturalists have higher fertility: A household energy budget approach. *Current Anthropology* 43: 511–517.

Krause, Johannes, Qiaomei Fu, Jeffrey M. Good, Bence Viola, Michael V. Shunkov, Anatoli P. Derevianko, and Svante Pääbo (2010). The complete mitochondrial DNA genome of an unknown hominin from southern Siberia. *Nature* 464: 894–897.

Kronenberg, Fredi (1990). Hot flashes: Epidemiology and physiology. In *Multidisciplinary Perspectives on Menopause*, ed. Marcha Flint, Fredi Kronenberg, and Wulf Utian, special issue of *Annals of the New York Academy of Sciences* 592: 52–86.

Kronenberg, Fredi (2010). Menopausal hot flashes: A review of physiology and biosociocultural perspective on methods of assessment. *Journal of Nutrition* suppl., *Equol, Soy, and Menopause*: S1380–S1385.

Kuhle, Barry X. (2007). An evolutionary perspective on the origin and ontogeny of menopause. *Maturitas* 57: 329–337.

Kuhlwilm, Martin, Ilan Gronau, Melissa J. Hubisz, Cesare de Filippo, Javier Prado-Martinez, Martin Kircher, Qiaomei Fu, et al. (2016). Ancient gene flow from early modern humans into eastern Neanderthals. *Nature* 530: 429–433.

Kuhn, Steven L., and Mary C. Stiner (2006). What's a mother to do? The division of labor among Neandertals and modern humans in Eurasia. *Current Anthropology* 47: 953–981.

Kulikoff, Allan (1977). A "prolifick" people: Black population growth in the Chesapeake colonies, 1700–1790. *Southern Studies* 16: 391–428.

Kuriyama, Shigehisa (1997). The historical origins of *katakori*. *Japan Review* 9: 127–149.

Kuriyama, Shigehisa (1999). *The Expressiveness of the Body and the Divergence of Greek and Chinese Medicine.* New York: Zone.

Kuzawa, Christopher W., and Jared M. Bragg (2012). Plasticity in human life history strategy: Implications for contemporary human variation and the evolution of the genus *Homo. Current Anthropology* 53, suppl. 6: S369–S382.

Lahdenperä, Mirkka, Duncan O. S. Gillespie, Virpi Lummaa, and Andrew F. Russell (2012). Severe intergenerational reproductive conflict and the evolution of menopause. *Ecology Letters* 15: 1283–1290.

Lahdenperä, Mirkka, Virpi Lummaa, Samuli Helle, Marc Tremblay, and Andrew F. Russell (2004). Fitness benefits of prolonged post-reproductive lifespan in women. *Nature* 428: 178–181.

Lahdenperä, Mirkka, Khyne U. Mar, and Virpi Lummaa (2014). Reproductive cessation and post-reproductive lifespan in Asian elephants and pre-industrial humans. *Frontiers in Zoology* 11: 54.

Lahdenperä, Mirkka, Khyne U. Mar, and Virpi Lummaa (2016). Nearby grandmother enhances calf survival and reproduction in Asian elephants. *Scientific Reports* 6: 27213. doi: 10.1038/srep27213.

Langer, William L. (1974). Infanticide: A historical survey. *History of Childhood Quarterly* 1: 353–366.

Langer, William L. (1975). American foods and Europe's population growth, 1750–1850. *Journal of Social History* 8: 51–66.

Largent, Mark (2007). *Breeding Contempt: The History of Coerced Sterilization in the United States.* New Brunswick, NJ: Rutgers University Press.

Larson, Heidi (2016). Vaccine trust and the limits of information. *Science* 353: 1207–1208.

Laslett, Peter, ed. (1972). *Household and Family in Past Time.* Cambridge: Cambridge University Press.

Laslett, Peter (1977). *Family Life and Illicit Love in Earlier Generations.* Cambridge: Cambridge University Press.

Lawson, David W., Alexandra Alvergne, and Mhairi L. Gibson (2012). The life-history trade-off between fertility and child survival. *Proceedings of the Royal Society B: Biological Sciences* 279: 4755–4764.

Leacock, Eleanor, and Helen I. Safa, eds. (1986). *Women's Work: Development and the Division of Labor by Gender.* South Hadley, MA: Bergin & Garvey.

Leake, John (1777). *Medical Instructions Towards the Prevention, and Cure of Chronic or Slow Diseases Peculiar to Women.* London: Baldwin.

Leca, Jean-Baptiste, Michael A. Huffman, and Paul L. Vasey. (2012) *The Monkeys of Stormy Mountain: 60 Years of Primatological Research on the Japanese Macaques of Arashiyama.* Cambridge and New York: Cambridge University Press.

Lee, Charlotte T., Cedric O. Puleston, and Shripad Tuljapurkar (2009). Population and prehistory III: Food-dependent demography in variable environments. *Theoretical Population Biology* 76: 179–188.

Lee, Charlotte T., and Shripad Tuljapurkar (2008). Population and prehistory I: Food-dependent population growth in constant environments. *Theoretical Population Biology* 73: 473–482.

Lee, James Z., and Cameron D. Campbell (1997). *Fate and Fortune in Rural China: Social Organization and Population Behavior in Liaoning, 1774–1873.* Cambridge: Cambridge University Press.

Lee, James Z., and Wang Feng (1999). *One Quarter of Humanity: Malthusian Myths and Chinese Realities.* Cambridge, MA: Harvard University Press.

Lee, Lisa M. (2012). Public health ethics theory: Review and path to convergence. *Journal of Law, Medicine, and Ethics* 40: 85–98.

Lee, Richard B. (1992). Work, sexuality, and aging among !Kung women. In *In Her Prime: New Views of Middle-Aged Women,* 2nd ed., ed. Virginia Kerns and Judith K. Brown, 35–48. Urbana: University of Illinois Press.

Lee, Richard B., and Irven Devore, eds. (1969). *Man the Hunter.* Chicago: Aldine.

Lee, Ronald (2003). Rethinking the evolutionary theory of aging: Transfers, not births, shape senescence in social species. *Proceedings of the National Academy of Sciences* 100: 9637–9642.

Lee, Ronald (2008). Sociality, selection, and survival: Simulated evolution of mortality with intergenerational transfers and food sharing. *Proceedings of the National Academy of Sciences* 105: 7124–7128.

Lee, Ronald, and Karen L. Kramer (2002). Children's economic roles in the Maya family life cycle: Cain, Caldwell, and Chayanov revisited. *Population and Development Review* 28: 475–499.

Lee, Ronald, and Andrew Mason (2011). Generational economics in a changing world. *Population and Development Review* 37, suppl.: S115–S142.

Leonetti, Donna L., and Benjamin Chabot-Hanowell (2011). The foundation of kinship: Households. *Human Nature* 22: 16–40.

Leonetti, Donna L., Dilip C. Nath, and Natabar S. Hemam (2007). In-law conflict: Women's reproductive lives and the roles of their mothers and husbands among the matrilineal Khasi. *Current Anthropology* 6: 861–890.

Leonetti, Donna L., Dilip C. Nath, Natabar S. Hemam, and Dawn B. Neill (2004). Do women really need marital partners for support of their reproductive success? The case of the matrilineal Khasi of N. E. India. In *Socioeconomic Aspects of Human Behavioral Ecology,* Research in Economic Anthropology 23, ed. Michael S. Alvard, 151–174. Amsterdam: Elsevier.

Leonetti, Donna L., Dilip C. Nath, Natabar S. Hemam, and Dawn B. Neill (2005). Kinship organization and the impact of grandmothers on reproductive success among the matrilineal Khasi and patrilineal Bengali of northeast India. In *Grandmotherhood: The Evolutionary Significance of the Second Half of Female Life,* ed. Eckart Voland, Athanasios Chasiotis, and Wolf Schiefenhövel, 194–214. New Brunswick, NJ: Rutgers University Press.

Le Roy Ladurie, Emmanuel (1979). *Montaillou: The Promised Land of Error.* Tr. Barbara Bray. New York: Vintage.

Levene, Alysa (2007). *Childcare, Health, and Mortality at the London Foundling Hospital, 1741–1800.* Manchester, UK: Manchester University Press.

Levitis, Daniel A., and Laurie Bingaman Lackey (2011). A measure for describing and comparing postreproductive life span as a population trait. *Methods in Ecology and Evolution* 2: 446–453.

Levitis, Daniel A., Oskar Burger, and Laurie Bingaman Lackey (2013). The human post-fertile lifespan in comparative evolutionary context. *Evolutionary Anthropology* 22: 66–79.

Li Bozhong (1998). *Agricultural Development in Jiangnan, 1620–1850*. New York: St. Martin's.

Liébault, Jean (1598). *Trois livres appartenans aus aux infirmitez et maladies des femmes*. Lyons, France: Veyrat. http://gallica.bnf.fr/ark:/12148/bpt6k536053/f573.image.

Lin, Keh-Ming (1983). *Hwa-byung*: A Korean culture-bound syndrome? *American Journal of Psychiatry* 140: 105–107.

Lippold, Sebastian, Hongyang Xu, Albert Ko, Mingkun Li, Gabriel Renaud, Anne Butthof, Roland Schröder, and Mark Stoneking (2014). Human paternal and maternal demographic histories: Insights from high-resolution Y chromosome and mtDNA sequences. *Investigative Genetics* 5 (13). doi: 10.1186/2041-2223-5-13.

Littleton, Judith (2005). Fifty years of chimpanzee demography at Taronga Park Zoo. *American Journal of Primatology* 67: 281–298.

Livi-Bacci, Massimo (2012). *A Concise History of World Population*, 5th ed. Chichester, UK: Wiley Blackwell.

Llamas, Bastien, Lars Fehren-Schmitz, Guido Valverde, Julien Soubrier, Swapan Mallick, Nadin Rohland, Susanne Nordenfelt, et al. (2016). Ancient mitochondrial DNA provides high-resolution time scale of the peopling of the Americas. *Science Advances* 2: e1501385. doi: 10.1126/sciadv.1501385.

Llewellyn-Jones, Lloyd (2003). *Aphrodite's Tortoise: The Veiled Woman of Ancient Greece*. Swansea: Classical Press of Wales.

Lobo, Rogerio A., David Gershenson, Gretchen M. Lentz, and Fidel A. Valea (2017). *Comprehensive Gynecology*, 7th ed. Philadelphia: Elsevier.

Lobo, Rogerio A., James H. Pickar, John C. Stevenson, Wendy J. Mack, and Howard N. Hodis (2016). Back to the future: Hormone replacement therapy as part of a prevention strategy for women at the onset of menopause. *Atherosclerosis* 254: 282–290.

Lock, Margaret (1993). *Encounters with Aging: Mythologies of Menopause in Japan and North America*. Berkeley: University of California Press.

Lock, Margaret, and Vinh-Kim Nguyen (2010). *An Anthropology of Biomedicine*. Chichester, UK: Wiley Blackwell.

Longo, Lawrence D. (1979). The rise and fall of Battey's Operation: A fashion in surgery. *Bulletin of the History of Medicine* 53: 244–267.

Lordkipanidze, David, Marcia Ponce de León, Ann Margvelashvili, Yoel Rak, G. Philip Rightmire, Abesalom Vekua, and Christoph P. E. Zollikofer (2013). A complete skull from Dmanisi, Georgia, and the evolutionary biology of early *Homo*. *Science* 342: 326–331.

Lorenzen, Eline D., David Nogués-Bravo, Ludovic Orlando, Jaco Weinstock, Jonas Binladen, Katharine A. Marske, Andrew Ugan, et al. (2011). Species-specific responses of late Quaternary megafauna to climate and humans. *Nature* 479: 359–364.

Lovejoy, C. Owen (1981). The origin of man. *Science* 211: 341–350.

Lovejoy, C. Owen, Richard S. Meindl, Thomas R. Pryzbeck, Thomas S. Barton, Kingsbury G. Heiple, and David Kotting (1977). Paleodemography of the Libben site, Ottawa County, Ohio. *Science* 198: 291–293.

Low, Bobbi S., Alice L. Clarke, and Kenneth A. Lockridge (1991). *Family Patterns in Nineteenth-Century Sweden: Variation in Time and Space*. Reports from the Demographic Data Base, Umeå University 6. Umeå, Sweden: UmU Tryckeri.

Mace, Ruth (1998). The coevolution of human fertility and wealth inheritance strategies. *Philosophical Transactions of the Royal Society B: Biological Sciences* 353: 389–397.

Mace, Ruth (2000). Evolutionary ecology of human life history. *Animal Behaviour* 59: 1–10.

Mace, Ruth, and Alexandra Alvergne (2012). Female reproductive competition within families in rural Gambia. *Proceedings of the Royal Society B: Biological Sciences* 279: 2219–2227.

MacLennan, A. H., J. L. Broadbent, S. Lester, and V. Moore (2004). Oral oestrogen and combined oestrogen/progestogen therapy versus placebo for hot flushes. *Cochrane Database of Systematic Reviews* 4: CD002978. doi: 10.1002/14651858.CD002978.pub2.

MacMullen, Ramsay (1997). *Christianity and Paganism in the Fourth to Eighth Centuries*. New Haven, CT: Yale University Press.

Mafessoni, Fabrizio, and Kay Prüfer (2017). Better support for a small effective population size of Neandertals and a long shared history of Neandertals and Denisovans. *Proceedings of the National Academy of Sciences* 114: E10,256–E10,257.

Malamud, W., S. L. Sands, and I. Malamud (1941). The involutional psychoses: A sociopsychiatric study. *Psychosomatic Medicine* 3: 410–426.

Malaspinas, Anna-Sapfo, Michael C. Westaway, Craig Muller, Vitor C. Sousa, Oscar Lao, Isabel Alves, Anders Bergström, et al. (2016). A genomic history of Aboriginal Australia. *Nature* 538: 207–214.

Mallick, Swapan, Heng Li, Mark Lipson, Iain Mathieson, Melissa Gymrek, Fernando Racimo, Mengyao Zhao, et al. (2016). The Simons Genome Diversity Project: 300 genomes from 142 diverse populations. *Nature* 538: 201–206.

Malthus, Thomas Robert (1798). *An Essay on the Principle of Population*. London: Johnson.

Malthus, Thomas Robert (1826). *An Essay on the Principle of Population*, 2 vols., 6th ed. London: Murray.

Marciniak, Arkadiusz, and Lech Czerniak (2007). Social transformations in the late Neolithic and early Chalcolithic periods in central Anatolia. *Anatolian Studies* 57: 115–130.

Marinello, Giovanni (1563). *Le medicine partenenti alle infirmità delle donne*. Venice: Bonadio.

Marlowe, Frank W. (2000). The Patriarch Hypothesis: An alternative explanation of menopause. *Human Nature* 11: 27–42.

Marlowe, Frank W. (2004). Marital residence among foragers. *Current Anthropology* 5: 277–284.

Marlowe, Frank W. (2005). Who tends Hadza children? In *Hunter-Gatherer Childhoods: Evolutionary, Developmental, and Cultural Practices*, ed. Barry S. Hewlett and Michael E. Lamb, 177–190. New Brunswick, NJ: Transaction.

Marlowe, Frank W. (2007). Hunting and gathering: The human sexual division of foraging labor. *Cross-Cultural Research* 41: 170–195.

Marlowe, Frank W. (2010). *The Hadza: Hunter-Gatherers of Tanzania*. Berkeley: University of California Press.

Marlowe, Frank W., and J. Collette Berbesque (2012). The human operational sex ratio: Effects of marriage, concealed ovulation, and menopause on mate competition. *Journal of Human Evolution* 63: 834–842.

Martin, Mary C., Jon E. Block, Sarah D. Sanchez, Claude D. Arnaud, and Yewoubdar Beyene (1993). Menopause without symptoms: The endocrinology of menopause among rural Mayan Indians. *American Journal of Obstetrics and Gynecology* 168: 1839–1845.

Martin, Nancy (1996). Mīrābāī: Inscribed in text, embodied in life. In *Vaiṣṇavī: Women and the Worship of Krishna*, ed. Steven J. Rosen, 7–46. Delhi: Motilal Banarsidass.

Masvie, Hilde (2007). The role of Tamang grandmothers in perinatal care, Makwanpur District, Nepal. In *Childrearing and Infant Care Issues*, ed. Pranee Liamputtong, 167–184. New York: Nova Science Publishers.

Mattern, Susan P. (2015). Panic and culture: *Hysterike pnix* in the ancient Greek world. *Journal of the History of Medicine and Allied Sciences* 70: 491–515.

McComb, Karen, Cynthia Moss, Sarah M. Durant, Lucy Baker, and Soila Sayialei (2001). Matriarchs as repositories of social knowledge in African elephants. *Science* 292: 491–494.

McComb, Karen, Graeme Shannon, Sarah M. Durant, Katito Sayialei, Rob Slotow, Joyce Poole, and Cynthia Moss (2011). Leadership in elephants: The adaptive value of age. *Proceedings of the Royal Society B: Biological Sciences* 278: 3270–3276.

McKeown, Thomas (1976). *The Modern Rise of Population*. London: Arnold.

Medawar, P. B. (1952). *An Unsolved Problem of Biology*. London: H. K. Lewis.

Meillassoux, Claude (1975). *Maidens, Meal and Money: Capitalism and the Domestic Community*. Cambridge: Cambridge University Press.

Melby, Melissa K. (2005). Vasomotor symptom prevalence and language of menopause in Japan. *Menopause* 12: 250–257.

Melby, Melissa K. (2006). Climacteric symptoms among Japanese women and men: Comparison of four symptom checklists. *Climacteric* 9: 298–304.

Melby, Melissa K., Debra Anderson, Lynette Leidy Sievert, and Carla Makhlouf Obermeyer (2011). Methods used in cross-cultural comparisons of vasomotor symptoms and their determinants. *Maturitas* 70: 110–119.

Melby, Melissa K., Margaret Lock, and Patricia Kaufert (2005). Culture and symptom reporting at menopause. *Human Reproduction Update* 11: 495–512.

Melby, Melissa K., Lynette Leidy Sievert, Debra Anderson, and Carla Makhlouf Obermeyer (2011). Overview of methods used in cross-cultural comparisions of menopausal symptoms and their determinants: Guidelines for Strengthening the Reporting of Menopause and Aging (STROMA) studies. *Maturitas* 70: 99–109.

Mendez, Fernando L., Thomas Krahn, Bonnie Schrack, Astrid-Maria Krahn, Krishna R. Veeramah, August E. Woerner, Forka Leypey Mathew Fomine, et al. (2013). An African American paternal lineage adds an extremely ancient root to the human Y chromosome phylogenetic tree. *American Journal of Human Genetics* 92: 454–459.

Menon, Usha, and Richard A. Shweder (1998). Return of the "white man's burden": The moral discourse of anthropology and the domestic life of Hindu women. In *Welcome to Middle Age! (And Other Cultural Fictions)*, ed. Richard A. Shweder, 139–188. Chicago: University of Chicago Press.

Mensforth, Robert P. (1990). Paleodemography of the Carlston Annis (Bt-5) late archaic skeletal population. *American Journal of Physical Anthropology* 82: 81–99.

Mesquida, Christian G., and Neil I. Wiener (1996). Human collective aggression: A behavioral ecology perspective. *Ethology and Sociobiology* 17: 247–262.

Meyer, Matthias, Qiaomei Fu, Ayinuer Aximu-Petri, Isabelle Glocke, Birgit Nickel, Juan-Luis Arsuaga, Ignacio Martínez, et al. (2014). A mitochondrial genome sequence of a hominin from Sima de los Huesos. *Nature* 505: 403–406.

Meyer, Matthias, Martin Kircher, Marie-Theres Gansauge, Heng Li, Fernando Racimo, Swapan Mallick, Joshua G. Schraiber, et al. (2012). A high-coverage genome sequence from an archaic Denisovan individual. *Science* 338: 222–226.

Michel, Joanna L., Gail B. Mahady, Mari Veliz, Doel D. Soejarto, and Armando Caceres (2006). Symptoms, attitudes, and treatment choices surrounding menopause among the Q'eqchi Maya of Livingston, Guatemala. *Social Science and Medicine* 23: 732–742.

Min, Sung Kil (2008). Clinical correlates of hwa-byung and a proposal for a new anger disorder. *Psychiatry Investigation* 5: 125–141.

Min, Sung Kil, and Shin-young Suh (2010). The anger syndrome hwa-byung and its comorbidity. *Journal of Affective Disorders* 124: 211–214.

Min, Sung Kil, Shin-Young Suh, and Ki-Jun Song (2009). Symptoms to use for diagnostic criteria of hwa-byung, an anger syndrome. *Psychiatry Investigation* 6: 7–12.

Mizroch, S. A. (1981). Analyses of some biological parameters of the Antarctic fin whale (*Balaenoptera physalus*). *Reports of the International Whaling Commission* 31: 425–434.

Moi, Toni (2008). *Simone de Beauvoir: The Making of an Intellectual Woman*, 2nd ed. Oxford: Oxford University Press.

Moreno-Mayar, J. Victor, Lasse Vinner, Peter de Barros Damgaard, Constanza de la Fuente, Jeffrey Chan, Jeffrey P. Spence, Morten E. Allentoft, et al. (2018). Early human dispersals within the Americas. *Science* 362: 1128 and eaav2621. doi: 10.1126/science.aav2621.

Morton, Richard A., Jonathan R. Stone, and Rama S. Singh (2013). Mate choice and the origin of menopause. *PLOS Computational Biology* 9 (6): e1003092. doi: 10.1371/journal.pcbi.1003092.

Morwood, M. J., P. Brown, Jatmiko, T. Sutikna, E. Wahyu Saptomo, K. E. Westaway, Rokus Awe Due, et al. (2005). Further evidence for small-bodied hominins from the late Pleistocene of Flores, Indonesia. *Nature* 437: 1012–1017.

Moschik, E. C., C. Mercado, T. Yoshino, K. Matsuura, and K. Watanabe (2012). Usage and attitudes of physicians in Japan concerning traditional Japanese medicine (kampo medicine): A descriptive evaluation of a representative questionnaire-based study. *Evidence-Based Complementary and Alternative Medicine* 139818. doi: 10.1155/2012/139818.

Moss, Cynthia J. (2001). The demography of an African elephant (*Loxodonta africana*) population in Amboseli, Kenya. *Journal of the Zoological Society of London* 255: 145–156.

Moss, Cynthia J., Harvey Croze, and Phyllis C. Lee, eds. (2011). *The Amboseli Elephants: A Long-Term Perspective on a Long-Lived Mammal*. Chicago: University of Chicago Press.

Mukta, Parita (1994). *Upholding the Common Life: The Community of Mirabai*. Delhi: Oxford University Press.

Mulder-Bakker, Anneke B. (2005). *Lives of the Anchoresses: The Rise of the Urban Recluse in Medieval Europe*. Philadelphia: University of Pennsylvania Press.

Mulder-Bakker, Anneke B. (2011). The age of discretion: Women at forty and beyond. In *Middle-Aged Women in the Middle Ages*, ed. Sue Niebrzydowski, 15–24. Cambridge: D. S. Brewer.

Muller, Martin N., Melissa Emery Thompson, and Richard W. Wrangham (2006). Male chimpanzees prefer mating with old females. *Current Biology* 16: 2234–2236.

Mungello, D. E. (2008). *Drowning Girls in China: Female Infanticide Since 1650*. Lanham, MD: Rowman & Littlefield.

Münzel, Mark (1973). *The Aché Indians: Genocide in Paraguay*. Copenhagen, Denmark: International Work Group for Indigenous Affairs.

Murphy, Lorna, Lynette Leidy Sievert, Khurshida Begum, Taniya Sharmeen, Elaine Puleo, Osul Chowdhury, Shanthi Muttukrishna, and Gillian Bentley (2013). Life course effects on age at menopause among Bangladeshi sedentees and migrants to the UK. *American Journal of Human Biology* 25: 83–93.

Murray, Stephen O. (2000). *Homosexualities*. Chicago: University of Chicago Press.

Musallam, B. F. (1983). *Sex and Society in Islam: Birth Control Before the Nineteenth Century*. Cambridge: Cambridge University Press.

Muslić, Ljiljana, and Nastaša Jokić-Begić (2016). The experience of perimenopausal distress: Examining the role of anxiety and anxiety sensitivity. *Journal of Psychosomatic Obstetrics & Gynecology* 37: 26–33.

Mutinda, Hamisi, Joyce H. Poole, and Cynthia J. Moss (2011). Decision making and leadership in using the ecosystem. In *The Amboseli Elephants: A Long-Term Perspective on a Long-Lived Mammal*, ed. Cynthia J. Moss, Harvey Croze, and Phyllis C. Lee, 246–259. Chicago: University of Chicago Press.

National Institutes of Health (2005). Final panel statement: NIH State-of-the-Science Conference on Management of Menopausal Symptoms. *NIH Consensus State of the Science Statements* 22 (1): 1–38. https://consensus.nih.gov/2005/menopausestatement.htm.

Nelson, Sarah M (1997). *Gender in Archaeology: Analyzing Power and Prestige*. Walnut Creek, CA: AltaMira.

Neubauer, Fernanda (2014). A brief overview of the last 10 years of major late Pleistocene discoveries in the Old World: *Homo floresiensis*, Neanderthal, and Denisovan. Journal of Anthropology 2014: 581689. doi: 10.1155/2014/581689.

Neubauer, Simon, and Jean-Jacques Hublin (2012). The evolution of human brain development. *Evolutionary Biology* 39: 568–586.

Nichter, Mark (1981). Idioms of distress: Alternatives in the expression of psychosocial distress: A case study from South India. *Culture, Medicine, and Psychiatry* 5: 379–408.

Nicol-Smith, Louise (1996). Causality, menopause, and depression: A critical review of the literature. *British Medical Journal* 313: 1229–1232.

Nishida, Toshisada, Nadia Corp, Miya Hamai, Toshikazu Hasegawa, Mariko Hiraiwa-Hasegawa, Kazuhiko Hosaka, Kevin D. Hunt, et al. (2003). Demography, female life history, and reproductive profiles among the chimpanzees of Mahale. *American Journal of Primatology* 59: 99–121.

Obermeyer, Carla Makhlouf, David Reher, and Matilda Saliba (2007). Symptoms, menopause status, and country differences: A comparative analysis from DAMES. *Menopause* 14: 788–797.

Obermeyer, Carla Makhlouf, Michelle Schulein, Najia Hajji, and Mustapha Azelmat (2001). Menopause in Morocco: Symptomology and medical management. *Maturitas* 41: 87–95.

O'Connell, James F., Kristen Hawkes, and Nicholas G. Blurton Jones (1999). Grandmothering and the evolution of *Homo erectus*. *Journal of Human Evolution* 36: 461–485.

O'Connell, James F., Kristen Hawkes, K. D. Lupo, and Nicholas G. Blurton Jones (2002). Male strategies and Plio-Pleistocene archaeology. *Journal of Human Evolution* 43: 831–872.

O'Connor, Kathleen A. (1995). The age pattern of mortality: A micro-analysis of Tipu and a meta-analysis of twenty-nine paleodemographic samples. Ph.D. diss., SUNY Albany.

Okonofua, F. E., A. Lawal, and J. K. Bamgbose (1990). Features of menopause and menopausal age in Nigerian women. *International Journal of Gynaecology and Obstetrics* 31: 314–345.

Olesiuk, P. K., M. A. Bigg, and G. M. Ellis (1990). Life history and population dynamics of resident killer whales (*Orcinus orca*) in the coastal waters of British Columbia and Washington state. In *Report of the International Whaling Commission*, special issue 12, ed. Philip S. Hammond, Sally A. Mizroch, and Gregory P. Donovan, 209–244. Cambridge: International Whaling Commission.

Omran, Abdel R. (1971). The Epidemiologic Transition: A theory of the epidemiology of population change. *Milbank Memorial Fund Quarterly* 49: 509–538.

Osbaldeston, Tess Anne, and R.P.A. Wood, trs. (2000). *Dioscorides: De materia medica.* Johannesburg: Ibidis.

Otolorin, E. O., I. Adeyefa, B. O. Osotimehin, T. Fatinikun, O. Ojengbede, J. O. Otubu, and O. A. Ladipo (1989). Clinical, hormonal, and biochemical features of menopausal women in Ibadan, Nigeria. *African Journal of Medicine and Medical Sciences* 18: 251–255.

Owenby, David (2002). Approximations of Chinese bandits: Perverse rebels, romantic heroes, or frustrated bachelors? In *Chinese Femininities/Chinese Masculinities: A Reader*, ed. Susan Brownell, Jeffery N. Wasserstorm, and Thomas Laqueur, 226–250. Berkeley: University of California Press.

Packer, Craig, Marc Tatar, and Anthony Collins (1998). Reproductive cessation in female mammals. *Nature* 392: 807–811.

Pagani, Luca, Daniel John Lawson, Evelyn Jagoda, Alexander Mörseburg, Anders Eriksson, Mario Mitt, Florian Clemente, et al. (2016). Genomic analyses inform on migration events during the peopling of Eurasia. *Nature* 538: 238–242.

Paixão-Côrtes, Vanessa R., Lucas Henriques Viscardi, Francisco Mauro Salzano, Maria Cátira Bartolini, and Tábita Hünemeier (2013). The cognitive ability of extinct hominins: Bringing down the hierarchy using genomic evidences. *American Journal of Human Biology* 25: 702–705.

Panigrahi, Lalita (1972). *British Social Policy and Female Infanticide in India.* New Delhi: Munshiram Manoharlal.

Park, Young-Joo, Hesook Suzie Kim, Donna Schwartz-Barcott, and Jong-Woo Kim (2002). The conceptual structure of *hwa-byung* in middle-aged Korean women. *Health Care for Women International* 23: 389–397.

Patterson, Cynthia B. (1998). *The Family in Greek History.* Cambridge, MA: Harvard University Press.

Pavard, Samuel, Jessica E. Metcalf, and Evelyne Heyer (2008). Senescence of reproduction may explain adaptive menopause in humans: A test of the "Mother" Hypothesis. *American Journal of Physical Anthropology* 136: 194–208.

Pavard, Samuel, and Frédéric Branger (2012). Effect of maternal and grandmaternal care on population dynamics and human life-history evolution: A matrix projection model. *Theoretical Population Biology* 82: 364–376.

Pavleka, Mary S., and Linda M. Fedigan. (2012). The costs and benefits of old age reproduction in the Arashiyama west female Japanese macaques. In *The Monkeys of Stormy Mountain*, ed.

Jean-Baptiste Leca, Michael A. Huffman, and Paul L. Vasey, 131–152. Cambridge and New York: Cambridge University Press.

Peccei, Jocelyn Scott (1995). A hypothesis for the origin and evolution of menopause. *Maturitas* 21: 83–89.

Peccei, Jocelyn Scott (2001). Menopause: Adaptation or epiphenomenon? *Evolutionary Anthropology* 10: 43–57.

Penn, Dustin J., and Ken R. Smith (2007). Differential fitness costs of reproduction between the sexes. *Proceedings of the National Academy of Sciences* 104: 553–558.

Pepin, Jacques (2011). *The Origins of AIDS*. Cambridge and New York: Cambridge University Press.

Perkins, John H. (1997). *Geopolitics and the Green Revolution: Wheat, Genes, and the Cold War.* New York: Oxford University Press.

Petraglia, Michael, Peter Ditchfield, Sacha Jones, Ravi Korisettar, and J. N. Pal (2012). The Toba volcanic super-eruption, environmental change, and hominin occupation history in India over the last 140,000 years. *Quaternary Journal* 258: 119–134.

Petraglia, Michael, Ravi Korisettar, Nichole Boivin, Christopher Clarkson, Peter Ditchfield, Sacha Jones, Jinu Koshy, et al. (2007). Middle Paleolithic assemblages from the Indian subcontinent before and after the Toba eruption. *Science* 317: 114–116.

Phillips, Kim M. (2004). Margery Kempe and the ages of woman. In *A Companion to the Book of Margery Kempe*, ed. John Arnold and Katherine J. Lewis, 17–34. Woodbridge, UK: Brewer.

Pilloud, Marin A., and Clark Spencer Larsen (2011). "Official" and "practical" kin: Inferring social and community structure from dental phenotype at Neolithic Çatalhöyük, Turkey. *American Journal of Physical Anthropology* 145: 519–530.

Pinhasi, Ron, and Chryssi Bourbou (2008). How representative are human skeletal assemblages for population analysis? In *Advances in Human Paleopathology*, ed. Ron Pinhasi and Simon Mays, 31–44. Hoboken, NJ: Wiley.

Plavcan, J. Michael (2012). Body size, size variation, and sexual size dimorphism in early *Homo*. *Current Anthropology* 53, suppl. 6: S409–S423.

Pomeranz, Kenneth (2009). *The Great Divergence: China, Europe, and the Making of the Modern World Economy*. Princeton, NJ: Princeton University Press.

Pontzer, Herman (2012). Ecological energetics in early *Homo*. *Current Anthropology* 53, suppl. 6: S346–S358.

Porter, Theresa, and Helen Gavin (2010). Infanticide and neonaticide: A review of 40 years of research literature on incidence and causes. *Trauma, Violence, and Abuse* 11: 99–112.

Posth, Cosimo, Christoph Wißing, Keiko Kitagawa, Luca Pagani, Laura van Holstein, Fernando Racimo, Kurt Wehrberger, et al. (2017). Deeply divergent archaic mitochondrial genome provides lower time boundary for African gene flow into Neanderthals. *Nature Communications* 8: 16,046.

Potts, Richard (1996). *Humanity's Descent: The Consequences of Ecological Instability*. New York: William Morrow and Company.

Potts, Richard (2012). Environmental and behavioral evidence pertaining to the evolution of early *Homo*. *Current Anthropology* 53, suppl. 6: S299–S317.

Powell, Adam, Stephan Shennan, and Mark G. Thomas (2009). Late Pleistocene demography and the appearance of modern human behavior. *Science* 324: 1298–1301.

Prentice, Ross L., and Garnet L. Anderson (2007). The Women's Health Initiative: Lessons learned. *Annual Review of Public Health* 29: 131–150.

Preston, Samuel H. (1976). *Mortality Patterns in National Populations: With Special Reference to Recorded Causes of Death*. New York: Academic Press.

Proctor, Robert (1988). *Racial Hygiene: Medicine Under the Nazis*. Cambridge, MA: Harvard University Press.

Prüfer, Kay, Fernando Racimo, Nick Patterson, Flora Jay, Sriram Sankararaman, Susanna Sawyer, Anja Heinze, et al. (2014). The complete sequence of a Neanderthal genome from the Altai Mountains. *Nature* 505: 43–49.

Pruitt, Ida (1945). *A Daughter of Han: The Autobiography of a Chinese Working Woman*. Stanford, CA: Stanford University Press.

Puleston, Cedric O., and Shripad Tuljapurkar (2008). Population and prehistory II: Space-limited human populations in constant environments. *Theoretical Population Biology* 74: 147–160.

Qingfeng Wang and Xu Sun (2016). The role of socio-economic and political factors in fertility decline: A cross-country analysis. *World Development* 87: 360–370.

Quinlan, Robert J., and Marsha B. Quinlan (2007). Evolutionary ecology of human pair-bonds: Cross-cultural tests of alternative hypotheses. *Cross-Cultural Research* 41: 149–169.

Ramakrishna Vedanta Centre (1955). *Women Saints, East and West*. Hollywood, CA: Vedanta Press.

Ramsay, M. A., and Ian Stirling (1988). Reproductive biology and ecology of female polar bears (*Ursus maritimus*). *Journal of Zoology* 214: 601–634.

Rasmussen, Morten, Sarah L. Anzick, Michael R. Waters, Pontus Skoglund, Michael DeGiorgio, Thomas W. Stafford, Jr., Simon Rasmussen, et al. (2014). The genome of a late Pleistocene human from a Clovis burial site in western Montana. *Nature* 506: 225–229.

Rasmussen, Morten, Xiaosen Guo, Yong Wang, Kirk E. Lohmueller, Simon Rasmussen, Anders Albrechtsen, Line Skotte, et al. (2011). An Aboriginal Australian genome reveals separate human dispersals into Asia. *Science* 334: 94–98.

Rawlins, Richard G., and Matt J. Kessler, eds. (1986). *The Cayo Santiago Macaques: History, Behavior and Biology*. Albany: State University of New York Press.

Reich, David (2018). *Who We Are and How We Got Here: Ancient DNA and the New Science of the Human Past*. New York: Pantheon.

Reich, David, Richard E. Green, Martin Kircher, Johannes Krause, Nick Patterson, Eric Y. Durand, Bence Viola, et al. (2010). Genetic history of an archaic hominin group from Denisova Cave in Siberia. *Nature* 468: 1053–1060.

Reich, David, Nick Patterson, Desmond Campbell, Arti Tandon, Stéphane Mazieres, Nicolas Ray, Maria V. Parra, et al. (2012). Reconstructing Native American population history. *Nature* 488: 370–375.

Rémy, Catherine (2014). "Men seeking monkey-glands": The controversial xenotransplantations of Doctor Voronoff, 1910–1930. *French History* 28: 226–240.

Rice, Pranee Ljamputtong (1995). Pog laus, tsis coj kaub ncaws lawrm: The meaning of menopause in Hmong women. *Journal of Reproductive and Infant Psychology* 13: 72–92.

Richardson, R. C. (2010). *Household Servants in Early Modern England*. Manchester, UK: Manchester University Press.

Richerson, Peter J., Robert Boyd, and Robert L. Bettinger (2009). Cultural innovations and demographic change. *Human Biology* 81: 211–235.

Richter, Daniel, Johannes Moser, Mustapha Nami, Josef Eiwanger, and Abdeslam Mikdad (2010). New chronometric data from Ifri n'Ammar (Morocco) and the chronostratigraphy of the Middle Palaeolithic in the western Maghreb. *Journal of Human Evolution* 59: 672–679.

Riddle, John M. (1992). *Contraception and Abortion from the Ancient World to the Renaissance.* Cambridge, MA: Harvard University Press.

Riddle, John M. (1997). *Eve's Herbs: A History of Contraception and Abortion in the West.* Cambridge, MA: Harvard University Press.

Riley, James C. (2001). *Rising Life Expectancy: A Global History.* Cambridge: Cambridge University Press.

Rindfuss, Ronald R., and S. Philip Morgan (1983). Marriage, sex, and the first birth interval: The quiet revolution in Asia. *Population and Development Review* 9: 259–280.

Roberts, Miguel E., Kyunghee Han, and Nathan C. Weed (2006). Development of a scale to assess *hwa-byung*, a Korean culture-bound syndrome, using the Korean MMPI-2. *Transcultural Psychiatry* 43: 383–400.

Robson, Arthur J., and Hillard S. Kaplan (2003). The evolution of human life expectancy and intelligence in hunter-gatherer economies. *American Economic Review* 93: 150–169.

Robson, Shannen L., Carel P. van Schaik, and Kristen Hawkes (2006). The derived features of human life history. In *The Evolution of Human Life History*, ed. Kristen Hawkes and Richard R. Paine, 17–44. Santa Fe, NM: School of American Research Press.

Robson, Shannen L., and Bernard Wood (2008). Hominin life history: Reconstruction and evolution. *Journal of Anatomy* 212: 394–425.

Rogers, Alan R. (1993). Why menopause? *Evolutionary Ecology* 7: 406–420.

Rogers, Alan R., Ryan J. Bohlender, and Chad D. Huff (2017). Early history of Neanderthals and Denisovans. *Proceedings of the National Academy of Sciences* 114: 9859–9863.

Rogers, Richard G., Bethany G. Everett, Jarron M. Saint Onge, and Patrick M. Krueger (2010). Social, behavioral, and biological factors, and sex differences in mortality. *Demography* 47: 555–578.

Rosas, Antonio, Luis Ríos, Almudena Estalrrich, Helen Liversidge, Antonio García-Tabernero, Rosa Huguet, Hugo Cardoso, et al. (2017). The growth patterns of Neandertals, reconstructed from a juvenile skeleton from El Sidrón (Spain). *Science* 357: 1282–1287.

Rosen, Steven J. (1996). *Vaiṣṇavī: Women and the Worship of Krishna.* Delhi: Motilal Banarsidass.

Rosenberger, Nancy R. (1987). Productivity, sexuality, and ideologies of menopausal problems in Japan. In *Health, Illness, and Medical Care in Japan*, ed. Edward Norbeck and Margaret Lock, 158–188. Honolulu: University of Hawaii Press.

Roser, Max (2016). World poverty. OurWorldInData.org. https://ourworldindata.org/world-poverty/.

Roser, Max, and Esteban Ortiz-Ospina (2018). World population growth. OurWorldInData.org. https://ourworldindata.org/world-population-growth.

Rosero-Bixby, Luis (2011). Generational transfers and population aging in Latin America. *Population and Development Review* 37, suppl.: S143–S157.

Roth, Randolph (2001). Homicide in early modern England, 1549–1800: The need for a quantitative synthesis. *Crime, histoire, et sociétés/Crime, History, and Societies* 5: 33–67.

Rowlandson, Jane, and Ryosuke Takahashi (2009). Brother-sister marriage and inheritance strategies in Greco-Roman Egypt. *Journal of Roman Studies* 99: 104–139.

Royal Anthropological Institute of Great Britain and Ireland (1951). *Notes and Queries on Anthropology.* London: Routledge and Kegan Paul.

Ruddiman, William F. (2005). *Plows, Plagues, and Petroleum: How Humans Took Control of Climate.* Princeton, NJ: Princeton University Press.

Ruff, Christopher B. (2002). Variation in human body size and shape. *Annual Review of Anthropology* 31: 211–232.

Ruff, Christopher B., Erik Trinkaus, and Trenton W. Holliday (1997). Body mass and encephalization in Pleistocene *Homo. Nature* 387: 173–176.

Sahle, Yonathan, W. Karl Hutchings, David R. Braun, Judith C. Sealy, Leah E. Morgan, Agazi Negash, and Balemwal Atnafu (2013). Earliest stone-tipped projectiles from the Ethiopian rift date to >279,000 years ago. *PLOS ONE* 8 (11): e78092. doi: 10.1371/journal.pone .0078092.

Salazar-García, Domingo, Robert C. Power, Alfred Sanchis Serra, Valentín Villaverde, Michael J. Walker, and Amanda G. Henry (2013). Neanderthal diets in central and southeastern Mediterranean Iberia. *Quaternary International* 318: 3–18.

Salpeter, Shelley R., Nicholas S. Buckley, Hau Liu, and Edwin E. Salpeter (2009). The cost-effectiveness of hormone therapy in younger and older postmenopausal women. *American Journal of Medicine* 122: 42–52.

Sanderson, Stephen K., and Joshua Dubrow (2000). Fertility decline in the modern world and the original Demographic Transition: Testing theories with cross-national data. *Population and Environment: A Journal of Interdisciplinary Studies* 21: 511–537.

Santow, Gigi (1995). *Coitus interruptus* and the control of natural fertility. *Population Studies* 49: 19–43.

Sayers, Ken, and C. Owen Lovejoy (2014). Blood, bulbs, and bunodonts: On evolutionary ecology and the diets of *Ardepithecus, Australopithecus,* and early *Homo. Quarterly Review of Biology* 89: 319–357.

Schacht, Ryan, Kristin Liv Rauch, and Monique Borgerhoff Mulder (2014). Too many men: The violence problem? *Trends in Ecology and Evolution* 29: 214–222.

Schäfer, Daniel (2003). Die alternde Frau in der frühneuzeitlichen Medizin—Ein "vergessene" Gruppe alter Menschen. *Sudhoffs Archiv* 87: 90–108.

Scheid, Volker (2007). Traditional Chinese Medicine—What are we investigating? The case of menopause. *Complementary Therapies in Medicine* 15: 54–68.

Scheidel, Walter (1995). The most silent women of ancient Greece and Rome: Rural labor and women's life in the ancient world (I). *Greece and Rome* 42: 202–217.

Scheidel, Walter (1996a). The most silent women of ancient Greece and Rome: Rural labor and women's life in the ancient world (II). *Greece and Rome* 43: 1–10.

Scheidel, Walter (1996b). The biology of brother-sister marriage in Roman Egypt: An interdisciplinary approach. In *Measuring Sex, Age and Death in the Roman Empire, Journal of Roman Archaeology* Supplementary Series 21, 9–51. Ann Arbor: University of Michigan Press.

Scheidel, Walter (2009a). A peculiar institution? Greco-Roman monogamy in global context. *History of the Family* 14: 280–291.

Scheidel, Walter (2009b). Sex and empire: A Darwinian perspective. In *The Dynamics of Ancient Empires*, ed. Ian Morris and Walter Scheidel, 255–324. New York: Oxford University Press.

Scheidel, Walter (2017). *The Great Leveler: Violence and the History of Inequality from the Stone Age to the Twenty-First Century*. Princeton, NJ: Princeton University Press.

Schlebusch, Carina M., Helena Malmström, Torsten Günther, Per Sjödin, Alexandra Coutinho, Hanna Edlund, Arielle R. Munters, et al. (2017). Southern African ancient genomes estimate modern human divergence to 350,000 to 260,000 years ago. *Science* 358: 652–655.

Schlebusch, Carina, Pontus Skoglund, Per Sjödin, Lucie M. Gattepaille, Dena Hermandez, Flora Jay, Sen Li, et al. (2012). Genomic variation in seven Khoe-San groups reveals adaptation and complex African history. *Science* 338: 374–379.

Schmandt-Besserat, Denise (1996). *How Writing Came About*. Austin: University of Texas Press.

Schrire, Carmel, and William Lee Steiger (1974). A matter of life and death: An investigation into the practice of female infanticide in the Arctic. *Man* (n.s.) 9: 161–184.

Schwartz, Gary T. (2012). Growth, development, and life history throughout the evolution of *Homo*. *Current Anthropology* 53, suppl. 6: S395–S408.

Scott, James C. (1985). *Weapons of the Weak: Everyday Forms of Peasant Resistance*. New Haven, CT: Yale University Press.

Scrimshaw, Susan C. M. (1984). Infanticide in human populations: Societal and individual concerns. In *Infanticide: Comparative and Evolutionary Perspectives*, ed. Glenn Hausfater and Sarah Blaffer Hrdy, 439–462. New York: Aldine.

Scull, Andrew (2009). *Hysteria: The Biography*. Oxford: Oxford University Press.

Sear, Rebecca (2008). Kin and child survival in rural Malawi: Are matrilineal kin always beneficial in a matrilineal society? *Human Nature* 19: 277–293.

Sear, Rebecca, and Ruth Mace (2008). Who keeps children alive? A review of the effects of kin on child survival. *Evolution and Human Behavior* 29: 1–18.

Sear, Rebecca, Ruth Mace, and Ian A. McGregor (2000). Maternal grandmothers improve nutritional status and survival of children in rural Gambia. *Proceedings of the Royal Society B: Biological Sciences* 1453: 1641–1647.

Sear, Rebecca, Ruth Mace, and Ian A. McGregor (2003). The effects of kin on female fertility in rural Gambia. *Evolution and Human Behavior* 24: 25–42.

Sear, Rebecca, Fiona Steele, Ian A. McGregor, and Ruth Mace (2002). The effects of kin on child mortality in rural Gambia. *Demography* 39: 43–63.

Seaver, Paul S. (2008). Apprentice riots in early modern London. In *Violence, Politics, and Gender in Early Modern England*, ed. Joseph P. Ward, 17–40. New York: Palgrave Macmillan.

Sellen, Daniel W., and Ruth Mace (1997). Fertility and mode of subsistence: A phylogenetic analysis. *Current Anthropology* 38: 878–889.

Sellergren, Sarah (1996). Janābāī and Kānhopātrā: A study of two women saints. In *Images of Women in Maharashtrian Literature and Religion*, ed. Anne Feldhaus, 213–239. Albany: State University of New York Press.

Sen, Amartya (1989). Women's survival as a development problem. *Bulletin of the American Academy of Arts and Sciences* 43: 14–29.

Shanley, Daryl P., and Thomas B. L. Kirkwood (2001). Evolution of the human menopause. *BioEssays* 23: 282–287.

Shanley, Daryl P., Rebecca Sear, Ruth Mace, and Thomas B. L. Kirkwood (2007). Testing evolutionary theories of menopause. *Proceedings of the Royal Society B: Biological Sciences* 274: 2943–2949.

Sharma, Rakesh, Ashok Agarwal, Vikram K. Rohra, Mourad Assidi, Muhammad Abu-Elmagd, and Rola F. Turki (2015). Effects of increased paternal age on sperm quality, reproductive outcome and associated epigenetic risks to offspring. *Reproductive Biology and Endocrinology* 13. doi: 10.1186/s12958-015-0028-x.

Shaw, Brent (1984). Bandits in the Roman Empire. *Past & Present* 105: 3–52.

Sheehan, Donal (1936). The discovery of the autonomic nervous system. *Archives of Neurology and Psychiatry* 35: 1081–1115.

Shenk, Mary K., Monique Borgerhoff Mulder, Jan Beise, Gregory Clark, William Irons, Donna Leonetti, Bobbi S. Low, et al. (2010). Intergenerational wealth transmission among agriculturalists: Foundations of agrarian inequality. *Current Anthropology* 51: 65–83.

Shennan, Stephen (2009). Evolutionary demography and the population history of the early European Neolithic. *Human Biology* 81: 339–345.

Shennan, Stephen, and Kevan Edinborough (2007). Prehistoric population history: From the late glacial to the late Neolithic in central and northern Europe. *Journal of Archaeological Science* 34: 1339–1345.

Shumaker, R. W., S. A. Wich, and L. Perkins (2008). Reproductive life history traits of female orangutans (*Pongo* spp.). In *Primate Reproductive Aging: Cross-Taxon Perspectives*, ed. Sylvia Atsalis, Susan W. Margulis, and Patrick R. Hof, 147–161. Basel: Karger.

Shweder, Richard A., ed. (1998). *Welcome to Middle Age! (And Other Cultural Fictions).* Chicago: University of Chicago Press.

Sievert, Lynnette Leidy (2006). *Menopause: A Biocultural Perspective.* New Brunswick, NJ: Rutgers University Press.

Sievert, Lynnette Leidy, Khurshida Begum, Taniya Sharmeen, Osul Chowdhury, Shanthi Muttukrishna, and Gillian Bentley (2008). Patterns of occurrence and concordance between subjective and objective hot flashes among Muslim and Hindu women in Sylhet, Bangladesh. *American Journal of Human Biology* 20: 598–604.

Sievert, Lynnette Leidy, Khurshida Begum, Taniya Sharmeen, L. Murphy, B. W. Whitcomb, Osul Chowdhury, Shanthi Muttukrishna, and Gillian Bentley (2016). Hot flash report and measurement among Bangladeshi migrants, their London neighbors, and their community of origin. *American Journal of Physical Anthropology* 161: 620–633.

Sievert, Lynnette Leidy, and Erin K. Flanagan (2005). Geographical distribution of hot flash frequencies: Considering climatic influences. *American Journal of Physical Anthropology* 128: 437–443.

Sievert, Lynette Leidy, and Susan I. Hautaniemi (2003). Age at menopause in Puebla, Mexico. *Human Biology* 75: 205–226.

Simmons, Leo W. (1945). *The Role of the Aged in Primitive Society.* New Haven, CT: Yale University Press.

Singh, Vanita, and M. Sivakami (2014). Menopause: Midlife experiences of low socio-economic strata women in Haryana. *Sociological Bulletin* 63: 263–286.

Skjærvø, Gine Roll, and Eivin Røskaft (2013). Menopause: No support for an evolutionary explanation among historical Norwegians. *Experimental Gerontology* 48: 408–413.

Skoglund, Pontus, Swapan Mallick, Maria Cátria Bortolini, Niru Chennagiri, Tábita Hünemeier, Maria Luiza Petzl-Erler, Francisco Mauro Salzano, Nick Patterson, and David Reich (2015). Genetic evidence for two founding populations of the Americas. *Nature* 525: 104–108.

Skutch, Alexander (1935). Helpers at the nest. *Auk* 52: 257–263.

Smith, Christopher C., and Stephen D. Fretwell (1974). The optimal balance between size and number of offspring. *American Naturalist* 108: 499–506.

Smith, Eric Alden (2004). Why do good hunters have higher reproductive success? *Human Nature* 15: 343–364.

Smith, Eric Alden, Kim Hill, Frank W. Marlowe, David Nolin, Polly Wiessner, Michael Gurven, Samuel Bowles, Monique Borgerhoff Mulder, Tom Hertz, and Adrian Bell (2010). Wealth transmission and inequality among hunter-gatherers. *Current Anthropology* 51: 19–34.

Smith, Tanya M. (2013). Teeth and human life-history evolution. *Annual Review of Anthropology* 42: 191–208.

Smith, Tanya M., Paul Tafforeau, Donald J. Reid, Rainer Grün, Stephen Eggins, Mohamed Boutakiout, and Jean-Jacques Hublin (2007). Earliest evidence of modern human life history in North African early *Homo sapiens. Proceedings of the National Academy of Sciences* 104: 6128–6133.

Smith-Rosenberg, Carroll (1985). *Disorderly Conduct: Visions of Gender in Victorian America.* New York: Knopf.

Sommer, Matthew H. (2000). *Sex, Law, and Society in Late Imperial China.* Stanford, CA: Stanford University Press.

Sommer, Matthew H. (2005). Making sex work: Polyandry as a survival strategy in Qing dynasty China. In *Gender in Motion: Divisions of Labor and Cultural Change in Late Imperial and Modern China,* ed. Bryna Goodman and Wendy Larson, 29–54. Lanham, MD: Rowman & Littlefield.

Sommer, Matthew H. (2010). Abortion in late imperial China: Routine birth control or crisis intervention? *Late Imperial China* 31: 97–165.

Sommer, Matthew H. (2015). *Polyandry and Wife-Selling in Qing Dynasty China: Survival Strategies and Judicial Interventions.* Berkeley: University of California Press.

South, Scott J., and Katherine Trent (1988). Sex ratios and women's roles: A cross-national analysis. *American Journal of Sociology* 93: 1096–1115.

Speakman, John R. (2013). Sex- and age-related mortality profiles during famine: Testing the "body fat" hypothesis. *Journal of Biosocial Sciences* 45: 823–840.

Spetz, A.C.E., M. G. Frederiksson, and M. L. Hammar (2003). Hot flushes in a male population aged 55, 65, and 75 years, living in the community of Linkoping, Sweden. *Menopause* 10: 81–87.

Stacey, Judith (1983). *Patriarchy and Socialist Revolution in China.* Berkeley: University of California Press.

Stefanopoulou, Evgenia, and Elizabeth Alice Grunfeld (2017). Mind-body interventions for vasomotor symptoms in healthy menopausal women and breast cancer survivors: A systematic review. *Journal of Psychosomatic Obstetrics & Gynecology* 38: 210–225.

Stern, Alexandra Minna (2016). *Eugenic Nation: Faults and Frontiers of Better Breeding in Modern America*, 2nd ed. Berkeley: University of California Press.

Stern, R. M., S. Hu, S. H. Uijtdehaage, E. R. Muth, L. H. Xu, and K. L. Koch (1996). Asian hypersusceptibility to motion sickness. *Human Heredity* 46: 7–14.

Stewart, Donna E. (2003). Menopause in highland Guatemala women. *Maturitas* 44: 293–297.

Stolberg, Michael (1999). A woman's hell? Medical perceptions of menopause in preindustrial Europe. *Bulletin of the History of Medicine* 73: 404–428.

Stolberg, Michael (2000). The monthly malady: A history of premenstrual suffering. *Medical History* 44: 301–322.

Stone, Arthur A. (2000). *The Science of Self-Report: Implications for Research and Practice*. Mahwah, NJ: Erlbaum.

Stone, Elizabeth (1982). The social role of Nadītu women in Old Babylonian Nippur. *Journal of the Economic and Social History of the Orient* 25: 50–70.

Storch, Johann (1753). *Weiber-kranckheiten*, vol. 8. Gotha: Mevius. https://archive.org/details/bub_gb_o2BWAAAAcAAJ.

Strassmann, Beverly I., and Wendy M. Garrard (2011). Alternatives to the Grandmother Hypothesis: A meta-analysis of the association between grandparental and grandchild survival in patrilineal populations. *Human Nature* 22: 201–222.

Sugiyama, Yukimaru (2004). Demographic parameters and life history of chimpanzees at Bossou, Guinea. *American Journal of Physical Anthropology* 124: 154–165.

Suh, Soyoung (2013). Stories to be told: Korean doctors between *hwa-byung* (fire-illness) and depression, 1970–2011. *Culture, Medicine, and Psychiatry* 37: 81–104.

Sutikna, Thomas, Matthew W. Tocheri, Michael J. Morwood, E. Wahyu Saptomo, Jatmiko, Rokus Due Awe, Sri Wasisto, et al. (2016). Revised stratigraphy and chronology for *Homo floresiensis* at Liang Bua in Indonesia. *Nature* 532: 366–369.

Tadmor, Naomi (2001). *Family and Friends in Eighteenth-Century England: Household, Kinship, and Patronage*. Cambridge: Cambridge University Press.

Tamura, Robert (2006). Human capital and economic development. *Journal of Development Economics* 79: 26–72.

Tan, Jee-Peng (1983). Marital fertility at older ages in Nepal, Bangladesh and Sri Lanka. *Population Studies* 37: 433–444.

Tan Yunxian (2015). *Miscellaneous Records of a Female Doctor*. Tr. Lorraine Wilcox with Yue Lu. Portland, OR: Chinese Medicine Database.

Taylor, Kim (2005). *Chinese Medicine in Early Communist China, 1945–63*. Abingdon, UK: Routledge.

Taylor, Ruth E. (2001). Death of neurasthenia and its psychological reincarnation. *British Journal of Psychiatry* 179: 550–557.

Thompson, Jennifer L., and Andrew J. Nelson (2011). Middle childhood and modern human origins. *Human Nature* 22: 249–280.

Thornton, Russel (2000). Population history of native North Americans. In *A Population History of North America*, ed. Michael R. Haines and Richard H. Steckel, 9–50. Cambridge: Cambridge University Press.

Tilt, Edward John (1857). *The Change of Life in Health and Disease*. London: Churchill.

Tomasello, Michael (2016). *A Natural History of Human Morality*. Cambridge, MA: Harvard University Press.

Torfing, Tobias (2015). Neolithic population and summed probability distribution of 14C-dates. *Journal of Archaeological Science* 63: 193–198.

Toro-Moyano, Isidoro, Bienvenido Martinez-Navarro, Jordi Agustí, Caroline Souday, José María Mermúdez de Castro, María Martinón-Torres, Beatriz Fajardo, et al. (2013). The oldest human fossil in Europe, from Orce (Spain). *Journal of Human Evolution* 65: 1–9.

Trinkaus, Erik (2011). Late Pleistocene mortality patterns and modern human establishment. *Proceedings of the National Academy of Sciences* 108: 1267–1271.

Trivers, Robert L. (1971). The evolution of reciprocal altruism. *Quarterly Review of Biology* 46: 35–57.

Trivers, Robert L. (1972). Parental investment and sexual selection. In *Sexual Selection and the Descent of Man*, ed. Bernard Campbell, 136–179. Chicago: Aldine.

Trivers, Robert L., and Dan E. Willard (1973). Natural selection of parental ability to vary the sex ratio of offspring. *Science* 179: 90–92.

Tronick, Edward Z., Gilda A. Morelli, and Steve Winn (1987). Multiple caretaking of Efe (Pygmy) infants. *American Anthropoligist* 89: 96–106.

Tucker, Catherine, and Jennifer van Hook (2013). Surplus Chinese men: Demographic determinants of the sex ratio at marriageable ages in China. *Population and Development Review* 39: 209–229.

Tuljapurkar, Shripad, Naohiro Ogawa, and Anne H. Gauthier, eds. (2010). *Ageing in Advanced Industrial Societies: Riding the Age Waves*, vol. 3. International Studies in Population 8. Dordrecht: Springer.

Tuljapurkar, Shripad, Cedric O. Puleston, and Michael D. Gurven (2007). Why men matter: Mating patterns drive evolution of human lifespan. *PLOS ONE* 2: e785. doi: 0.1371/journal.pone.0000785.

Turchin, Peter, and Sergey A. Nefedov (2011). *Secular Cycles*. Princeton, NJ: Princeton University Press.

Uematsu, Keigo, Mayako Kutsukake, Takema Fukatsu, Masakazu Shimada, and Harunobu Shibao (2010). Altruistic colony defense by menopausal female insects. *Current Biology* 20: 1182–1186.

UNICEF Innocenti Research Centre (2012). Measuring child poverty: New league tables of child poverty in the world's richest countries. *Innocenti Report Card 10*. Florence: UNICEF Innocenti Research Centre.

United Nations, Department of Economic and Social Affairs, Population Division (2015). *World Population Prospects: The 2015 Revision*. https://esa.un.org/unpd/wpp/.

United States Department of Labor, Office of Policy Planning and Research (1965). *The Negro Family: The Case for National Action*. Washington, D.C.: U.S. Department of Labor.

VanderLaan, Doug P., Zhiyuan Ren, and Paul L. Vasey (2013). Male androphilia in the ancestral environment: An ethnological analysis. *Human Nature* 24: 375–401.

VanderLaan, Doug P., and Paul Vasey (2011). Male sexual orientation in independent Samoa: Evidence for fraternal birth order and maternal fecundity effects. *Archives of Sexual Behavior* 40: 495–503.

VanderLaan, Doug P., and Paul Vasey (2013). Birth order and avuncular tendencies in Samoan men and *fa'afafine*. *Archives of Sexual Behavior* 42: 371–379.

van Schaik, Carol P., and Judith M. Burkart (2011). Social learning and evolution: The cultural intelligence hypothesis. *Philosophical Transactions of the Royal Society B: Biological Sciences* 366: 1008–1016.

van Schaik, Carol P., and Peter M. Kappeller (2013). Cooperation in primates and humans: Closing the gap. In *Cooperation in Primates and Humans: Mechanisms and Evolution*, ed. Peter M. Kappeler and Carol P. van Schaik, 3–24. Berlin: Springer.

Vargas, Michael (2011). Weak obedience, undisciplined friars, and failed reforms in the medieval order of preachers. *Viator* 42: 283–308.

Vasey, Paul L., David S. Pocock, and Doug P. VanderLaan (2007). Kin selection and male androphilia in Samoan *fa'afafine*. *Evolution and Human Behavior* 28: 159–167.

Vasey, Paul L., and Doug P. VanderLaan (2007). Birth order and male androphilia in Samoan *fa'afafine*. *Proceedings of the Royal Society B: Biological Sciences* 274: 1437–1442.

Videan, Elaine N., Jo Fritz, Christopher B. Heward, and James Murphy (2006). The effects of aging on hormone and reproductive cycles in female chimpanzees (*Pan troglodytes*). *Comparative Medicine* 56: 291–299.

Videan, Elaine N., Jo Fritz, Christopher B. Heward, and James Murphy (2008). Reproductive aging in female chimpanzees (*Pan troglodytes*). In *Primate Reproductive Aging: Cross-Taxon Perspectives*, ed. Sylvia Atsalis, Susan W. Margulis, and Patrick R. Hof, 103–118. Basel: Karger.

Villa, Paola, and Wil Roebroeks (2014). Neanderthal demise: An archaeological analysis of the modern human superiority complex. *PLOS ONE* 9 (4): e96424. doi: 10.1371/journal. pone.0096424.

Vinicius, Lucio (2005). Human encephalization and developmental timing. *Journal of Human Evolution* 49: 762–776.

Vinicius, Lucio, Ruth Mace, and Andrea Migliano (2014). Variation in male reproductive longevity across traditional societies. *PLOS ONE* 9 (11): e112236. doi: 10.1371/journal.pone .0112236.

Vivian-Taylor, Josephine, and Martha Hickey (2014). Menopause and depression: Is there a link? *Maturitas* 79: 142–146.

Voland, Eckart, and Jan Beise (2002). Opposite effects of maternal and paternal grandmothers on infant survival in historical Krummhörn. *Behavioral Ecology and Sociobiology* 52: 435–443.

Voland, Eckard, and Jan Beise (2005). "The husband's mother is the devil in the house": Data on the impact of the mother-in-law on stillbirth mortality in historical Krummhörn (1750–1874). In *Grandmotherhood: The Evolutionary Significance of the Second Half of Female Life*, ed. Eckard Voland, Athanasios Chasiotis, and Wulf Schiefenhövel, 239–255. New Brunswick, NJ: Rutgers.

vom Saal, Frederick S., Caleb E. Finch, and James F. Nelson (1994). Natural history and mechanisms of reproductive aging in humans, laboratory rodents, and other selected vertebrates.

In *The Physiology of Reproduction*, 2 vols., 2nd ed., ed. Ernst Knobil and Jimmy D. Neill, 2:1213–1314. New York: Raven Press.

von Staden, Heinrich (1992). Women and dirt. *Helios* 19: 7–30.

von Staden, Heinrich (2008). Animals, women, and *pharmaka* in the Hippocratic Corpus. In *Femmes en médecine en honneur de Danielle Gourevitch*, ed. V. Boudon-Millot, V. Dasen, and B. Maire, 171–204. Paris: De Boccard.

Waldron, Ingrid (1983). Sex differences in human mortality: The role of genetic factors. *Social Science & Medicine* 17: 321–333.

Walker, Phillip L., John R. Johnson, and Patricia M. Lambert (1988). Age and sex biases in the preservation of human skeletal remains. *American Journal of Physical Anthropology* 76: 183–188.

Walker, Robert S., Michael Gurven, Oskar Burger, and Marcus J. Hamilton (2008). The trade-off between number and size of offspring in humans and other primates. *Proceedings of the Royal Society B: Biological Sciences* 275: 827–833.

Wallace, W. Hamish B., and Thomas W. Kelsey (2010). Human ovarian reserve from conception to the menopause. *PLOS ONE* 5 (1): e8772. doi: 10.1371/journal.pone.0008772.

Walsh, Lorena S. (2000). The African American population of the colonial United States. In *A Population History of North America*, ed. Michael R. Haines and Richard H. Steckel, 191–240. Cambridge: Cambridge University Press.

Walter, M. Susan (2006). Polygyny, rank, and resources in Northwest Coast foraging societies. *Ethnology* 45: 41–57.

Wang Feng (2011). The future of a demographic overachiever: Long-term implications of the Demographic Transition in China. *Population and Development Review* 37, suppl.: S173–S190.

Wang, Qingfeng, and Xu Sun (2016). The role of socio-economic and political factors in fertility decline: A cross-country analysis. *World Development* 87: 360–370.

Warrener, Anna G., Kristi L. Lewton, Herman Pontzer, and Daniel E. Lieberman (2015). A wider pelvis does not increase locomotor costs in humans, with implications for the evolution of childbirth. *PLOS ONE* 10 (3): e0118903. doi: 10.1371/journal.pone.0118903.

Washburn, Sherwood L. (1960). Tools and human evolution. *Scientific American* 203 (3): 63–75.

Washburn, Sherwood L., and C. S. Lancaster (1969). The evolution of hunting. In *Man the Hunter*, ed. Richard B. Lee and Irven Devore, 293–303. Chicago: Aldine.

Washburn, Sherwood L., and Ruth Moore (1974). *Ape into Man*. Boston: Little, Brown.

Watkins, Susan Cotts, and Jane Menken (1985). Famines in historical perspective. *Population and Development Review* 11: 647–675.

Webb, James L. A. (2009). *Humanity's Burden: A Global History of Malaria*. New York: Cambridge University Press.

Weber, Alan S. (2002). *Almanacs. The Early Modern Englishwoman: A Facsimile Library of Essential Works*. Aldershot, UK: Ashgate.

Weber, Alan S. (2003). Women's early modern medical almanacs in historical context. *English Literary Renaissance* 33: 358–402.

Wei, Lan-Hai, Shi Yan, Yan Lu, Shao-Qing Wen, Yun-Zhi Huang, Ling-Xiang Wang, Shi-Lin Li, et al. (2018). Whole-sequence analysis indicates that the Y chromosome C2*-Star cluster traces back to ordinary Mongols, rather than Genghis Khan. *European Journal of Human Genetics* 26: 230–237.

Wells, Jonathan C. K. (2010). *The Evolutionary Biology of Human Body Fatness: Thrift and Control*. Cambridge: Cambridge University Press.

Wells, Jonathan C. K. (2012a). Ecological volatility and human evolution: A novel perspective on life history and reproductive strategy. *Evolutionary Anthropology* 21: 277–288.

Wells, Jonathan C. K. (2012b). The capital economy in hominin evolution: How adipose tissue and social relationships confer phenotypic flexibility and resilience in stochastic environments. *Current Anthropology* 53, suppl. 6: S466–S478.

Wells, Jonathan C. K., and Jay T. Stock (2007). The biology of the colonizing ape. *Yearbook of Physical Anthropology* 50: 191–222.

Wessely, S., C. Nimnuan, and M. Sharpe (1999). Functional somatic syndromes: One or many? *Lancet* 354: 936–939.

Whitehead, Hal, and Janet Mann (2000). Female reproductive strategies of cetaceans: Life histories. In *Cetacean Societies*, ed. Janet Mann, Richard C. Connor, Peter L. Tyack, and Hal Whitehead, 219–246. Chicago: University of Chicago Press.

Whittle, Jane (2014). Enterprising widows and active wives: Women's unpaid work in the household economy of early modern England. *History of the Family* 19: 283–300.

Wilbush, Joel (1979). La ménespausie: The birth of a syndrome. *Maturitas* 1: 145–151.

Wilbush, Joel (1986). The climacteric syndrome: Historical perspectives. In *The Climacteric in Perspective*, ed. M. Notelovitz and P. van Keep, 121–130. Lancaster, UK: MTP.

Wilbush, Joel (1988). Menorrhagia and menopause: A historical review. *Maturitas* 10: 5–26.

Williams, George C. (1957). Pleiotropy, natural selection, and the evolution of senescence. *Evolution* 11: 398–411.

Wilson, Edward O. (2012). *The Social Conquest of Earth*. New York: Liveright.

Wilson, Robert A. (1966). *Feminine Forever*. New York: Mayflower.

Wilson, Robert A., and Thelma Wilson (1963). The fate of the nontreated postmenopausal woman: A plea for the maintenance of adequate estrogen from puberty to the grave. *Journal of the American Geriatrics Society* 11: 347–362.

Winking, Jeffrey, and Michael Gurven (2011). The total cost of father desertion. *American Journal of Human Biology* 23: 755–763.

Winking, Jeffrey, Hillard Kaplan, Michael Gurven, and Stacey Lucas (2007). Why do men marry, and why do they stray? *Proceedings of the Royal Society B: Biological Sciences* 274: 1643–1649.

Wittenborn, J. R., and Clark Bailey (1952). The symptoms of involutional psychosis. *Journal of Consulting Psychology* 16: 13–17.

Wolf, Arthur P. (1981). Women, widowhood, and fertility in pre-modern China. In *Marriage and Remarriage in Populations of the Past*, ed. J. Dupâquier, E. Hélin, P. Laslett, M. Livi-Bacci, and S. Songer, 139–150. London: Academic Press.

Wolf, Arthur P. (2001). Is there evidence of birth control in late imperial China? *Population and Development Review* 27: 133–154.

Wolf, Arthur P., and Theo Engelen (2008). Fertility and fertility control in pre-revolutionary China. *Journal of Interdisciplinary History* 38: 345–375.

Wolf, Arthur P., and Chieh-shan Huang (1980). *Marriage and Adoption in China, 1845–1945*. Stanford, CA: Stanford University Press.

Wolfers, Justin, David Leonhardt, and Kevin Quealy (2015). 1.5 million missing black men. *New York Times*, April 20. http://www.nytimes.com/interactive/2015/04/20/upshot/missing-black-men.html.

Wood, Brian M., Kevin E. Langergraber, John C. Mitani, and David P. Watts (2016). Menopause is common among wild female chimpanzees in the Ngogo community: Abstract. *American Journal of Physical Anthropology* 162, suppl. 64: 414–415.

Wood, Brian M., David P. Watts, John C. Mitani, and Kevin E. Langergraber (2017). Favorable ecological circumstances promote life expectancy in chimpanzees similar to that of human hunter-gatherers. *Journal of Human Evolution* 105: 41–56.

Wood, James W. (1994). *Dynamics of Human Reproduction: Biology, Biometry, Demography*. New York: de Gruyter.

Wood, James W. (1998). A theory of preindustrial population dynamics: Demography, economy, and well-being in Malthusian systems. *Current Anthropology* 39: 99–135.

Wood, James W., Kathleen A. O'Connor, Darryl J. Holman, Eleanor Brindle, Susannah H. Barsom, and Michael A. Grimes (2001). The evolution of menopause by antagonistic pleiotropy. Working Paper 01–04, Center for Studies in Demography and Ecology, University of Washington.

Woods, Dori C., and Jonathan L. Tilly (2012). The next (re)generation of ovarian biology and fertility in women: Is current science tomorrow's practice? *Fertility and Sterility* 98: 3–10.

World Health Organization (2013). *WHO Traditional Medicine Strategy 2014–2023*. Geneva: WHO Press. http://who.int/medicines/publications/traditional/trm_strategy14_23/en/.

Wrangham, Richard (2009). *Catching Fire: How Cooking Made Us Human*. New York: Basic Books.

Wrangham, Richard, and Dale Peterson (1996). *Demonic Males: Apes and the Origin of Human Violence*. Boston: Houghton Mifflin.

Wright, Katherine I. (Karen) (2014). Domestication and inequality?: Households, corporate groups and food processing tools at Neolithic Çatalhöyük. *Journal of Anthroplogical Archaeology* 33: 1–33.

Wright, P., S. J. King, A. Baden, and J. Jernvall (2008). Aging in wild female lemurs: Sustained fertility with increased infant mortality. In *Primate Reproductive Aging: Cross-Taxon Perspectives*, ed. Sylvia Atsalis, Susan W. Margulis, and Patrick R. Hof, 17–28. Basel: Karger.

Wrigley, E. A., R. S. Davies, J. E. Oeppen, and R. S. Schofield (1997). *English Population History from Family Reconstitution, 1580–1837*. Cambridge: Cambridge University Press.

Wrigley, E. A., and R. S. Schofield (1981). *The Population History of England, 1541–1871*. Cambridge, MA: Harvard University Press.

Wu Liu, María Martinón-Torres, Yan-jun Cai, Song Xing, Hao-wen Tong, Shu-wen Pei, Mark Jan Sier, et al. (2015). The earliest unequivocally modern humans in southern China. *Nature* 526: 696–700.

Young, Antonia (2000). *Women Who Become Men: Albanian Sworn Virgins*. Oxford: Berg.

Zafon, Carles (2006). Spend less, live longer: The "Thrifty Aged" Hypothesis. *Medical Hypotheses* 67: 15–20.

Zahavi, Amotz (1975). Mate selection—A selection for a handicap. *Journal of Theoretical Biology* 53: 205–214.

Zerjal, Tatiana, Yali Xue, Giorgio Bertorelle, R. Spencer Wells, Weidong Bao, Suling Zhu, Raheel Qamar, et al. (2003). The genetic legacy of the Mongols. *American Journal of Human Genetics* 772: 717–721.

Zeserson, Jan M. (2001a). *Chi no michi* as metaphor: Conversations with Japanese women about menopause. *Anthropology & Medicine* 8: 177–199.

Zeserson, Jan M. (2001b). How Japanese women talk about hot flushes: Implications for menopause research. *Medical Anthropology Quarterly* 15: 189–205.

Zilhão, João, Diego E. Angelucci, Ernestina Badal-García, Francesco d'Errico, Floréal Daniel, Laure Dayet, Katerina Douka, et al. (2010). Symbolic use of marine shells and mineral pigments by Iberian Neanderthals. *Proceedings of the National Academy of Sciences* 107: 1023–1028.

Zollikofer, Christoph P. E., and Marcia S. Ponce de León (2010). The evolution of hominin ontologies. *Seminars in Cell and Developmental Biology* 21: 441–452.

索 引

图书在版编目（CIP）数据

冰轮冉升：关于更年期的科学、历史与意义／（美）
苏珊·P.马特恩（Susan P. Mattern）著；朱邦芊译
.--北京：社会科学文献出版社，2023.9
书名原文：The Slow Moon Climbs：The Science,
History, and Meaning of Menopause
ISBN 978-7-5228-2258-7

Ⅰ.①冰… Ⅱ.①苏… ②朱… Ⅲ.①女性-更年期
-保健 Ⅳ.①R711.75

中国国家版本馆 CIP 数据核字（2023）第 144682 号

冰轮冉升：关于更年期的科学、历史与意义

著　　者／〔美〕苏珊·P.马特恩（Susan P. Mattern）
译　　者／朱邦芊

出 版 人／冀祥德
组稿编辑／董风云
责任编辑／成　琳
责任印制／王京美

出　　版／社会科学文献出版社·甲骨文工作室（分社）（010）59366527
　　　　　地址：北京市北三环中路甲 29 号院华龙大厦　邮编：100029
　　　　　网址：www.ssap.com.cn
发　　行／社会科学文献出版社（010）59367028
印　　装／三河市东方印刷有限公司

规　　格／开本：889mm×1194mm　1/32
　　　　　印张：15.625　字数：360 千字
版　　次／2023 年 9 月第 1 版　2023 年 9 月第 1 次印刷
书　　号／ISBN 978-7-5228-2258-7
著作权合同
登 记 号／图字 01-2021-0659 号
定　　价／98.00 元

读者服务电话：4008918866